MIGRATION and Mental Health

移住者と難民の
メンタルヘルス
移動する人の文化精神医学

ディネッシュ・ブグラ／スシャム・グプタ 編
野田文隆 監訳
李 創鎬／大塚公一郎／鵜川 晃 訳

明石書店

Migration and Mental Health
by Dinesh Bhugra, Susham Gupta
© Cambridge University Press 2011
The Japanese language edition
published by Akashi Shoten Co., Ltd.
under license from Cambridge University Press.

ディープティ・グプタ夫人と
サミール・K・グプタ先生に
本書をささげる

日本語版への序

　最近では移住する人の数が劇的に増えてきている。グローバリゼーションの衝撃がこの人や資源や商品の流れを形作っている。天災や、戦争や紛争という人災が移住に勝ち残っていこうという源動力ともなっている。人々は教育のため、お金のために移動する。人類が進化していくために、人々は1つの場所から他所へと移動した。それは田舎から都会へ、都会から田舎へ、あるいは国から国へのものであった。手に入る移動の手段のために、前世紀では移住の数やペースは今よりずっとゆっくりしたものであった。グローバリゼーションの結果、人々の連結性が増し、移動や移住が迅速に行われるようになった。それは移動手段が迅速になり、移住プロセスが格段に速くなったせいである。

　中低所得の国々、換言すれば急速に発展が進んでいる国では、工業化と人口増加により都市化が進み、その結果、人々が田舎から都市へ出てきて、国内の移住経験の様相を変えている。一般に国内の移住は簡単であると考えられる。しかし、言葉と文化の壁という問題はないにせよ、その移住も独特の問題を含んでいる。移住という身体の移動自体がストレスを生み、大変重要なライフイベントであることには間違いない。そのため、このストレス源と個人の反応は国を越えた移住も、国内移住も同様である。個人の体験は数ある事情により、人によって大いに異なる。だから、各個人の体験は注目と理解に値することである。

　商品を生産することもそれを消費することも世界の営みである。生産のための人材と原材料は国外や国内へと移送される。社会メディアは世界中で人々がつながっていると理解させてくれる。しかし、こういう人々のつながりにもかかわらず、人々は昔よりずっと孤独である。アラブの春の事件のように世界は急速に影響し合ってはいるが。

　こういう事態は、すぐに満足が得たいという落ち着かなさにつながり、その落ち着かなさが人々をすぐに移動したいという気持ちに駆り立てている。

移住という身体体験は移住する数々の現実的理由や、年齢、性別、教育程度といった要素にも影響されている。一次移住の理由はプッシュとプルの要因があると言われている。プッシュ要因は政治的、宗教的、性的差別や迫害などがあり、プル要因は教育や経済的要因がある。それぞれの事情により、移住者は1人であるいは家族、グループで移動する。疫学上もそうであるし、臨床的にも、移住者と難民、難民認定申請者の差はあり、難民、難民認定申請者はホスト国で政治的定義に服して振る舞わなければいけない。

　移住のプロセスは一様ではないが、とりあえず、移住前、移住中、移住後という期間に分けられる。各ステージは重なり合ったりするし、完全に独立しているわけではない。文化変容は個人のレベルでも集団のレベルでも、移住国への適応を握る鍵となる。それぞれの性格、移住の動機、レジリエンス（回復力）、その国での社会サポートなども移住のレベルごとに大きな役割を占める。強いられた移住ではなく、自分で選んだ移住なら移住の準備と定着のための情報収集の時間が現実的な鍵となる。準備の時間があり、教育や経済的理由で移住する人のほうが、単に生きるため移住する人より成功する動機が高いと考えられている。

　同様に、移住の選択肢がなく、性別、性的オリエンテーション、宗教などの要素による迫害のため去らねばならない移住者は、十分な準備がなく、新環境への心構えもなく、突然移住せねばならない。また、政治的または譴責の理由で追放される人は準備する時間もなく、移住地で路頭に迷うことになる。移住地での身分がはっきりせず、ただただ難民認定申請の結果を待つような人はさらに不確定性と心配の度合いを深め生き暮れるだけである。

　移住はどこにでもある現象である。また、研究では移住者の精神科疾患は一般人口より多いと言われる。それだけに、世界のどこにおいても、臨床医は移住者のニーズをよく心得て、文化的にも臨床的にも対応能力のある態度で臨むことが何より重要である。

　また、医師も政治家も、想像以上の精神疾患を持つこれらの極めて脆弱な個人の心身ケアのニーズを知悉することが大切である。この点、日本はいつも恵まれない人々を支える模範的勇気を示してきた。

＊

日本語版への序

　最後に、この翻訳の仕事を先頭に立って熱心にやりとげてくれた野田文隆先生に深く感謝します。また、この本を日本の精神科医、保健専門家に届けることを可能にしてくれた、李創鎬、大塚公一郎、鵜川晃先生による翻訳チームの多大な労働と献身に深謝いたします。

英国、ロンドンキングスカレッジ精神医学研究所
精神保健・文化多様性　名誉教授
世界精神医学会　理事長
ディネッシュ・ブグラ

巻頭言

　世界精神医学会（World Psychiatric Association: WPA）は、移住者のメンタルヘルスおよびメンタルヘルスケアを、WPA のガイダンス（Thornicrof et al., 2010; Sartorius et al., 2011; Bhugra et al., 2011; Brockington et al., 2011）で取り扱うべき優先課題の 1 つとして位置付けた。これらのガイダンスは、WPA の公式ジャーナル、*World Psychiatry* 誌に発表される予定である。本書の筆者、Dinesh Bhugra が、これにかかわるタスクフォースの責任者となるよう依頼され、2010 年 5 月に文書（Bhugra et al., 2011）がまとめられた。本書は同タスクフォースの活動から得られた成果の一部である。

　WPA がこの問題を重要視した理由はいくつかある。第一に、現代の多文化世界では、精神科医が日常の臨床で、移住者の第一世代または第二世代と接触することが常であり、この問題にいかに合理的で効果的な方法で取り組むかが大切だと思われたことである。

　まず、移住者の精神障害の診断および鑑別診断は、最も繊細な領域である。精神科診断は、受診者が精神科医と共有する体験と、精神科医が観察する行動に基づいている。ラボテストや機器を使った検査の役割は、精神科では極めて限られている。しかし、受診者と精神科医の間に、言葉の壁や「苦悩の慣用表現」に深刻な文化的差が存在する場合や、行動によって表されたことが文化によって非常に異なる意味を持つ場合、受診者と体験を共有したりそれを解釈したりすることは難しくなる。そこで、この分野における良質の情報と生涯教育が緊急に必要であり、その点から、WPA ガイダンスと本書は、極めて有用となるはずである。

　メンタルヘルスサービスへのアクセスは、もう 1 つの繊細な問題である。移住者集団はどんな国でも、保健医療サービスの利用、特にメンタルヘルスサービスを使うことに、さまざまな壁と制約があって苦労しているというエビデンス（証拠）がある。さらに、移住者集団の中には、強制入院などのような拘束的な精神科治療法が、使われる人たちが多いというデータもある。

これは1つには、前述のコミュニケーション上の課題が原因であると思われる。これらの問題をもっと知ることや取り組み方に関するガイダンスが、喫緊に必要とされている。

さらに、移住者集団に対しては、ごく普通の精神科治療を行うことでも、結構やっかいなことがある。それは、向精神薬の中には民族性によって薬物動態および薬力学が異なる、服用者の処方薬に対する理解と服薬遵守に問題がある、また、異なる食習慣や宗教的慣習（特定の期間、完全に断食するなど）がある、伝統的な治療法の併用をすることなどである。他方、精神療法は、専門家と有効な治療的関係を確立することが難しかったり、いろいろな技法を試してみることが受け入れられなかったり、こういうふうによくなるという指標に合意してもらえなかったり、と複雑である。最後に、心理社会的介入はといえば、うまく働く社会的ネットワークが欠けていたり、スティグマと差別があったり、ソーシャルインクルージョン（社会的包摂）を阻む明らかな壁により、さらに困難となっている。

WPAが移住者のメンタルヘルスを優先課題と認めた第二の理由は、これまでごく一部しか行われていなかったこの分野における研究が、大きな可能性を秘めているからである。移住者の精神障害の疫学研究は以下のようなことに貴重な情報を提供するであろう。遺伝子と環境の相互作用がさまざまな障害の発症に果たす役割、どう病気と折り合っていくのかという戦略やレジリエンス（回復力）のインパクト、精神疾患と身体疾患という併存疾患の発症の機序、自殺未遂と自殺既遂の決定要因、さまざまな障害の進行と転帰に影響を与える要因の研究などである。現在行われている研究は、既にいくつかの興味深いヒントを提供しているが、それらの研究結果は、方法論上の問題から多くの場合一貫性がなく、解釈が難しいことがあるため、これに取り組み、解決することが大切であり役に立つであろう。本書で紹介されている現在行われている研究のエビデンスと、その限界の見直しは、大変重要である。

最後に、WPAがこの問題を優先課題としたもう1つの理由は、移住者のメンタルヘルスを、医学生と精神科研修医のカリキュラムに組み込む必要があるからである。このテーマは、形だけのごくわずかな注目に値するものではない。カリキュラムで移住者のメンタルヘルスを扱うことにより、現在診

療しているすべての精神科医の教育にこれまで欠けていた、もっと全般的な問題、つまり、精神障害の発症と症状およびマネジメントにおける文化の役割という大切な問題を刷り込むということである。

　私たちは本書と Dinesh Bhugra たちのタスクフォースが作る WPA ガイダンスが、この困難で興味深い分野に対する、精神科医とその他のメンタルヘルス専門家、政策立案者および一般の人々の注目を集め、診療の向上と革新的な研究がもたらされることを願っている。

世界精神医学会元会長
マリオ・マイ（Mario Maj）教授

【参考文献】

Bhugra D, Gupta S, Bhui K *et al.* (2011). WPA guidance on mental health and mental health care in migrants. *World Psychiatry*.

Brockington I, Chandra P, Dubowitz H *et al.* (2011). WPA guidance on the protection and promotion of mental health in children of persons with severe mental disorders. *World Psychiatry*.

Sartorius N, Gaebel W, Cleveland H-R *et al.* (2011). WPA guidance on how to combat stigmatization of psychiatry and psychiatrists. *World Psychiatry*.

Thornicroft G, Alem A, Antunes Dos Santos R *et al.* (2010). WPA guidance on steps, obstacles and mistakes to avoid in the implementation of community mental health care. *World Psychiatry*, **9**, 67–77.

序　文

　人類は何千年にもわたり、1つの場所から別の場所へと移住してきた。我々が新たに知るところでは、人類はアフリカを起源とし、徐々に世界中に広がった。このような移動には、個人的な理由もあれば社会的な理由もある。人は（教育面、経済面あるいは社会面を問わず）よりよい暮らしを求めて移動し、家族を連れて行く場合もあれば、一次移住者について行く場合もある。社会的理由には、災害、政治混乱およびその他の要因が含まれるだろう。新しい文化や社会への適応は、個人的要因と社会的要因の両方に左右される。文化変容により、人は定着し、新しい国と祖国の両方の経済に貢献できるようになる。大半の移住者は精神的苦悩に苦しむことはないが、中には苦しむ者もおり、その反応はあまたある個人的、社会的および文化的要因によって決まる。女性、子ども、高齢者、レズビアン、ゲイおよびトランスジェンダーの人々には、移住途上と移住後の段階で克服すべきハードルが加わる。文献では、一部の移住者集団が他の集団よりもある種の精神疾患にかかりやすいことを示唆するエビデンスがかなりあるが、病因はまだ解明されていない。異なる文化の精神疾患を持つ人を診るには、繊細な気付きと感受性が必要であり、それが優れた臨床家の証とされる。臨床家は、微妙な文化的ニュアンス、文化的規範および解釈を意識し、患者とその家族が治療のプロセスに参加できるようにしなければならない。グローバリゼーションによる世界の相互交流により、世界中で移住は増加してきた。また、グローバリゼーションにより農村部から都市部への移住も増え、都市化が進むことになった。これは、家族構造や社会的サポートシステムが変化したり、人口過密になったり、インフラの構造がきしんだりすることを浮き彫りにした。

　世界精神医学会元会長 Mario Maj 教授から、本書の編集責任者が移住とメンタルヘルスに関するタスクフォースの責任者になるよう誘われたことから本書の着想が得られた。このタスクフォースが作成したガイダンスは、別途出版される予定である。一部の筆者はガイダンスと本書の両方に寄稿してく

れた。また、いくつかの章は本書のために書き下ろされた。本書をまとめ、編集することは、大きな喜びであり、実に光栄であった。忙しいスケジュールの中、締め切りを守り原稿を寄せて下さり、この仕事を真に楽しめるものにして下さったすべての寄稿者に対し、心から感謝している。数章で重複があるのは避けられなかったが、第一に、それらの章のテーマに支障が出ないようにするために、第二に、それらの章を互いに独立したものとして読むことができるようにするために、これを意図的に残した。

Richard Marley と彼が率いるケンブリッジ大学出版局（CUP）のチームには、本プロジェクトに対する熱心なサポートに感謝している。Mario Maj 教授にも、ご指示とご支援に、また、序文を執筆していただいたことに感謝申し上げる。Andrea Livingstone は、本書の内容を調整し、まとめるという価値のある仕事をして下さったが、このことに大いに感謝している。

ディネッシュ・ブグラ
スシャム・グプタ

移住者と難民のメンタルヘルス
移動する人の文化精神医学

目 次

日本語版への序　5
巻頭言　8
序　文　11

第 1 章　序論：現状 ……………………………………………… 19
　　　　　　　　　　　ディネッシュ・ブグラ／スシャム・グプタ

第 1 部　疫学と格差

第 2 章　移住と精神疾患の疫学的側面 ………………………… 44
　　　　　　　　　　　ジェームズ・B・カークブライド／ピーター・B・ジョーンズ

第 3 章　移住と精神疾患：ある疫学的見解 …………………… 84
　　　　　　　　　　　劉　宜釗／鄭　泰安

第 4 章　グローバリゼーション：国内の境界および国外との境界 … 101
　　　　　　　　　　　ディネッシュ・ブグラ／スシャム・グプタ

第 5 章　移住前、人格および誘発因子 ………………………… 119
　　　　　　　　　　　トーマス・ストンプ／デイビッド・ホルザー／アレキサンダー・フリードマン／ディネッシュ・ブグラ

第 6 章　民族性、移住とメンタルヘルス：
　　　　社会的および経済的格差の役割 ……………………… 135
　　　　　　　　　　　ジェームズ・ナズルー／カレン・イリー

第 7 章　移住者のメンタルヘルスにおける危険因子と防御因子 … 164
　　　　　　　　　　　ドリス・ムサウイ／モハメッド・アグーブ

第 8 章　精神病、移住と少数民族集団という地位：
　　　　格差、拒絶および差別に関する話 …………………… 177
　　　　　　　　　　　トム・K・J・クレイグ

第2部　移住の影響

第9章　移住および精神病の精神病理に対するその影響 …………… **194**

トーマス・ストンプ／デイヴッド・ホルザー

第10章　アイデンティティ、慣用表現と格差：
南アジア系女性に対する精神療法 …………………… **208**

カマルディープ・ブイ／タムシン・ブラック

第11章　文化的死別、カルチャーショックおよび文化的対立：
適応と反応 ………………………………………… **224**

ディネッシュ・ブグラ／ヴォイテック・ヴォイチック／スシャム・グプタ

第12章　集団的トラウマ ………………………………… **239**

ダヤ・ソマスンダラム

第13章　移住者のメンタルヘルスに対する文化変容ストレスの影響 … **254**

ペドロ・ルイズ／I・キャロル・マギー／アナ・ユシム

第3部　特別な集団

第14章　高齢者の移住とメンタルヘルス ………………… **272**

アジット・シャー

第15章　子どものメンタルヘルスへの移住の影響 ……………… **307**

ニシャ・ドグラ／カリッド・カリム／パブロ・ロンゾニ

第16章　女性の移住に関連したメンタルヘルスの問題 ………… **326**

プラバ・S・チャンドラ

第 17 章　移住と LGBT 集団 ……………………………………… **343**
　　　　　ディネッシュ・ブグラ／スシャム・グプタ／グルヴィンダー・カルラ／スティーブン・ターナー

第 4 部　マネジメント、サービスおよび研修

第 18 章　移住者と少数民族のニーズに合わせた
　　　　　メンタルヘルスサービスの改善 ……………………………… **360**
　　　　　デイビッド・イングルビー

第 19 章　多文化間の仲介：エルメスの再生
　　　　　──メッセンジャーが発言権を得るとき ………………… **384**
　　　　　アディル・クレシ／ヒルダ　ワラ　レヴォロ／フランシスコ・コラゾス／
　　　　　ジャネット・エル・ハラック／クリスティナ・ヴィジエア／
　　　　　マリア・デル・マル・ラモス／ミゲル・カサス

第 20 章　移住者とメンタルヘルス：
　　　　　文化と言語の違いを超えた取り組み ……………………… **410**
　　　　　レイチェル・トライブ

第 21 章　移住者コミュニティに対する精神療法 ………………… **431**
　　　　　スティーブン・ターナー／ディネッシュ・ブグラ

第 22 章　民族精神薬理学 ……………………………………………… **450**
　　　　　ノーマン・プール

第 23 章　移住と身体疾患 ……………………………………………… **469**
　　　　　グルヴィンダー・カルラ／プリヤダルシニ・ナタラジャン／ディネッシュ・ブグラ

第5部　世界の事例

第24章　中国——主なき地？——における移住者のメンタルヘルス
.... **490**

呉 文建（ロジャー・マン・キン・エング）

第25章　カナダの移住者と難民のメンタルヘルス：教訓と今後の見通し
.... **505**

ローラ・シミッチ／モートン・バイザー

第26章　結　論　.. **526**

ディネッシュ・ブグラ／スシャム・グプタ

監訳者あとがき　531
索　引　535

第1章

序論：現状

ディネッシュ・ブグラ（Dinesh Bhugra）
スシャム・グプタ（Susham Gupta）

はじめに

　人類の誕生以来、期間は異なろうと、人はさまざまな理由から、1つの場所から別の場所へと移住してきた。探検のためや生き延びるためという理由もあった。探検家と商人が世界中を旅するようになって以来、研究者と臨床医が移住に対する反応を観察し、その影響を研究してきたが、グローバリゼーションにかかわる社会的・経済的要因を考慮しつつ、個人に対する移住の影響についての冷静なアセスメントが詳細に検討されるようになったのは、つい最近のことである。国際連合の推定によれば、世界人口の3分の1を、移住者――すなわち出生地域から離れた場所に居住や労働している者――と定義することができる。国際移住機関（2008）の推定によれば、世界には約2億1400万人の移住者がおり、これは世界人口の3％を占めている。

定義

　移住とは、期間を問わず、個人が居住する場所の所在地が変化することと定義できる。この移動は、国と文化の境界を越えて、あるいは、同一国内で農村部から都市部へ、または都市部から農村部へと行われる可能性がある。このように、移住は国際的にまたは国内において行われる可能性がある。移住に影響を与える要因は、「プル（引き入れ）」要因や「プッシュ（押し出し）」

Migration and Mental Health, ed. Dinesh Bhugra & Susham Gupta. Published by Cambridge University Press. © Cambridge University Press 2011.

要因として説明することができる（Rack, 1982）。プル要因が経済面の改善や教育面の向上という点で個人を引き付ける。プッシュ要因は政治的要因のように、個人を1つの文化から別の文化へと押し出すものである。移住の理由や移住後の定着状況は、個人とその家族の思いがかかわっている。欧米社会の人口動態が変化して、不人気な仕事をこなすために移住者が必要とされる状況や、一部の地域における政治動乱が続いていることが、国内外の移住を促進する傾向がある。

移住の影響とメンタルヘルスに影響を与える要因

　移住のプロセスは、移住前、移住過程および移住後の3段階に分けられる。「移住前」には、移住の決定と移動のための準備が含まれる。第二段階は「移住過程」で、1つの場所から別の場所へ、個人を物理的に置き直すことである。第三段階の「移住後」は、新しい社会の社会的、政治的、経済的および文化的枠組みに対する移住者の適応として定義される。新しい文化の社会的・文化的規則と、ジェンダー、雇用などにかかわる新たな役割が、この段階で学習される。移住の初期段階では、後の段階に比べて移住者の精神疾患や健康問題の率は比較的低い。これは、移住の初期段階では年齢が若いが、その後、文化変容が起こってくること、そして後の段階では目標達成と実際の成果との潜在的なギャップがあることなどが原因であろう（Bhugra et al., 1999）。3つの段階は別個のものとして説明されてきたが、重複は避けられずある。たとえば、移住の準備は移住過程が進行している間も続いていくであろうし、移住後の適応期間も、移住後かなり長い間継続する場合がある。移住は、多くの社会的、経済的、心理的、身体的および文化的原因から、特に弱者のメンタルヘルスに影響を及ぼす可能性があるが、これらの要因すべてが、振り返って移住のプロセスと理由に影響を与えることもある。ただし、この関係の方向性は、必ずしも完全に明確であるとは言えない。

　個人のメンタルヘルスに対する移住の影響は多面的で、それが生物学的か、社会的か、あるいは心理的かにかかわらず、個人のさまざまな側面に及んでいる。移住の3つの段階によって、特有の困難な問題とストレス要因がもたらされることもありうる（Bhugra, 2004）。

移住前の要因には、個人的な要因と社会文化的要因がある。たとえば、統合失調型パーソナリティ（schizotypal personality）という、脆弱性要因と関連のある精神障害の病前性格は、生物学的要因か社会心理学的要因（周産期の外傷や小児期のつらい環境など）かを問わず、後の段階において精神障害になりやすくなる素因である。自分自身の文化から引き離されれば、孤立してしまうのは当然であり、個人のアイデンティティにも影響が出るだろう。移住過程自体がストレスを付加し、このプロセスに寄与する可能性がある。移住過程の計画と、移住前と移住後の民族性、文化および社会経済的地位の格差の度合いが重要であり、その結果どういう体験をしていくかが大きく異なってくる。

移住後の段階では、個人も集団もさまざまな方法で定着していく。ほとんどの移住者は2つの国または2つの文化が併存するアイデンティティを持ちつつ、うまく適応することができる。ほとんどの移住者は、出身国や出身地域だけでなく、新たな文化と経済にも大いに貢献するだろう。世界全体で移住者は家族に数十億ドルもの送金をしているが、これはこれらの地域でプラスの影響を及ぼしており、移住者は地域経済の大いなる貢献者となる可能性がある。

ストレス――生物学的

米国の日系人と英国のスーダン人を対象とした研究では、時間が経つにつれて身体疾患の率が変化し、移住先の国と一致するようになることが示された（Lin *et al.*, 1979; 身体の健康に関する第23章も参照）。

気候や食事などの環境の変化の結果、生物学的な変化が生じても驚くことではない。さらに、絶え間ないストレスと度重なるライフイベントも、生物学的反応に影響を与えることになる。「罠」と「低い自尊心」をうつ病の病因とする理論としてさらに詳しく研究すれば、移住者が文化的格差だけでなく、仕事や家庭、その他の場面でも「罠にかけられた」と感じてしまうことがあっても無理はないと思われる。そのような感情は気持ちの落ち込みや疎外感をもたらし、さらなる自尊心の低下を招く。

身体疾患は、精神疾患と関連ストレスをもたらす可能性があり、それゆえ、精神科医がそれらの関係を認識し、調査研究を進んで行うことは極めて

重要である。移住とこれに関連するストレスは、本書で後に述べるように、精神障害のすべてのスペクトラムに影響を及ぼす。また、特に障害とその発現および医療制度においてケアを受けるまでの経路に文化がどのような影響を与えるかなど、これらの障害の認定をめぐる重要な問題もある。さらに、医療制度と個人に対する影響または「負担」、さらに、個人として、あるいは社会セクターにおいて移住者をケアする人々に対する影響または「負担」も認められる。

文化的死別

　移住には、家族やなじみある社会などを失うことが含まれる。そして移住により、感情面と組織面の両方の喪失を体験する。言語（特に話し言葉と方言）の喪失、態度、価値観、社会構造およびサポートネットワークの変化も考えられる。この喪失を悲しむことは、健全な反応であり、移住の自然な結果であると見ることができる。しかし、悲しむことによって深刻な苦悩や機能障害が引き起こされ、それが一定期間継続する場合は、精神科医の介入が必要となるだろう（Wojcik and Bhugra 2010；第11章も参照）。

　死別の悲しみの表現は、文化的規範（その文化が、喪失と悲嘆にかかわる儀式とタブーをどのように定めているか）によって変化する。死別と悲嘆に向き合うことに、文化は非常に重要な役割を果たす。これらの悲嘆の表現を文化的に文脈化することは、喪失に対する異常な反応と正常な反応を区別する上で欠かせない。

　正常な適応は、多くの場合、文化変容という形で発生する。しかし、適応は単純なプロセスではない。新たな社会における自己のアイデンティティと居場所を再定義するという全く新しいプロセスをうまくやり遂げなければならない中で、多くの人は、自分が周囲に適応できていないことに気付く。リスクを増やす要因もあれば、これを防ぐ要因もあり、それらは多くの場合入り交っていて、個人レベルとコミュニティレベルで異なる。文化的アイデンティティには、ジェンダー、世代、出身文化、言語能力、社会経済的要因、宗教、好みの料理、ライフスタイル、男女関係、社会的中心性のレベル、文化的態度および価値観などの要因が含まれる。

移住と精神障害

多くの要因が移住の成果を決定するということは間違いがない。病前性格の特徴は、個人が移住とその後の定着の過程を捉え、これに対処する方法に、間違いなく影響を与える。個人の独自の自己概念と文化的アイデンティティが変化するにつれて、「自己」感覚と移住体験のすべてが、新たな文化へ定着する取り組みとその後の成果に結実する。社会的サポートとネットワークおよび新たな社会の移住者と移住に対する態度もまた、適応の仕方に影響を及ぼす。異なる背景を持つ他者や広くさまざまな文化出身の他者と、言語および非言語によってコミュニケーションできる力も、定着体験と帰属意識に影響を与える。移住者の意図、移住の目的、新しい文化に関する知識、新たな体験を受け入れる態度、新しい文化に対して（文化的にも地理的にも）以前から近かったことなどは、個人の反応に影響を与える。と同時に、新しい文化が移住者に向き合う態度にも影響を与える。新しい文化は、友好的な態度から曖昧な態度、あるいは敵対的な態度に至るまで、さまざまに異なる向き合い方がある。移住は、移住者の社会経済的、職業的、文化的および法的地位を変化させ、希望が叶うか叶わないかのずれが定着のストレスをさらに増やすことになるのは疑うべくもない。

関連要因：社会的・経済的格差の役割

社会的格差とメンタルヘルスの関係は衆知のことであり、移住者が社会的・経済的格差に苦しんでいる場合、当然、精神面の不健康にも苦しんでいる可能性が高いが、その媒介要因はさまざまであるといえる。Ødegaard（1932）による発見以来、移住と精神病の関係について研究が進められており、さまざまな問題はあるものの、両者の関係を軽視することはできない。移住後 10 ～ 12 年間をピークに精神疾患を発症するという Ødegaard による重要な研究結果の 1 つは、多くの場合、無視されている。このギャップがなぜ生じるのかという問題に取り組む必要がある。社会的期待、個人的期待と成果の間で見られる不一致をもたらすのは、社会的要因なのだろうか。格差を構成する要素は広いがその 1 つの要素として、ある民族ゆえの不利、

人種差別および社会的格差は精神面の不健康において根本的な役割を果たすと考えられる。疫学研究は、病因の調査以外にも、疾患の傾向と危険因子をモニターすることに役立てられる。また、そのような研究は、健康格差に関する調査を助け、適切な治療につながる道を示す（第8章も参照）。

人種的に不利な立場

　Modoodら（1997）は、英国では少数民族の8人に1人が、1年間に何らかの人種的嫌がらせを体験していると報告した。身体または所有物に対する物理的な攻撃を含む、繰り返される人種的嫌がらせは日常的な体験である。Modoodらの研究では、5分の1が人種を理由に仕事を断られたこと、また、雇用主に人種偏見がないと信じる者はごくわずかであったことが報告された。4人に1人の白人がアジア人に対する偏見を、5分の1がカリブ人に対する偏見を報告した。これらが個人の自尊心に影響を及ぼし、絶え間ない揉め事が慢性的なストレス要因として作用し、社会的機能の悪化をもたらすことは間違いない。英国への移住体験を例にすれば、Layton-Henry（1992）は、寛容で友好的な国民像は、一部は正しかった。しかし、雇用（雇用主と労働組合ともに）と住宅において公な差別があるため、多くの点で限定が付くと指摘した。移住者に対する暴力の発生は、1948年までさかのぼって報告されている。政治家が表明する人種差別主義的意見が、公私両方の場での差別の原因となった。移住者の女性は、西欧諸国の経済に大いに貢献し、高齢者人口を減らすことに役に立っている。人種混淆が増えてくるとともに、人種主義と差別も増加した（Layton-Henry, 1992, p. 220）。

　英国の研究によれば、アフリカ系カリブ人の子孫は、初診で精神病と診断されれば、白人より3〜5倍精神病院に入院する傾向が高い（第2章参照）。彼らはより複雑で強制的なケアを受けがちであり、危機的状況に陥ってから受診し、医療従事者によって危険と評価され、措置入院となる傾向が強い。また、退院後長期にわたり受診し続ける傾向も強い。しかし、アフリカ系カリブ人のうつ病受診率は低く、この病気の原因とアプローチの仕方は違っているようである。もしそれらが文化的死別に関連しているとすれば、うつ病は多くなるはずだが、英国においては少なくとも、移住者集団間で発症率に

ばらつきが見られる（Nazroo, 1997参照）。

　人種差別に基づく社会的関係が果たす役割については、さらに綿密に調査する必要がある。人種差別には、組織的・個人的な優越性と正当性のイデオロギーが反映されていて、抑圧的な人種制度と民族集団間の格差が強化され、これによって差別に基づく社会秩序が作られる。これは人種差別主義者の対人行動や、制度に関する政策、日々の「ささいな」出来事を含む公式、非公式を問わず、その行動に表れる。この態度が、経済的・社会的剥奪、社会によって課せられるトラウマ（体験または目撃したもの）および公共機関との否定的な関係とこれに対する不信につながり、不適切な医療という結果がもたらされる。しかし、差別および人種主義（あからさまなものも隠されたものも含む）の要因の蓄積によって複雑化した、アイデンティティをめぐる社会文化的な問題や、世代間格差、受け入れ先の文化と出身文化間での葛藤、文化変容の機能不全が、これらの集団が直面するストレスになっている可能性は高い。

　差別を受けたという認識は、精神病の進行の原因とストレス要因になりうるとして研究が進められてきた。Velingら（2006）は、少数民族集団における差別の認識は、モロッコ人で高く、オランダ領アンティル諸島とスリナムおよびその他の非西側諸国からの移住者では中程度で、トルコ人では低く、他の西側諸国／欧米化された国々からの移住者では非常に低いことを明らかにした。この割合は、これらのコミュニティにおける精神病有病率とおおむね一致している。

　社会的挫折仮説（Cantor-Graae and Selten, 2005）は、さまざまな不平等（社会的、経済的格差と教育面、雇用面での格差など）が、高い期待と低い成果、また、中脳辺縁系ドーパミン経路への影響と相まって生じる可能性を述べている。中脳辺縁系ドーパミン経路への影響は統合失調症の発症に重大な役割を果たすと見られている。そして、そのような体験の繰り返しが、行動感作とメンタルヘルスの問題を引き起こすという説を打ち出している。

　ある大規模な研究では、オーストリアの移住者集団とその出身国における精神病の精神病理に対する移住の影響の可能性が調査された（第9章参照）。移住状況にかかわらず、ポストモダン／近代国家の患者は、誇大妄想と罪業妄想を報告することが多いが、移住者の場合、被害妄想の方が多い。愛され

ているという妄想や、毒を盛られているという妄想および幻覚は、移住者よりも、出生国で生活している患者から多く報告された。移住者からは幻聴の報告の方が多かった。思考吹入とひきこもりは、伝統的な国からの移住者により多く見られた。ポストモダン／近代国家からの移住者には、（シュナイダーの）一級症状と幻聴が多かった。ポストモダン／近代国家で暮らしている患者は、作為意思と身体的被影響体験が多かった。

　大麻と薬物の乱用は、精神病と関連付けられてきたが、移住者集団で精神病が高率に見られることは違法薬物の使用増加で説明が付くというエビデンスはほとんどない。英国とオランダからのエビデンスは、一般集団における大麻服用の頻度が、カリブ系黒人集団で増加するわけではないことを示している。Veen ら（2002）は、オランダのモロッコ人およびスリナム人移住者の統合失調症の発症率の高さは、薬物（大麻に限定されない）乱用によるものとは考えにくいことを明らかにした。

うつ病、不安障害およびその他の頻度の高い精神障害

　頻度の高い精神障害の有障害率のばらつきについては、異なる研究結果が混在するが、その率は精神病ほど高くはない。英国における2件の主要な研究からは、うつ病の有病率に違いがあることが明らかになった。国家統計局全国精神疾患罹患率調査（ONS (Office for National Statistics) National Survey of Psychiatric Morbidity）では、黒人集団における高率のエビデンスは見出せなかったが（Jenkins et al., 1997a; b）、コミュニティにおける少数民族の精神疾患有病率研究（Ethnic Minority Psychiatric Illness Rates in the Community: EMPIRIC）では、黒人集団で白人集団に比べて60％高い有病率が認められた（Weich et al., 2004）。しかし、黒人集団が家庭医（GP）からうつ病と診断される可能性は低いといえる（Gillan et al., 1989）。これよりも小規模な研究からは、アジア人では身体化障害が多い可能性があり、そのために高率となっていることが明らかになった（Commander et al., 1997, 2004）。

　自殺と自傷行為は、民族と性別で異なるように見える。英国の南アジア系男性は白人集団よりも自殺率が低いが（Thompson and Bhugra, 2000）、アジア系女性、特に若い女性では高率となっている。ただしこれは変化している可

能性もある (Soni-Raleigh et al., 1990; Thompson and Bhugra, 2000)。アジア系移住者のコミュニティの多くは、何世代にもわたり海外に居住した後でも、文化的アイデンティティと伝統を維持している。学業面と経済面の成功は高く評価され、失敗にはスティグマが伴う。また、年長者(特に両親と義理の両親)の権威には逆らえず、若い家族構成員は疑問を抱かずに従うことが期待される。若いインド人女性は、インド社会で厳格に定められている役割のために、プレッシャーが増大している。それは、男性と年長者に対する服従と恭順、見合い結婚、持参金によって課せられる経済的圧力とそれに続く夫婦間および家族間の争いなどである (Soni-Raleigh et al., 1990; Soni-Raleigh and Balarajan, 1992)。カリブ系黒人集団の自殺率は低い (Soni-Raleigh et al., 1990)。研究により、スウェーデンへの移住者の自殺率が、特に第二世代集団で高いことが明らかになった (Hjern and Allbeck, 2002)。自殺と自殺関連行動は、社会的ストレスと文化変容に関連している可能性がある。

摂食障害:研究のエビデンスは、移住した十代において、摂食障害の率が高いことを示しているが、これらの結果に一貫性はない (Bhugra and Bhui, 2003)。

PTSD (Post-traumatic Stress Disorder):移住者の心的外傷後ストレス障害 (PTSD) に関するほとんどの研究は、難民と難民認定申請者集団を対象としており、7000人を超える難民に関するレビューからは、これらの集団で一般集団の10倍、PTSDが発生しやすいことが明らかになった (Fazel et al., 2005)。精神病とのある程度の重複 (15〜40%) と、その他の頻度の高い精神障害のリスクの増加が認められることもある。

薬物乱用障害の中には、文化的背景と関連しているものもある。欧州数カ国におけるソマリア人およびエチオピア人移住者コミュニティでのチャット〔訳注:麻薬〕の使用は、新たな問題をもたらした。一部のアフリカ系カリブ人移住者コミュニティにおける大麻の使用は、詳しい調査の対象とされてきたが、これが地元民集団と有意に異なるかどうかは議論の余地がある。ただし、最近のエビデンスは、大麻が強力であればあるほど、統合失調症の発症率も高くなる可能性を示している。

移住と環境

　環境に対する移住の影響は、広く議論されてはいない。大規模な移動は環境変化に影響を与えやすく、また逆に、移住者自身の生物学的変化を引き起こす可能性があるのは当然である。血族性の高い孤立集団には、一次（生物学的均衡のとれた古代部族）と二次（より大きな集団から距離をおいている集団）の2種類がある（Neel, 1992）。集団は小さな規模から始まり、徐々に拡大していく。Yanase（1992）は孤立を4種類に分類し、孤立が繁殖構造、移住パターンおよび遺伝学的な距離に影響を及ぼすと主張している。これらの変化は進化のプロセスと見ることができる。

　孤立集団の移住は、移住のプロセス自体が社会的および生物学的変化に与える影響について、いくつかの興味深い問題を提起する。移住者を対象とした研究には、生物学的指標に目を向け、これらが遺伝子学的に仕組まれていたのかどうかを調べることが含まれてきた（Lasker and Mascie-Taylor, 1988; Baker, 1992）。Baker（1992）は、移住関連の研究ではすべての環境変数が統制されるわけではないと注意を喚起していてそれは正しい。疫学研究の実施にあたって示唆される方法論上の問題を除けば、複数の環境要因の統制が新たな次元を追加することになる。

移住と特別な集団

移住と子どものメンタルヘルスに対する影響

　子どもの移住の結果には、さまざまな要因が影響を与える可能性がある。子どもの移住体験は、親や家族と一緒に移住したのか、片方の親または両親との別離（親の移住または子どもの移住の結果）、誰が子どもの世話をし、どこに移住するかなどの要因に左右される。移住には、親または若者が仕事のために家を離れる季節的移住や、家族が次々と移住すること、親が子どもを連れずに移住すること、家族全員での移住なども含めることができる。子どもは、よりよい教育のために、あるいは安全にかかわる要因のために、単身で移住する可能性がある（第15章参照）。

　逆境や生活の混乱に、すべての子どもが同じようにうまく対処できるわけ

ではない。別離の理由が理解できない子どももいれば、捨てられたと感じる子どももいるだろう。愛情を抱くことや、喪失感やしばらく経ってからの家族との再会に対処することが難しいかもしれない。ときには年長の子どもが年少の兄弟姉妹の世話をすることになる。親自身も、別離の影響、すなわち罪悪感と喪失感に苦しむ場合がある。子どもは、特に家族から引き離された女児の場合、とりわけ身体的、情緒的および性的虐待と搾取を受けやすい。

　この分野における研究は米国で始まったものが多く、世界の他の地域に一般化することは困難といえる。Vollebergh ら（2005）と Alati ら（2003）は、それぞれオランダとオーストラリアの移住者の子どもについて、精神疾患の高い率を見出すことはなかった。しかし、オランダの研究では、移住した親は移住していない親よりも、娘の問題を多く報告していた。教師は女児について、内因性問題、社会性および思考の問題は少ないが、外因性問題は多いと報告した。内因性問題は、後にうつ病や不安障害、メンタルヘルスの問題につながる可能性があるが、外因性問題は行動上の問題につながる可能性がある。どちらも学力低下や薬物乱用などの二次的な問題を引き起こす可能性があるが、この分野における研究は限られている。Kupersmidt と Martin（1997）は、ノースカロライナ州の農場で働くメキシコ系アメリカ人移住者とアフリカ系アメリカ人移住者の子ども（8～11歳）の精神障害有障害率を評価した。2 人は高レベルの病変を認め、59％の子どもに 1 つまたは複数の精神障害があることを明らかにした。最も一般的な障害は、不安に関連していた（50％）。これらには、恐怖症、分離不安および回避が含まれていた。育児スタイルは文化によって異なることがあり、虐待と解釈される可能性もある。学業不振はどこにでも見られるわけではない。一部の移住者コミュニティの子どもは、教育が重視されているため、学校の成績がよい。移住者が多く集中している地域の近くに住むことは、問題行動の減少と関連がある。しかし、非移住者の子どもの場合はその逆で、これは移住者にとっては差別が少なく、社会的サポートが多いが、非移住者にとっては不利な社会経済的状況を意味することになるのであろう。

　子どもの新しい環境への適応は困難なものとなる可能性があり、行政や学校の支援が必要とされる。言語の障壁の克服、コミュニティと学校で直面する人々の態度、家族全員の統合、永住権および世代間格差などを含め、前述

のさまざまな要因が適応のプロセスに影響を与えうる。メンタルヘルスサービスへのアクセスは、サービスやニーズのことがわからなかったり、サービスが十分に行き届いていないという理由で制限される場合がある。移住者の子どもも非移住者と同程度のメンタルヘルスの問題を持つようになること、そしてこれらの問題を見つけることは言葉が通じないことや関係者の期待と態度の温度差により、困難な問題になりうると知っておいた方がよい。「移住者の子ども」は不均一な集団を構成し、そのニーズには大きなばらつきがある。メンタルヘルスと社会問題を特定するために、専門用語に関するさらなる合意を作り、文化的に十分配慮した適切な介入を提供し、サービスを計画し、研究デザインを改善し、成果を測定することが必要とされている。

高齢者

　移住は高齢者にさまざまな形で影響を与える可能性がある。移住の理由と動機は、若い移住者と同じか、もしくは、高齢者が一次移住者である若い家族に依存する立場にあることが考えられる。また、労働年齢期に移住し、年齢を重ねた集団も増え続けている。これらの集団はいずれも、社会的、文化的および経済的状況の変化に伴う多くの問題に直面している。また、老人差別、人種差別、ジェンダーの格差、保健福祉サービスへの限られたアクセスおよび階級闘争が原因で起こる問題のために、複数の危機に直面している（Boneham, 1989; 第 14 章も参照）。

　どの年齢集団を対象とした研究においても、特に言葉が不自由な場合、悩みがあっても、援助を求めない、あるいは治療同盟に参加しない深刻な理由となりうる。多くの文化には苦悩を伝えるさまざまな慣用表現が存在するが、中には、うつ病や認知症、より身体的な症状の発現に関する臨床概念に相当する用語がない文化もある。最後に、多くの高齢者が家族が移住し、取り残されてしまうという苦難を忘れてはならない。ときにはこれらの高齢者に、幼い子どもと他の高齢者の世話をする責任が回ってくる。家族が崩壊し、社会的・経済的サポートが途絶えると、彼らは弱者になる。しかし、移住した家族の多くは高齢者に送金しているので、社会的サポートがなくなることは一部相殺され、最も大事な経済的サポートがもたらされる。家族とどれくらい接触できるか、また、どれくらい離れているかという事実も、影響

を及ぼす。子どもが農村部から都市部へ移住し、後に残されたタイ人高齢者は、子どもが移住していないタイ農村部の高齢の親に比べてうつ病有病率が低いことが、一例として挙げられる（Abas *et al.*, 2009）。

レズビアン、ゲイ、両性愛者およびトランスジェンダー（LGBT）の人々

LGBTの人々は、性的少数者であるということや、その他の理由から移住することがあり、また、移住後に自らの性的アイデンティティに気付くこともある。彼らにとってのプッシュ要因は、出身国における同性愛嫌悪または両性愛に対する否定的態度が移住の決断に影響している点で、普通の移住とは異なる。トランスジェンダーの人々の場合、考えられる要因は、彼らを新たな社会へと引き寄せる医学的および外科的介入の利用可能性かもしれない（第17章参照）。新たな国における性的少数者への否定的態度は、これらの人々を三重の危険にさらす可能性がある。移住者という立場と、少数派であることや性的アイデンティティの問題が原因となり、年齢、ジェンダーあるいは宗教などの要因から、さらにそれらが複雑になりうる。このように、社会的排除が多いと定着が難しくなるといえる。これらの集団の精神障害有障害率に関するデータはわずかである。臨床医が性的少数者や性に対する宗教的態度、その他のさまざまなファクターについてどういう見解を持つかが、この集団に対する医療の提供に影響を与える。

女性と家族

女性は一次移住者となる場合もあれば、家族や配偶者、パートナーとともに移住する場合もある。出身文化と新しい社会におけるジェンダーの役割およびジェンダーの役割に対する期待が、女性の移住の体験とその結果を左右する。出身文化では、女性に伝統的な役割を持つことと、次の世代に伝統的な価値観を伝えることが期待されていても、新たな文化では、より現代的な視点を持つことが期待される場合がある。移住し、働く女性が増えると、適応のためにより多くのストレスとプレッシャーを体験し、結果的に2つの文化が対立する場に追い込まれてしまう（第16章参照）。家族で移住するとき、あるいは新しい文化の下で家族が1つになるとき、家族構成員によって文化変容のレベルが異なり、それが新しい社会に対する個人的な期待を変

える。移住後に、伝統的な合同家族や拡大家族から核家族へと家族構成が変化することにより、(社会的サポートのパターンの変化に伴い) 個人が体験するストレスが増加する。こういう変化をすると、女性と家族構成員に対する社会的・個人的な期待が変わる。

難民のニーズ

1951年の難民の地位に関する条約 (ジュネーブ条約) では、難民を、「人種、宗教、国籍もしくは特定の社会的集団の構成員であることまたは政治的意見を理由に迫害を受けるおそれがあるという十分に理由のある恐怖を有するために、国籍国の外にいる者であって、その国籍国の保護を受けることができない者またはそのような恐怖を有するためにその国籍国の保護を受けることを望まない者」と定義している。そして、出身国を離れ、難民認定を申請し、受け入れ先の政府の決定を待っている人々については、「難民認定申請者」としてさらに区別している。現在、国際連合の「支援対象者」は2080万人を超えており、その約40%が難民である。パキスタンとイランは世界の難民人口の5分の1を受け入れている。国連難民高等弁務官によれば、2005年には先進国で約66万8000件の難民認定申請や難民定住申請があり、その大多数 (37万4000件) は欧州を希望していた。米国は難民認定申請の件数が最も多く、英国とフランスがそれに続いているが、件数は減少し始めている。

難民はおそらく、すべての移住者集団の中で最も弱い立場にある。難民定住や難民認定申請の個人的な体験が、精神障害の高率に寄与しているといえる。強制的に移住させられることは、普通は計画されたことではなく、さまざまなトラウマを持ち、不安定な法的地位やビザの問題が起こり、社会的サポートと資源を失うことにつながってくる。これらの問題はホスト国の態度によって悪化する可能性がある。難民は、差別を受ける側となる。それは、人種、政治、宗教、歓迎してくれない反応、ものに乏しく隔離された難民収容所のひどい生活条件、閉ざされた雇用と教育の機会、乏しい権利などによる差別である。移住後最初に感じる安全な場所にたどり着いたという安堵の後、新たな問題が浮上するのに伴い、不満と幻滅を抱くようになる。不満と

幻滅の原因は、言語や文化の壁、市民権および自分の資格に関する心配、失業、住む家がないこと、孤立、教育および医療サービスへのアクセスがないこと、家族と離れ離れになっていることなどである。これらの問題に取り組むことの重要性は、意外なほど一般に受け入れられていない。

　難民の子ども：難民の子どもの中には、親から引き離されたり、家族構成員が拷問を受けるのを目撃したり、自分自身が暴力や拷問を体験したりしている子がいる。また、家族が離れ離れになり、片方の親だけと暮らしていたり、よく知らない人の世話を受けていたりすることもある。単身で移住する子どももおり、全員ではないにせよ、ほとんどの子どもは複数の喪失を体験する。これらの体験は、後に精神的苦悩と異常行動という形で表面化してくる。難民の子どもは、状況によって、年齢よりも大人びて見えたり、幼く見えたりすることがある。最も一般的な症状としては、不安障害、うつ病および行為障害が挙げられる。難民の場合、一般集団で通常認められる症状に加えて、これらの障害が特異的に発現するのかどうかは知られていない。難民の子どものほとんどは、その体験にもかかわらず、したたかな力を持っているので、特別な精神科治療が必要な子どもは少ない。治療が必要な場合、マネジメントの原則はおおむね同じで、自分の体験について考える場所と時間を与えること、地域のコミュニティの一員となるための支援、学習と友達作りの支援である。学校での体験は特に重要である。温かく落ち着いた雰囲気があれば、時間はかかっても安心感が回復してくる。

　難民に見られる精神面の不健康のスペクトラムは、ホスト集団と決定的に異なるわけでなく、程度と現れ方の点で異なっている。最も頻度の高い障害は、不安とうつ症状を特徴とする PTSD および大うつ病などの障害で、これらの集団が体験するトラウマと喪失を反映している。残された家族をめぐる不安や、移住したことへの罪悪感もあるかもしれない。PTSD は、紛争地域から逃げてきた者や、身体的および性的暴力、拷問を受けた者、家族構成員の喪失と迫害から逃れてきた者に高率で認められることが多い。最近のメタ分析では、よく見られる精神障害は、難民集団では経済移民集団の 2 倍高い（40％対 21％）という結論が得られた（Lindert *et al.*, 2009）。

　受け入れ国の当局による手荒な対応は、移住後のトラウマをさらに増大させる可能性がある。難民認定申請集団における PTSD とよく見られる精神

障害は、勾留期間の長期化（Laban *et al*., 2004; Hallas *et al*., 2007）、失業や家族のサポートがないことと複雑な難民認定手続き（Laban *et al*., 2004）により増加する。英国（McCrone *et al*., 2005）およびオランダ（Laban *et al*., 2007）で明らかになったように、難民認定申請者はメンタルヘルスサービスに浴する率が低い。

　トラウマが明らかになると、不安と PTSD の症状の確認が重要となるが、これには慎重な解釈が必要である。極度の逆境に対する人間の普通の反応を、病的なものと考えて薬を処方する危険がある。一方、臨床的に重大な障害を、単にトラウマによって引き起こされたものとして、あまりに容易に片付けてしまう深い危険もある。サービスは、ニーズへの配慮と専門技術が必要とされることに十分考慮しなければならない。それは、通訳者の訓練も含めである。

　難民の中には、臨床サービスと治療を受けられる国に暮らす人がいるが、それらへのアクセスは必ずしも容易ではなく、少なくとも、医療がどのように組織されているかを、ある程度よく知っていなければならない。一部の西側諸国では、プライマリーケアと結び付いた、難民専門の保健医療チームが組織されている。これらのチームは、難民に情報とアドバイスを提供し、医療へのアクセスを促進し、最前線のサービスにサポートを提供する。移住に関するアドバイスと、住宅および福祉手当に関する支援を提供しているさまざまな難民支援機関と、緩く連携しながら活動している例が多い。難民の受け入れが最も多いパキスタンおよびイランなどの低・中所得（Low and Middle Income: LAMI）国では、専門家による医療（特にメンタルヘルス）の提供はほとんどなく、難民集団のニーズが、資金不足の地域サービスの負担を増やしており、この集団のさらなる周辺化を引き起こしている。

　主に欧米を起源とする心理療法、心理社会療法、または「対話療法」の効果に関するエビデンスはかなりある。ほとんどの難民認定申請者は、対話療法が極めて異質な文化圏からきていると指摘して、非西洋文化におけるこれらの療法の妥当性に疑問を唱える者もいる。より一層受け入れやすいカウンセリングモデルとは、患者が逃げてきた状況に関する予備知識を得ることから始め、実践的なアドバイスと（感情に焦点を合わせるのではなく）問題に焦点を合わせたアプローチが妥当であろう。難民集団における特定の精神療法

的アプローチの効果を検証する実証的研究がないため、専門家は以下に挙げる広範な原則に同意を示している。問題解決と、雇用および教育へのアクセスなど実際の成果の達成に向けた支援の重視は、大いに有効といえる。拷問の犠牲者は、心理的な問題を覆い隠す医学的症状を併発している可能性があり、それら両方の治療が必要となる。

性的暴力は多くの文化においてタブー視されているテーマで、その記憶が生み出す苦悩のために、拷問の犠牲者が自分の体験について語りたがらないことがある。個人的な体験をほとんど初対面の人（セラピスト、カウンセラー）に打ち明けるのは、多くの難民にとって異質な体験である。難民と信頼関係を築くには、時間が必要である。その関係の中で、トラウマが、恥ずかしくて隠さなければならないというより、安心して話せるありふれたテーマになり、その話を徐々に明らかにしていけるようになることが望ましい。

メンタルヘルスと社会サービスの主な目的は、難民患者がホスト社会で、安定性、教育および雇用、住宅の獲得のような基本的な目標を達成し、ある程度正常な状態になるための心理的サポートと治療およびその他の支援を提供することでなければならない。これには、ソーシャルワーカー、難民支援機関、住宅・雇用機関などの多くの部門の連携と、政府および国際社会からの適切な資金提供が必要である。

移住者と少数派コミュニティに対するメンタルヘルスサービスの提供における問題

ここ最近、移住者と少数派コミュニティに対するメンタルヘルスサービスの提供に関する最新の知識と情報をまとめる取り組みが進められている。そこで中心となっている問題は、サービスへのアクセスとこの集団に対して提供されるサービスの質である。

移住者と少数民族に適切な情報を提供し、これらのコミュニティとの緊密な協力関係を築くことが重要である。医療機関はこれらのコミュニティとともに、参加型の協力的なパートナーシップを築き、さまざまな公式および非公式のメカニズムを活用してコンフィデンシャル・リスニング・アンド・アシスタンス・サービス（CLAS）（極秘に聞き取り調査をして、支援するタイプの

サービス）関連活動の計画と実施にコミュニティと患者／ユーザーの参加を促進しなければならない。ただ、これには、言語と文化のバリア、診断をめぐる問題、偏った認識と（無意識の）思い込み、そしてサービス提供者の多文化対応能力の不足が大きな障壁となる。

通訳者を使用した移住者との取り組みにおけるグッドプラクティス

　保健医療サービスは包括的で近づきやすいものでなければならない。移住者に対するケアを阻む主な障壁としては言語が挙げられるが、これは良質な通訳サービスによってのみ克服することができる（詳細は第20章参照）。英国など一部の国では、これを政策文書に盛り込むことが試みられた。たとえば、「メンタルヘルスに関する全国サービス枠組み」（Department of Health, 1999）および「メンタルヘルスケアにおける人種差別撤廃―サービス内外の改革のための行動計画」（Department of Health, 2005）などの政策は、他の全国的なサービスに指針を提供することができる。言語のニーズが認められている場で言語サービスが提供されないことは、間接的な差別である。さらに、臨床医と通訳者が緊密に連携して取り組めるようにするための適切な研修のニーズもある。通訳は、双方向性のダイナミックな伝達手段であって、単なる変換ではない。これは、文化結合的な苦悩の慣用表現や文化結合症候群を通訳する場合などに特にあてはまることである。また、どちらがコントロールするか、どちらにパワーがあるか、三者の関係性、および説明責任の問題が生じることがある。通訳者と臨床医に、安心してその言語スキルと文化的理解を活用し、患者を支援する同じチームの一員となる最善の機会を提供することが重要である。2人1組から3人1組の面談へと移行することで、さまざまな問題が生じる。Tribe（1999）によれば、通訳の4つのモデルとは、(1)精神療法型または解釈者型、(2)言語型、(3)権利擁護型または当事者対抗型／コミュニティ型、(4)文化仲介者型／二文化併存型である。通訳者の訳し方と、患者が通訳者に期待する訳し方には違いがある。

　守秘義務、中立性、個人とそのコミュニティに対する敬意、専門性と完全性、正確さと全体性および多文化対応能力などの倫理的な問題は極めて重要

で、研修課程に組み込む必要がある。

多文化対応能力と援助探索

　過去 10 〜 20 年間に、「cultural competence（多文化対応能力）」という言葉が流行語として使用されるようになったが、優れた臨床診療では、常に個々の患者の社会的・文化的要因に目が向けられ、それらの要因と、患者が罹患している疾患に対する影響とを理解することがよりどころとされてきた。しかし、移住者のメンタルヘルスのニーズにおいては、彼らの精神状態のアセスメントをする上で、また治療の相互作用を計画する上で、文化に対する認識が非常に重要な側面となる。Lo および Fung（2003, p. 162）は、多文化対応能力を「異文化との遭遇において、望ましい臨床的結果を獲得する」能力と定義している。これにはさらに、一般的な多文化対応能力（原則）と特別な多文化対応能力（特定の文化に関連）など、さまざまなレベルの能力が含まれる。治療的遭遇において相違点を認識し、患者とその家族の語りと心配に十分配慮し、個人とその文化の強みと弱みを知ることで、臨床医は自分とは異なる文化の出身である患者にかかわることができ、結果的に治療がうまくいくことができる。いかなる文化においても、人々の態度と信念にはある程度の不均一性が認められる。文化は流動的で、さまざまな要因に反応して進化し、疾患の説明モデルも変化する。どのような病状のために、どのような転帰を期待して、なぜ援助が求められているのかを臨床医に教えてくれるのが、これらの説明モデルである。臨床医と患者の説明モデルが異なっていても、援助を求め治療に従うという決断が、患者の説明モデルに従って下される可能性を、臨床医は知っておくことが必要である。

代替医学および代替アプローチ

　デカルト派の心身二元論が一般的なモデルとされていない文化においては、身体化症状と精神的苦悩の相互作用が重要となる。社会経済的地位と学歴、態度、信念、苦悩および疾患モデルに関する知識、過去の体験と転帰に対する期待はすべて、いつ、どこに援助を求めるかに影響を与える。医療に

かかわる出会いは、(疾患を問わず) 個人セクターや民俗セクターまたは社会セクターで発生するものがかなりの割合を占めるが、専門医療セクターにつながるような出会いはごくわずかにすぎない。他の文化の医療システム、たとえば、中国医学、アーユルヴェーダ、ギリシャ医学は、数千年かけて発展してきた理論と臨床診療の複雑なシステムの上に築かれている。漢方薬、食事のタブー、栄養補助食品およびその他の介入は、これらのアプローチの一部を成す。移住者である患者が、それらを使用している場合があるが、特に尋ねられなければ、さまざまな理由からその情報を提供しないことがある。それゆえ、アセスメントの一環として、臨床医はこれについて十分配慮の上、適切な方法で調査しなければならない。患者は文化結合症候群と関係しているという説明をすることがあるが、これらの症状はより正確に言うと、文化結合というよりも、むしろ文化の影響を受けているものと説明した方がいい場合がある。

　本書では、移住者の健康に関する最近の問題をまとめている。移住体験および移住後の定着体験が個人によってさまざまであることは、臨床医が重視すべきは当たり障りのない政策より個人的な問題であることを意味している。一方、政策立案者は、精神療法、薬物療法、両者の組み合わせや通訳の利用を問わず、優れた臨床診療を可能にする適切な政策を策定するために、関係者の声に耳を傾ける必要がある。精神医療サービスの提供においては、移住者のスピリチュアルな価値観と自己概念への考慮が欠かせない。子ども、同伴者のいない思春期の若者、レズビアン、ゲイ、両性愛者およびトランスジェンダー (LGBT) の人々または難民などの集団の特別なニーズに留意しなければならない。サービスの提供にかかわる問題には、制度レベルのものも含まれ、それらは政府の政策と利用可能な資源の影響を受ける。

　本書は、移住者のメンタルヘルスに対処するための完璧な資料とされることは意図しておらず、移住者とその子孫の健康上のニーズに関して、臨床医と研究者による、さらなる調査研究を導くスタート台となることを意図している。

【参考文献】

Abas, M. A., Punpuing, S., Jirapramukpitak, T. et al. (2009). Rural–urban migration and depression in ageing family members left behind. *British Journal of Psychiatry*, **195**, 54–60.

Alati, R., Najman, J. M., Shuttlewood, G. J., Williams, G. M., Bor, W. (2003). Changes in mental health status amongst children of migrants to Australia: a longitudinal study. *Sociology of Health & Illness*, **25**(7), 866–88.

Baker, T. P. (1992). Migrant studies and their problems. In D. F. Roberts, N. Fujiki, K. Torizuka eds., *Isolation, Migration and Health*. Cambridge: Cambridge University Press, pp. 167–70.

Bhugra, D. (2004). Migration and mental health. *Acta Psychiatrica Scandinavica*, **109**(4), 243–58.

Bhugra, D., Bhui, K. (2003). Eating disorders in teenagers in East London: a survey. *European Eating Disorders Review*, **11**(1), 46–57.

Bhugra, D., Mallett, R., Leff, J. (1999). Schizophrenia and African-Caribbeans: a conceptual model of aetiology. *International Review of Psychiatry*, **11**(2), 145–52.

Boneham, M. (1989). Ageing and ethnicity in Britain: the case of elderly Sikh women in a Midlands town. *New Community*, **15**, 447–59.

Cantor-Graae, E., Selten, J. P. (2005). Schizophrenia and migration: a metaanalysis and review. *American Journal of Psychiatry*, **162**, 12–24.

Commander, M. J., Sashidharan, S. P., Odell, S. M., Surtees, P. G. (1997). Access to mental health care in an inner city health district II: association with demographic factors. *British Journal of Psychiatry*, **170**, 317–20.

Commander, M. J., Odell, S. M., Surtees, P. G., Sashidharan, S. P. (2004). Care pathways for South Asian and white people with depressive and anxiety disorder in the community. *Social Psychiatry and Psychiatric Epidemiology*, **39**, 259–64.

Department of Health. (1999). *National Service Framework for Mental Health*. London: Department of Health.

Department of Health. (2005). *Delivering Race Equality in Mental Health Care*. London: Department of Health.

Fazel, M., Wheeler, J., Danesh, J. (2005). Prevalence of serious mental disorder in 2000 refugees resettled in Western countries – a systematic review. *Lancet*, **365**, 1309–14.

Gillam, S. J., Jarman, B., White, P. et al. (1989). Ethnic differences in consultation rates in urban general practice. *British Medical Journal*, **299**, 953–7.

Hallas, P., Hansen, A., Staehr, M. et al. (2007). Length of stay in asylum centres and mental health in asylum seekers: a retrospective study from Denmark. *BMC Public Health*, **7**(1), 288.

Hjern, A., Allbeck, P. (2002). Suicide in first and second generation immigrants in Sweden: a comparative study. *Social Psychiatry and Psychiatric Epidemiology*, **37**, 423–9.

International Organisation for Migration (2008). *United Nations' Trends in Total Migrant Stock: The 2008 Revision*. http://esa.un.org/migration (accessed 17 June 2010).

Jenkins, R., Bebbington, P., Brugha, T. et al. (1997a). The National Psychiatric Morbidity Surveys of Great Britain –

strategy and methods. *Psychological Medicine*, **27**, 765–74.

Jenkins, R., Lewis, G., Bebbington, P. *et al.* (1997b). The National Psychiatric Morbidity Survey of Great Britain: initial findings from the household survey. *Psychological Medicine*, **27**, 775–89.

Kupersmidt, J. B., Martin, S. L. (1997). Mental health problems of children of migrant and seasonal farm workers: a pilot study. *Journal of the American Academy of Child and Adolescent Psychiatry*, **36**, 224–32.

Laban, C. H., Gernaat, H. B., Komproe, I. H. *et al.* (2004). Impact of a long asylum procedure on the prevalence of psychiatric disorders in Iraqi asylum seekers in The Netherlands. *Journal of Nervous and Mental Disease*, **192**(12), 843–51.

Laban, C. H., Gernaat, H. B., Komproe, I. H. *et al.* (2007). Prevalence and predictors of health service use among Iraqi asylum seekers in The Netherlands. *Social Psychiatry and Psychiatric Epidemiology*, **42**(10), 837–44.

Lasker, G. W., Mascie-Taylor, C. G. N. (1988). The framework of migration studies. In C. G. N. Mascie-Taylor and G. W. Lasker, eds., *Biological Aspects of Human Migration*. Cambridge: Cambridge University Press.

Layton-Henry, Z. (1992). *The Politics of Immigration*. Oxford: Blackwell.

Lin, K.-M., Tazuma, L., Maston, M. (1979). Adaptational problems of Vietnamese refugees I: health and mental health issues. *Archives of General Psychiatry*, **36**, 955–61.

Lindert, J., von Ehrenstein, O. S., Priebe, S., Mielek, A., Brahler, E. (2009). Depression and anxiety in labour migrants and refugees: a systematic review and metaanalysis. *Social Science and Medicine*, **69**, 246–57.

Lo, H.-T., Fung, K. P. (2003). Culturally competent psychotherapy. *Canadian Journal of Psychiatry*, **48**, 161–70.

McCrone, P., Bhui, K. S., Craig, T. *et al.* (2005). Mental health needs, service use and costs among Somali refugees in the UK. *Acta Psychiatrica Scandinavica*, **111**(5), 351–7.

Modood, T., Berthoud, R., Lahey, J. *et al.* (1997). *Ethnic Minorities in Britain: Diversity and Disadvantage*. London: PSI.

Nazroo, J. (1997). *Ethnicity and Mental Health*. London: PSI.

Neel, J. V. (1992). The distinction between primary and secondary isolates. In D. F. Roberts, N. Fujiki, K. Torizuka, eds., *Isolation, Migration and Health*. Cambridge: Cambridge University Press, pp. 17–22.

Ødegaard, Ø. (1932). Emigration and insanity. *Acta Psychiatrica et Neurologica*, (Suppl. 4), 1–206.

Rack, P. (1982). *Race, Culture and Mental Disorder*. London: Tavistock.

Soni-Raleigh, V., Balarajan, R. (1992). Suicide and self burning among Indians and West Indians in England and Wales. *British Journal of Psychiatry*, **161**, 365–8.

Soni-Raleigh, V., Bulusu, R., Balarajan, R. (1990). Suicides among immigrants from the Indian subcontinent. *British Journal of Psychiatry*, **156**, 46–50.

Thompson, N., Bhugra, D. (2000). Rates of deliberate self harm in Asians: findings and models. *International Review of Psychiatry*, **12**(3): 37–43.

Tribe, R. (1999). Therapeutic work with refugees living in exile: observations on clinical practice. *Counselling Psychology Quarterly*, **12**, 233–43.

Veen, N., Selten, J. P., Hoek, H. W. *et al.* (2002). Use of illicit substances in a psychosis incidence cohort: a comparison among different ethnic groups in the Netherlands. *Acta Psychiatrica Scandinavica*, **105**(6), 440–3.

Veling, W., Selten, J. P., Veen, N. *et al.* (2006). Incidence of schizophrenia among ethnic minorities in the Netherlands: a four-year first-contact study. *Schizophrenia Research*, **86**, 189–93.

Vollebergh, W. A., ten Have, M., Dekovic, M. *et al.* (2005). Mental health in immigrant children in The Netherlands. *Social Psychiatry and Psychiatric Epidemiology*, **40**, 489–96.

Weich, S., Nazroo, J., Sproston, K. *et al.* (2004). Common mental disorders and ethnicity in England: the EMPIRIC study. *Psychological Medicine*, **34**, 1543–51.

Wojcik, W., Bhugra, D. (2010). Loss and cultural bereavement. In D. Bhugra, T. Craig and K. S. Bhui, eds., *Mental Health of Refugees and Asylum Seekers*. Oxford: Oxford University Press.

Yanase, T. (1992). Time trends in the break-up of isolates. In D. F. Roberts, N. Fujiki and K. Torizuka, eds., *Isolation, Migration and Health*. Cambridge: Cambridge University Press, pp. 23–8.

第 1 部　疫学と格差

第1部　疫学と格差

第2章

移住と精神疾患の疫学的側面

ジェームズ・B・カークブライド（James B. Kirkbride）
ピーター・B・ジョーンズ（Peter B. Jones）

編者による本章の紹介

　国によっては、一部の移住者集団に精神障害が高率で見られるようである。移住者集団に精神病性障害（psychotic disorders）が多く見られることは、過去75年間にわたって研究されてきた。そういった研究の大半は、統合失調症を対象として欧米で実施されたものである。研究からは、米国のノルウェー人移住者から英国のアフリカ系カリブ人移住者に至るまで、移住者集団では地元民集団と比較して2～14倍高いことが明らかになった。本章では、James Kirkbride と Peter Jones が現状を示し、英国で最近実施された多施設共同研究のデータを用いて、これらの率が偽りではないことを説明する。移住準備性、出身国における高い発症率、誤診、移住後の社会経済的格差など、さまざまな仮説が検討され、論じられる。Kirkbride らが結論付けているように、たとえ差異をもたらす原因が重複しているとしても、そのような差異に気付くことが重要なのであり、それによって予防戦略をとることが可能になる。やがては疫学研究が進み、研究者が病因を詳しく調べられるようになり、医学的、社会的および心理学的介入が開発できるようになるだろう。

Migration and Mental Health, ed. Dinesh Bhugra & Susham Gupta. Published by Cambridge University Press. © Cambridge University Press 2011.

第 2 章　移住と精神疾患の疫学的側面

はじめに

　本章では、移住者集団とその子孫の主要な精神疾患の疫学研究を中心に取り上げる。その中でも精神病性障害に特に焦点を合わせており、これに関しては、移住者集団とその子孫における非常に高い発症率を裏付ける最も有力なエビデンスがある。その一方で、頻度の高い精神障害、自殺、心的外傷後ストレス障害（PTSD）など、その他の精神病症状に関するエビデンスも検討される。このレビューの対象範囲は国際的であるが、移住をめぐる社会的状況が決定的な要因となりやすく、それが時と場所によって異なることから、政策提言は、国もしくは地方にあてはまる可能性が高い。本章は4節に分かれている。最初の3節は、それぞれ、精神病性障害（第1節）、頻度の高い精神障害（うつ病と不安障害）と心的外傷後ストレス障害（第2節）、自殺と自殺関連行動（第3節）に関する疫学的文献の批判的なレビューから成る。また、移住者集団とその子孫の精神疾患発症率が高い（あるいは低い）ことを説明するために、過去から現在に至るまで提唱されてきた主な仮説と、各仮説がどの程度支持されているかが、簡単にまとめられている。最後に第4節では、英国における一部の移住者、黒人および少数民族（Black and Minority Ethnic: BME）の集団に見られる精神疾患の過剰に高い罹患率に取り組むため、将来に向けた政策提言がなされ、同じことが他の国々でも、試行錯誤を繰り返しながら実行されること望む。

　移住はさまざまな社会的、経済的、政治的、文化的な理由から行われ、それらの理由には積極的なものもあれば消極的なものもある。また、移住の行われるレベルもさまざまであり（都市、地域、国）、その期間も多様である（日、週、月、年単位）。障害が極めてまれである上に、精神疾患の疫学研究をめぐる複雑性を考えれば、これらの微妙な問題は、この分野において依然として把握されにくいものがあることもうなずける。先進諸国では、精神病、頻度の高い精神障害、自殺に関する多くの調査研究で、移住先に定住する経済移民が焦点とされてきた。頻度の高い精神障害とPTSDの有障害率および重症度は、難民集団と難民認定申請希望者についても、先進国と開発途上国の両方で研究がなされており、その一方で、短期移住者と農村部から都市部への移住者、および開発途上国に残された者のメンタルヘルスに関し

ても、しっかりした方法論に基づく疫学的文献が増加している。

確かに、移住とメンタルヘルスの研究が始まった1930年代以降、移住の意味と状況が変化してきた。20世紀の大半にわたり、移住は一生に一度の重大事として多額の費用をかけて行われ、それには出身国との地理上およびコミュニケーション上の極めて大きなギャップが伴っていたと思われる。グローバリゼーションの到来により、地理的に広い地域全体で情報通信網が整備され、国際的な航空旅客輸送の商品化と商業化が進んだことから、ますます多くの人にとって、移住を考える状況と傾向が、より一層身近で実現可能な機会となった。これが移住の意味と状況を変化させてきたのであり、そのような変化が移住者のメンタルヘルスに影響するかどうかについては、さらに解明する必要があるだろう。

本章では、移住と精神疾患に関する入手可能な文献について、包括的で偏りのない批判的なレビューを提供することを試みる。とはいえ、それは正式な系統的レビューではない。我々は根拠のはっきりしない文献や未発表文献を調べたり、構造化された調査やメタ分析的な手法を実行したりすることはしなかった。そのようなレビューに関心のある読者は、統合失調症およびその他の精神病性障害（Cantor-Graae and Selten, 2005; McGrath *et al.*, 2004）と頻度の高い精神障害（Lindert *et al.*, 2008, 2009）に関する、最近の優れた系統的レビューを参照されたい。我々はむしろ、政策決定者に情報提供するため、最新のエビデンスについて、総合的、代表的かつ批判的な解釈を示そうと試みてきた。

第1節　精神病性障害

はじめに

さまざまな移住者集団において見られる精神病の高い率

移住者集団に統合失調症が多いことを最初に示唆した研究は、ノルウェーの精神科医、Ørnulv Ødegaardによって1932年に発表された。彼の報告によれば、米国ミネソタ州のノルウェー人移住者の精神病による入院率は、ノルウェー在住のノルウェー人と米国生まれのアメリカ人のいずれと比べても2倍高かった（Ødegaard, 1932）。後にMalzbergがニューヨークで行った

研究からも (1964, 1969)、ホスト集団との年齢構成と都市化レベルにおける差とは無関係に、移住者の間で統合失調症が高率で見られることが明らかになった。近年では、20世紀初頭の移住者集団に、精神病が明らかに高率で見られたかどうかを、古い診療記録をたどることで解明しようとする史的研究が行われた。たとえばSmithら (2006) は、1902年から1913年までカナダのブリティッシュコロンビア州で行われた精神科入院治療すべてについて、その臨床記録を分析した。筆者らはそれらの患者を、現在の『精神疾患の分類と診断の手引第4版』(DSM-IV) の分類に照らして診断することができた。この研究から、英国と欧州からカナダに移住した人々の統合失調症発症率は、当時のカナダ生まれの人々に比べて54％高かったことがわかった。

　移住者の精神病性障害の高率が英国で初めて報告されたのは1960年代のことで (Hemsi, 1967)、これは、第二次世界大戦後に最も賃金の低い経済部門の多くにおいて労働力が不足し、それを補うために大量の移住者が流入してきた時期を経ていた。Hemsiは1967年に、南ロンドンへ移住してきたカリブ系黒人の精神疾患の率が、英国の背景集団を有意に上回っていることを報告した。この結果は、その後20年間に英国で実施された複数の研究によって裏付けられた (Bhugra *et al.*, 1997; Castle *et al.*, 1991; Cochrane, 1977; Coid *et al.*, 2008; Fearon *et al.*, 2006; Harrison *et al.*, 1988; 1996; 1997; King *et al.*, 1994; Kirkbride *et al.*, 2008; Littlewood and Lipsedge, 1981; van Os *et al.*, 1996; Wessely *et al.*, 1991; 1992; Sugarman and Craufford, 1994; Thomas *et al.*, 1993; McGovern and Cope, 1987)。たとえばCochrane (1977) は、イングランドとウェールズの移住者集団における率が、年齢構成とは無関係に高いことを報告した。LittlewoodとLipsedge (1981) は、ロンドンのカリブ系ならびに西アフリカ系の黒人集団において、統合失調症で入院治療を受けた割合が高いことを報告している。

発症率の精緻化――方法論の進歩

　北米と欧州諸国への移住者のいずれにおいても統合失調症の発症率が高いことは、1980年代の半ばまでに少数の重要な研究で報告されていたが、方法論上の制約があったために、その現象を移住者への偏見や交絡〔訳注：交絡（こうらく）（英：Confounding）は、統計モデルの中の従属変数と独立変数の両方に（肯定的または否

定的に）相関する外部変数が存在すること。そのような外部変数を交絡因子（confounding factor、confounder）と呼ぶ〕から説明していることもあった。これらの困難は主として、移住者の中の精神病性障害を分子（症例）とし、（ここには移住者が精神病性障害であると誤診される可能性〈Hickling et al., 1999〉はあるが）、リスク集団を分母としたときの分子、分母が完全かという問題と、先ほどの交絡因子が移住と統合失調症との関連を説明付けるかどうかという、2つの問題に分けることができる。Harrison ら（1988）は 1988 年に、この分野における将来の研究の基準となる研究を発表した。彼らは、明確に定められたキャッチメント・エリア内で、前向きな症例発見デザインと標準化された診断を用いるという大きな方法論を試みた。これによって、完全な症例を摑み、分母集団の正確な測定値を得ることによって、すべてではないにせよ、問題の多くが克服された。この研究で対象となったカリブ系黒人集団の統合失調症発症率は、ノッティンガムの一般集団と比べて 8 〜 16 倍高いことが認められた（Harrison et al., 1988）。

1991 年のイギリス国勢調査で年齢別、性別、民族別データが公開された結果、民族別の分母集団の正確な測定値がようやく得られるようになった。これに続く諸研究では、BME（黒人および少数民族）集団における発症率を押し上げる理由となる年齢と性別の影響の補正を含めて、改良された方法論が用いられた。にもかかわらず、過去の調査結果に比べて年齢と性別の影響は若干少なかったものの、英国のカリブ系黒人集団の統合失調症発症率が有意に高いという報告は続き、それは白人集団の発症率を約 3 〜 8 倍上回っていた（Castle et al., 1991; King et al., 1994; van Os et al., 1996; Thomas et al., 1993; Wessely et al., 1991）。英国のアフリカ系黒人集団についても、統合失調症の発症率がこれと同程度に高いことが認められた（van Os et al., 1996）。

移住者集団の統合失調症発症率が居住地のホスト集団よりも高いことは、これまで文献で検証されてきたが、この発症率の高さが、移住者が統合失調症の過剰診断を受けやすいという傾向に起因するのかどうかという問題は未解決のままであった。1990 年代半ばに、統合失調症およびその他の精神病の原因と民族性（Aetiology and Ethnicity in Schizophrenia and other Psychoses: AESOP）研究（Kirkbride et al., 2006）が計画されたが、その目的の1つは、精神病性障害のスペクトラム全体にわたって、移住者集団とその子孫の発

症率が高いかどうかを確かめることであった。AESOP 研究は英国の三都市（ロンドン、ノッティンガム、ブリストル）で 1997 ～ 1999 年の 2 年間にわたって実施され、一次スクリーニングのプロセスで見落とされる可能性のある症例を特定するリーケージ研究を含め、WHO10 カ国研究に基づく巨大な症例発見計画が採用された。各被験者の担当医がエピソードを報告した後、さまざまな民族出身の臨床医から成る検討会の総意に基づき、ICD-10 と DSM-IV を用いて標準化された診断が下された。エピソードを集めた担当医らは盲検化されていなかったが、被験者の民族性について検討会の臨床医を盲検化することによって評定者バイアスの可能性を最小限にした点で、この研究は後にも先にも類を見ないものであり、いかなる研究よりも先進的であった。評定者間信頼性は高く、いずれの精神病についても 1.0 であったが、特定の障害については 0.6 ～ 0.8 であった。リスク集団は 2001 年の国勢調査から推定されたもので、このとき初めてイギリス系白人がその他の白人集団と区別され、ホスト集団と移住者集団の発症率をより正確に比較できるようになった。Fearon ら（2006）はこの標本について、カリブ系黒人（相対リスク [RR]: 9.1; 95％信頼区間 [CI]: 6.6–12.6）とアフリカ系黒人（RR: 5.8; 95％ CI: 3.9–8.4）の集団における統合失調症発症率が、イギリス系白人集団と比べて有意に高いことを確認することができた。注目すべきは、これらの集団では、その他の精神病性障害の発症率も高かったことである (Fearon et al., 2006; Lloyd et al., 2005)。たとえば、カリブ系黒人（RR: 8.0; 95％ CI: 4.3–14.8）とアフリカ系黒人（RR: 6.2; 95％ CI: 3.1–12.1）の集団は、双極性障害の発症率も高い。カリブ系黒人（RR: 3.2; 95％ CI:1.5–6.1）とアフリカ系黒人（RR: 2.1; 95％ CI: 0.9–5.0）の集団は、イギリス系白人集団と比べると、統合失調症や双極性障害ほどではないが、うつ病の発症率も高い。男女別に調べた場合も、これらの差はすべて明白であった。

　最近のメタ分析では、移住者とその子孫の気分障害の発症率の高さについて、エビデンスにばらつきが見られた（Swinnen and Selten, 2007）。発症率の高さはカリブ系黒人集団においては有意であったが、他の BME 集団にはこの結果があてはまらなかった。とはいえ、この研究では精神病を伴う障害と伴わない障害とを区別しておらず、すべての移住者（カリブ系黒人集団は除く）を単一の集団として扱っていために、発症率のばらつきが覆い隠された可能

性がある。

移住者集団とその子孫のリスクに対する理解を深める

　一部の移住者集団で精神病性障害の発症率が高いことが確かめられた結果、精神疾患の社会環境的原因を探るにあたっての基本的な方向性が示された。初期の研究は、方法論上の工夫を、移住者集団を研究する自然な機会と結び付けることができる好位置にあった。それらの移住者集団には、人数の多いもの（Malzberg, 1964; Ødegaard, 1932）もあれば、ホスト集団と比べて過剰リスクが極めて高くなってしまったもの（Fearon et al., 2006; Harrison et al., 1988; van Os et al., 1996）もあった。しかし、重要な問題が数多く残された。以下にその一部を挙げる。移住者の子孫、すなわち「第二世代」の移住者における発症率は高いのだろうか。英米以外の地域では移住者集団のリスクは高いのだろうか。年齢と性別以外の交絡因子によって、移住者集団の発症率の高さを説明できるのだろうか。

　1987 年、McGovern と Cope は、英国のバーミンガムに住む移住者の第二世代にも統合失調症の高率があてはまるか、調査を行った。入院者数のデータを用いて調査した結果、カリブ系黒人集団の第一世代と第二世代はいずれも、統合失調症とその他の精神病性障害の率が高いことが明らかになった。この調査結果は、その後英国で実施された研究（Harrison et al., 1988, 1996; Sugarman and Crauford, 1994）で再現されたが、世代ごとのリスク集団の正確な推定値を直接に得られた研究はなかった。そのような統計値は、2001 年まで国勢調査では定期的に照合されていなかったからである。むしろそれらの研究は、分母集団に関して、推論による推定値や正確さを欠くその他の情報源に依存していた（Harrison et al., 1988; McGovern and Cape, 1987）。この問題を克服したのが、東ロンドン初回エピソード精神病（the East London First Episode Psychosis: ELFEP）研究（Coid et al., 2008）である。WHO 10 カ国研究（Jablensky et al., 1992）と AESOP 研究（Kirkbride et al., 2006）の方法論を用いて設計された ELFEP では、1996 〜 1999 年に東ロンドンの 3 つの区で医療施設を受診した、初回エピソード精神病を持つすべての被験者が特定された。リスク集団の推定値は 2001 年の国勢調査で得られたもので、これによって世代別、民族別のさまざまな精神病性障害の発症率が推定された。

第2章 移住と精神疾患の疫学的側面

この研究から、カリブ系黒人移住者の第一世代（非感情性精神病 RR: 2.3; 95%
CI: 1.2–4.3）と第二世代（非感情性精神病 RR: 4.9; 95% CI: 3.5–6.9）はいずれも
精神病性障害の発症率が高いことが年齢および性別による階層化で補正した
後に確かめられた。この結果は、アフリカ系黒人ならびに非イギリス系白人
移住者の第一世代とその子孫についても認められた（図2.1 参照）。Kirkbride
ら（2008）は同研究をさらに詳しく分析し、混合民族集団における精神病発
症率をより詳細に取り上げたが、それは移住者集団の「第三世代」の指標と
なりうるものであった。ここから、白人とカリブ系黒人の混血集団は精神病
性障害発症率が有意に高く、それは感情性精神病において最も顕著であるこ
とがわかった（RR: 10.9; 95% CI: 4.5–26.3）。

アジア系集団は文化、宗教、移住体験、出身国の点でかなり大きな違い
があるにもかかわらず、通常は同質の集団として扱われるが（Bhopal, 1991）、
精神病の発症率の高さに関しては調査結果にばらつきが見られた（Bhugra
et al., 1997; Fearon *et al.*, 2006; King *et al.*, 1994）。ELFEP 研究（Kirkbride *et al.*,
2008）では3つの集団から得られたデータがそれぞれ分析され、統合失調症
の発症率が有意に高いエビデンスが見出された。この結果は女性に限られる

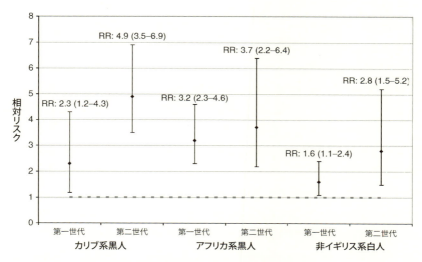

図2.1　相対リスクは、主要民族集団の世代ごとに年齢および性別で補正。ベースラインはイギリス
系白人集団。括弧内の数字は 95% 信頼区間。
出典：Coid *et al.*, 2008

ことを示すエビデンスがいくつかあった。たとえば、パキスタン人女性（RR: 4.9; 95% CI: 1.9–13.0）とバングラデシュ人女性（RR: 4.4; 95% CI: 2.8–8.9）の統合失調症発症率は、イギリス系白人女性の4倍を超えていた。インド人女性はその他の非感情性精神病のリスクが高かった（RR: 2.7; 95% CI: 1.2–5.9.）。アジア系集団の中で、感情性精神病の発症率が高いと思われる集団はなかった。興味深いことに、さらなる対象分析は、アジア系女性の高い発症率が、第一世代（RR: 3.6; 95% CI: 2.1–6.4）と第二世代（RR: 2.3; 95% CI:1.0–5.3）の両方の集団で認められることを示唆していた（Coid *et al.*, 2008）。ELFEP研究の著者らは、イギリス系白人集団とBME集団の社会経済的地位に関する潜在的な格差を補正することもできたが、この補正によって過剰リスクがある程度低下したものの、調査結果の解釈が変わることはなかった（Kirkbride *et al.*, 2008）。

　精神病性障害の高率は、さまざまな国への移住者だけでなく、その子孫にも認められる。オランダのモロッコ人およびスリナム人移住者は、第一世代と第二世代のいずれも、統合失調症を含めたすべての精神病性障害について高い発症率を示しており、それはオランダ生まれのオランダ系白人集団の発症率の2～10倍であった（Selten *et al.*, 2001; Veling *et al.*, 2006）。オランダのトルコ人移住者の第二世代も、統合失調症およびその他の精神病性障害のリスク増加に直面する可能性がある（Veling *et al.*, 2006）。Cantor-Graaeら（2003）は、1万件を超える統合失調症の症例を対象にデンマークで行われた画期的な研究において、ほぼ世界のすべての地域からデンマークにやってきた移住者の第一世代について、年齢と性別の補正を行った上で、第一世代の精神障害のリスクが増加していることを実証した。移住者の発症率をデンマーク生まれのデンマーク系白人集団と比較してみると、他の北欧諸国出身者は2倍、オーストラリア、アフリカ、中東出身者は約4倍であった。また、デンマークへの移住者は、第二世代も統合失調症の発症率が高いことがわかった（RR: 1.92; 95% CI: 1.7–2.1）（Cantor-Graae *et al.*, 2003）。スウェーデンには、移住者の統合失調症のリスクが高いことを示す研究が3件ある（Hjern *et al.*, 2004; Leao *et al.*, 2006; Zolkowska *et al.*, 2001）。そのうち2件は世代別発症率を調査したもので（Hjern *et al.*, 2004; Leao *et al.*, 2006）、第一世代と第二世代の移住者集団で発症率が高いことが明らかになった。

北欧諸国、オランダ、英国以外の国々では、移住と精神病に関する比較的小規模な疫学研究が最近まで実施されてきた。西欧諸国とは異なる移住パターンを持つイスラエルでは、移住者の精神病性障害の率を調査した最近の研究が2件ある。その1つであるWeiserら（2008）の研究では、イスラエル軍への徴兵を前に16〜17歳で身体的・精神的健康診断を受けた、連続して調査に参加できる66万人以上の思春期の若者のデータが用いられた。被験者はその後、平均7.7年間の追跡調査を受け、その結果が、イスラエル精神科入院症例登録簿（Israeli Psychiatric Hospitalization Case Registry）を用いて、非感情性精神病（F20–29）の初回エピソードによる入院に関するデータと結び付けられた。この研究によって、イスラエルの移住者は第一世代（ハザード比 [HR]: 1.6; 95% CI: 1.2–2.2）と第二世代（HR: 1.4; 95% CI: 1.0–2.0）のいずれも、イスラエル生まれのイスラエル人と比べて統合失調症の率が高いことが実証された。その中でもエチオピア人移住者とその子孫は、精神病性障害の率が際立って高いようであった（RR: 3.0; 95% CI: 1.9–4.7）。しかし、エルサレム周産期コホート（Corcoran *et al.*, 2009）の10万人近くにのぼるデータ（症例数637）を用いた、イスラエルにおける第二次研究では、第二世代の移住者の発症率が高いというエビデンスは見出されなかった（第一世代の移住者は調査の対象外であった）。この陰性所見は大多数の文献と対照的であるが、先行する研究で唯一、オーストラリアのケースコントロール研究（McGrath *et al.*, 2001）では、移住者集団の第一世代または第二世代におけるリスクの高まりは認められなかった。とはいえ、それ以前にオーストラリアで行われた研究では、ドイツ、イタリア、ポーランド出身の移住者に、確かに高いリスクが認められた（Krupinski and Cochrane, 1980）。否定的な結果が出た研究には、統計的偶然に帰することができるものも当然あるだろうが、その一方で、異なる状況におけるさまざまな移住過程体験と移住後体験を真に反映しているものもあるかもしれない（第2節参照）。

米国では1960年代までに移住と精神疾患に関する研究がなされていたが（Malzberg, 1964, 1969; Ødegaard, 1932）、このテーマについて北米から得られるエビデンスは最近まで比較的少なかった。それは1つには、民族と人種の次元における歴史的・文化的緊張を反映しているからであるが、第二次世界大戦後に起こった欧州への大量移住によって、北米以外の地域で移住が精神

第1部 疫学と格差

表 2.1 移住者とその子孫における精神病の高率を説明するために提案された主な仮説（年代順）の概要

仮説の表題	仮説の説明	仮説の種類[a]	提案者（年）	エビデンス賛成派	エビデンス反対派	有力性（5段階評価）[b]	注
H1 移住しやすい性質	遺伝的に精神病になりやすい人が移住する傾向が強い。	逆の因果関係	Ødegaard (1932)	Ødegaard (1932) による初回観察	Seltenら (2002) が自然実験で仮説を否定。第二世代（および後続世代）における高率 (Kirkbride et al., 2008; Harrison et al., 1988; McGovern and Cope, 1987; Veling et al., 2006)。精神病になりやすい人にとって、移住は極めて複雑な取り組み (Jones et al., 1994)。	1	
H2 出身国における高い発症率	出身国における高い発症率が、移住者の高い発症率を説明。	逆の因果関係	Cochrane および Bal (1987)	なし	カリブ諸国の統合失調症発症率は、移住先である英国・オランダの発症率と同等 (Bhugra et al., 1996; Hickling and Rodgers-Johnson, 1995; Mahy et al., 1999; Hanoeman et al., 2002)。アイルランドにおける入院率は英国に移住したアイルランド人の入院率よりも高い (Cochrane and Bal, 1987)。	2	指摘された英国対カリブ諸国の研究以外、比較研究はほとんど実施されていない。アイルランドの比較研究 (Cochrane and Bal, 1987) は入院率のみに基づく。その他の研究（モロッコ対オランダのモロッコ人）も参考になる。

54

第 2 章 移住と精神疾患の疫学的側面

H3	社会人口学的格差	ホスト集団と移住者集団の年齢、性別、配偶者の有無およびその社会経済的地位の違いが発症率の差を説明。	交絡	Cochrane および Bal (1987)	最初の移住者集団は、若い男性集団が過剰。また、精神病のリスクが高いことでも知られる (Hefner et al., 1993)。	年齢と性別の補正 (Coid et al., 2008; Harrison et al., 1988, 1996; van Os et al., 1996; Cantor-Graae et al., 2003; Zolkowka et al., 2001)。最近では、社会経済的地位 (SES) の補正 (Kirkbride et al., 2008; Weiser et al., 2008; Bresnahan et al., 2007)。配偶者の有無は、1つの結果であり、精神病の原因ではない (Cochrane and Bal, 1987)。	1
H4	精神病症状の誤診	ホスト国の精神科医は、移住者集団の社会文化的規範をよく知らず、精神病症状を誤診する場合があり、移住者の精神病障害と比べて統合失調症と過剰に診断する傾向がある。	偏見	Cochrane および Bal (1987)	メンタルヘルスサービスにおける制度的人種差別を示す初期のエビデンス (Lewis et al., 1990)。特に、ケアを受けるまでの経路 (Morgan et al., 2005)。カリブ系移住者の方が、精神病症状が多い可能性 (Johns et al., 2002)。イギリス人精神科医とジャマイカ人精神科医の間の評定者間信頼性の低さ (Hickling et al., 1999)。	移住者の精神病性障害の率は、研究デザインの改善と標準化にもかかわらず変わらなかった。診断された人種差別の問題とは別。この分野をめぐる議論は Singh および Burns (2006) を参照。症状の解釈における文化的差異にはさらなる調査研究が必要。	2

H5	移住過程および移住後の要因	複数あるが、移住のマイナス影響、文化変容および移住後の生活が関連。ストレス/脆弱性、潜在的な生物学的メカニズムとされる。	交絡	Cochrane および Bal (1987)	自民族密度の影響は、社会的サポートによる予防を示唆 (Boydell et al., 2001; Kirkbride et al., 2008; Veling et al., 2008)。	ストレスによって起こるとされる他の障害 (うつ病など) は、移住者でも多くはない (Sharpley et al., 2001; Cochrane and Bal, 1987)。	4	Cochrane および Bal (1987) の、移住に関する要因の移住の体験はすべての移住者で同様であるという主張に対する移住者は同等のレベルのストレスを体験するが、精神病の率には差がある (Cochrane and Bal, 1987)。
				Bhugra (2000, 2004)	より多く差別を体験する BME 集団における高い精神病発症率 (Veling et al., 2007)。			
				Jones および Fung (2005)	民族が分断されている地域では精神病発症仮説が高い (Kirkbride et al., 2007)。社会的逆境は精神発症の関係に交絡 (Hjern et al., 2004)。カリブ系黒人移住者はイギリス系白人よりも社会的不利の影響が大きい (Morgan et al., 2008)。			
H6	ライフコースと要因と神経発達	出生前、周産期および小児期全体など、ライフコースにおけるさまざまな要因が移住者に大きく影響。ビタミンD仮説 (移住後の母体のビタミンD摂取量の変化により子どもの神経発達が変化)。	交絡	Eagles (1991)	小児期の親との分離は、イギリス系白人よりカリブ系黒人移住者に大きく影響 (Morgan et al., 2007)。出生前のビタミンD欠乏症は、一般に統合失調症のリスクと関連 (McGrath et al., 2004)。	出生前および周産期の問題が、地元民集団よりも移住者に大きく影響するというエビデンスはない (Sharpley et al., 2001)。現在、移住とビタミンD欠乏症および精神病とを直接結びつけるエビデンスはない。	3	エビデンスは混在しており、危険因子の種類とライフコースの時期によってはつながりがある。さらなる調査研究が必要。

56

H7	薬物乱用	移住者の方が薬物乱用が多いことが高率の理由。	なし	Jones および Fung (2005)	交絡	カリブ系黒人の方が白人の患者 (McGuire et al., 1995) または一般集団 (Coulthard et al., 2002; Sandwijk et al., 1995; Sharp and Budd, 2003) より大麻の使用が多いという、または、より一般的な薬物乱用に関するエビデンス (Veen et al., 2002) はほとんどない。	1	大麻と統合失調症との間に推測される関係 (Moore et al., 2007) が、大麻がカリブ系黒人の間でより多く摂取されているという誤解と結び付き、「仮説7」に火をつけた。
H8	心理学的仮説	ライフイベントの解釈が移住者集団の精神病の発症に大きく影響。	ライフイベントを外的原因に帰属する傾向が、一部の移住者集団における被害妄想症状の発症につながる可能性。エビデンスは弱い (Sharpley and Peters, 1999)。	Jones および Fung (2005)	媒介要因	英国の白人とカリブ系黒人移住者が経験するライフイベントの数に違いはない (Gilvarry et al., 1999)。	3	この仮説を排除するのは困難。他の仮説を媒介、または他の仮説 (H5, H6, H10) と一部重複する場合がある。
H9	遺伝的素因	遺伝的要因で移住者集団の高い発症率を説明。	なし	Jones および Fung (2005)	遺伝的交絡	罹患リスクはカリブ系黒人移住者の子孫と白人の集団で同等 (Sugarman and Craufurd, 1994; Hutchinson et al., 1996)。移住者の第二世代で罹患リスクが高いことは、遺伝だけでなく環境の圧力もあることを示唆。カリブ諸国における精神病発症率は、英国に移住したカリブ人集団と同等 (Bhugra et al., 1996; Hickling and Rodgers-Johnson, 1995; Mahy et al., 1999)。	1	遺伝的要因だけでは移住者とホスト集団の発症率の差は説明し難いが、遺伝的感受性を環境への暴露と組み合わせる(相互作用)仮説10が重要といえる。

第 I 部　疫学と格差

H10	遺伝子と環境の相互作用と後成的プロセス	精神病に対する感受性が高い遺伝子を元々持っている人はストレスの多い環境要因（移住過程および移住後の他の要因）にさらされた場合、リスクが増加する。後成的に調整される場合もある（移住後の環境の変化を受けた遺伝子発現の変化）。	相互作用	Rutter (2002) Broome 他 (2005) Dealberto (2007)	賛否とも明確なエビデンスはほとんどない。自民族密度の影響が、個人の表現型 (BMEの状況) と環境ストレス要因への暴露の相互作用にかわるものとなる (Boydell et al., 2001; Kirkbride et al., 2008; Veling et al., 2008)。精神病と移住者における遺伝子環境についての直接的な研究はないが、各種研究が進行中である (EU-GEI, 2008)。	賛否とも明確なエビデンスはほとんどない。	? (5)	将来の研究に有望な手段。さらなる研究が必要。

a 移住者集団とその子孫における高率を説明するにあたり、過剰リスクを他の要因に帰することが求められる。ここではこれらの仮説を、逆の因果関係、交絡（代替説明）、偏見、遺伝的交絡、または相互作用の影響のうちの 1 つに帰するものとして分類する。明らかな関連性を報告している研究の数を考慮すれば、偶然という疫学研究の別の側面で高率を説明することはありえない (Cantor-Graae and Selten, 2005)。

b 各仮説に対する支持の強さを、現在入手可能な賛否のエビデンスの解釈に基づき、5 段階で示す。仮説 10 の評価に利用可能なエビデンスは十分ではなく、推定による評価が付けられている。

58

疾患に及ぼす影響を研究しやすくなったためでもある。最近米国で行われた地域住民を対象とした出生コホート研究（Bresnahan *et al.*, 2007）は、アフリカ系アメリカ人集団は白人のアメリカ人と比べて統合失調症の発症率が3倍高いことを示していた。興味深いことに、米国における生涯精神科入院に関する最近の研究（Snowden *et al.*, 2009）においても、アフリカ系アメリカ人集団（オッズ比 [OR]: 2.5; 95% CI: 1.9–3.3）とカリブ系黒人集団（OR: 2.7; 95% CI: 2.0–3.8）はいずれも、白人のアメリカ人と比べて高いリスクを抱えていた。カリブ系集団に対するさらなる調査は、この過剰リスクが移住者の第二世代に限定されることを示唆していた（OR: 5.5; 95% CI: 3.6–8.3）。1990年代後半にニューヨークで行われたさらなる研究では、高齢のカリブ系移住者（特にハイチから移住してきたフランス系カリブ人）の精神病症状有病率が、米国生まれの白人と黒人に比べてはるかに高いことが報告された（Cohen *et al.*, 2004）。

主な仮説

移住者集団とその子孫の精神病性障害発症率が高いことを説明する仮説は、今までにいくつか提唱されている（Bhugra, 2000, 2004; Sharpley *et al.*, 2001などを参照）。この問題を扱った主な仮説の概要を、それぞれに対する賛否を裏付けるエビデンスの要約とともに表2.1に示す。以下、各仮説について順を追って簡潔に紹介する（各仮説の後に示されているコードは、表2.1のコードに対応している）。

精神病が移住の素因（H1）

精神病の人は移住しやすいという「選択」仮説を最初に唱えたØdergaard（1932）は、ミネソタ州のノルウェー人移住者がノルウェーでの社会適応が悪かったらしいということに注目しており、移住していなかった場合、精神病を発症するに至っていただろうと論じている。Seltenら（2002）は、革新的な研究デザインを採用し、オランダのスリナム人移住者集団の準仮説的データセットを対象として、この見解を検証することができた。スリナムがオランダから独立する前後の政情不安から、1970年代にスリナムでは人口の3分の1以上がオランダに移住した。オランダの精神科医療記録を調べ

た研究では、これらの移住者はオランダ生まれの集団と比べて、統合失調症の発症率がおよそ4〜5倍にのぼることが、後に明らかになった（Selten *et al.*, 2001）。Seltenらは以下のように述べている。

> （選択仮説では）スリナムの全人口をオランダに加えたとしても、オランダにおける統合失調症の症例が新たに増えることはないと想定される。我々はオランダの精神科医療記録の研究を再度実施し、当該年度の調査対象年齢に相当するスリナム居住人口をすべて加えることにより、スリナム生まれの集団という分母を拡大した。この分母の拡大によってスリナム国内から統合失調症患者が選択的に移住したという可能性は除外されるため、スリナム生まれの人々の統合失調症のリスクが依然として有意に高ければ、選択仮説は退けられると結論付けた。（2002, p. 670）

かくしてSeltenらは、スリナム人移住者の統合失調症発症率がオランダ生まれの集団に比べて依然として高いことを明らかにし、Ødergaardの選択仮説に異を唱えた。また、後に精神病を発症する人は認知機能に障害のあることが多いため、特にこのような人々にとって、移住はとりわけ複雑な取り組みである（Jones *et al.*, 1994）。さらに、第一世代移住者の子孫において高率であるように見えるが（Harrison *et al.*, 1988, and Crauford 1996; McGovern and Cope, 1987; Sugarman 1994）、これも選択仮説と容易には合致しない。

移住者の出身国における発症率の高さ（H2）

カリブ系の人々（ジャマイカ人、バルバドス人、トリニダード人）を対象に実施された3件の研究（Bhugra *et al.*, 1996; Hickling and Rodgers-Johnson, 1995; Mahy *et al.*, 1999）では、移住者の出身国の精神病発症率を推定し、それを英国のカリブ系黒人移住者の第一世代および英国生まれの白人集団の発症率と比較した。それぞれの研究から、カリブ系の人々の統合失調症発症率は、英国の白人集団と同程度であることが明らかになった。したがって、カリブ諸国出身の移住者の統合失調症発症率が高いのは、出身国における発症率の高さだけが原因ではない。出身国がカリブ諸国以外の移住者を対象とした比較研究はわずかしか行われていないが、そのような研究によって、オランダの

モロッコ人移住者など（Veling *et al.*, 2006）、その他の移住者集団の姿が浮き彫りにされるだろう。

高い発症率は社会人口学的格差が原因（H3）

この仮説は 1987 年に Cochrane と Bal によって初めて提唱された。前述のように、これ以降に行われた研究は、当然のことながら年齢と性別で補正されており、補正後も引き続き移住者集団に高い発症率が認められるというエビデンスを伴うものが大半を占めていた（Cantor-Graae and Selten, 2005）。最近では、社会経済的地位（Socio-Economic Status: SES）が、精神病と移住の関連性に対する代わりの説明（たとえば混同）となるかどうかを考察した研究がある。たとえば、スウェーデンで行われた 2 件の研究（Hjern *et al.*, 2004; Leao *et al.*, 2006）からは、スウェーデンへの移住者の精神病発症率が、個人レベルの SES を補正した後も、いくらか低下はしたものの、依然として高いことが明らかになった。この結果は最近、英国（Kirkbride *et al.*, 2008）の ELFEP 研究とイスラエル（Weiser *et al.*, 2008）における研究で再現された。

移住者に対する精神病性障害の誤診（H4）

この仮説はいまだに議論の的になっている（Lewis *et al.*, 1990; Singh, 2009; Singh and Burns, 2006）。BME（黒人および少数民族）集団では精神病症状がより広く見られ、より頻繁に報告されるようだという説を唱える者も数名おり（Bhugra, 2000, 2004; Sharpley *et al.*, 2001）、これに関してはある程度の裏付けがある（Johns *et al.*, 2002）。非西洋文化のしきたりをよく知らない精神科医によって、BME 集団の文化的信念が精神病体験として誤診されるという説が、移住者の過剰な発症率を説明するために提起されてきた（Littlewood and Lipsedge, 1981）。ある研究が示唆するところでは、ジャマイカ人とイギリス人の精神科医が統合失調症を診断した際に、評定者間信頼性は低かったが（Hickling *et al.*, 1999）、人種差別的な診断が行われたというエビデンスはなかった。ちなみに、カリブ系黒人集団における統合失調症の割合は、どちらの精神科医の診断でも同程度（52％対 55％）であった。さらに、AESOP（Kirkbride *et al.*, 2006）や ELFEP（Coid *et al.*, 2008）など、標準化された診断基準が適用されている現代の疫学研究では、統合失調症だけではなく、さ

まざまな精神病性障害についても高い発症率が認められることが明らかになっており（Fearon *et al.*, 2006; Kirkbride *et al.*, 2008）、これはカリブ系黒人とその他の BME 集団で躁病（Leff *et al.*, 1976; van Os *et al.*, 1996）と双極性障害（Lloyd *et al.*, 2005）が高率で見られることを示した、この分野における初期の研究を裏付けるものである。この問題は、多数派集団と同様な文化的、宗教的、民族的な配慮のある保健医療その他の公共サービスを、BME 集団が受けられないという制度的人種差別の概念とは完全に異なるものである（Lewis *et al.*, 1990; Singh, 2009; Singh and Burns, 2006）（後述の「ケアを受けるまでの経路」も参照）。

移住過程または移住後の要因（H5）

　移住者は皆同じような移住過程体験と移住後体験をするものと考えられていたために、当初この仮説は却下された（Cochrane and Bal, 1987）。それまで想定されていたように、黒人、少数民族あるいは移住者の集団すべてに、それらの体験が一様な影響を及ぼすとしたら、それらの集団間に見られる精神病性障害の率の差をこれらの要因に帰することはできないことになる。しかし、それ以降の研究で実証されたところでは、精神病の率が高い移住者集団は複数あるものの、これらの率の程度には有意な不均一性がある。さらに、移住過程体験と移住後体験は、異なる移住者集団とその子孫の間でも、また、同じ移住者集団とその子孫の間でも、大きく異なっている。そこでこの仮説は、遺伝と環境の相互作用を介した遺伝的感受性の影響の可能性とともに、再び並々ならぬ関心を引き付けている（後述の H10 を参照）。

　移住とはそれ自体が比較的大きなライフイベントであり、個人に多大なストレスがかかることもある。このストレスは、住居と雇用の確保に向けた努力、差別体験、社会的な関係やネットワークの構築、ホスト文化の規範、規則、慣習の理解（文化変容）といった移住後体験によって悪化する傾向がある。Johns ら（2004）は一般集団の標本を調査し、精神病症状の有病率は BME 集団の方が高いものの、このリスクは差別体験とストレスの多いライフイベントでおおむね説明が付くことを見出した。ストレスの多いライフイベントの発生頻度は民族集団全般で同様に見られたが、少数民族集団においては、このような体験がよりリスクが高いと解釈されることを示すエビデン

スがある (Gilvarry et al., 1999)。

　2つの異なる状況下で行われた3件の研究 (Boydell et al., 2001; Kirkbride et al., 2008; Veling et al., 2006) からは、BME 居住者の割合が少ない地域に住む BME の人のリスクは増加するということが、今では明らかになっている。また、著しい差別を受けている (Veling et al., 2007)、あるいは肌の色が濃い (Cantor-Graae and Selten, 2005) BME 集団は、精神病発症率が高いことも報告されている。南東ロンドンでは Kirkbride ら (2007) が、緊密なコミュニティを形成している BME 集団の近隣に住む人の方が、精神病発症率が低いことを明らかにしており、一般集団と特定の BME 集団のいずれについても、社会的連帯が精神病の発症を防ぐといえるとする仮説を裏付けている。また、英国では個人の社会的不利という指標も、カリブ系黒人集団とイギリス系白人集団の双方について、精神病のリスクの高さと関連があるとされてきた (Morgan et al., 2008)。しかし、社会的不利の発生頻度は、カリブ系黒人の症例と対照群の両方で、イギリス系白人を有意に上回っていた。これはそのような要因が一部の移住者集団に、より大きな影響を及ぼすことを示唆している。さらに、Hjern ら (2004) は、社会的逆境という指標が、スウェーデンの大規模な対象における精神病のリスクと移住者の地位との関連性に、直接的に交絡していることを見出した。

ライフコースにおけるさまざまな要因と神経発達 (H6)

　胎児や子どもの発達に影響を及ぼす身体的な問題の多くが、統合失調症の原因となりうると指摘されてきた (Cannon et al., 2002 参照)。それは BME 集団における統合失調症の高率を説明する候補と当初見なされていたが、経験的エビデンスは、この見解を裏付けることはなく、むしろ心理社会的なモデルを示唆している。BME 集団における統合失調症の高率は、産科合併症では説明できそうにない。たとえば英国では、Hutchinson ら (1997) が、白人集団では産科合併症がカリブ系黒人移住者の2倍認められることを明らかにした。出生前の母体感染（妊娠第一期のインフルエンザ感染など）は統合失調症のリスクを高めるが (Brown et al., 2004)、BME 集団でこのリスクが高くなっているかどうかはわかっていない。

　出生前のビタミン D 欠乏症は、後年の精神病リスクの増加と関連があ

るが（McGrath *et al.*, 2004）、これは胎児の変成した神経発達をもとに提起された説である（McGrath, 1999）。McGrath は、暑い地域から日照時間が短い寒い地域へ移住した、肌の色が濃い移住者の精神病性障害の過剰発症率（Cantor-Graae and Selten, 2005）を、このメカニズムで説明できるかもしれないと述べている。しかし、この仮説はまだ明確に検証されていない。

　移住者集団と BME 集団における精神病の発症に、小児期のライフイベントが重要な役割を果たすこともある。Morgan ら（2007）は AESOP 研究で行われた小児期の親との離別・死別に関する研究において、親との異常な離別または死別と統合失調症との関連について、イギリス系白人、カリブ系黒人、アフリカ系黒人の各集団で効果量が同等であることを示した。しかしながら、親との分離という出来事はカリブ系黒人集団でおよそ 2 倍見られたことから、この集団においてはこの危険因子が全体に及ぼす影響が大きい可能性が示唆される。この危険因子は、小児期において重要な役割を果たすその他のさまざまなトラウマ的ライフイベントの指標となるだろう。

薬物乱用（H7）

　大麻をはじめとする違法薬物の使用が増えていることが、移住者集団と BME 集団における精神病の高率を説明付けるというエビデンスはほとんどない。統合失調症の症例に関する小規模な研究においては、白人集団よりもカリブ系黒人集団で大麻の使用が広く見られるということはなかった（McGuire *et al.*, 1995）。英国とオランダで得られたエビデンスはいずれも（Coulthard *et al.*, 2002; Sandwijk *et al.*, 1995; Sharp and Budd, 2003）、一般集団における大麻摂取頻度が、カリブ系黒人集団で増加するわけではないことを示唆している。Veen ら（2002）は、オランダのモロッコ人とスリナム人の移住者に見られる統合失調症の発症率の高さは、薬物乱用（大麻に限定されない）によって引き起こされるとは考えにくいことを示した。ここで留意すべきは、これは大麻やその他の薬物によって一般に統合失調症のリスクが高まるかという問題とは別であり、最近では、両者に因果関係はあるものの（Moore *et al.*, 2007）、民族性にかかわる特異な関連性はないという点で意見が一致しているということである。

心理学的仮説（H8）

　移住者集団とその子孫の精神病の高率は、さまざまな心理学的仮説で説明できるかもしれないということが示唆されてきた（Jones and Fung, 2005）。そのような仮説には、ストレスの多いライフイベントをどのように解釈するかという点で、移住者集団とホスト集団との間に差が生じる可能性が含まれている。移住者がホスト集団よりも多くのライフイベントを経験するというエビデンスはないが（Gilvarry et al., 1999）、移住者集団の方がそのような出来事をより否定的に受け止めたり、外的原因の結果と考える傾向が強かったりする可能性はある。また、人によってはそういった行動が、被害妄想やその他の精神病様症状を悪化させる場合がある。このような心理学的仮説が、おそらくは移住者の精神病発症にかかわっていると我々は示唆するが、それは、移住者集団は社会的逆境に直面することが多い（H5を参照）（Hjern et al., 2004）といった他のプロセスや一部の個人の遺伝的感受性（H10）と組み合わされた場合に限られる。リスクとなりうる環境要因に対する心理的反応が、社会環境と精神病症状発症との関係を媒介する可能性もある。移住者集団と少数民族集団をさらに研究するにあたっては、このようなモデルをより詳しく考察する必要がある。たとえば自己中心型社会や集団主義型社会へ入っていく移住者とそれらの社会からやってくる移住者の精神病率と、そのような状況における個人の帰属スタイルを比較することが挙げられる。

遺伝的素因（H9）

　移住者とその子孫が、精神病になりやすい遺伝的素因それ自体を強く持っている可能性は低い。先に取り上げたエビデンスでは、カリブ諸国のカリブ系黒人集団（Bhugra et al., 1996; Hickling and Rodgers-Johnson, 1995; Mahy et al., 1999）とノルウェーのノルウェー系白人（Ødegaard, 1932）が、両国から移住した者と比べて精神病の率が高いということはなかったと実証されており、また、精神病の人が移住しやすい傾向があるわけではないことも知られている。さらに、カリブ系黒人移住者の第二世代の罹患リスクは第一世代を上回ることが明らかにされており（Hutchinson et al., 1996; Sugarman and Craufurd, 1994）、移住者集団の過剰リスクを説明するには、遺伝的差異だけでは不十分であることを示唆している。これは遺伝と環境の相互作用とは別の問題で

あるが、移住者集団とホスト集団の間にある根本的な遺伝的差異が、さらなる環境的なストレス要因と相まって、精神病を発症するリスクの増大を招く可能性はある。

遺伝子と環境の相互作用と後成的プロセス（H10）

　文献に関する我々の見解が示唆するところでは、移住者とその子孫の精神病の高率を裏付ける最も有力なエビデンスは、仮説5（移住過程と移住後の要因）、仮説6（ライフコースにおけるさまざまな要因と神経発達）、仮説8（心理学的仮説）に見られる。しかしながら、非移住者（地元民）集団もこれらの危険因子（ライフコースイベント、差別、社会的孤立）の一部にさらされることを考えると、そういった要因への暴露がなぜ、どのようにして移住者集団における精神病の高率をもたらすのかを、どの仮説でも説明する必要があるだろう。さらに、移住者であれ非移住者であれ、なぜそういった要因にさらされたごく一部の人々だけが、精神病を発症するに至るのかを、どの仮説でも説明できなければならない。1つの可能性として、精神病症状の発症が有害な環境的刺激への暴露だけではなく、根本的な遺伝的脆弱性の副次的存在にも左右されるということが挙げられる。このような遺伝と環境の相互作用に関する仮説は比較的最近のものであり、精神病に関して実施されている研究はごくわずかで（Caspi *et al.*, 2005）、移住者の精神病のリスクを扱った研究は1つもない。にもかかわらず、将来の研究の方向性として、これに期待できることを示唆するエビデンスがある。Caspiら（2005）は、ニュージーランドのダニディンで得られた非移住者の出生コホートの標本について、思春期に大麻を使用していた人が26歳で統合失調症様障害を発症するリスクは、カテコール-O-メチルトランスフェラーゼ（COMT）遺伝子のコドン158にバリン対立遺伝子が副次的に存在すると高くなることを認めた。このような相互作用はドーパミン作動性経路を介して影響を及ぼす可能性があり、この経路も、移住者とその子孫が直面するものを含めた社会的ストレス要因が精神病と関連している理由を説明するために引き合いに出される（Howes and Kapur, 2009; Kapur *et al.*, 2005; Selten and Cantor-Graae, 2005）。この仮説を検証するため、現在明示的な研究がいくつか計画されているが（EU-GEI, 2009）、遺伝子と環境の相互作用を再現する難しさを考えると、それらの計画の策定に

は相当の注意と考慮を要するだろう (Risch et al., 2009)。

　精神病の発症に遺伝と環境の相互作用が重要であることを示すさらなるエビデンスは、自民族密度に関して Boydell ら (2001) とその他の研究者 (Kirkbride et al., 2008; Veling et al., 2008) が認めた、人と環境の相互作用から来ており、それによれば、黒人および少数民族の人は、BME 集団が全人口の大部分を占めている地域の近隣に住んだ場合、精神病のリスクが低下するようである。おそらくこれは、個人の遺伝的脆弱性と近隣レベルの社会環境的ストレス要因との相互作用を示唆しており、BME の人があまり分断されておらず (Kirkbride et al., 2007)、自民族密度が高い (Kirkbride et al., 2008) 地域の近くに住んでいる場合には、何らかの保護が得られるということである。

　この仮説に最後に加えられる要素として、移住者とその子孫の精神病リスクに対して後成遺伝学が果たしうる役割が挙げられる (Dealberto, 2007)。後成的プロセスとは、DNA 配列自体は変化させない、遺伝子発現における遺伝的変化のことである。このようなプロセスは、さまざまな環境への暴露がどのようにして分子レベルでコード化されるかを、我々が理解する上で重要だといえる。社会環境は後成的にコード化されることがあり (Szyf et al., 2008)、すなわちそれは、移住者集団とその子孫が抱える精神病の過剰リスクの一因となりうる要素として、このようなプロセスに目を向けることが重要であることを意味している (Peedicayil, 2009)。

　この最後の仮説が重要であることが判明すれば、前述の遠位の仮説 (移住によるストレス、心理学的要因、ライフコースイベント) の多くが、遺伝的脆弱性を伴う一部の人々が社会環境的要因への暴露からどのようにして精神病症状の発症に至るかを示す、より広範な発病原因に取り入れられるだろう。

ケアを受けるまでの経路

　BME 集団がケアを受けるまでの経路は、イギリス系白人集団の場合とは異なることが認められてきた。AESOP 研究の結果によれば、カリブ系黒人集団とアフリカ系黒人集団は、イギリス系白人集団の 3 倍、強制入院させられやすい (Morgan et al., 2005)。これと同様の結果は、2 件の詳しい研究 (Bebbington et al., 1994; Bhui et al., 2003) で認められる。しかしながら AESOP

研究では、非イギリス系白人集団がイギリス系白人集団と比べて、多少なりとも強制入院させられやすいというエビデンスは見出されなかった。紹介の形式は非イギリス系白人集団とイギリス系白人集団の間で大きな違いはなかったが、「カウント・ミー・イン（Count Me In）」調査は、非イギリス系白人集団は家庭医経由で受診することが少ないと示唆している（Inspection CfHAa, 2007）。ある研究（Burnett et al., 1999）では、白人集団とアジア系集団との間の強制入院に関する違いを裏付けるエビデンスがわずかに見出され、その結果は最近再現されたが（Inspection CfHAa, 2007）、それ以外の BME 集団がケアを受けるまでの経路に関する研究は、これまでほとんど実施されていない。

第 2 節　頻度の高い精神障害（うつ病と不安障害）と心的外傷後ストレス障害（PTSD）

　頻度の高い精神障害（Common Mental Disorders: CMD）と移住および BME の関連性を示すエビデンスは、精神病性障害に関するエビデンスほど明確ではない（Lloyd, 2006）。うつ病に関する 2 件の主要な研究が英国で実施されたが、疑わしい結果が報告されている（Jenkins and Meltzer, 1995; Nazroo, 1997）。これら 2 件の研究とは、国家統計局全国精神疾患罹患率調査（Office for National Statistics National Survey of Psychiatric Morbidity; Jenkins and Meltzer, 1995）と、コミュニティにおける少数民族の精神疾患有病率研究（Ethnic Minority Psychiatric Illness Rates in the Community: EMPIRIC; Nazroo, 1997）である。全国精神疾患罹患率調査では、英国のカリブ系黒人集団と白人集団について、CMD の有障害率の差を示すエビデンスは何も見出されなかったが（Jenkins et al., 1997）、Sharpley ら（2001）はこの調査の標本が小さすぎる可能性を示唆していた。これに対し、EMPIRIC 研究では、英国のコミュニティ標本において、カリブ系黒人集団のうつ病有病率が白人集団を 60％ 上回ることが認められた（Nazroo, 1997; Weich et al., 2004）。さらに、全国精神疾患併存疾患研究（National Psychiatric Comorbidity Study）では、35 ～ 54 歳のアイルランド系白人男性（RR: 2.09; 95％ CI: 1.16–2.95）とパキスタン人男性（RR: 2.38; 95％ CI: 1.25–3.53）について、社会経済的地位を補正した後、イギリス系白人男性に比べて CMD の有障害率がわずかではあるが、有意に高いことが明

らかになった（Weich *et al.*, 2004）。同じ標本において、55 〜 74 歳のインド人とパキスタン人の女性は、同年齢のイギリス系白人女性と比べて CMD の有障害率が高かった。

CMD の有障害率は、英国の一部の BME 集団では高く、その他の集団（バングラデシュ人女性）では低いことがあるが（Weich *et al.*, 2004）、このリスクの大きさは精神病と比べれば小さいようである。この違いは、これらの調査の規模を反映しているとも、また、それらの違いが導き出された元の集団を反映しているとも言える。多くの場合、これらの調査は家庭医（GP）の診療所を拠点として行われており、そのような場では CMD の有障害率が高いと予測される。その他にも英国で実施された研究がある。Gillam ら（1989）は、カリブ系黒人集団が他の民族集団に比べて、家庭医からうつ病や不安障害の診断を受ける可能性がかなり低いことを明らかにした。Commander ら（1997）は、アジア系集団ではバーミンガムの白人または黒人の集団に比べて、うつ病の有病率が高いことを認めた。また、さまざまな研究で示唆されているように、アジア系移住者はメンタルヘルスの問題を体の病気として身体化する傾向が強いといえるが（Ritsner *et al.*, 2000）、Lloyd が述べているように、これは複雑な社会文化的問題であって、心と体がどのようにつながっているかを理解するための特異な文化的アプローチと、BME 集団が居住する地域で利用可能な医療サービスの供給を反映していると思われる（Lloyd, 2006）。

スウェーデンの研究（Blomstedt *et al.*, 2007）は、東欧から最近移住してきた成人について考えられるニーズを明らかにしたもので、年齢、性別、配偶者の有無、およびその他のさまざまな社会環境的変数を補正した後、それらの移住者はスウェーデン人集団の 2 倍、精神疾患と心身症的愁訴を報告する傾向が強いことがわかった。2004 年以降の EU 拡大に続く東欧からの移住者の大規模な流入を考えると、この研究は保健医療サービスの計画立案という点で、英国を含めた西欧全体にかかわってくる可能性がある。

開発途上国で農村部から都市部へ移住した人と後に残された人の両方について、CMD の有障害率を扱った文献は増えつつある。中国では、農村部から都市部への移住者は、都市部の既存住民に比べてメンタルヘルスが低下しているとは言えず（Li *et al.*, 2007）、米国に移住したメキシコ人を対象とした

研究では、メキシコ在住のメキシコ人と米国在住のアメリカ人のいずれと比較しても、うつ病の有病率に差は見られなかった（Grant et al., 2004; Vega et al., 1998）。Abas ら（2009）は、60 歳以上の親 1100 人以上から成る地域住民について、子どもが全員地元を離れて移住し、自分は地元に残っているタイ農村部の親は、子どもが近くにいる親と比べて、うつ病の有病率が低いことを明らかにした。社会的サポート、健康状態、財産、親自身の性格などの指標による交絡の可能性を補正した後も、これらの差異は統計的に有意であった。著者らは、子どもからの送金が、そのような家族を貧困から引き上げると同時に、その名声と社会的地位を高めているといえると結論付けた（Abas et al., 2009）。

　BME 集団と移住者集団における CMD の高い有障害率を説明しうる要因については、あまり研究がなされていないものの（Lindert et al., 2008）、移住後要因がうつ病の発症に重要な役割を果たしている可能性を示すエビデンスはいくつかある（Thapa et al., 2007）。Ryan らは、ロンドン在住のアイルランド人移住者を対象としたケースコントロール研究において、不十分な計画による移住がうつ病の危険因子の 1 つであることを見出した（Ryan et al., 2006）。また、文化変容を経験した人はうつ病になりやすいことを示唆するエビデンスもあり（Haasen et al., 2008; Han et al., 2007; Miller et al., 2006）、米国で実施された研究では、メキシコ人移住者は滞在期間が長くなるにつれてうつ病のリスクが上昇することが明らかになった（Hernandez and Charney, 1998）。この説明として 1 つ考えられるのは、文化変容ストレスが視床下部下垂体副腎系に作用して、うつ病のリスクが上昇するという説である（Haasen et al., 2008）。米国で学童を対象に最近実施された分野横断的研究（対象数 5147）からは、人種的、民族的差別を受けたという認識が、うつ病、注意欠陥多動性障害、行為障害の症状の増加と関連していることがわかった（Coker et al., 2009）。英国での EMPIRIC 研究からさらに得られたエビデンスによれば（Bhui et al., 2005）、BME における CMD のリスクの増加は、不当な扱い（OR: 2.0; 95% CI: 1.2–3.2）や人種差別（OR: 2.3; 95% CI: 1.4–3.6）の報告と関連があり、特にカリブ系黒人、インド人、バングラデシュ人およびアイルランド系白人の集団ではそれが顕著であるという。これが示唆しているのは、差別をはじめとする共通の環境的暴露が、一連の精神障害の危険因子となる可

能性があり、内在する遺伝的感受性によって、厳密な生物学的メカニズムと関連する臨床的障害の発現に差が出てくると考えられるということだ。

最近のメタ分析では、CMD の有障害率が、難民の場合、他の経済移民の約 2 倍で、およそ 40％と推定されることが明らかになった（Lindert et al., 2009）。当然のことながら、難民は心的外傷後ストレス障害（PTSD）の率も有意に高かった。西側諸国への 7000 人の難民を対象とした最近のレビューは（Fazel et al., 2005）、難民は一般集団に比べて PTSD を 10 倍も経験しやすいことを見出した。そのような PTSD は、医療機関を受診する第一の理由になることもあれば、難民がその他の精神的・身体的愁訴を示す際に、状況を複雑にすることもある。子どもに関して言えば、同伴者なしで英国に到着した未成年者は、1 人または複数の保護者とともに到着した子どもよりも、サービスやケアを受けるまでのさまざまな経路を利用しにくいことを示すエビデンスがある（Michelson and Sclare, 2009）。どちらの集団も同程度の移住後ストレスを受けていたが、前者の方が PTSD 症状を示しやすく、サービスへの接触を維持することが少なかった。同様の結果がオランダでも認められている（Pinto Wiese and Burhorst, 2007）。重要なのは、PTSD とその他の精神病性障害が併存している可能性がかなり高いということだ。クロアチア紛争の退役軍人を対象とした分野横断的研究では、標本の 80％が第一軸の精神障害の診断基準を満たしていると推定された（Ivezic et al., 2000）。難民集団においては併存疾患が 15 〜 40％と推定されており（David et al., 1999; Kozaric-Kovacic and Borovecki, 2005）、PTSD と精神病には多少の現象上の重複が存在するかもしれないが（Pepper and Agius, 2009）、この現象上の重複は、臨床現場ではほとんど気付かれないままであろう（Seedat et al., 2003）。

難民認定申請者に関しては、難民認定期間が長引くと CMD のリスクが増大する（倍増する）（Hallas et al., 2007; Laban et al., 2004）ことを示すエビデンスがいくつかあり、精神状態悪化のリスクは、失業、家族、難民認定手続きそれ自体にまつわる問題と最も強く関連している（Laban et al., 2005）。難民認定申請者の勾留がメンタルヘルスに及ぼす影響について最近実施された系統的なレビュー（Robjant et al., 2009）からは、収容された人々が、CMD、PTSD、自殺、自殺念慮という点で、考慮すべき精神状態を示したことが明らかになった。このレビューでは、勾留容期間の長さによって症状が重症化

する (Porter and Haslam, 2005) という前述の結果が改めて確認され、精神状態悪化の一部は、勾留それ自体の影響に起因する可能性があると結論付けられた (Robjant et al., 2009)。少なくともオランダでは、難民認定申請者はメンタルヘルスサービスにかかわる可能性が低いことを示すエビデンスがいくつかあり (Laban et al., 2007)、このことは英国でも報告されている (McCrone et al., 2005)。

第3節　自殺と自殺関連行動

　BME集団における自殺のリスクは、性別と民族性によって異なるようである。英国では、アジア系男性は概してホスト集団よりも自殺率が低いが (Thompson and Bhugra, 2000)、アジア系女性に関しては自殺率が高い可能性を示すエビデンスがいくつかある (Bhugra et al., 1999a, b; Soni Raleigh, 1996; Soni Raleigh et al., 1990; Thompson and Bhugra, 2000)。英国在住のアジア系女性の自殺の原因とされているのは、夫からの暴力、不幸な家庭環境から抜け出せないこと、うつ病などである (Hicks and Bhugra, 2003)。Ahmedらは、文化変容、文化的対立、スティグマおよび対人関係といった文化的要因が、自傷行為、レジリエンス（回復力）、苦脳という経路にどの影響するかを理解することの重要性を強調した (Ahmed et al., 2007)。英国のカリブ系黒人集団はイギリス系白人集団よりも自殺率が低いと見られるが (Soni Raleigh, 1996)、それとは対照的に、あるオランダの研究では、スリナム人男性移住者に自殺率が高いことが見出され (Garssen et al., 2007)、別の研究では、ハーグのスリナム人女性移住者の自殺（既遂ではなく）未遂の割合が高いことがわかった (Burger et al., 2009)。オランダでのさらなる調査からは、モロッコ人とトルコ人の移住者の子どもの自殺リスクが、オランダ系白人の子どもの3倍を超えることが明らかになったが (de Jong, 1994)、別の研究では、ユトレヒトのトルコ人青年の自殺念慮の多さが報告された (van Bergen et al., 2008)。米国で行われた研究は、ラテン系集団の第二世代が第一世代に比べて自殺企図と薬物使用の割合が高いことを報告しており (Peña et al., 2008)、この結果は後続世代でより一層顕著となり、いくつかの交絡因子とは無関係になっていった。この結果は米国のメキシコ人移住者とその子孫を対象とした別の研究を補完するもので、その研究では、メキシコ人移住者の第一世代（OR:

1.84; 95％ CI: 1.09–3.09）と後続世代（OR: 1.56; 95％ CI: 1.03–2.38）のいずれも、コーカサス系アメリカ人よりも自殺念慮のリスクが高いことが示された（Borges *et al.*, 2009）。

　スウェーデンの東欧人移住者は、スウェーデン生まれの集団よりも自殺率が高いと見られる。特に第二世代集団で自殺率が高いといえる（Hjern and Allebeck, 2002）。カナダでは大半の移住者集団において、カナダ生まれの集団よりも自殺のリスクが低いようである（Malenfant, 2004）。統合失調症に関して言えば、移住者の故意の自傷行為（Deliberate Self-Harm: DSH）と自民族密度との間には何らかの関係があると思われる。かくしてNeelemanら（2001）は、アジア系集団とカリブ系黒人集団におけるDSHの発症率が、これらの集団の自民族密度が高まるにつれて低下する傾向があることを認めた。とはいえ、この傾向は直線的なものではないことも明らかになり、他の近隣レベルの要因が、移住者集団のDSH発症率に影響している可能性を示唆している。

第4節　政策提言

　黒人、少数民族および移住者の集団における精神病性障害の負担軽減を視野に入れて政策提言をまとめることは、公衆精神保健における最大の課題の1つとなっている。1つ言えるのは、いかなる提言も、疫学に限らず、公衆衛生、保健医療サービスの研究、保健医療経済にまで及ぶ多くの精神医学的視点を取り入れつつ、本章やその他の箇所で紹介されている入手可能なエビデンスを統合することにかかっているということだ。移住者集団における精神疾患の疫学について理解を深めることは、これに関するメンタルヘルス・マトリクスの一部を形成するにすぎず、この領域だけから政策提言を策定するのは難しい。精神病に関しては、BME集団における高率は民族集団、世代および性別によって異なるため、包括的な政策提言では有用性が限られることになる。むしろ、特定の集団に的を絞った政策の方がより効果的であろう。しかしながら、先に見直したように、移住者とその子孫の精神病リスクの増大に対してどのような要因が寄与しているかという点について、まだ明確なコンセンサスが形になっていないために、効果的な予防戦略を立てることが難しくなっている。うつ病をはじめとするその他の精神障害について

は、高率かどうかは明確ではなく、いかなる予防戦略も慎重に策定する必要があるだろう。難民と難民認定申請者におけるPTSDに関してはよりよいエビデンスがあり、医療サービスをこれらの集団に合わせることは可能だが、その他の精神障害との現象上の重複について認識を深めることは欠かせない。自殺に関しては、一部のBME集団の自殺率が高いようで、そこに的を絞った政策提言をすることが可能であろう。また、一部の精神障害のリスクは、それが組み込まれた状況に左右されるという、新たに得られたエビデンスを考慮すれば、いかなる政策策定も、国、地方、地域を問わず、特定の場所を明確に対象としたものになるだろう。

　前述の複雑性を考えると、ここで提示された疫学的エビデンスがその他の知見と統合されるまでは、具体的な政策提言を推進することはためらわれる。とはいえ、我々はかつて、英国政府科学局のフォーサイト・プロジェクト（Foresight project）（www.foresight.gov.uk）の一環として、精神病およびその他の精神障害に対して想定される介入を検討するための討議資料の執筆を委託された（Kirkbride and Jones, 2008）。同報告書で対象とされた範囲と示された展望は、主に英国を中心とするものであったが、関連のある複雑な問題を浮き彫りにしつつ、この領域の政策提言を概念化するための出発点としたならば有用であろう。

【参考文献】

Abas, M. A., Punpuing, S., Jirapramukpitak, T. et al. (2009). Rural–urban migration and depression in ageing family members left behind. *British Journal of Psychiatry*, **195**(1), 54–60.

Ahmed, K., Mohan, R. A., Bhugra, D. (2007). Self-harm in South Asian women: a literature review informed approach to assessment and formulation. *American Journal of Psychotherapy*, **61**(1), 71–81.

Bebbington, P. E., Feeney, S. T., Flannigan, C. B. et al. (1994). Inner London collaborative audit of admissions in two health districts. II: Ethnicity and the use of the Mental Health Act. *British Journal of Psychiatry*, **165**(6), 743–9, 759.

Bhopal, R. S., Phillimore, P., Kohli, H. S. (1991). Inappropriate use of the term 'Asian': an obstacle to ethnicity and health research. *Journal of Public Health Medicine*, **13**(4), 244–6.

Bhugra, D. (2000). Migration and schizophrenia. *Acta Psychiatrica Scandinavica*, **102**, 68–73.

Bhugra, D. (2004). Migration and mental health. *Acta Psychiatric Scandinavica*, **109**(4), 243–58.

Bhugra, D., Hilwig, M., Hossein, B. *et al.* (1996). First-contact incidence rates of schizophrenia in Trinidad and one-year follow-up. *British Journal of Psychiatry*, **169**(5), 587–92.

Bhugra, D., Leff, J., Mallett, R., *et al.* (1997). Incidence and outcome of schizophrenia in Whites, African-Caribbeans and Asians in London. *Psychological Medicine*, **27**(4), 791–8.

Bhugra, D., Baldwin, D. S., Desai, M. *et al.* (1999a). Attempted suicide in west London, II. Inter-group comparisons. *Psychological Medicine*, **29**(5), 1131–9.

Bhugra, D., Desai, M., Baldwin, D. S. (1999b). Attempted suicide in west London, I. Rates across ethnic communities. *Psychological Medicine*, **29**(5), 1125–30.

Bhui, K., Stansfeld, S., Hull, S., *et al.* (2003). Ethnic variations in pathways to and use of specialist mental health services in the UK. Systematic review. *British Journal of Psychiatry*, **182**, 105–16.

Bhui, K., Stansfeld, S., McKenzie, K. *et al.* (2005). Racial/ethnic discrimination and common mental disorders among workers: findings from the EMPIRIC study of ethnic minority groups in the United Kingdom. *American Journal of Public Health*, **95**(3), 496–501.

Blomstedt, Y., Johansson, S. E., Sundquist, J. (2007). Mental health of immigrants from the former Soviet Bloc: a future problem for primary health care in the enlarged European Union? A cross-sectional study. *BMC Public Health*, **7**, 27.

Borges, G., Breslau, J., Su, M. *et al.* (2009). Immigration and suicidal behavior among Mexicans and Mexican Americans. *American Journal of Public Health*, **99**(4), 728–33.

Boydell, J., van Os, J., McKenzie, K. *et al.* (2001). Incidence of schizophrenia in ethnic minorities in London: ecological study into interactions with environment. *British Medical Journal*, **323**(7325), 1336–8.

Bresnahan, M., Begg, M. D., Brown, A. *et al.* (2007). Race and risk of schizophrenia in a US birth cohort: another example of health disparity? *International Journal of Epidemiology*, p. dym041.

Broome, M. R., Woolley, J. B., Tabraham, P. *et al.* (2005). What causes the onset of psychosis? *Schizophrenia Research*, **79**(1), 23–34.

Brown, A. S., Begg, M. D., Gravenstein, S. *et al.* (2004). Serologic evidence of prenatal influenza in the etiology of schizophrenia. *Archives of General Psychiatry*, **61**(8), 774–80.

Burger, I., van Hemert, A. M., Schudel, W. J. *et al.* (2009). Suicidal behavior in four ethnic groups in the Hague, 2002–2004. *Crisis*, **30**(2), 63–7.

Burnett, R., Mallett, R., Bhugra, D. *et al.* (1999). The first contact of patients with schizophrenia with psychiatric services: social factors and pathways to care in a multi-ethnic population. *Psychological Medicine*, **29**(2), 475–83.

Cannon, M., Jones, P. B., Murray, R. M. (2002). Obstetric complications and schizophrenia: historical and meta-analytic review. *American Journal of Psychiatry*, **159**(7), 1080–92.

Cantor-Graae, E. and Selten, J.-P. (2005). Schizophrenia and migration: a metaanalysis and review. *American Journal of Psychiatry*, **162**(1), 12–24.

Cantor-Graae, E., Pedersen, C. B., McNeil, T. F. *et al.* (2003). Migration as a risk factor for schizophrenia: a Danish population-based cohort study. *British Journal of Psychiatry*, **182**, 117–22.

Caspi, A., Moffitt, T. E., Cannon, M. *et al.* (2005).

Moderation of the effect of adolescent-onset cannabis use on adult psychosis by a functional polymorphism in the catechol-O-methyltransferase gene: longitudinal evidence of a gene X environment interaction. *Biological Psychiatry*, **57**(10), 1117–27.

Castle, D., Wessely, S., Der, G. *et al.* (1991). The incidence of operationally defined schizophrenia in Camberwell, 1965–84. *British Journal of Psychiatry*, **159**, 790–4.

Cochrane, R. (1977). Mental-illness in immigrants to England and Wales – analysis of mental-hospital admissions, 1971. *Social Psychiatry*, **12**(1), 25–35.

Cochrane, R. and Bal, S. S. (1987). Migration and schizophrenia: an examination of five hypotheses. *Social Psychiatry*, **22**(4), 181–91.

Cohen, C. I., Magai, C., Yaffee, R. *et al.* (2004). Racial differences in paranoid ideation and psychoses in an older urban population. *American Journal of Psychiatry*, **161**(5), 864–71.

Coid, J. W., Kirkbride, J. B., Barker, D. *et al.* (2008). Raised incidence rates of all psychoses among migrant groups: findings from the East London first episode psychosis study. *Archives of General Psychiatry*, **65**(11), 1250–8.

Coker, T. R., Elliott, M. N., Kanouse, D. E. *et al.* (2009). Perceived racial/ethnic discrimination among fifth-grade students and its association with mental health. *American Journal of Public Health*, **99**(5), 878–84.

Commander, M. J., Dharan, S. P., Odell, S. M. *et al.* (1997). Access to mental health care in an inner-city health district. II: Association with demographic factors. *British Journal of Psychiatry*, **170**, 317–20.

Corcoran, C., Perrin, M., Harlap, S. *et al.* (2009). Incidence of schizophrenia among secondgeneration immigrants in the Jerusalem perinatal cohort. *Schizophrenia Bulletin*, **35**(3), 596–602.

Coulthard, M., Farrell, M., Singleton, N. *et al.* (2002). *Tobacco, Alcohol and Drug Use and Mental Health*. London: HMSO.

David, D., Kutcher, G. S., Jackson, E. I. *et al.* (1999). Psychotic symptoms in combatrelated posttraumatic stress disorder. *Journal of Clinical Psychiatry*, **60**(1), 29–32.

Dealberto, M. J. (2007). Why are immigrants at increased risk for psychosis? Vitamin D insufficiency, epigenetic mechanisms, or both? *Medical Hypotheses*, **68**(2), 259–67.

de Jong, J. T. V. M. (1994). Ambulatory mental health care for migrants in the Netherlands. *Curare*, **17**(1), 25–34.

Eagles, J. M. (1991). The relationship between schizophrenia and immigration: are there alternatives to psychosocial hypotheses? *British Journal of Psychiatry*, **159**, 783–9.

EU-GEI. (2008). Schizophrenia aetiology: do gene–environment interactions hold the key? *Schizophrenia Research*, **102**(1–3), 21–6.

EU-GEI. (2009). Genetic Epidemiology + Genome Wide Association = GEWIS: gene–environment-wide interaction studies in psychiatry. *American Journal of Psychiatry*, **166**(9), 964–6.

Fazel, M., Wheeler, J., Danesh, J. (2005). Prevalence of serious mental disorder in 7000 refugees resettled in western countries: a systematic review. *Lancet*, **365**(9467), 1309–14.

Fearon, P., Kirkbride, J. B., Morgan, C. *et al.* (2006). Incidence of schizophrenia and other psychoses in ethnic minority groups: results from the MRC AESOP Study.

Psychological Medicine, **36**(11), 1541–50.
Garssen, M. J., Hoogenboezem, J., Kerkhof, A. J. (2007). [Suicide among Surinamese migrants in the Netherlands by ethnicity]. *Tijdschrift voor Psychiatrie*, **49**(6), 373–81.
Gillam, S. J., Jarman, B., White, P. *et al.* (1989). Ethnic differences in consultation rates in urban general practice. *British Medical Journal*, **299**(6705), 953–7.
Gilvarry, C. M., Walsh, E., Samele, C. *et al.* (1999). Life events, ethnicity and perceptions of discrimination in patients with severe mental illness. *Social Psychiatry and Psychiatric Epidemiology*, **34**(11), 600–8.
Grant, B. F., Stinson, F. S., Hasin, D. S. *et al.* (2004). Immigration and lifetime prevalence of DSM-IV psychiatric disorders among Mexican Americans and non-Hispanic whites in the United States: results from the National Epidemiologic Survey on Alcohol and Related Conditions. *Archives of General Psychiatry*, **61**(12), 1226–33.
Haasen, C., Demiralay, C., Reimer, J. (2008). Acculturation and mental distress among Russian and Iranian migrants in Germany. *European Psychiatry*, **23**(Suppl. 1), 10–13.
Hafner, H., Maurer, K., Loffler, W. *et al.* (1993). The influence of age and sex on the onset and early course of schizophrenia. *British Journal of Psychiatry*, **162**, 80–6.
Hallas, P., Hansen, A., Staehr, M. *et al.* (2007). Length of stay in asylum centres and mental health in asylum seekers: a retrospective study from Denmark. *BMC Public Health*, **7**(1), 288.
Han, H. R., Kim, M., Lee, H. B. *et al.* (2007). Correlates of depression in the Korean American elderly: focusing on personal resources of social support. *Journal of Cross Cultural Gerontology*, **22**(1), 115–27.

Hanoeman, M., Selten, J.-P., Kahn, R. S. (2002). Incidence of schizophrenia in Surinam. *Schizophrenia Research*, **54**(3), 219–21.
Harrison, G., Owens, D., Holton, A. *et al.* (1988). A prospective study of severe mental disorder in Afro-Caribbean patients. *Psychological Medicine*, **18**(3), 643–57.
Harrison, G., Brewin, J., Cantwell, R. *et al.* (1996). The increased risk of psychosis in African-Caribbean migrants to the UK: a replication. Schizophrenia Research, 18(2–3), 102.
Harrison, G., Glazebrook, C., Brewin, J. *et al.* (1997). Increased incidence of psychotic disorders in migrants from the Caribbean to the United Kingdom. *Psychological Medicine*, **27**(4), 799–806.
Hemsi, L. K. (1967). Psychiatric morbidity of West Indian immigrants. *Social Psychiatry*, **2**, 95–100.
Hernandez, D. and Charney, E. (1998). *The Health and Well-being of Children in Immigrants Families*. Washington: National Academy Press.
Hickling, F. W. and Rodgers-Johnson, P. (1995). The incidence of first contact schizophrenia in Jamaica. *British Journal of Psychiatry*, **167**(2), 193–6.
Hickling, F. W., McKenzie, K., Mullen, R. *et al.* (1999). A Jamaican psychiatrist evaluates diagnoses at a London psychiatric hospital. *British Journal of Psychiatry*, **175**, 283–5.
Hicks, M. H. and Bhugra, D. (2003). Perceived causes of suicide attempts by U.K. South Asian women. *American Journal of Orthopsychiatry*, **73**(4), 455–62.
Hjern, A. and Allebeck, P. (2002). Suicide in first- and second-generation immigrants in Sweden: a comparative study. *Social Psychiatry and Psychiatric Epidemiology*, **37**(9), 423–9.
Hjern, A., Wicks, S., Dalman, C. (2004). Social

adversity contributes to high morbidity in psychoses in immigrants – a national cohort study of two generations of Swedish residents. *Psychological Medicine*, **34**, 1025–33.

Howes, O. D. and Kapur, S. (2009). The dopamine hypothesis of schizophrenia: version III–the final common pathway. *Schizophrenia Bulletin*, sbp006.

Hutchinson, G., Takei, N., Fahy, T. A. *et al.* (1996). Morbid risk of schizophrenia in first-degree relatives of white and African-Caribbean patients with psychosis. *British Journal of Psychiatry*, **169**(6), 776–80.

Hutchinson, G., Takei, N., Bhugra, D. *et al.* (1997). Increased rate of psychosis among African-Caribbeans in Britain is not due to an excess of pregnancy and birth complications. *British Journal of Psychiatry*, **171**, 145–7.

Inspection, CfHAa. (2007). *Count Me In*. London: Commission for Healthcare Audit and Inspection.

Ivezic, S., Bagaric, A., Oruc, L. *et al.* (2000). Psychotic symptoms and comorbid psychiatric disorders in Croatian combatrelated posttraumatic stress disorder patients. *Croatian Medical Journal*, **41**(2), 179–83.

Jablensky, A., Sartorius, N., Ernberg, G. *et al.* (1992). Schizophrenia: manifestations, incidence and course in different cultures. A World Health Organization ten-country study. *Psychological Medicine Monograph Supplement*, **20**, 1–97.

Jenkins, R. and Meltzer, H. (1995). The national survey of psychiatric morbidity in Great Britain. *Social Psychiatry and Psychiatric Epidemiology*, **30**(1), 1–4.

Jenkins, R., Lewis, G., Bebbington, P. *et al.* (1997). The National Psychiatric Morbidity surveys of Great Britain – initial findings from the household survey. *Psychological Medicine*, **27**(4), 775–89.

Johns, L. C., Nazroo, J. Y., Bebbington, P. *et al.* (2002). Occurrence of hallucinatory experiences in a community sample and ethnic variations. *British Journal of Psychiatry*, **180**, 174–8.

Johns, L. C., Cannon, M., Singleton, N. *et al.* (2004). Prevalence and correlates of self-reported psychotic symptoms in the British population. *British Journal of Psychiatry*, **185**, 298–305.

Jones, P. B. and Fung, W. L. A. (2005). Ethnicity and mental health: the example of Schizophrenia in the African Caribbean population in Europe. In M. Rutter, M. Tienda, eds. *Ethnicity and Causal Mechanisms*. Cambridge: Cambridge University Press.

Jones, P., Rodgers, B., Murray, R. *et al.* (1994). Child development risk factors for adult schizophrenia in the British 1946 birth cohort. *Lancet*, **344**(8934), 1398–402.

Kapur, S., Mizrahi, R., Li, M. (2005). From dopamine to salience to psychosis – linking biology, pharmacology and phenomenology of psychosis. *Schizophrenia Research*, **79**(1), 59–68.

King, M., Coker, E., Leavey, G. *et al.* (1994). Incidence of psychotic illness in London: comparison of ethnic groups. *British Medical Journal*, **309**(6962), 1115–19.

Kirkbride, J. B. and Jones, P. B. (2008). *Putative Prevention Strategies to Reduce Serious Mental Illness in Migrant and Black and Minority Ethnic Groups*. Foresight Mental Capital and Wellbeing: Discussion Paper 12. London: Her Majesty's Stationary Office. http://www.foresight.gov.uk/Mental%20

Capital/ListOfDiscussionPapers.pdf

Kirkbride, J. B., Fearon, P., Morgan, C. *et al.* (2006). Heterogeneity in incidence rates of schizophrenia and other psychotic syndromes: findings from the 3-center ÆSOP study. *Archives of General Psychiatry*, **63**(3), 250–8.

Kirkbride, J. B., Morgan, C., Fearon, P. *et al.* (2007). Neighbourhood-level effects on psychoses: re-examining the role of context. *Psychological Medicine*, **37**(10), 1413–25.

Kirkbride, J., Boydell, J., Ploubidis, G. *et al.* (2008a). Testing the association between the incidence of schizophrenia and social capital in an urban area. *Psychological Medicine*, **38**(8), 1083–94.

Kirkbride, J. B., Coid, J. W., Barker, D. *et al.* (2008b). Psychoses, ethnicity and socioeconomic status. *British Journal of Psychiatry*, **193**(1), 18–24.

Kozaric-Kovacic, D. and Borovecki, A. (2005). Prevalence of psychotic comorbidity in combat-related post-traumatic stress disorder. *Military Medicine*, **170**(3), 223–6.

Krupinski, J. and Cochrane, R. (1980). Migration and mental health – a comparative study. *Journal of Intercultural Studies*, **1**, 49–57.

Laban, C. J., Gernaat, H. B., Komproe, I. H. *et al.* (2004). Impact of a long asylum procedure on the prevalence of psychiatric disorders in Iraqi asylum seekers in The Netherlands. *Journal of Nervous and Mental Disease*, **192**(12), 843–51.

Laban, C. J., Gernaat, H. B., Komproe, I. H. *et al.* (2005). Postmigration living problems and common psychiatric disorders in Iraqi asylum seekers in the Netherlands. *Journal of Nervous Mental Disease*, **193**(12), 825–32.

Laban, C., Gernaat, H., Komproe, I. *et al.* (2007). Prevalence and predictors of health service use among Iraqi asylum seekers in the Netherlands. *Social Psychiatry and Psychiatric Epidemiology*, **42**(10), 837–44.

Leao, T. S., Sundquist, J., Frank, G. *et al.* (2006). Incidence of schizophrenia or other psychoses in first- and second-generation immigrants: a national cohort study. *Journal of Nervous and Mental Disease*, **194**(1), 27–33.

Leff, J.P., Fischer,M., Bertelsen,A. (1976). A crossnational epidemiological study of mania. *British Journal of Psychiatry*, **129**, 428–42.

Lewis, G., Croft-Jeffreys, C., David, A. (1990). Are British psychiatrists racist? *British Journal of Psychiatry*, **157**, 410–15.

Li, L., Wang, H.-M., Ye, X.-J. *et al.* (2007). The mental health status of Chinese rural–urban migrant workers. *Social Psychiatry and Psychiatric Epidemiology*, **42**(9), 716–22.

Lindert, J., Schouler-Ocak, M., Heinz, A. *et al.* (2008). Mental health, health care utilisation of migrants in Europe. *European Psychiatry*, **23**(Suppl. 1), 14–20.

Lindert, J., Ehrenstein, O. S. V., Priebe, S. *et al.* (2009). Depression and anxiety in labor migrants and refugees – a systematic review and meta-analysis. *Social Science & Medicine*, **69**(2), 246–57.

Littlewood, R. and Lipsedge, M. (1981). Some social and phenomenological characteristics of psychotic immigrants. *Psychological Medicine*, **11**(2), 289–302.

Lloyd, K. (2006). Common mental disorders among black and minority ethnic groups in the UK. *Psychiatry*, **5**(11), 388–91.

Lloyd, T., Kennedy, N., Fearon, P. *et al.* (2005). Incidence of bipolar affective disorder in three UK cities: results from the ÆSOP study. *British Journal of Psychiatry*, **186**(2), 126–31.

Mahy, G. E., Mallett, R., Leff, J. et al. (1999). Firstcontact incidence rate of schizophrenia on Barbados. *British Journal of Psychiatry*, **175**, 28–33.

Malenfant, E. C. (2004). Suicide in Canada's immigrant population. *Health Reports*, **15**(2), 9–17.

Malzberg, B. (1964). Mental disease among native and foreign-born whites in New York State, 1949–1951. *Mental Hygiene*, **48**, 478–99.

Malzberg, B. (1969). Are immigrants psychologically disturbed? in S. Plog and R. Edgerton, eds. *Changing Perspectives in Mental Illness*. New York: Holt, Rinehart and Winston, p. 395–421.

McCrone, P., Bhui, K., Craig, T. et al. (2005). Mental health needs, service use and costs among Somali refugees in the UK. *Acta Psychiatrica Scandinavica*, **111**(5), 351–7.

McGovern, D. and Cope, R. V. (1987). First psychiatric admission rates of first and second generation Afro Caribbeans. *Social Psychiatry*, **22**(3), 139–49.

McGrath, J. (1999). Hypothesis: is low prenatal vitamin D a risk-modifying factor for schizophrenia? *Schizophrenia Research*, **40**(3), 173–7.

McGrath, J., El-Saadi, O., Cardy, S. et al. (2001). Urban birth and migrant status as risk factors for psychosis: an Australian casecontrol study. *Social Psychiatry and Psychiatric Epidemiology*, **36**(11), 533–6.

McGrath, J., Saari, K., Hakko, H. et al. (2004a). Vitamin D supplementation during the first year of life and risk of schizophrenia: a Finnish birth cohort study. *Schizophrenia Research,* **67**(2–3), 237–45.

McGrath, J., Saha, S., Welham, J. et al. (2004b). A systematic review of the incidence of schizophrenia: the distribution of rates and the influence of sex, urbanicity, migrant status and methodology. *BMC Medicine*, **2**(13).

McGuire, P. K., Jones, P., Harvey, I. et al. (1995). Morbid risk of schizophrenia for relatives of patients with cannabisassociated psychosis. *Schizophrenia Research*, **15**(3), 277–81.

Michelson, D. and Sclare, I. (2009). Psychological needs, service utilization and provision of care in a specialist mental health clinic for young refugees: a comparative study. *Clinical Child Psychology and Psychiatry*, **14**(2), 273–96.

Miller, A. M., Sorokin, O., Wang, E. et al. (2006). Acculturation, social alienation, and depressed mood in midlife women from the former Soviet Union. *Research in Nursing & Health*, **29**(2), 134–46.

Moore, T. H. M., Zammit, S., Lingford-Hughes, A. et al. (2007). Cannabis use and risk of psychotic or affective mental health outcomes: a systematic review. *Lancet*, **370**(9584), 319–28.

Morgan, C., Mallett, M. R., Hutchinson, G. et al. (2005). Pathways to care and ethnicity I. Sample characteristics and compulsory admission: report from the ÆSOP study. *British Journal of Psychiatry*, **186**(4), 281–9.

Morgan, C., Kirkbride, J. B., Leff, J. et al. (2007). Parental separation, loss and psychosis in different ethnic groups: a case-control study. *Psychological Medicine*, **37**(4), 495–503.

Morgan, C., Kirkbride, J., Hutchinson, G. et al. (2008). Cumulative social disadvantage, ethnicity and first-episode psychosis: a casecontrol study. *Psychological Medicine*, **38**, 1701–15.

Nazroo, J. (1997). *Ethnicity and Mental Health*. London: Policy Studies

Institute.

Neeleman, J., Wilson-Jones, C., Wessely, S. (2001). Ethnic density and deliberate self harm; a small area study in south east London. *Journal of Epidemiology and Community Health*, **55**(2), 85–90.

Ødegaard, Ø. (1932). Emigration and insanity. *Acta Psychiatrica Neurologica*, Suppl. 4, 1–206.

Peedicayil, J. (2009). The role of epigenetics in the raised incidence rates of psychoses among migrant groups. *Archives of General Psychiatry*, **66**(5), 564.

Peña, J., Wyman, P., Brown, C. *et al.* (2008). Immigration generation status and its association with suicide attempts, substance use, and depressive symptoms among Latino adolescents in the USA. *Prevention Science*, **9**(4), 299–310.

Pepper, H. and Agius, M. (2009). Phenomenology of PTSD and psychotic symptoms. *Psychiatria Danubina*, **21**(1), 82–4.

Pinto Wiese, E. B. and Burhorst, I. (2007). The mental health of asylum-seeking and refugee children and adolescents attending a clinic in the Netherlands. *Transcultural Psychiatry*, **44**(4), 596–613.

Porter, M. and Haslam, N. (2005). Predisplacement and postdisplacement factors associated with mental health of refugees and internally displaced persons: a meta-analysis. *Journal of the American Medical Association*, **294**(5), 602–12.

Risch, N., Herrell, R., Lehner, T. *et al.* (2009). Interaction between the serotonin transporter gene (5-HTTLPR), stressful life events, and risk of depression: a metaanalysis. *Journal of the American Medical Association*, **301**(23), 2462–71.

Ritsner, M., Ponizovsky, A., Kurs, R. *et al.* (2000). Somatization in an immigrant population in Israel: a community survey of prevalence, risk factors, and help-seeking behavior. *American Journal of Psychiatry*, **157**(3), 385–92.

Robjant, K., Hassan, R., Katona, C. (2009). Mental health implications of detaining asylum seekers: systematic review. *British Journal of Psychiatry*, **194**(4), 306–12.

Rutter, M. (2002). The interplay of nature, nurture, and developmental influences: the challenge ahead for mental health. *Archives of General Psychiatry*, **59**(11), 996–1000.

Ryan, L., Leavey, G., Golden, A. *et al.* (2006). Depression in Irish migrants living in London: case-control study. *British Journal of Psychiatry*, **188**(6), 560–6.

Sandwijk, J. P., Cohen, P. D., Musterd, S. *et al.* (1995). *Licit and Illicit Drug Use in Amsterdam. Report of a Household Survey in 1994 on the Prevalence of Drug Use among the Population of 12 years and over*. Amsterdam: University of Amsterdam.

Seedat, S., Stein, M. B., Oosthuizen, P. P. *et al.* (2003). Linking posttraumatic stress disorder and psychosis: a look at epidemiology, phenomenology, and treatment. *Journal of Nervous and Mental Disease*, **191**(10), 675–81.

Selten, J. P. and Cantor-Graae, E. (2005). Social defeat: risk factor for schizophrenia? *British Journal of Psychiatry*, **187**(2), 101–2.

Selten, J. P., Veen, N., Feller, W. *et al.* (2001). Incidence of psychotic disorders in immigrant groups to The Netherlands. *British Journal of Psychiatry*, **178**, 367–72.

Selten, J.-P., Cantor-Graae, E., Slaets, J. *et al.* (2002). Odegaard's selection hypothesis revisited: schizophrenia in surinamese immigrants to the Netherlands. *American Journal of Psychiatry*, **159**(4), 669–71.

Sharp, C. and Budd, T. (2003). *Minority Ethnic Groups and Crime: Findings From the Offending Crime Survey, 2003*. Home Office Online Report 33/05 2003 [cited 2 September, 2008].

Sharpley, M. S. and Peters, E. R. (1999). Ethnicity, class and schizotypy. *Social Psychiatry and Psychiatric Epidemiology*, **34**(10), 507–12.

Sharpley, M., Hutchinson, G., McKenzie, K. *et al.* (2001). Understanding the excess of psychosis among the African-Caribbean population in England. Review of current hypotheses. *Br J Psychiatry Suppl*, **40**, S60–8.

Singh, S. P. (2009). Shooting the messenger: the science and politics of ethnicity research. *British Journal of Psychiatry*, **195**(1), 1–2.

Singh, S. P. and Burns, T. (2006). Race andmental health: there is more to race than racism. *British Medical Journal*, **333**(7569), 648–51.

Smith, G. N., Boydell, J., Murray, R. M. *et al.* (2006). The incidence of schizophrenia in European immigrants to Canada. *Schizophrenia Research*, **87**(1–3), 205–11.

Snowden, L. R., Hastings, J. F., Alvidrez, J. (2009). Overrepresentation of black Americans in psychiatric inpatient care. *Psychiatric Services*, **60**(6), 779–85.

Soni Raleigh, V. (1996). Suicide patterns and trends in people of Indian subcontinent and Caribbean origin in England and Wales. *Ethnic Health*, **1**(1), 55–63.

Soni Raleigh, V., Bulusu, L., Balarajan, R. (1990). Suicides among immigrants from the Indian subcontinent. *British Journal of Psychiatry*, **156**, 46–50.

Sugarman, P. A. and Craufurd, D. (1994). Schizophrenia in the Afro-Caribbean community. *British Journal of Psychiatry*, **164**(4), 474–80.

Swinnen, S. G. H. A. and Selten, J. P. (2007). Mood disorders and migration: meta-analysis. *British Journal of Psychiatry*, **190**(1), 6–10.

Szyf, M., McGowan, P., Meaney, M. J. (2008). The social environment and the epigenome. *Environmental and Molecular Mutagenesis*, **49**(1).

Thapa, S. B., Dalgard, O. S., Claussen, B. R. *et al.* (2007). Psychological distress among immigrants from high- and low-income countries: findings from the Oslo Health Study. *Nordic Journal of Psychiatry*, **61**(6), 459–65.

Thomas, C. S., Stone, K., Osborn, M. *et al.* (1993). Psychiatric morbidity and compulsory admission among UK-born Europeans, Afro-Caribbeans and Asians in central Manchester. *British Journal of Psychiatry*, **163**, 91–9.

Thompson, N. and Bhugra, D. (2000). Rates of deliberate self-harm in Asians: findings and models. International *Review of Psychiatry*, **12**(1), 37–43.

van Bergen, D. D., Smit, J. H., van Balkom, A. J. *et al.* (2008). Suicidal ideation in ethnic minority and majority adolescents in Utrecht, the Netherlands. *Crisis*, **29**(4), 202–8.

van Os, J., Castle, D. J., Takei, N. *et al.* (1996). Psychotic illness in ethnic minorities: clarification from the 1991 census. *Psychological Medicine*, **26**(1), 203–8.

van Os, J., Takei, N., Castle, D. J. *et al.* (1996). The incidence of mania: time trends in relation to gender and ethnicity. *Social Psychiatry and Psychiatric Epidemiology*, **31**(3–4), 129–36.

Veen, N., Selten, J. P., Hoek, H. W. *et al.* (2002). Use of illicit substances in a psychosis incidence cohort: a comparison among different ethnic groups in the Netherlands.

Acta Psychiatrica Scandinavica, **105**(6), 440–3.

Vega, W. A., Kolody, B., Aguilar-Gaxiola, S. *et al.* (1998). Lifetime prevalence of DSM-III-R psychiatric disorders among urban and rural Mexican Americans in California. *Archives of General Psychiatry*, **55**(9), 771–8.

Veling, W., Selten, J. P., Veen, N. *et al.* (2006). Incidence of schizophrenia among ethnic minorities in the Netherlands: a four-year first-contact study. *Schizophrenia Research*, **86**(1–3), 189–93.

Veling, W., Selten, J.-P., Susser, E. *et al.* (2007). Discrimination and the incidence of psychotic disorders among ethnic minorities in The Netherlands. *International Journal of Epidemiology*, **36**(4), 761–8.

Veling, W., Susser, E., van Os, J. *et al.* (2008). Ethnic density of neighborhoods and incidence of psychotic disorders among immigrants. *American Journal of Psychiatry*, **165**(1), 66–73.

Weich, S., Nazroo, J., Sproston, K. *et al.* (2004). Common mental disorders and ethnicity in England. *Psychological Medicine*, **34**(8), 1543–51.

Weiser, M., Werbeloff, N., Vishna, T. *et al.* (2008). Elaboration on immigration and risk for schizophrenia. *Psychological Medicine*, **38**(08), 1113–19.

Wessely, S., Castle, D., Der, G. *et al.* (1991). Schizophrenia and Afro-Caribbeans – a case-control study. *British Journal of Psychiatry*, **159**, 795–801.

Wessely, S., Castle, D., Murray, R. (1992). A case control study of schizophrenia and ethnicity – 1964–1984. *Schizophrenia Research*, **6**(2), 103.

Zolkowska, K., Cantor-Graae, E., McNeil, T. F. (2001). Increased rates of psychosis among immigrants to Sweden: is migration a risk factor for psychosis? *Psychological Medicine*, **31**(4), 669–78.

第3章

移住と精神疾患：ある疫学的見解＊

劉　宜釗（I-Chao Liu）
鄭　泰安（Andrew T. A. Cheng）

編者による本章の紹介

　移住分野に関する疫学研究からは、一部の移住者集団において、精神病性障害の率が予想以上に高いことが明らかになった。第2章ではKirkbrideとJonesが、このようなばらつきを説明する仮説を紹介して解説し、それぞれの仮説を評価した。LiuとChengは、これらの研究の研究デザイン、アセスメントの時期、分野横断的性質およびその他の要因に関連したいくつかの方法論的問題に焦点を合わせる。難民と難民認定申請者に関する問題は、彼らが直面する可能性があるトラウマのため、また、ここではストレス脆弱性モデルが適用されるため、若干様相が異なる。予想されることだが、PTSDは難民と難民認定申請者において高い有障害率を示す。これらの集団における方法論的問題、特に対象抽出の問題が、このような研究の意義をめぐる論争を引き起こしている。

　LiuとChengはまた、帰還移住者と国内移住に関する要因も検証する。そして、率のばらつきを説明するにあたって、社会的要因と遺伝的要因を理解する必要があり、幼少期の人生経験が、新たな環境における精神疾患の転帰を決定する可能性があると結論付ける。さらに、病因の特定にさまざまな要因を利用することで、臨床医が適切なマネジメント計画を開発することがで

＊2007年10月21〜24日プラハで開催された第19回世界社会精神医学会大会で発表された論文を改訂。

Migration and Mental Health, ed. Dinesh Bhugra & Susham Gupta. Published by Cambridge University Press. © Cambridge University Press 2011.

きる。

はじめに

　前世紀後半の急激なグローバリゼーションに続く社会変化の重要な局面の1つが移住である。国際移住機関（International Organization for Migration: IOM）によれば、出生国以外で生活している人は、現在およそ1億9200万人おり、世界人口の約3％に相当する。これは、世界のほぼ35人に1人が移住者であることを意味する。この数字には、国内避難民2600万人と、国境を越えた難民および難民認定申請者1600万人が含まれている（UN High Commission for Refugees, 2008）。つまり、現在、世界で生きている少なくとも400人に1人が難民なのだ。移住者の急激な増加は、その身体面および精神面の健康に関する研究の増加をもたらした。

　定義によれば、移住とは、個人やその家族の居住場所の変化を言う。これまで移住には、迫害からの逃亡、よりよい教育または経済環境の追求、政治的あるいは宗教的自由の希求を含む、さまざまな社会経済的、政治的、文化的および宗教的理由が認められてきた（Bhugra, 2004; Cheng and Chang, 1999）。

　移住は多くの場合、自発的な移住と強制移住、国内移住と国外移住に分類される。研究において最も注目を集めてきた移住者の3つのカテゴリーは、難民、難民認定申請者および経済移民（一時的な移住労働者を含む）である。一般に、難民と難民認定申請者はトラウマ体験が多い傾向があるが、経済移民は移住のための資金が豊富で、十分に準備をしていたと思われる。

　移住には、移住前から始まり、移住過程およびそれに続く移住後段階に至るまで、過適応、適応不全、文化変容などを副次的段階とする複雑なプロセスが含まれる。移住は人々のメンタルヘルスに、促進要因と悪化要因のいずれかとして相当大きな影響を与えると見なされてきた。移住の各段階には、個人の性格とトラウマ体験（移住前の暴力や戦争など）、待機期間、疲労度、移住過程におけるトラウマの種類、社会的逆境、人種差別、移住後の生活状況と法的地位を含む、メンタルヘルスにかかわる特定の危険因子が含められる。

方法論的問題

研究デザイン

　大半の研究では、分野横断的デザインが採用され、移住がメンタルヘルスに及ぼす短期的や長期的な影響の遡及的評価が行われた。過去の研究では、①移住者と出身国の人々との比較、②外国生まれの移住者と新たな国で生まれたその子孫との比較、③地元民と移住者の第一世代または第二世代いずれかとの比較という、3種類の比較戦略が用いられた。

　第一のタイプの比較では、移住につながる遺伝的および社会的選択要因と、それらのメンタルヘルスに対する影響を調査することができる。第二のタイプでは、移住後の社会および文化変容が、世代を超えて移住者のメンタルヘルスに与える影響を研究することができる。第三のタイプでは、さまざまな民族集団と世代の違いを超えて認められる、メンタルヘルスに対する遺伝的および環境的影響を評価することができる。

時期とアセスメント

　調査時期は、メンタルヘルスに対する移住の影響を評価する上で重要な問題である。移住によって進行した精神疾患が、時間が経つにつれて一時的に軽くなる移住者もいる。逆に、移住後の有害な環境が、そのような病的状態の経過に影響を及ぼしたり、新たな精神疾患を引き起こしたりする可能性もある。追跡調査や世代間調査がわずかにあるが、それらは特定の精神疾患にかかわる遺伝的・環境的危険因子に対する新たな洞察をもたらす点で、特に非常に貴重である。

　比較群に対し、有効かつ信頼のおける同一の多文化言語ツールを使用することは、移住とメンタルヘルスの研究における基本要件である。ある最近の研究では、移住者の精神病性障害の診断において、文化的定式化に基づく追加調査と決定規則を使用することがメリットがあり使う価値のあることが指摘された（Zandi *et al.*, 2008）。被験者を募集する際の、民族性、人種、国籍および出生地の定義は、すべての研究で一致させなければならない（Minas, 2001; Vega *et al.*, 1998）。

　これらの方法論的考察を念頭に、過去の主な研究結果がまとめられ、予防

とメンタルヘルスサービスへの影響が論じられる。

移住と精神病性障害

　移住者に関する初期の研究は、移住前に疾患、特に統合失調症発症の初期段階にあった人々に対する移住の悪影響を示唆していた。Ødegaard（1932）による古典的研究では、米国ミネソタ州のノルウェー人移住者は、重度精神病性障害で入院する率が、米国生まれの集団よりも高く、ノルウェーに帰還した移住者の場合、さらに高率であることが明らかにされた（Ødegaard, 1932）。Ødegaardはこの現象を、祖国で人間関係に失敗した、脆弱で精神的に不安定な個人の選択的移住傾向という観点から説明した。

　その後いくつかの研究で、英国のアフリカ系カリブ人移住者の第一世代と第二世代の両方を含む主要移住者集団における、統合失調症とすべての精神病性障害の高い発症率が報告された（Bhugra *et al.*, 1997; Harrison *et al.*, 1988, 1997; Mortensen *et al.*, 1997; Selten *et al.*, 1997）。この結果は、移住者集団のさまざまな人口学的特徴、少数民族の診断における偏見および誤分類、差別的な入院閾値（選択的紹介）、罹患指標としての有病率または発症率の使用、年齢標準化の有無、大麻およびその他の違法薬物の使用、移住者と地元民の統合失調症の遺伝的リスク、リスクのある集団の計算方法など、考えられる交絡因子の統制後も依然として正確であった。

　表3.1で示されているように、欧州の一部の国とイスラエルにおける最近のさまざまな研究で、アフリカ系カリブ人、モロッコ人、スリナム人、フィンランド人および東欧・南欧からの移住者の第一世代および第二世代における、統合失調症およびその他の非感情性精神病の過剰リスクという結果が再現された。

　オランダの研究では、近隣地区の自民族密度が、移住者の精神病性障害発症と関連していることが明らかにされた。高い発症率は、自民族密度の低い地域の近くに住む移住者に認められたが、自民族密度の高い地域の近くでは認められなかった。著者らは、高い自民族密度の背後に、差別の影響が少ないことと、機能の正常化を図るための社会的アクセスの増加という2つのメカニズムが存在する可能性を示した（Veling *et al.*, 2008）。

表 3.1 最近の研究における移住者の第一世代および第二世代の精神病リスク

著者	発表年	国	移住者	相対リスク	
				第一世代	第二世代
Harrison et al.[a]	1988	英国	カリブ人	6.8	11.6
Selten et al.[b]	2001	オランダ	モロッコ人	4.5	8.0
			スリナム人	3.2	5.5
Hjern et al.[c]	2004	スウェーデン	フィンランド人	1.6〜2.6	2.0〜2.5
			ヨーロッパ人（東欧および南欧）	1.9〜3.1	1.7〜2.2
Cantor-Graae et al.[d]	2005	スウェーデン	黒人と白人	2.9〜4.0	1.4〜2.0
Leao et al.[e]	2006	スウェーデン	フィンランド人	1.6〜2.5	2.3〜2.3（SCH）
				2.3〜2.3	2.2〜2.3（NAP）
Weiser et al.[f]	2008	イスラエル	混合	1.62	1.41〜1.49
Coid et al.[g]	2008	英国	カリブ人	2.3	4.9（非感情性）
				3.2	4.2（感情性）

[a] ICD-9 統合失調症、[b] DSM-IV 統合失調症、統合失調症様障害および統合失調感情障害、[c] ICD-9 および ICD-10 統合失調症およびその他の精神病、[d] DSM-IV 統合失調症（SCH）およびその他の非感情性精神病（NAP）、[e] ICD-9 および ICD-10 統合失調症およびその他の非感情性精神病、[f] ICD-9 および ICD-10 統合失調症、[g] DSM-IV 非感情性および感情性精神病

　カリブ人移住者における統合失調症およびすべての非感情性精神病の高い遺伝的リスクは、第一世代の患者と、第二世代の患者の兄弟姉妹に認められたが、第二世代の患者の親には認められなかった（Harrison et al., 1997）。これは、移住者の高い発症率が、高い遺伝的素因のみを理由とするものではないことを示唆している。最近では、脳機能対する社会的ストレスのインパクトと統合失調症発症のメカニズムに関心が高まってきている（Selten et al., 2007）。移住体験で生じる生物学的（出生前および小児期の感染など）および社会的（ライフイベントと社会的逆境など）環境要因がともに、遺伝的に脆弱な人々に精神病性障害を発症させ、特定の民族集団における精神病発症率の増加に寄与する場合がある（Harrison et al., 1997; Selten et al., 1997）。

　この問題に関する最近のレビューでは、Broome ら（2005）が、以下のコメントを出している。「精神病発症の有望なモデルでは、神経科学だけでな

く、社会精神医学と認知心理学の洞察も活用する必要がある」。Broome はまた、移住や社会的孤立などの社会的逆境が、精神病を発症させる可能性があると述べた。特定の移住者集団における精神病の過剰を引き起こす正確な環境要因、およびそれらの要因と遺伝的脆弱性との相互作用を明らかにするために、さらに多くの研究が必要である。

強制移住：難民と難民認定申請者

前世紀後半以降、強制移住の大半は、開発途上国と東欧で発生している。難民と難民認定申請者に関する、病院と一般人口をベースにした研究では、さまざまな精神障害が繰り返し高率で認められている。難民認定申請者は難民と比較して罹患率が有意に高いことが報告された（Gerritsen *et al.*, 2006）。

高い罹患率は、移住前または移住過程における喪失とトラウマ的イベント、移住後ではトラウマや難民申請手続き、収容、家庭や仕事、住宅、社会経済的生活状況における再適応および社会的孤立（社会的サポートの欠如と差別）などのストレスが原因であるとされてきた（Gerritsen *et al.*, 2006; Keller *et al.*, 2003; Laban *et al.*, 2005; Robjant *et al.*, 2009）。このため Laban ら（2005）は、難民が働けるように、また、家族の再会を優先できるように、政府は難民申請手続きの短縮を検討するべきであると提案した。

59 件の研究における、2 万 2221 人の難民と 4 万 5073 人の難民以外の人々から成る統制群のメタ分析では、難民の方がメンタルヘルスの状態が悪く、これは強制移住前の難民の特性と強制移住後の要因に関連していると報告された。前者には、高齢（65 歳以上）、高学歴、女性であること、農村部からの移住であること、強制移住前の社会経済的地位の方が高かったことなどが含まれる。強制移住後の要因には、施設での生活、経済的機会の制限、祖国内での強制移住、過去に脱出してきた国への送還、原因となった紛争が未解決であることなどが含まれる（Porter and Haslam, 2005）。2 万 4051 人の移住者に関する最近の系統的レビューとメタ分析からも、難民のうつ病と不安障害の有病率・有障害率が高いことが明らかにされた。難民の有病率・有障害率は、移住労働者の約 2 倍高いことがわかっている（うつ病は 44％ 対 20％、不安障害は 40％ 対 21％）（Lindert *et al.*, 2009）。

移住のトラウマが、ホスト国に再定住した難民に与える長期的影響を調査した研究はほとんどない。オーストラリアのベトナム難民を対象としたある研究（対象数1161）では、時間の経過とともに精神疾患のリスクが低下することと、10年以上前の移住の際に3件を超えるトラウマ的イベントに巻き込まれた人々に慢性的な病的状態の高いリスク（OR=4.7）が認められることが明らかにされた（Steel *et al*., 2002）。再定住から20年経った米国のカンボジア難民を対象とした別の研究（対象数596）では、70％が移住後に暴力を受けたことを報告しており、心的外傷後ストレス障害（PTSD）（62％）と大うつ病（51％）の率が高く、アルコール使用障害（4％）の率が低いことが明らかにされた。PTSDと大うつ病の危険因子には、移住前および移住後のトラウマと高齢が含まれていた（Marshall *et al*., 2005）。

　過去の研究では、難民の子どもの間で、大きな数の精神疾患罹患率が報告されてきた。特にPTSD、うつ病および不安障害については顕著である（Fazel and Stein, 2002）。その精神疾患罹患率は合計で約40～50％となっている（Hodes, 1998）。これに寄与している要因には、暴力の直接的な体験または目撃、親や家族の喪失、自分自身が精神病で、子どもの要求に対応できない親に養育されていることなどが挙げられる（Garmezy, 1991）。最近の研究では、デンマークにおける中東出身の難民の子どもは、移住前のトラウマの影響を受けやすいが、個人レベル、家庭レベルおよびコミュニティレベルでの特定の危険因子と防御因子が、メンタルヘルスに長期的に影響している可能性があることが示唆された。また、新しい国での差別など、ストレスの多い社会生活の方が移住前のトラウマ的体験よりも、到着から8～9年後の精神的な問題を予測するものであったことが明らかにされた（Montgomery and Foldspang, 2008）。

一般の移住者に関する研究

　多くの研究では、研究対象において難民を自発的移住者と区別していなかった。精神疾患の程度に関するこれらの研究の結果は、頻度の高い非精神病性精神障害について特に、かなり一貫性に欠けるものであった。成人移住者に不安障害と気分障害が（Mirsky *et al*., 2008）、移住者の子どもに内在化お

よび外在化問題行動の両方が（Vollebergh *et al.*, 2005）、高率で認められることを報告する研究もあれば、何ら差異を見出さなかった研究や、逆に移住者では率が低いことが認められた研究もあった（Angold *et al.*, 2002; Grant *et al.*, 2004）。このような違いについて、対象の採用や症例の定義および症例の認定方法、移住過程に沿った研究の時期と、研究対象である移住者の不均一性の違いなど、いくつかの説明が考えられる。

　過去20年間にわたり米国で実施されてきた大規模な研究からは、メキシコ系（Burnam *et al.*, 1987）、スペイン系（Ortega *et al.*, 2000）、アジア系（Takeuchi *et al.*, 2007）および非スペイン系白人移住者（Grant *et al.*, 2004）は、出身は同じだが米国生まれの人々と比べて、不安障害、気分障害および薬物使用障害の生涯有障害率が低いことが明らかになった。さらにこの低率は、外国生まれの第一世代にのみ、移住初期に認められ（Breslau *et al.*, 2007; Vega *et al.*, 1998）、Vega ら（1998）による、これらの人々とその出身国居住者との比較においても認められた。この研究では、米国カリフォルニア州フレズノ郡で募集したコミュニティ標本を対象に、統合国際診断面接（Composite International Diagnostic Interview: CIDI）の英語版とスペイン語版の両方が使用された。被験者数は異なる比較群で同程度であった。全体的な生涯有病率は、外国生まれのメキシコ系移住者（24.9%）が、米国生まれのメキシコ系アメリカ人（48.7%）よりもはるかに低く、メキシコ系移住者とメキシコ国民（23.4%）、メキシコ系アメリカ人とアメリカ国民（48.6%）では同率であった。さらに詳しい分析からは、在米歴13年未満のメキシコ系移住者ではメキシコ国民よりも低率で（18.4%）、在米歴13年以上の移住者では高率（32.3%）であることが明らかになった（Breslau *et al.*, 2007）。

　これらの結果は、メキシコ系移住者は、おそらくは精神的に健康な人々の選択的移住（健全な移住）であるがために、移住後最初の数年間はメキシコ国内の人々よりもよい状態にあることを示していると解釈できるだろう（Burnam *et al.*, 1987; Grant *et al.*, 2004; Fennelly, 2007）。この有利性は時間が経つと逆転するが、おそらくそれは文化変容のストレス（Orgeta *et al.*, 2000; Rogler *et al.*, 1991）、粗末な住居、貧困または社会経済的地位の低下、医療および社会サービスを阻む障壁、差別、喫煙や薬物使用および不健康なアメリカの食事への適応など、ホスト社会およびホスト文化への適応困難によるも

のであろう（Fennelly, 2007）。

　米国における移住研究に対する主な制約の1つは、対象移住者の代表性に関連している。全米合併症調査（National Comorbidity Study: NCS）およびNCS再調査では、米国における英語を話す移住者のみを対象に聞き取り調査を行っており、母国語しか話せない者は除外されている。さらに、被験者はアメリカ国民のみを対象として募集され、不法移民は含まれていなかった。また、過去に難民であったことや難民認定を希望していたことは考慮されなかった。これらの移住者は、アメリカ国民となった移住者に比べて、精神病罹患のさまざまなリスクを抱えている可能性が非常に高い。

　すべての研究で、分野横断的かつ遡及的なコホート設計が採用された。特に生涯有病率の推定において、思い出しバイアス（recall bias）は絶対に避けられない。これらの欠陥を克服するための最善の戦略は、長期的なコホート研究デザインを採用することで、移住後最初の数年間に頻繁にアセスメントを行うことが望ましい。

帰還移住者：何を学んだのか？

　メキシコ国民を対象とした最近のある研究（対象数5826）からは、米国に移住した経歴を持つ回答者、または米国へ移住した家族を持つ回答者は、他のメキシコ人よりも、薬物使用障害を発症する傾向と、現在薬物使用障害を持っている傾向が高いことが明らかになった。この研究の著者らは、国外移住がメキシコにおける薬物使用の規範と病理の変容の一因となっている可能性があると推測した（Borges *et al.*, 2007）。この研究は、文化変容の影響が移住者と祖国に残る者にどのような弊害をもたらしうるかを示す一例となるであろう。

　最近の報告では、旧ユーゴスラビア、イラクおよびトルコ出身の帰還難民集団が、ドイツに定住することを決めた難民と比較された（von Lersner *et al.*, 2008）。MINI精神疾患簡易構造化面接法（Mini International Neuropsychiatric Interview）のドイツ語版が診断面接で使用され、精神障害の有障害率が、帰還難民集団では44％、残留者集団では78％であることが明らかになったが、これは西側諸国の平均的な集団よりも著しく高かった。著者らは、移住前の

戦争・避難中のトラウマ体験が原因となり、難民が祖国を追われる中で、移住後のストレス要因にうまく対処できなくなると説明した。

国内移住：選択的移住？

　国外移住と、同一国内における自発的移住の主な違いは、後者のストレスの方がはるかに単純で、主として言語の障壁がない下位文化への適応（都市部から農村部へなど）や、勾留などのトラウマを含んでいない点である。農村部から都市部への移住は、開発途上国でよく見られる社会的移動で、農村産業の経済的活力の喪失と、都市への富と仕事の集中が、農村部から都市部への大規模な移住をもたらしてきた（Minas, 2001）。

　台湾で実施されたあるコミュニティ研究からは、都市部の若い女性移住者（0.4％）は、農村部の地元民女性（9.8％）よりも、うつ症状の率が低いことが明らかになった（Cheng, 1989）。慢性的に持続する逆境が多い（農村部の若い女性では53％、都市部の若い女性では25％）農村部の不利な社会環境と、都市への前向きな選択的移住の両方が、この差を説明するものとして提案された。都市化は選択的移住の影響に対する緩和要因として働くといえる。農村部の若い台湾人女性が都市に移住する動機は、経済的理由に限られない。その他の心理社会的理由には、嫁ぎ先の家族との争いや、台湾農村部における夫婦間の地位の格差などの慢性的に持続する逆境からの逃亡が含まれる。

　中国の研究からは、杭州の移住者と地元出身の都市労働者の間で、メンタルヘルスの状態（SF-36〔訳注：MOS 36-Item Short-Form Health Survey の略。健康関連QOLを測定するための科学的尺度〕で評価）に有意な差は見出されなかった。移住者の経済的地位の上昇、就職の機会の増加、さらに都市の社会資本の増進が、この結果の説明として提案された（Li et al., 2007）。別の研究では、違法薬物使用と危険／有害な飲酒という、頻度の高い2つの問題行動と、タイの若者の農村部から都市部への移住との関係が検討された。結果は、農村部から都市部への移住は、違法薬物使用とは無関係だったが、危険／有害な飲酒は、移住者になってからかかわってくることを示していた。著者らは、後に移住者となったときに、仲間との友情の確立、あるいは仕事関連のストレスや失業の不満への対処のために飲酒するのではないかという仮説を立てた

(Jirapramukpitak et al., 2008)。

　これまで軽視されてきた、移住に関する特定の側面として、米国、カナダ、オーストラリアおよびニュージーランド、中国、台湾、日本および一部の南米諸国などの国々における、先住民の保留地から都市への移住がある。そのような移住が、身体面と精神面の健康に与える影響を、文化変容のストレスと関連付けて調査した研究は、これまでごくわずかしかなかった。たとえば、そのようなストレスが、ホスト社会で生活している先住民移住者や、おそらくは不満を抱いて再び保留地に戻った先住民移住者の、アルコール・薬物使用障害と気分障害を引き起こしたり、悪化させたりした可能性がある。さらなる研究が必要とされている。

移住と自殺

　移住者は自殺率が高いことは、一貫して認められてきた。スウェーデンにおける15カ国からの移住者を対象とした研究（Ferrada-Noli, 1997）とオーストラリアにおける7カ国からの移住者を対象とした研究（Burvill, 1998）では、オーストラリアとスウェーデンよりも圧倒的に高い自殺率（出身国のランキングと同様の順）が報告された。

　デンマークでは、自殺リスクは一般に地元民集団よりも外国人移住者の方が高く、北欧出身の移住者のリスクが最も高かった（Sundaram et al., 2006）。ストックホルム郡における研究では、精神科医療が不十分な低所得地域に住む移住者の自殺率が最も高いことが報告された（Ferrada-Noli and Asberg, 1997）。これらの結果は、消極的な選択的移住を示唆していると思われる。

　新たな国での居住期間と自殺率の関係については、まだ結論が出ていない。しかし、最近の米国の研究では、移住者の自殺率の増加と、居住期間の短さと高い自殺リスクという逆相関が明らかにされ、自殺予防において、より最近の移住者に焦点を合わせなければならないことが示唆された(Kposowa et al., 2008)。

　移住に関連のある頻度の高い精神障害と自殺をめぐる、物議を醸している結果については、どのように説明することができるだろうか？　移住者集団の不均一性は、彼らの中に特に自殺リスクの高い小さな下位集団（移住前ま

たは移住後、重度のうつ病に苦しんでいる者や強制移住が原因かどうかはわからないが、深刻なトラウマを体験した者）があることを暗示していると考えられる。その一方で、移住者の大多数、特に国内移住者は、積極的な移住のカテゴリー（健康な移住者）に属するといえる。

移住者によるメンタルヘルスサービスの利用

　精神障害の程度と移住関連の危険因子に関する調査は、第一次予防に役立つ。しかし、移住者によるメンタルヘルスサービスの利用とその効果の評価に関する研究も、第二次予防および第三次予防のために等しく重要である。

　過去の研究は、カナダと米国の非欧州系移住者が、地元民に比べてメンタルヘルスサービスの利用が少ないという傾向を示唆している（Abe-Kim et al., 2007; Chen and Kazanjian, 2005; Huang and Spurgeon, 2006）。移住者の利用率の低さは、社会人口学的状況、身体化症状または精神症状、ホスト国での滞在期間、代替的な援助の利用に見られる違いによっては説明できないだろう。この違いの説明として考えられることには、文化・言語の障壁（Kirmayer et al., 2007）、医師による不適切な診療、非医学的介入（神と伝統的な民間療法）への信頼（Whitley et al., 2006）および病因（Minas et al., 2007）に関する考え方が挙げられる。

　最近のレビューでは、一部の国で、法的書類を持っていない移住者は医療サービスを受ける資格がなく、それゆえ、メンタルヘルスサービスへのアクセスが、ホスト国の社会的枠組みと法的地位の両方によって制限されていることが示された（Lindert et al., 2008）。移住者の援助探索のパターンも、メンタルヘルスサービスの利用に寄与する。移住者による精神医療のさまざまな活用パターンが文献中に見出された。オランダの非欧米系移住者は皆、地元民に比べて精神科救急サービスを利用する傾向が高い（Mulder et al., 2006）。しかし一般に、移住者は地元民よりも、リハビリテーションと精神療法の利用が少ない（Lindert et al., 2008）。

今後の研究のための提言

　移住とメンタルヘルスに関する今後の研究では、文化横断的で妥当かつ信頼のおける標準化された精神科面接と、多文化的に妥当な文化変容評価方法の利用、民族性を明確に定義した移住者集団から抽出された代表的な対象を含めること、さらに詳細な（臨床的、社会的、文化的）移住前情報の収集、移住過程（自発的移住または強制移住）の明確な経緯に関する質問、罹患した同胞を対にして研究する方法または長期的コホート研究デザインの利用を検討する必要がある。

おわりに

　生物学的および心理学的要因の両方の影響を受け、移住によって生じる文化的および社会的変化は、脆弱な移住者を精神面の問題を発症する危険にさらす可能性がある。一方、社会的サポートは、一貫して移住と精神障害の関係における防御因子として認められてきた。有望な仮説は、移住者の小児期の体験と文化によって決定される生活態度が、新たな国でのメンタルヘルスの転帰を決定するというものである。しかし、この関係は移住のプロセスに媒介され、ホスト国での体験によって緩和される。今後の国際共同研究により、研究結果が統合され、仮説創出とメンタルヘルスサービスの改善がもたらされるであろう。

【参考文献】

Abe-Kim, J., Takeuchi, D. T., Hong, S. *et al.* (2007). Use of mental health-related services among immigrant and US-born Asian Americans: results from the National Latino and Asian American Study. *American Journal of Public Health*, **97**, 91–8.

Angold, A., Erkanli, A., Farmer, E. M. *et al.* (2002). Psychiatric disorder, impairment, and service use in rural African American and white youth. *Archives of General Psychiatry*, **59**, 893–901.

Bhugra, D. (2004). Migration and mental health. *Acta Psychiatrica Scandinavica*, **109**, 243–58.

Bhugra, D., Leff, J., Mallett, R. *et al.* (1997). Incidence and outcome of schizophrenia in Whites, African-Caribbeans and Asians in London. *Psychological Medicine*, **27**(4), 791–8.

Borges, G., Medina-Mora, M. E., Breslau, J., Aguilar-Gaxiola, S. (2007). The effect of migration to the United States on substance use disorders among returned Mexican migrants and families of migrants. *American Journal of Public Health*, **97**, 1847–51.

Breslau, J., Aguilar-Gaxiola, S., Borges, G. *et al.* (2007). Risk for psychiatric disorder among immigrants and their US-born descendants: evidence from the National Comorbidity Survey Replication. *Journal of Nervous and Mental Disease*, **195**, 189–95.

Broome, M. R., Woolley, J. B., Tabraham, P. *et al.* (2005). What causes the onset of psychosis? *Schizophrenia Research*, **79**, 23–34.

Burnam, M. A., Hough, R. L., Escobar, J. I. *et al.* (1987). Six-month prevalence of specific psychiatric disorders among Mexican Americans and non-Hispanic whites in Los Angeles. *Archives General Psychiatry*, **44**, 687–94.

Burvill, P. W. (1998). Migrant suicide rates in Australia and in country of birth. *Psychological Medicine*, **28**, 201–8.

Cantor-Graae, E., Zolkowska, K., McNeil, T. F. (2005). Increased risk of psychotic disorder among immigrants in Malmo: a 3-year firstcontact study. *Psychological Medicine*, **35**, 1155–63.

Chen, A. W. and Kazanjian, A. (2005). Rate of mental health service utilization by Chinese immigrants in British Columbia. *Canadian Journal of Public Health*, **96**, 49–51.

Cheng, T. A. (1989). Urbanisation and minor psychiatric morbidity. A community study in Taiwan. *Social Psychiatry and Psychiatric Epidemiology*, **24**, 309–16.

Cheng, A. T. A. and Chang, J. C. (1999). Mental health aspects of culture and migration (Editorial Review). *Current Opinion in Psychiatry*, **12**, 217–22.

Coid, J. W., Kirkbride, J. B., Barker, D. *et al.* (2008). Raised incidence rates of all psychoses among migrant groups: findings from the East London first episode psychosis study. *Archives of General Psychiatry*, **65**, 1250–8.

Fazel, M. and Stein, A. (2002). The mental healthb of refugee children. *Archives of Disease in Childhood*, **87**, 366–70.

Fennelly, K. (2007). The "healthy migrant" effect. *Minnesota Medicine*, **90**, 51–3.

Ferrada-Noli, M. (1997). A cross-cultural breakdown of Swedish suicide. *Acta Psychiatrica Scandinavica*, **96**, 108–16.

Ferrada-Noli, M. and Asberg, M. (1997). Psychiatric health, ethnicity and socioeconomic factors among suicides in Stockholm. *Psychological Reports*, **81**, 323–32.

Garmezy, N. (1991). Resilience in children's adaptation to negative life events and stressed environments. *Pediatric Annals*, **20**, 459–60, 463–6.

Gerritsen, A. A., Bramsen, I., Deville, W. *et al.* (2006). Physical and mental health of Afghan, Iranian and Somali asylum seekers and refugees living in the Netherlands. *Social Psychiatry and Psychiatric Epidemiology*, **41**, 18–26.

Grant, B. F., Stinson, F. S., Hasin, D. S. *et al.* (2004). Immigration and lifetime prevalence of DSM-IV psychiatric disorders among Mexican Americans and non-Hispanic whites in the United States: results from the National Epidemiologic Survey on Alcohol and Related Conditions. *Archives of General Psychiatry*, **61**, 1226–33.

Harrison, G., Owens, D., Holton, A., Neilson, D., Boot, D. (1988). A prospective study of severe mental disorder in Afro-Caribbean patients. *Psychological Medicine*, **18**, 643–57.

Harrison, G., Glazebrook, C., Brewin, J. et al. (1997). Increased incidence of psychotic disorders in migrants from the Caribbean to the United Kingdom. *Psychological Medicine*, **27**, 799–806.

Hjern, A., Wicks, S., Dalman, C. (2004). Social adversity contributes to high morbidity in psychoses in immigrants – a national cohort study in two generations of Swedish residents. *Psychological Medicine*, **34**, 1025–33.

Hodes, M. (1998). Refugee children. *British Medical Journal*, **316**, 793–4.

Huang, S. L. and Spurgeon, A. (2006). The mental health of Chinese immigrants in Birmingham,UK. *Ethnic Health*, **11**, 365–87.

Jirapramukpitak, T., Prince, M., Harpham, T. (2008). Rural–urban migration, illicit drug use and hazardous/harmful drinking in the young Thai population. *Addiction*, **103**, 91–100.

Keller, A. S., Rosenfeld, B., Trinh-Shevrin, C. et al. (2003). Mental health of detained asylum seekers. *Lancet*, **362**, 1721–3.

Kirmayer, L. J., Weinfeld, M., Burgos, G. et al. (2007). Use of health care services for psychological distress by immigrants in an urban multicultural milieu. *Canadian Journal of Psychiatry*, **52**, 295–304.

Kposowa, A. J., McElvain, J. P., Breault, K. D. (2008). Immigration and suicide: the role of marital status, duration of residence, and social integration. *Archives of Suicide Research*, **12**, 82–92.

Laban, C. J., Gernaat, H. B., Komproe, I. H., van der Tweel, I., De Jong, J. T. (2005). Postmigration living problems and common psychiatric disorders in Iraqi asylum seekers in the Netherlands. *Journal of Nervous Mental Disease*, **193**, 825–32.

Leao, T. S., Sundquist, J., Frank, G. et al. (2006). Incidence of schizophrenia or other psychoses in first- and second-generation immigrants: a national cohort study. *Journal of Nervous Mental Disease*, **194**, 27–33.

Li, L., Wang, H. M., Ye, X. J. et al. (2007). The mental health status of Chinese rural-urban migrant workers: comparison with permanent urban and rural dwellers. *Social Psychiatry and Psychiatric Epidemiology*, **42**, 716–22.

Lindert, J., Schouler-Ocak, M., Heinz, A., Priebe, S. (2008). Mental health, health care utilisation of migrants in Europe. *European Psychiatry*, **23**(Suppl 1), 14–20.

Lindert, J., Ehrenstein, O. S., Priebe, S., Mielck, A., Brahler, E. (2009). Depression and anxiety in labor migrants and refugees – a systematic review and meta-analysis. *Social Science and Medicine*, **69**, 246–57.

Marshall, G. N., Schell, T. L., Elliott, M. N., Berthold, S. M., Chun, C. A. (2005). Mental health of Cambodian refugees 2 decades after resettlement in the United States. *Journal of the American Medical Association*, **294**, 571–9.

Minas, H. (2001). Migration, equity and health. In: M. McKee, P. Garner, R. Stott, eds. *International Co-operation in Health*. Oxford: Oxford University Press, pp. 151–74.

Minas, H., Klimidis, S., Tuncer, C. (2007). Illness causal beliefs in Turkish immigrants. *BMC Psychiatry*, **7**, 34.

Mirsky, J., Kohn, R., Levav, I., Grinshpoon, A., Ponizovsky, A. M. (2008). Psychological distress and common mental disorders among immigrants: results from the Israelibased component of the world mental health survey. *Journal of Clinical Psychiatry*, **69**, 1715–20.

Montgomery, E., Foldspang, A. (2008). Discrimination, mental problems and social adaptation in young refugees. *European Journal of Public Health*, **18**, 156–61.

Mortensen, P. B., Cantor-Graae, E., McNeil, T. F. (1997). Increased rates of schizophrenia among immigrants: some methodological concerns raised by Danish findings. *Psychological Medicine*, **27**, 813–20.

Mulder, C. L., Koopmans, G. T., Selten, J. P. (2006). Emergency psychiatry, compulsory admissions and clinical presentation among immigrants to the Netherlands. *British Journal of Psychiatry*, **188**, 386–91.

Ødegaard, Ø. (1932). Emigration and insanity. *Acta Psychiatrica et Neurologica* Suppl. **4**, 1–206.

Ortega, A. N., Rosenheck, R., Alegria, M., Desai, R. A. (2000). Acculturation and the lifetime risk of psychiatric and substance use disorders among Hispanics. *Journal of Nervous Mental Disease*, **188**, 728–35.

Porter, M., Haslam, N. (2005). Predisplacement and postdisplacement factors associated with mental health of refugees and internally displaced persons: a metaanalysis. *Journal of the American Medical Association*, **294**, 602–12.

Robjant, K., Hassan, R., Katona, C. (2009). Mental health implications of detaining asylum seekers: systematic review. *British Journal of Psychiatry*, **194**, 306–12.

Rogler, L. H., Cortes, D. E., Malgady, R. G. (1991). Acculturation and mental health status among Hispanics. Convergence and new directions for research. *American Psychologist*, **46**, 585–97.

Selten, J. P., Slaets, J. P., Kahn, R. S. (1997). Schizophrenia in Surinamese and Dutch Antillean immigrants to The Netherlands: evidence of an increased incidence. *Psychological Medicine*, **27**, 807–11.

Selten, J. P., Veen, N., Feller, W. *et al.* (2001). Incidence of psychotic disorders in immigrant groups to The Netherlands. *British Journal of Psychiatry*, **178**, 367–72.

Selten, J. P., Cantor-Graae, E., Kahn, R. S. (2007). Migration and schizophrenia. *Current Opinion in Psychiatry*, **20**, 111–15.

Steel, Z., Silove, D., Phan, T., Bauman, A. (2002). Long-term effect of psychological trauma on the mental health of Vietnamese refugees resettled in Australia: a population-based study. *Lancet*, **360**, 1056–62.

Sundaram, V., Qin, P., Zollner, L. (2006). Suicide risk among persons with foreign background in Denmark. *Suicide and Life-Threatening Behavior*, **36**, 481–9.

Takeuchi, D. T., Zane, N., Hong, S. *et al.* (2007). Immigration-related factors and mental disorders among Asian Americans. *American Journal of Public Health*, **97**, 84–90.

UN (United Nations) High Commission for Refugees. (2008). *United Nations High Commissioner for Refugees' 2008 Global Trends: Refugees, Asylum-seekers, Returnees, Internally Displaced and Stateless Persons*, 2008. http://www.unhcr.org/statistics.

Vega, W. A., Kolody, B., Aguilar-Gaxiola, S. *et al.* (1998). Lifetime prevalence of DSM-III-R psychiatric disorders among urban and rural Mexican Americans in California. *Archives of General Psychiatry*, **55**, 771–8.

Veling, W., Susser, E., van Os, J. *et al.* (2008). Ethnic density of neighborhoods and incidence of psychotic disorders among immigrants. *American Journal of*

Psychiatry, **165**, 66–73.

Vollebergh, W. A., ten Have, M., Dekovic, M. *et al.* (2005). Mental health in immigrant children in the Netherlands. *Social Psychiatry and Psychiatric Epidemiology*, **40**, b489–96.

von Lersner, U., Wiens, U., Elbert, T., Neuner, F. (2008). Mental health of returnees: refugees in Germany prior to their state-sponsored repatriation. *BMC International Health and Human Rights*, **8**, 8.

Weiser, M., Werbeloff, N., Vishna, T. *et al.* (2008). Elaboration on immigration and risk for schizophrenia. *Psychological Medicine*, **38**, 1113–19.

Whitley, R., Kirmayer, L. J., Groleau, D. (2006). Understanding immigrants' reluctance to use mental health services: a qualitative study from Montreal. *Canadian Journal of Psychiatry*, **51**, 205–9.

Zandi, T., Havenaar, J. M., Limburg-Okken, A. G. *et al.* (2008). The need for culture sensitive diagnostic procedures: a study among psychotic patients in Morocco. *Social Psychiatry and Psychiatric Epidemiology*, **43**, 244–50.

第4章

グローバリゼーション：
国内の境界および国外との境界

ディネッシュ・ブグラ（Dinesh Bhugra）
スシャム・グプタ（Susham Gupta）

編者による本章の紹介

　グローバリゼーション自体は最近の概念で、多くの文献が出されてきたが、これまで何世紀もの間、国家間にはある程度の相互結合性が常に認められてきた。それは、ときには比較的弱く、距離をおいた関係もあったものの、インターネットと、以前にも増して優れた迅速な通信手段のおかげで緊密になった。この相互結合性により、物と人の移動が一層目立つようになった。他国で生産され、その全部または一部が、どこか別の地域で消費される消費財を製造するための資源を提供している国もある。このように、文化、社会および国家間の従来の境界は、どちらかといえば過去のものとなりつつある。本章でBhugraとGuptaは、グローバリゼーションのプロセスが市場と政治・社会的動向に影響を与える一方で、西洋化と一種の均質化、また、それとは逆の伝統的価値観への回帰を後押しする動きもあると主張する。人は文化変容を受けるが、文化もまた同様で、両者は常にダイナミックな関係にある。グローバリゼーションのプロセスには、肯定的な面と否定的な面の両方があり、臨床医は自身が所属する文化と患者の出身文化におけるそのような変化に、常に注意していなければならない。個人と社会に対するグローバリゼーションの影響を理解することが、移住者が直面する要因の意味を理解する上で役立つ。

Migration and Mental Health, ed. Dinesh Bhugra & Susham Gupta. Published by Cambridge University Press. © Cambridge University Press 2011.

はじめに

　国外移住と、農村部から都市中心部への移住のような国内移住は、グローバリゼーションの必然的な結果である。たとえ移住が何千年も続けて起こっているとしても、そのような大規模な人、資源および製品の移動の理由は、20世紀的現象である。これは、昔は原材料と完成品が国を超えて移動することがなかったということではなく、移動はしていたが、その規模と量が、今の方が比べものにならないほど多いということである。グローバリゼーションという三角形は、人と原材料と製品の3つの角の相互結合として理解することができる。原材料と製品の移動が、移住していく人々、後に残される人々、そして移住しようと苦労している人々の精神状態に影響を及ぼすのである。

　グローバリゼーションは世界的な相互結合性の強化にとどまらない。人、資源および製品の移動は、このプロセスの一部を構成しているにすぎない。通信システムの変化は、これまでに例のないレベルのアイディアの移動と利用可能性をもたらした。過去数世紀にわたり、世界はますます狭くなってきている。移動時間の減少に始まり、手紙から電子メールへの通信方法の変化に至るまで、時間と場所の両方が縮小されるのは当然である。また、そのような近接性の増加に伴い、社会と文化、そして個人の間にこれまで見られた境界が減少し、消滅する可能性さえある。そして、それによって生じうるいくつかの結果が考えられる。このような変化により、個人と文化の両方のレベルで、脱文化、同化、文化変容、あるいは、存在が脅かされている文化のルーツに帰ろうとする抗し難い反応が起こる場合がある。

　GuptaとBhugra (2009) は、グローバリゼーションのさまざまな発現には、迅速な通信、安価な移動手段、経済問題と国際政治機構における規制撤廃の強化が含まれると示唆している。Okasha (2005) が説明するように、これは必然的に異文化コミュニケーションにつながる。グローバリゼーションの急激な進行を推進してきたのは、低価格で商品を購入したいという先進国のニーズと、これらの商品の支給を市場に指図する先進国の能力であった。結果として、グローバリゼーションというドラマを演じる3種類の役者の関係が極めて重要となる。これらの役者には、消費者、生産者および原材料提

第 4 章　グローバリゼーション：国内の境界および国外との境界

供者（生産者である場合と、そうではない場合がある）が含まれる。しかし、これらすべてのグループは、程度は異なるが皆消費者で、裕福な消費者だけが生産要求を指示することができ、この場合、それは先進国となる。ノーベル賞受賞者の Stiglitz（2002）は、市場規制撤廃では、支配的な西側諸国の強い経済が優先されると主張している。そして、そのような規制撤廃では、新興経済国と低所得国にインフラストラクチャーを強化するために必要な手段は提供できないと批判している。Stiglitz は、そのようなアプローチが、さらなる貧困、格差および社会的不公平につながると懸念している。

　グローバリゼーションのプロセスは、市場動向だけでなく、政治的・社会的動向にも影響を与える。そこには、個人と文化双方の社会的、政治的および経済的な期待と願望がこめられる。これらの期待と願望が叶わなければ、その不一致のために、個人と文化の自己評価がともに低下する可能性が極めて高い。このことをさらに複雑にしているのが、文化内の不一致が、不信感と疎外感の高まりに追い打ちをかけているという可能性である。グローバリゼーションによる変化は、多くの場合急激に発生するので、受け入れやすいサービスをサービス提供者が提供できることが極めて重要である。我々は、貧困と教育の欠如が媒介となり、精神障害の率に影響を及ぼすことを知っている。前述のように、グローバリゼーションが人々の社会的機能における時間と場所の概念に影響を与え、振り返ってそれらが人間関係に影響を与えるのは必然である。どの文化においても、文化的ダイナミクスは長い年月をかけて変化していく。これらの中には、経済の変化、急激な都市化と工業化にかかわりがあるものもあれば、メディア（書かれたものと視覚的なもの）の拡大、インターネット、テレビ、新聞、雑誌を通じた、他文化への暴露によって変化が引き起こされるものもある。グローバリゼーションの政治的側面も念頭におく必要がある。国民が国内外の政治的義務を負うことで体制が変化し、振り返ってそれが個人と血縁関係にも影響を及ぼす。グローバリゼーションの影響としてもう 1 つ考えられるのは文化変容で、言語、服装規定、食習慣などが変わることがある。言語とコミュニケーションの意味も影響を受けることになる。

　人々はあらゆる理由から、文化、社会、国家および都市の間を移動する。移住とは、さまざまな理由から、個人が単身で、あるいは他者とともに、あ

る地理的地域を離れて別の地理的地域に行く、社会変化のプロセスと定義されてきた（Bhugra, 2004a, c）。移住は、農村部から都市部または都市部から農村部への両方向が考えられる。

定義：移住のプロセスは、目的、プッシュ要因とプル要因のどちらに対する反応か、職業それ自体の問題なのか（定期的に異動する外交官など）、あるいはその他の理由など、さまざまなパラメーターに基づいて定義される。移住には一次移住と二次移住がある。移住の動機もプロセスに影響を与えるが、実際にプロセスを決定し、計画し、準備する期間と、その後のプロセスの実行期間も、すべて重要な要素である。

移住のプロセスに対する反応は、移住時の年齢、移住者のジェンダー、一次移住者であるか二次移住者であるか、社会経済的地位と学歴、移住のプロセスが自発的であったか強制的であったか、準備のための時間と支援は得られたか、移住のプロセスにかかわる物理的な距離など、さまざまな要素に左右される。かくして、移住者の体験や移住のプロセスそれ自体には、何ら均一性がないという実態が浮かび上がってくる。移住の考えに対する反応は、過度に熱狂的な受容から落胆を伴う受容までさまざまである。また、異なる民族集団が、同じプロセスに全く異なる反応をする可能性も高い（Sashidharan, 1993 参照）。

社会的格差は、それが住宅格差であれ、所得格差であれ、また、地位の格差であれ、メンタルヘルスの障害の増加をもたらす。先進国では、所得格差と精神障害の有障害率には、正の線形関係が認められる（Pickett *et al.*, 2006）。これらは、社会的信頼と社会的一体性のレベルの違い（Wilkinson, 2005）、自分の地位に対する否定的な見方と自尊心の低さ（Charlesworth *et al.*, 2004）、仕事と生活を管理できないという認識（Marmot, 2004）が原因であるとされてきた（さらに詳しい議論は Gupta and Bhugra, 2009 を参照）。

社会的格差におけるもう1つの複雑な要素に、ジェンダーの役割がある。社会がより緊密になるにつれて、人々の平等に対する認識や、そういった認識の欠如が、別の次元を加える。ジェンダーの役割とジェンダーの役割に対する期待が、さらに無力感を高め、自尊心と、精神疾患における自尊心の役割に影響を与える。女性の移住が増加し、別の場所で家族を支援することが増えるのに伴い、ジェンダーの役割に対する期待という分野の探究が、緊急

第 4 章　グローバリゼーション：国内の境界および国外との境界

に必要とされている（第 16 章参照）。

　英国における最近のレビュー（Marmot, 2010）では、すべての子どもに人生で最善のスタートを切らせることを提言している。すべての子ども、思春期の若者および成人は、その潜在能力を最大限発揮できるようにならなければならない。健全なコミュニティの創造と予防戦略の策定とともに、すべての人のための健全な生活水準を伴う公正な雇用の創出も、もう 1 つの提言として出された（Hunter et al., 2010）。グローバリゼーションと移住は、住宅、移住者の子どもに対する教育、問題のある雇用と孤立および疎外といったプレッシャーももたらす。Hunter ら（2010）と Hertzman ら（2010）は、子どもへの早期支援と、幼児期早期の健全な発達（身体面、社会面、情緒面および言語認知の発達）を支援することが必要であると示唆している。しかし、これは今日、相互の距離が狭まり、結合性が強くなっている世界全体で実行されなければならないことである。

移住の理由

　移住の理由は多種多様で、本書の別の部分で取り扱われる（第 13 章参照）。しかし、グローバリゼーションを背景に、いくつかの問題が浮上し始めている。これらの中には、人々が移住する先の社会における変化とともに、人々が後にする社会における変化も含まれる。

　教育的要因と経済的要因により、移住、特に同じ環境内および国内での移住の可能性が高まる傾向がある。さらに重要なのは、求職目的の国内移住と都市化の進行により、さまざまなタイプのストレス要因がもたらされることに加えて、家族構成にも変化が生じることである。ここでこれらの問題を詳しく研究することには価値がある（図 4.1 参照）。

　前述のように、経済的要因は精神障害発症の可能性を高めるが、図 4.1 で示されているように、これらは工業化と都市化によって引き起こされる傾向がある。

第1部 疫学と格差

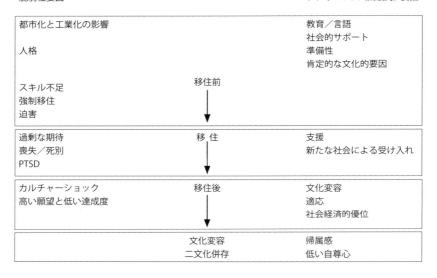

図4.1　移住、グローバリゼーション要因と精神疾患（Bhugra, 2004c）

精神障害に対する認識の変化

　結合性が増し、以前よりもコミュニケーションが密になれば、間違いなく、精神疾患に対する態度と苦悩の説明モデルは変化していく。グローバリゼーションと工業化を通じて社会が変化するにつれて、技術的には進歩した社会となるが、おそらく伝統が失われていくというのは避けられないことである。Tseng（2004）が明らかにしたように、工業化により、精神疾患の説明モデルが、超自然的あるいは自然的モデルから、より医学的、社会的あるいは心理的モデルへと移行するといえる。この理論的アプローチは、より西洋的なモデルを示しているが、これには市場主導型経済を背景とした明らかな利点がある。インターネット、テレビおよびその他のメディアへさらされることによる文化変化は、精神疾患に対する認識の変化の可能性を高める。従来の社会中心型社会が、自己中心型あるいは核家族型社会へと変化するにつれて、精神疾患は外部からコントロールされているという説（疾患は、悪意に満ちた周囲の目、食事または星の配置など、外部の要因によって引き起こされ

第4章　グローバリゼーション：国内の境界および国外との境界

るとする説）から、内部からコントロールされているという説（自分自身が引き起こすという説）へと変わっていく可能性もある。また、これらの変化は、人々を高齢者世代との直接対立へと追い込んでいく。ストレスの増加に対処するために、人々に対する態度や対処方法を変えることで適応していかなければならない文化もあるだろう。これらの変化は、過渡期の文化にさらなる緊張と不安をもたらす。かくしてマクロレベルでは、社会は法律改正（たとえば、同性愛行動に関する法律を改正するよう政府に圧力をかけること）、経済戦略または政治的アプローチによって、これらに対処する必要がある。苦脳の説明モデルと慣用表現の変更におけるもう1つの重要な要素は、医療の提供と医療制度にかかわる変更である。グローバリゼーションと人の異動、特に医療専門家の異動とともに、別の重要な問題が生じている。たとえば、Patelら（2006）は、低所得国出身の医療専門家が、より裕福な国へと移住する、「大英帝国による略奪（the Great Britain Robbery）」について論じている。この結果、医療研修生は、将来移住できるように、西洋のケアモデルの研修を受けたいと希望することがある。低所得国の医療制度に見られる格差は、公的医療制度が不十分である上、民間の医療制度が高額で何の規制もされていないため、さらに目立つようになるだろう。このように医療の提供への影響という点では、多数の要素がその役割を果たすことになる。民間の医療と医学校が規制を受けることなく増えているのは、医療提供者と消費者の双方の高い期待を利用したものであろう。西洋文化の価値観が優勢になると、たとえばテレビの導入後、それまで摂食障害が見られなかった文化においても発症に至ることは、既に示されてきた（Becker, 2004）。一部の文化における肥満や高血圧および糖尿病の増加は、食生活とライフスタイルの変化に関連付けられる。

　インターネットの出現とその利用の増加は、多くのソーシャルネットワーキングサイトとともに、自己と他者の見方を変える多元的アイデンティティの発達をもたらした（詳しい議論は Jones et al., 2010 を参照）。個人の内面のアイデンティティと、外部の世界に向けたアイデンティティの相互作用は、アイデンティティの混乱（Arnett, 2002）と葛藤を引き起こす。地元の文化が依然として伝統的で、伝統的な価値観を期待している場合、人は意識的にこれと一致しない対応をする場合がある。さらに、ある一組のアイデンティティ

の相互作用において、特に役割と役割に対する期待が、文化と個人の両方にとって明確でない場合、緊張と苦悩が生じる場合がある。これらの変化にも、個人と社会の両方のレベルで抵抗が見られることがあり、それがさらなる問題を生む。社会的排除は精神病罹患率の上昇につながる。このように、マイクロレベルとマクロレベルのグローバリゼーションの複雑な関係が現れ始めている。

さらに、男性が高齢の扶養家族と女性の配偶者を残して単身で移住する場合、女性と高齢者のメンタルヘルスの問題が新たに発現する可能性があり、あるいは別記のように、女性移住者が単身で移住した場合、他の問題に直面する可能性がある。子どもと思春期の若者も脆弱であり、同世代からのプレッシャーと大量消費主義の高まり、学業成績に対する親の期待の変化と親の役割の変化が、重要な要素となる。移住者の子ども自身が、特に文化的価値観と言語の問題から、新たな社会への適応が難しいと感じることがある。

移住労働者の搾取感と、おそらくはそれに関連している無力感および制御不能感は、不満、怒りを招き、メンタルヘルスの悪化をもたらす場合がある。これは、道を変えて、暴力的な反応または過激化へと向かう可能性がある（Ghodse, 2003）。その一方で、結合性の増加が政治的変化に影響を及ぼし、よりよいサポート、コンセンサスおよび援助を迅速にもたらす可能性もある。人々の移住は、グローバリゼーションのプロセスに不可欠な部分なのである。

移住は、移住前段階、移住過程段階および移住後段階に大別できるプロセスである。これらは別個の段階であるわけではない。当然、重複する部分が出てくる。同様に、個人が体験する変化も、単独で発生するのではなく、さまざまな段階において、さまざまなペースで発生する。移住前段階では、移住者は祖国を離れる理由を確認し、個人の安全、経済的な保障、個人的または政治的自由のニーズを基本とする移住後の生活への期待を抱く。準備は通常、この段階の一部であり、移住し、生き残るために必要な資源と、必要な移動手段および新たな場所での連絡先の確認が含まれる。強制移住の場合、このような準備ができない可能性があり、準備が不十分なために、適応障害のような心理的な問題が増加する可能性がある。実際の移住過程の体験には大きなばらつきが見られる。ほとんど支援が得られない人々や、強制的に、あるいは違法な状況下で移住した人々は、身体面、心理面および経済面など

で、さまざまなトラウマや搾取を体験する可能性がある。

到着直後の移住後体験は、（期待とは大きく異なる場合がある）現実との初めての出会いといえるが、それは孤立感と不全感へとつながる。言語スキル、経済的地位およびコミュニティメンバーからの支援は、すべて重大な役割を果たす。受け入れ先の文化や人々の態度にばらつきがあることも、この体験に影響する。移住者は長い時間をかけて、自分が当初、抱いていた願望とその達成とを比較検討することができる。文化適応と文化変容のレベルは、ここでもやはり個人的な要因と外部の要因により異なる。願望とその達成とのギャップは、最近になって、移住後のメンタルヘルスの問題を引き起こす可能性のある原因として認められるようになった（Bhugra *et al.*, 1999）。このように、あらゆる段階における体験の質が、移住者に対するメンタルヘルスの影響全般に関係している。

社会学的理論

Rex（1987）は、植民地社会（支配者集団によって展開される強制的制裁措置に大きく依存）と、強制的制裁措置が少ない先進的な都市工業社会とを区別している（p. 87）。植民地社会は、これらの強制的制裁措置に依存している上、人種差別のレベルも高い。Rex（1987）は、都市社会では文化的調和、価値観の合意および規範的制裁措置の採用傾向が高いが、もともと人種関連の問題が発生しやすいと示唆している。これが、人種、肌の色、宗教その他の要因により、人種差別やいじめに直面する移住者の、移住後体験の状況を決める。都市社会も、いくつもの要因が相互に作用する重層的で複雑な組織であることは間違いない。

移住関連の政治は、一般の人々の期待と態度を変容させてきた。第二次世界大戦前からウガンダのイディ・アミン政権時代後まで、英国への移住は渋々認められてきた。地元の労働力でまかなえない基本的なサービスを移住者が提供するというニーズがあったときには、嫌々ながらも移住者を歓迎し、受け入れが認められた。しかし、このような態度は欧州連合の拡大後、さらに変化した。1990年代に援助と職を求めてきた移住者は、住宅と不動産にかなりの圧力をかけるものと認識された。戦後の移住の最も際立った

特徴の1つは、移住者の出身地である地域の多様性であった（Layton-Henry, 1992）。しかし、欧州諸国では移住者へのさまざまな対処方法が開発され、政府の意思決定方法に対する期待が高まった。移住労働者は、西側諸国の経済に重要な貢献を果たしてきたのだ（Layton-Henry, 1992）。同じことは米国とオーストラリアにもあてはまる。移住者に門戸を閉ざすよう政府に圧力をかけることは、多くの場合、恥ずべき外国人排斥であるが、それにもかかわらず、消費者は安い製品を求めており、地位の低い仕事はしたがらない。こうして、人種差別的態度と行動がつきまとう、熟練していない仕事に就くはめになり、罠にはまったと感じる移住者世代が生まれたのである。

　自己治療文化の発生に関する1つの興味深い有用な概念が、Rose（1996）によって、より一般的な政治的変革と関連付けられ、説明されてきた。このアプローチは、自己という概念が出現し、形成される社会的・政治的文脈の理解に役立つであろう。自己と周囲の他者との関係は、個人の幸福と社会の効率性に重要であるとRoseは言っている。移住者が体験する政治的、社会的および経済的環境の変化に反応しての自己の再生は、内面の資質を発見し管理する際に深刻な問題を引き起こす。Rose（1996）は、自我と自己の特性、感情、意思などは、会話の特性（すなわち社会的相互作用の特性）として理解されると示唆している。したがって、自己のアイデンティティと自己概念は、文化的かつ社会的なものであり、個別ではなく、まとめて検討されなければならない。このように、人々のグローバルな移動の結果、また、国家と人々の相互結合性の強化の結果、自己概念に変化が生じる可能性がある。

　新しい文化への適応は複雑なものとなりうる。そこには、移住者の人格と意思の強さのような個人的な要因がある。社会中心型文化から自己中心型文化へ、あるいはその逆方向へと移動した人々は、新たな社会秩序への適応を難しいと考える可能性がある。社会中心型文化または自己中心型文化に属するすべての人々が、これらの社会特性を共有しているわけではなく、それほど困難はなく適応する場合もあることを忘れてはならない。しかし、ほとんどの場合は、初期の段階で、あるいは継続的に、周囲の人々の支配的な文化特性のために支援不足や侵害を感じているようだ（第11章も参照）。

　文化適応のプロセスは、両方の側から進められる。つまり、移住者もホスト文化に影響を与えるのだ。移住の増加は、現在、世界各地に多くの多文化

第4章　グローバリゼーション：国内の境界および国外との境界

社会をもたらし、既存の文化を豊かにするとともに、少なからぬ葛藤も引き起こしている。

　本書の別の部分では、文化変容のプロセスとそのさまざまな種類が説明されている（第11章参照）。ここでは、そのようなプロセスが、個人ではなく文化に与える影響に焦点を絞る。

　Berry（2007）は、文化変容とアイデンティティの関係を強調している。文化的アイデンティティは、個人と集団の両方のレベルで認められる。2つの文化が緊密に接触する状況においては、変化は双方の文化で起こりやすく、その変化はそれぞれの文化の強さと、これらの文化が多数派か少数派かに左右される。2つの文化の接触は、近接性、侵略または移住によって引き起こされる。また、メディアを通じた間接的な接触による、一方の文化に関する学習と、訪問者を通じて行われる情報交換も原因となりうる。

　同化：Berry（2007）が指摘するように、文化的レベルでは、接触する2つの集団（支配的か非支配的かを問わず）は、これまでの接触の歴史や、そのような接触によって起こりうる結果について、何らかの知識を持っている。2つの文化の相互作用は、密接に接触している文化の一方または両方が、それぞれのアイデンティティの保持を望んでいるかどうか、あるいは、一方が他方よりも多くの変化を望んでいるかどうかということにも関連がある。これらの変化が、一方の文化で優勢な性質の影響を一部受けるのは当然である。個人と文化の関係も、統合、同化、分離または周辺化の原因となる可能性がある。Berry（2007）は、伝統と文化およびアイデンティティの保持を一方の軸とし、個人と文化の関係をもう一方の軸とすることにより、多数派社会と少数派社会の双方にとって有効な戦略が生み出されると示唆する、極めて有用な見解を示した。このような接触では、多数派の文化が多文化主義、「るつぼ」型アプローチ、差別または排除によって対応することが多いのも、当然である。

　2つの文化が（直接的または間接的に）接触した結果、文化変容ストレスが、個人レベルと集団レベルの両方で発生する可能性がある。Berry（1992）は、このような文化変容ストレスへの対応を、3種類に分けて概念化している。第一は、行動変化（個人の行動の変化）で、これは強制されたり、選択されたり、偶然に生じたりする。行動は態度よりも容易に変えられるため、

行動変化を利用して個人は新しい文化に適応できる。文化変容ストレスへの対応の第二のタイプでは、イベントの結果、個人のストレスが高まる。個人が特に新たな文化に戸惑いを感じているとき、行動変化では対処できないと判断する場合があり、これがストレスにつながるのである。第三の対応方法は精神病理の発現で、これは異常な対処と異常な心理に起因するといえる。Berry（2007）は、「カルチャーショック」ではなく「文化変容ストレス」という言葉を使用することを提案している。そして、「ショック」という言葉には、より否定的な意味合いがあること、また、この現象は異文化間で発生することを示唆している。Berry（1997）は、行動変化が分離と周辺化につながる可能性を指摘している。このような対処戦略は、文化的な価値観、関係性、定着における変化を引き起こし、その結果、政策が変更される可能性がある。

　二文化併存は、移住して新たな文化の中で育てられている子どもに、しばしば認められる。世代間や文化間の対立が多少発生することもあるが、2つの文化を行き来するのは容易だと考える者もいる。「伝統的」な考え方と、「あまり伝統的ではない」考え方をめぐる世代間の対立は家庭内に緊張をもたらす場合があり、精神疾患に関連があることが明らかにされてきた（Bhugra, 2004b）。自分自身の文化と文化的アイデンティティおよび他の文化との差異を知ることは、自己の認知反応と情緒反応に影響を与える。しかし、アイデンティティが慎重に育まれない限り、その発達は混乱を招き、情緒、認知および身体における変化を引き起こす可能性があり、これには文化的価値観がすべてに影響を与える。移住者は多くの場合、家族とその他の扶養者を援助するために自分が払っている個人的な犠牲を口にする（Ghuman, 1994 参照）。Ghuman（1994, p. 32）は、家族（特に社会中心型文化における家族）が思春期の若者のアイデンティティの発達に重要な影響を及ぼすため、文化間の差異の研究がさらに興味深いものとなると述べている。家族構造はもとより、家族個人個人や1つのまとまりのグループとしての家族の成長は、子どもの成長に影響を与えるのは明らかである。Stopes-RoeおよびCochrane（1991）も、移住者の子どもが経験しやすい変化を指摘している。より大きな新しい社会に適合しようとする中での行動の変化は、態度の変化よりも早く生じる傾向がある。

第4章　グローバリゼーション：国内の境界および国外との境界

　社会構造も、それぞれの文化の中で、また2つの文化が接触するところで変化する。社会は構造や組織によって異なり、この構造は社会を制御する際に重要である（Segall *et al.*, 1990）。これらの著者が述べているように、階級とカーストは社会構造の一部であり、それらが文化変容への対応として変化するとき、社会の対応も変化する。また、社会構造の複雑性にはばらつきがあり、文化が自己中心型か社会中心型か、男性型か女性型かにより、さらに複雑となる（Hofstede, 1980/2001）。

　集団レベルでは、生態学的・社会政治的文脈がともに重要となり、これらの両方が生物学的・文化的適応につながり、それがさらに社会的影響、文化変容および遺伝的・文化的伝達を通じて、個人に影響を与える（詳細は、Segall *et al.*, 1990 を参照）。社会化も文化化もともに適応に影響し、繰り返して言うが、これらを集団または文化に利用することは可能であろう。文化は、段階的に発展すると言われている（Tylor, 1865; Morgan, 1877）。野蛮の下層・中層および上層、未開の下層・中層および上層を経て文明へと、である。どの文化の構成員も、認知プロセスに文化による違いが認められる。

　価値観と信念は、文化変容によって一部または全部が変わる可能性がある。文化の変化と文化変容は普遍的である（Segall *et al.*, 1990）。これらの著者らはまた、文化変容の圧力は、文化の違いによる力関係および伝統的（社会中心型）文化の間での力関係を反映して、不均衡に伝わると指摘している。一部の文化は他の文化に比べて、文化変容の圧力を受けやすいといえる。内部の文化ダイナミクスが、外部の文化ダイナミクスの影響を受けるとき、文化変化が引き起こされる。文化間の関係もまた、内集団および外集団とその相互関係から影響を受ける。このように、文化変容の後遺症として多数の変化がもたらされ、さまざまな文化集団がさまざまな速度で変化していく。

文化変容：定義

　移住者は新たな文化がもたらす影響と、新たな文化と自文化の相互作用に、さまざまな方法で適応する。一部の移住者は、ホスト文化の特徴を取り入れ、2つの文化の不協和を軽減する傾向がある（同化）。これは、出身文化の特徴を一部保持し、一部放棄しつつ、自己のアイデンティティを再定義す

る複雑なプロセスである。一方、移住者の中には、そうすることに苦労し、距離をおく者もいれば（分離）、ホスト文化の一員になると同時に、自文化のアイデンティティも保持できる者もいる（二文化併存）。少数派文化出身者は、主流に取り込まれたり、支配的なホスト文化によって疎外感を感じたり、社会から取り残されているように感じたりする可能性があるが、これらの要因は、移住者の人種と文化の差異のレベルに基づくと考えられる。

　二文化併存は、移住して新たな文化の中で育てられている子どもに、しばしば認められる。世代間や文化間の対立が多少発生することもあるが、2つの文化を行き来するのは容易だと考える者もいる。「伝統的」な考え方と、「あまり伝統的ではない」考え方をめぐる世代間の対立は、家庭内に緊張をもたらす場合があり、精神疾患に関連があることが明らかにされてきた（Bhugra, 2004b）。自分自身の文化と文化的アイデンティティおよび他の文化との差異を知ることは、自己の認知反応と情緒反応に影響を与える。しかし、アイデンティティが慎重に育まれない限り、その発達は混乱を招き、情緒、認知および身体における変化を引き起こす可能性があり、これには文化的価値観がすべて影響を与える。移住者は多くの場合、家族とその他の扶養者を援助するために自分が払っている個人的な犠牲を口にする（Ghuman, 1994参照）。Ghuman（1994, p. 32）は、家族（特に社会中心型文化における家族）が思春期の若者のアイデンティティの発達に重要な影響を及ぼすため、文化間の差異の研究がさらに興味深いものとなると述べている。家族構造はもとより、家族個人個人や1つのまとまりのグループとしての家族の成長は、子どもの成長に影響を与えるのは明らかである。Stopes-RoeおよびCochrane（1991）も、移住者の子どもが経験しやすい変化を指摘している。より大きな社会に適合しようとする中での行動の変化は、態度の変化よりも早く生じる傾向がある。

文化的アイデンティティ

　文化的アイデンティティには、特定の集団内で共有されるさまざまな社会的特徴が含まれる。文化的アイデンティティは、個人の独自性の定義に役立ち、ジェンダー、民族性、人種、宗教、職業などで構成される。それは、社

第4章　グローバリゼーション：国内の境界および国外との境界

会的行動、服装、食物、ライフスタイル、宗教的信念などによって個人を他者と区別する。個人的アイデンティティと文化的アイデンティティの保持を試みることは、特に歓迎的ではないホスト環境に直面した場合に、個人的なレベルにおいても著しい対立を引き起こす可能性がある。人種的・文化的アイデンティティと相互の不信／誤解に基づく差別（現実の差別であれ差別を受けたという認識であれ）は、社会における個人および少数民族集団の周辺化を引き起こし、これらの人々がメンタルヘルスおよび犯罪上の問題行動を起こしたり、そのようになる率が高かったり、実際より大げさに喧伝されてしまう可能性がある。

精神障害の有障害率

過去1世紀にわたる研究では、移住が、移住者コミュニティにおける精神障害発症の重要な要因として、繰り返し認められてきた。グローバリゼーションの進行に伴い、予防学と病因学の視点から、移住はさらに重要性を増しつつある。多数の研究において、移住者の精神病（統合失調症など）の有病率の高まりが明らかにされ、さまざまな社会病因学的概念が生まれた。そして、英国およびオランダなどの西側諸国のアフリカ人およびアフリカ系カリブ人移住者に見られる統合失調症の高い有病率（地元民と他の人種集団との比較）の詳しい調査が実施されてきた（Bhugra, 2004b, c）。さまざまな交絡因子を統制した後でも、精神病性障害の高い有病率が一貫して認められた。差別、社会的不利、成功度の低さ、および自民族密度はすべてこれと関連していた。

異文化間の人々の異動を増やすグローバリゼーションの拡大は、この分野における疫学研究を増やさなければならないというニーズを浮き彫りにした。ホスト文化におけるサービスについても、これに備え、高まる需要に応え、疾病負担を軽減するために、文化に十分配慮したメンタルヘルスサービスを開発しなければならない。少数民族コミュニティにおいてメンタルヘルスにかかわる疾患の増加をもたらす要因の理解が、保健医療制度と政治制度で深まれば、予防戦略も大いに効果を上げることができる。

本書の Kirkbride および Jones による章（第2章）と、Liu および Cheng に

よる章（第3章）に見られるように、疫学データは全体像の一面を提供するにすぎない。分母と分子の両方について混乱を招く可能性がある、疫学的方法に関する問題が存在する。民族性と比較可能なデータの定義は、さらなる問題をもたらしうる。しかし、定性データと定量データを組み合わせることが、前進のための最善の方法である。Kleinman（1980）が強調したように、ある文化で開発されたアセスメントツールが、概念的等価性を考慮せずに無分別に使用されれば、カテゴリーの錯誤が生じ、不正確な数字が算出される可能性が高い。文化的に適切な規範の理解と測定に、イーミックなアプローチを使用することで、コミュニティにおける疾病の有病率と負担の両方について実態を示しやすくなる。開発可能なアセスメントツールや実施可能な異文化間比較の数には限りがあるため、定量的アプローチと定性的アプローチを組み合わせることが、研究者と臨床医の両方に役立つであろう。

おわりに

　グローバリゼーションには肯定的側面と否定的側面の両方がある。このうち、心理的距離の減少、相互結合性の強化、他の文化の強みと弱みの認識などを含む肯定的要素は、過渡期の文化に進むべき道を示すものとなる。一部の文化は、乗っ取られると感じたり、文化を否定されると感じたりして、より宗教的または原理主義的な立場に戻ることで対応する場合があり、深刻な危機に直面している。当初は概して経済的視点であったグローバリゼーションだが、経済的要因がそのプロセスに影響を与え続け、それに文化が反応し、形作られていく傾向がある。グローバリゼーションのプロセスはまた、苦悩の説明モデルと援助探索にも影響を与える。経済的視点の転換に伴い、医療制度も変化する。関係者の反応と、適切な資源に対するニーズも変化する。研究者と臨床医は、文化それ自体と個人とは異なるペースで変化することに注目すべきである。これはまた、同一家族においても認められる場合があり、家族構成員の文化変容のレベルが異なることがある。グローバリゼーションは必ずしも文化全体にわたる完全な均一性をもたらすものではなく、文化相対主義のレベルが変化するのだといえる。これらの要素を深く理解することは、政策立案者、計画者および精神医療専門家に役立つであろう。

【参考文献】

Arnett, J. J. (2002). The psychology of globalization. *American Psychologist*, **57**, 774–83.

Becker, A. E. (2004). Television, disordered eating and young women in Fiji. *Culture Medicine and Psychiatry*, **28**, 533–59.

Berry, J. W. (1992). Acculturation and adaptation in a new society. *International Migration*, **30**, 69–85.

Berry, J. W. (1997). Immigration, acculturation and adaptation. *Applied Psychology: An International Review*, **46**, 5–68.

Berry, J. W. (2007). Acculturation and identity. In D. Bhugra and K. S. Bhui, eds. *Textbook of Cultural Psychiatry*. Cambridge: Cambridge University Press.

Bhugra, D. (2004a). Migration, distress and cultural identity. *British Medical Bulletin*, **69**(1), 129–41.

Bhugra, D. (2004b). *Culture and Self-harm: Attempted Suicide in South Asians in London*. Maudsley Monographs 46. London: Psychology Press.

Bhugra, D. (2004c). Migration and mental health. *Acta Psychiatrica Scandinavica*, **109**(4), 243–58.

Bhugra, D., Mallett, R., Leff, J. (1999). Schizophrenia and African-Caribbeans: a conceptual model of aetiology. *International Review of Psychiatry*, **11**(2), 145–52.

Charlesworth, S. J., Gilfillan, P., Wilkinson, R. (2004). Living inferiority. *British Medical Bulletin*, **69**, 49–60.

Ghodse, H. (2003). Commentary on globalization and psychiatry. *Advances in Psychiatric Treatment*, **9**, 470–3.

Ghuman, P. A. S. (1994). *Coping with Two Cultures*. Cleveden: Multilingual Matters.

Gupta, S., Bhugra, D. (2009). Globalization, economic factors and prevalence of psychiatric disorders. *International Journal of Mental Health*, **38**(3), 53–65.

Hertzman, C. *et al.* (2010). Tackling inequality: get them while they are young. *British Medical Journal*, **340**, 346–8.

Hofstede (1980/2001). *Culture's Consequences: International Differences in Work-Related Values*. Newbury Park, CA: Sage.

Hunter, D., Popay, J., Tanahill, C., Whitehead, M. (2010). Getting to grips with health inequalities at last. *British Medical Journal*, **340**, 323–4.

Jones, K., Woollard, J., Bhugra, D. (2010). Modern social networking and mental health. In C. Morgan and D. Bhugra, eds. *Principles of Social Psychiatry*. London: Wiley-Blackwell.

Kleinman, A. (1980). *Patients and their Healers in the Context of their Culture*. Berkeley, CA: University of California Press.

Layton-Henry, Z. (1992). *The Politics of Immigration*. Oxford: Blackwell.

Marmot, M. (2004). *Status Syndrome: How Your Social Standing Directly Affects Your Health and Life Expectancy*. London: Bloomsbury.

Marmot, M. (2010). *Strategic Review of Health Inequalities in England*. UCL: London, final report.

Morgan, L. H. (1877). *Ancient Society*. NY: Henry Holt.

Okasha, A. (2005). Editorial: globalization and mental health. *World Psychiatry*, **4**, 1–2.

Patel, V., Boardman, J., Prince, M., Bhugra, D. (2006). Returning the debt: how rich countries can invest in mental health capacity in developing countries. *World Psychiatry*, **5**(2), 67–70.

Pickett, K. E., James, O. W., Wilkinson, R. G. (2006). Income inequality and the prevalence of mental illness. *Journal of Epidemiology & Community Health*, **60**, 646–7.

Rex, J. (1987). *Race Relations in Sociological Theory*. London: Routledge and Kegan Paul.

Rose, N. (1996). *Inventing Ourselves: Psychology, Power and Personhood*. Cambridge: Cambridge University Press.

Sashidharan, S. (1993). Afro Caribbeans and schizophrenia. *International Review of Psychiatry*, **5**, 129–44.

Segall, M. H., Dasen, P. R., Berry, J. W., Poortinga, Y. H. (1990). *Human Behaviours in Global Perspective*. NY: Pergamon Press.

Stiglitz, J. (2002). *Globalization and its Discontents*. London: Allen Lane.

Stopes-Roe, M., Cochrane, R. (1991). *Citizens of this Country*. Cleveden: Multilingual Matters.

Tseng W-S. (2004). *Handbook of Cultural Psychiatry*. San Diego, CA: Academic Press.

Tylor, E. B. (1865). *Researches into the Early History of Mankind and Development of Civilization*. London: John Murray.

Wilkinson, R. G. (2005). *The Impact of Inequality: How to Make Sick Societies Healthier*. NY: New Press.

第5章

移住前、人格および誘発因子

トーマス・ストンプ（Thomas Stompe）
デイビッド・ホルザー（David Holzer）
アレキサンダー・フリードマン（Alexander Friedmann）[1]
ディネッシュ・ブグラ（Dinesh Bhugra）

編者による本章の紹介

　実際の移住のプロセスに先立つ期間は、滞在に向けた準備という点でも、また、文化変容と適応のプロセスに向けた準備という点でも、個人にとって重要なものとなりうる。しかし、この準備は他のさまざまな要因に左右されるため、いつもできるわけではない。移住前の期間も、移住の理由によって決まる。生物学的、文化的または社会・心理学的要因が、移住に対する反応に影響を与える。本章では、Stompe らが、これらの集団における精神障害の有障害率には文化的格差があることを説明する。さらに、人格特性の違いも、教育および社会経済的地位などの他の要因とともに、移住のプロセスに影響を及ぼす。つまり、移住前の期間がその後の適応と定着に影響を与えるといえる。Stompe らは、移住者に統合失調症が高率で認められることは、移住の自発性と関連している可能性があると言っている。移住者に受け入れられる治療法の開発には、移住前段階の個人的な体験を理解することが有用である。

1　移住者外来の責任者であった Alexander Friedmann は、2008 年 3 月に亡くなった。
Migration and Mental Health, ed. Dinesh Bhugra & Susham Gupta. Published by Cambridge University Press. © Cambridge University Press 2011.

はじめに

　移住者は一様な集団ではなく、移住もまた一様な現象ではない。多数の移住者が、さまざまな理由から、さまざまな距離を移動する。移住につながる状況、社会的サポートの水準と程度、移住の理由などに応じて、多様な生活領域におけるストレスの多いライフイベントの数々を否応なく引き起こすのは、実際の移住のプロセスなのである。移住のプロセスは、人格特性、教育、社会経済的地位、過去の移住体験および移住時に携えていく社会資本などの要因の影響を受ける。本書の別の箇所でも述べられているように、実際の移住のプロセスは、移住前、移住過程、移住後の3段階に分けられる。これらの3段階に従い、誘発因子をさまざまな視点から見ることができる。移住前の期間は、数日間から数年間までありうるが、考えられる移住の理由と準備にかけられる時間によって決まる。教育を理由とする場合は、移住予定者は準備期間を長くとり、その過程に備えることができるであろう。政治的理由で移住する場合は、極めて迅速に逃亡する必要があると考えられる。状況によっては、移住は極めて短期間または一時的なものとなる場合もあるが、その一方で、帰還の可能性が全くない、永久的なものとなる場合もある。このように、移住者が直面するストレスは、根底にある動機に左右される。移住は、労働者、学生、外交官、慈善活動者などによる自発的なものもあれば、政治的あるいは宗教的理由および迫害を理由とした亡命希望者や難民による強制的なものもある。移住が個人の成長や教育面および経済面の発展の新たな機会を提供するのは疑いないが、さまざまな国で、移住者にいくつかの精神障害が高率で認められることが報告されている。これらの症状には、統合失調症（Ödegaard, 1932; Cochrane and Bal, 1987; Harrison *et al.*, 1997; Hutchinson and Haasen, 2004; Cantor-Graae and Selten, 2005; Fearon *et al.*, 2006; Cooper *et al.*, 2008）、気分障害（Bhugra, 2003; Fazel *et al.*, 2005; Swinnen and Selten, 2007）、そして特に心的外傷後ストレス障害（PTSD）（Fazel *et al.*, 2005）が含まれる。本書のKirkbrideおよびJonesによる第2章とLiuとChengによる第3章も参照されたい。本章では、精神障害を誘発する移住前段階の要因の影響と、これらの要因と病前性格との関係に焦点を合わせる。

第 5 章　移住前、人格および誘発因子

背 景

　いくつかの生物学的、心理学的、社会環境的および文化的因子の相互作用の結果、病因学と疾病管理学における生物・心理・社会モデルが発達した。この相互作用の中心にある個人は、環境因子と文化的因子に囲まれている。現象が発生してくるのは、これらの因子の相互作用と、個人の苦悩に対する社会の反応に影響される。人格因子と過去のレジリエンス（回復力）の体験は、個人がライフイベントにどのように対処するか、また、新たな環境にどのように適応するかを決める。文化変容のプロセスはさまざまな因子によって決まるが、これには過去の体験、社会的期待および人格特性が含まれる。

　遺伝子型は、文化と民族集団により複雑に変化する。過去 25 年間に膨大な量のデータが収集され、研究されてきた。当然ながら、ヒトゲノムが、個人のストレスとストレス因子への対処を可能にする（de Jong, 2007）食習慣、出生前のケアと妊娠中の感染は、高い確率で個人面、社会面および認知面の発達に影響を与える（Mung'Ala-Odera et al., 2004; Bangirana et al., 2006）。中核となる遺伝子型は、国境を越えて運ばれるが、ストレスと感染症への反応が変化することがあり、その結果、別の脆弱性因子が生じる。生物学的・遺伝的因子は、個人の一生を通じて、その発達に影響を与え続ける。

文化的因子

　文化は、芸術、民話、法律およびその他の機能に組み込まれた、明確な生活パターンと、価値観、態度、信念の共有として定義される（Assman, 1988）。個人はある文化の中へと生まれるのであって、ある文化とともに生まれるのではない。文化はダイナミックで、他の文化との直接的または間接的な接触の結果、常に変化している。さらに、個人は複数の文化的アイデンティティを持っており、それは文化、民族性、ジェンダー、しつけ、教育などにかかわりがあるといえる。文化はさまざまな方法で定義されてきた（Kroeber and Kluckhohn, 1952）。文化は文化的記憶を伴い、それは子どもの発達と認知発達に不可欠である。また文化的記憶は、個人が移住する際に極めて重要となる。過去、文化、親族および家族の記憶が、世代間の継承を確かなものにするのである。そのような記憶の喪失は、文化的死別を引き起こ

す場合がある（本書の後続章を参照）。文化的記憶は、個人が自分自身を他の集団とは別のある集団と同一視させる。このような記憶の創造には、感傷的なものもあれば、否定的なものもあり、また、架空のものもある。これは文化変容への対処や、個人が他の文化に定着する手段として利用される場合があるが、他の文化も独自の記憶を持っており、これらの記憶が衝突することがある。この記憶の創造または保持は、移住者にとって過去のものであり、かつ、新鮮なものでもある。なぜなら移住者は、移住先の新たな場所で、新たな相手、新たな状況と緊張に対処することになるからである。同一文化内での、もしくは他の文化の構成員への、文化的記憶の伝達は重要である。しかし、特に文化的記憶が理想主義的で、現実または他の（新しい）文化の記憶および認識と合致していない場合、この伝達が対立の原因となる可能性がある。伝達された文化的記憶に組み込まれた意味が、実際に起こっていることに関する真の解釈あるいは入り交った解釈に影響を及ぼすのだ。この記憶は、自己イメージと自尊心も形作る。文化的記憶の伝達は、ある文化的集団に所属している個人と、文化的集団自体の両方の文化的アイデンティティの発達に重要である。文化的記憶は、シンボルと信念などの中核となる文化的価値観の保持に不可欠である。

　民族集団も、共有する信念と、ライフスタイルに共通する特徴、共有する伝統と価値観にかかわる集団的記憶を持っている（Weber, 1972）。民族性は自己に帰属するため社会的カテゴリーとなるが、人種は生物学的な概念である。概念としての人種は、19世紀に英国で正当に評価されるようになったが、これは、肌の色、唇の形、目の色などを中心とした外見をよりどころとしている。人種差別は、ある集団が人種を理由に、教育、政治および保健医療に関して特権を得る現象である。このような、文化、人種または民族性に基づく個人の自己アイデンティティの相互作用も、移住の準備や移住後の新たな文化への適応に影響を与える。

　文化的因子は子どもの認知発達に直接的な影響を及ぼすが、認知発達は育児方式からも間接的に影響を受ける。育児と子どもの発達は、人格の発達に影響する。前述のように、自己概念は文化の影響を受ける（Markus and Kitayama, 1991）。人格の発達と人格のタイプは、文化的価値観と規範によって形作られる（Triandis and Suh, 2002）。たとえば、反社会的人格の特性は、

社会的とはどういうことかが文化によって定義され、その定義が受け入れられると判断されたときに決定される。このように、内的にも外的にも、文化スキーマが自己規制に影響を与えるのである（Tweed and Lehman, 2002）。文化は、内的規制と外的規制の両方を生む。個人の人格は、外的規制に反応するとともに、内的価値観をも育む。自己概念もまた、変化とストレスに対処するさまざまな戦略を確かなものとする。

Cross（1995）は、自立した自己概念は、ストレスへの対処戦略と明らかに関連があると報告した。したがって、個人の自己に対する見方と自己評価が、適応への対処で重要となる。移住者が社会的・経済的地位あるいは財政状態について、移住後に達成したいと願っていることと実際に達成することとの関係は、文化的・個人的価値観の影響を受ける。この願望と達成との不一致は、統合失調症の高率を説明付ける因子と考えられると言われてきた（Bhugra *et al.*, 1999; Mallet *et al.*, 2003）。疾患に関する信念は、援助探索と治療のアドヒアランス（忠実度）に影響を与える。前述のように、英国のアフリカ系カリブ人に統合失調症が高率で認められることは（Harrison *et al.*, 1997; Bhugra *et al.*, 1997; Sharpley *et al.*, 2001; Kirkbride and Jones 本書）、オランダの一部の移住者についても同様な高率が認められること（Selten *et al.*, 2001）とともに、いくつかの研究で確認されてきた。これらの研究の中には、少数民族コミュニティ出身の対象者が移住者ではないものもあるため、高率の説明における民族性と人種に、興味深い疑問が投げかけられた。これらの差は遺伝的であるとは考えにくく、社会的な影響による可能性が高い。ここに社会的挫折仮説（Selten and Cantor-Graae, 2005）、すなわち、願望と達成との不一致がかかわっているものと思われる。しかし、これらの仮説はどちらも、移住前段階の検証が必要である。移住が計画的であり、しかも教育や経済的な理由による場合、当然のことながら願望は異なり、まさに願望が高いということも考えられる。移住が突然のことで計画する時間がなければ、願望は比較的低くなるだろう。これについてはさらに調査が必要である。政治的移住者または難民の場合は、願望は生き抜くという基本的なものとなるだろう。

社会的因子

失業、粗末な住居、都市化、過密および家族構成の変化（たとえば、合同

家族から核家族への変化）などの社会的因子は、メンタルヘルスの不調に関連があることが明らかにされてきた。人々は移住するとき、1つ以上のこれらの因子に直面するが、移住前段階でこれらを体験していた場合、さらに多くの因子にさらされる。急激な社会変化もまた、メンタルヘルスの不調に結び付けられてきたが（Rumble *et al.*, 1996）、このように以前から存在するメンタルヘルスの脆弱性により、社会的サポートが不足していれば特に、移住後の精神疾患につながる可能性がある。

　社会的因子の相互作用とメンタルヘルスの不調との相関を解明することは、困難である。粗末な住居、失業および不十分な教育などの社会的因子は貧困にも関連しており、貧困それ自体が、特定のタイプの精神疾患の高率と相関している。さらに、不況時や借金をしている間は、必然的に精神障害の率が高まる。貧困と栄養失調は、身体的・精神的な不健康を悪化させ、事故につながる可能性もある（Patel and Kleinman, 2003）。このように、移住前の体験は、特に移住が突然で緊急である場合、移住のストレスに対する個人の脆弱性を増す。

経済的因子

　裕福で、頻繁に移動を体験している移住者は、移住後、大きく異なる体験をすることになる。定期的にあちこちを移動する映画スター、ポップスター、外交官、軍人およびその他の集団は、移住前の期待と移住後の体験がさまざまに異なる。さらに、資産を運ぶ方法や財源の利用という点でも、大きく異なるであろう。同一国内または国境を越えて移動するゆえに社会的サポートが限られてしまうとき、貧困に陥り家庭崩壊が起こることがある。これらの体験は、特に幼少期の愛情不足と結び付いた場合、成人期に社会的孤立となって現れ、これは移住後悪化する可能性がある。このように、経済的因子は新たな国における定着に影響を与える。

教　育

　低学歴は、移住前および移住後の体験に影響を及ぼす。高学歴者は、自分の資格が認められない場合、新たな文化への適応に困難を感じることがある。たとえば、ある国で弁護士だった人が、移住後自分の経験と学歴が妥当

ではないことを知り、その能力と業績よりも劣る仕事に就かなければならないことがある。これは願望が達成されない場合に相当し、自尊心に影響を及ぼすといえる。同様に、医学研修など、新たな国では認められない職業がある。高学歴者や低学歴者は、新しい状況への適応を難しいと感じる可能性がある。

人　格

　個人の人格は遺伝的因子と環境因子の混合であるが、何に正常というレッテルが貼られ、何が逸脱していると見なされるかは、文化と社会によっている。個人の人格の中核には自己概念があり、これは文化の影響を非常に強く受ける（Morris, 1994）。自己の文化的意味は社会構造と関連があり、それゆえ、自己概念は内部と外部の両方から見る必要がある。Morris（1994）は、文化的カテゴリーの1つとしての自己概念は、文化的パラダイムによって類型化されると主張している。したがって、自己概念は文化の影響を受け、そのため変化しやすい。Morris（1994）によれば、自己とは人間の人格構造における不変の要素であり、同時に人間社会の活動の本質を成し、ひいては社会相互作用の中核を成す。それゆえ個人的アイデンティティは、文化構造、すなわちその文化が集産主義的か個人主義的かによって特徴付けられる。このように個人的アイデンティティは、出身文化のタイプに縛られるといえる。ただし、集産主義的な文化のすべての構成員が集産主義的な価値観を持つようになるというのはありえない。当然のことだが、文化変容の結果、これらの価値観が変わることはある。集産主義型社会出身の自己中心的な人は、自己中心型社会への適応が容易だと我々は考えるが、これには実験に基づく検証が必要である（詳しい議論についてはBhugra, 2005を参照）。

　一部の文化で、男女ともに文化特有の、文化規範的な行動を期待されるのは当然である。Castillo（1997）は、スワット谷に住むパタン族出身の男性は銃を所有し、「誰も信頼せず」、常に警戒し（異常なほどに警戒しているとさえ言える）、名誉と個人的な所有権をいかなる犠牲を払ってでも守るので、西洋の基準では独占欲が強く、おそらくは不適応な行為をする人であるが、人格障害ではないと指摘した。女性が家族以外と付き合うことが許されている欧米社会においては、女性のために名誉をかけて人を殺すという考え方は衝

撃的であり、西洋の基準では明らかに病的と見なされる。同様に、Castillo（1997）は、スキゾイド人格の例を挙げ、よい知らせや悪い知らせに超然とし動じないことが、好ましい行動の見本であるとされるヒンズー文化とこの人格との類似点を説明している。このような行動は、西洋文化では病的と見なされる。Castilloによって明らかにされた別の例は、スペイン系男性が演技性人格に似た行動を示すという、誇張された男らしさに関するものである。Paniagua（2000）は、自己愛性人格の症状は多くの文化において認められるが、これらは病的ではないと説明している。Paniagua（1998）は、スペイン系文化における男らしさの逆はマリア崇拝で、その考えの下では女性が特に男性に対して、服従し、従順であり、依存し、内気でおとなしくすることを期待される。これらの女性の特徴の多くは依存性人格に現れるものであると指摘する。これらの例は、2つのことを示している。第一に、一部の人格特性は、いくつかの文化に共通して見られるもので、病的とされるべきではないこと、そして第二に、これらの特性は、新たな文化に持ち込まれ、移住に対する反応の中で、誇張されたり、消滅したりすることである。ただし、これも引き続きさらに詳しく調査研究する必要がある。

　MacLachlan（1997）は、文化が自己構築に強い影響を与えること、そして、自分と他者とを比較することで自分自身について説明できるということを、非常に説得力のある方法で指摘している。この結果、個人の社会的アイデンティティが「他者」との関係において決定的に重要となる。文化には正常とされることへの期待が必然的に含まれる。それゆえ人格障害という概念は、それが西洋の文化的規範の影響を受け、西洋の診断分類に含まれているという点だけでなく、興味深いことに、異常と正常との境界線が非常に狭く、法的概念に基づいて解釈される点で、難しさのもととなる。

　覚えておかなければならない問題が2つある。第一に、一部の文化における、いくつかの特有の正常性と、新たな文化におけるそれらの誤用の可能性で、これが誤診につながる場合がある。第二に、一部の人格の持ち主が、移住のプロセスに脆弱性を持ち、それがどのようにして移住に影響するかという問題である。

　一部の文化におけるいくつかの人格特性の存在を出発点として取り上げる中で、AlarcónとFoulks（1995a, 1995b）が重要な問題を強調している。2

人は人格障害の人は、どの行動をより重視し、どの行動をあまり重視しないかを決定する際に、文化的因子と社会的因子を利用するという、非常に説得力のある主張をしている。

AlarcónとFoulks (1995a) はまた、人格障害に関する議論はエスカレートしやすいが、これは生物学的因子が理由と考えられると示唆している。さらに、これらの障害が区別できるものなのか、スペクトラム上に存在するものなのか、また、個人や文化に適用できるのかなどは、文化と人格特性および人格障害の関係に対する研究と理解に、興味深い疑問を投げかけている。人格は個人に特有で、これによって個人と他者とが区別されるとともに、それは生涯にわたる生命体と環境との相互作用プロセスの結果でもある（Berry et al., 1992）。そこで、これらの著者らは臨床医に対し、個人の行動の違いを、より恒久的な心理学的傾向または特定の状況に対する反応として理解するよう要求している。このように、精神力学的理論、特性理論および社会学習理論のすべてが関与しており、これらは皆文化の影響を受けている。Berryら (1992) によれば、どの文化にもある特性とは、つらいことが、自分の内側から出たものか外側から来たものか説明する力とか、感情を表現すること、コミュニケーションおよびコミュニケーションの様式に関する問題に対処できることだと言う。特定の文化の下にある国民性または人格の特徴は、個人が自分の特性および人格のタイプを知る近道になる。でも、近道ゆえに、個別の特徴を無視したりステレオタイプに陥ってしまう問題がある。たとえばSow (1977, 1978) は、アフリカ人の性格は同心円状に層を成しており、一番外側が身体で、一番内側が霊的世界の原則であるとことを強調している。このように、Morris (1994) が説明したような自己概念が理解され始めている。

AlarcónとFoulks (1995a) も、人格の個別性概念とスペクトラム概念の区別に関する重大な問題を提起している。2人は、より説得力のある概念化が徐々に見られるようになってきており、そこでは説明ツール、病因または診断ツールとして文化が使用されていると指摘する。そして、具体的な状況に対処するための行動戦略を立てるために、人格様式が貢献すると主張する。正常な発達は、家族内、親類内、あるいは社会全体のいずれの場所で、育児に始まり、仲間内のプレッシャー、環境との相互作用に至るまで、いろいろなものの影響を受ける。個性が発現していくプロセスは、社会中心型文

化であるか自己中心型文化であるかを含む、さまざまな因子の影響を受ける。自己中心的な観点では、個人を個々のアイデンティティと考えるので、個人と環境の境界は、より厳格に分かれる。しかし、社会の期待とそれに対する個人の反抗心から、個人が自らの心を制し、自分のペースで個性を育んでいく場合もある。

　ある文化の出身者が移住して別の文化の一員となるとき、文化変容の結果生じる行動は、さまざまなレベルで変化を受けやすい。急に行動が変化する場合もあり、また、親類、家族あるいは集団のメンバーによって行動変容のレベルが異なると、臨床的介入がさらに難しくなる。ゆっくりと文化変容した場合は、新たな文化からの批判を受けやすく、急速に文化変容したときは、自集団の構成員からの批判を受けやすい。

　前述のように、ジェンダーの役割とジェンダーの役割に対する期待は、個人に対する期待とともに、人格の発達に重要な役割を果たす。男性らしさと女性らしさは、文化によって意味が異なる場合がある。さらに、Hofstede（2000）が説明してきたように、文化それ自体が、男性的な文化と女性的な文化とに分けられる。AlarcónとFoulks（1995a）が提言するように、行動と人格の文化的文脈化という原則を適用することが、極めて重要である。

　精神病理の説明と解釈をもたらす文化の役割は、先に示唆した。適切な診断ツールを使用した研究評価と研究開発は、文化に十分配慮したものでなければならない。文化は行動の解釈を可能にする。しかし、特に文化的文脈が劇的に変化する場合、あるいは、たとえ変化が極めてわずかであっても、正常な行動が異常または逸脱していると再分類された場合、移住前段階では「正常」と見なされていたことが異常となる可能性がある。人格障害にほぼ等しい問題と見なされる人格特性の重視は、さらに一連の問題を引き起こすことになる。

　表5.1は、AlarcónとFoulksの説明から取り出したいくつかの問題を示し、これらをDSM-IVの診断カテゴリーに分類して表示している。一部の例は、既に本章の前の部分で取り上げられている。

　DSM-IVは依然として重要なシステムであるが、これは米国文化の影響を非常に強く受けている。人格は、新しい文化における他者の反応にかかわる重要な一面でもある。たとえば、特に安全保障に対する意識が高まっている

表 5.1　一部の人格特性と DSM-IV カテゴリー
(MacLachlan, 1997 および Alarcón and Foulks, 1995a も参照)

	行　動	多く見られる文化	DSM-IV カテゴリー
1	秘密主義／不信感	アラブ、地中海沿岸	妄想性
2	恍惚状態での意味不明発言 変わった宗教観念	福音派	統合失調型
3	無関心 愛着の欠如	ヒンズー	スキゾイド
4	自傷	アラブ、アメリカ先住民	境界性
5	情動性 誘惑性 自己中心的 劇的	地中海沿岸スペイン系	演技性
6	派手 尊大	ラテンアメリカ系	自己愛性
7	不信 神経過敏　ひきこもり	抑圧された集団	回避性
8	抵抗せずに服従	ラテンアメリカ系女性	依存性

　最近では、ある人が官僚主義にかたくなな行動をとる場合、あるいは官僚主義に疑念を抱いている場合、官僚が不適切な反応をした結果、妄想反応がエスカレートする可能性がある。家庭で刷り込まれた学びを通じて、個人が境界性または反社会性の行動につながる防衛手段を身に付けることも考えられる（Alarcón and Foulks, 1995a）。

　Alarcón と Foulks（1995b）は、文化の違いを超えて活動している診断医にとって重大な問題は、理想的な人格型、典型的な人格および非定型の人格を、文化的視点から区別する必要性だと言って、重要な提言をしている。人格障害の診断の妥当性と信頼性は比較的低いという事実にもかかわらず、臨床医にとっては、根底にある人格特性が、ある文化に所属する人々の規範的行動の理解に重要となっている。人間は、生まれながらに備わっている遺伝的な資質と、生まれついた文化から受け継いだ資質とを持っている（Lidz, 1979）。文化は人間の発達に貢献する多くの因子の１つであり、それゆえ、文化の違いを超えて活動する際には、臨床医はさまざまな因子とこれらの因子の複雑な相互作用の可能性に目を配らなければならない。

臨床医は、研究基準と診断ツールの受け入れは可能だと考えるかもしれない（Loranger et al., 1994）が、これらが異なる文化において提案されたカテゴリーであることはほぼ間違いない。さまざまな人格障害の有病率は文化によって異なるため（Compton et al., 1991）、これらが文化の差異に関連のある真の相違なのか、あるいは、異なる方法が使用された結果としての人為的な相違なのか、説明が求められる。Tseng（2001）が指摘するように、それぞれの社会において、文化が期待する行動から著しく逸脱した行動をとる人々がいるということ、また、そのような逸脱を確認するための閾値にもばらつきがあるということに、議論の余地はない。

自己選択または放浪仮説

移住前段階におけるもう1つの重要な因子は社会的放浪のプロセスで、農村部から都市部へと発生することがあり、あるいは、移住者が好んでこのような移動を行うこともある。このプロセスはまた、最近見られるフランスからのロマ族の追放のように、強制移住につながることもある。このように、国家政策とトラウマ的イベントの両方がこの原因となりうる。本章では心的外傷後ストレス障害（PTSD）について議論するつもりはない。PTSDはそれ自体、移住を誘発したり、トラウマとなる突然の移住のプロセスに続いて発生したりすることがある。

役割に対する期待については、移住前と移住後の両方の段階で、さらに研究を進める価値があるだろう。役割をめぐるストレスは、役割の対立、役割への期待に関する曖昧性と役割の評価に関する曖昧性に関連があると思われる（Naditch and Morrissey, 1976）。人格特性と組み合わされれば、これらは移住過程と移住後の適応期間に利用できる対処戦略への手掛かりを与えるものとなるであろう。

このように、移住のプロセス、集団の不均一性、新たな国に対する期待と願望が、新たな国からの反応とともに、個人がどのように定着し、新しい状況に適応し、文化変容を遂げるかを決定する。移住の理由と、移住のプロセスに向けた準備に利用できる時間は、特に文化的因子もかかわっている場合、移住後の定着に影響を及ぼす。Stompeら（2010）は、彼らの研究対象者の自発的移住者は統合失調症を発症しやすかったが、強制移住者は神経症

を発症しやすかったと報告した。興味深いことに、イスラム諸国出身の移住者は薬物乱用障害の率が低かった。移住前段階でトラウマ的ストレスを体験した人々は、移住後、神経症性障害とストレス関連障害を発症した。この研究は、移住前期間の体験と移住後の適応に対するその影響を、ある程度掘り下げて説明している。しかし、データはウィーンの外来施設で 12 年間にわたり収集されたものであった。研究では、転帰の違いと、移住前段階の宗教およびその他の因子の役割についても説明している。

移住のプロセスでは、個々の移住者の人格特性が、文化的価値観または「文化の人格」と相互に作用し、移住者の定着と文化変容の可能性に重要な役割を果たす。

おわりに

移住のプロセスに対する反応は、過去の肯定的および否定的なライフイベントに対処した体験に左右される。小児期の発達と人格は、対処戦略を考えるのに役に立つ。移住後は、文化的死別、カルチャーショックまたは文化的対立の可能性が、新たな文化への適応に影響を与える。すべての移住者がこのプロセスを体験するわけではないが、特に移住が強制的なものである場合、臨床医はこれを認識しておかなければならない。定着という次の段階への移住者の適応における人格と移住前期間の役割について理解するには、これらが個人のレベルでの文化変容であるか、集団レベルでの文化変容であるかにかかわらず、さらなる研究が必要である。移住前期間にストレスが多かった場合、新たな国に到着後、神経症性障害を発症する可能性がある。しかし、これらの体験は整然と 1 つにまとめられるものではなく、新たな文化の性質、新たな文化による受容と歓迎とともに、教育、経済的地位および社会資本などのその他の因子も影響を及ぼす。移住者の文化的アイデンティティと人格因子は、苦悩の慣用表現と説明モデル、対処戦略とともに、移住後の適応において役割を果たす。臨床医は、個人をアセスメントの中心に据えつつも、各移住者の文化と、より大きな（新たな）文化も、個人の苦悩を理解するプロセスの一部と考えつつ、個々のプロセスを考慮しければならない。

【参考文献】

Alarcón, R. D., Foulks, E. F. (1995a). Personality disorders and culture: contemporary clinical views (Part A). *Cult Diversity and Mental Health*, 1, 3–17.

Alarcón, R. D., Foulks, E. F. (1995b). Personality disorders and culture: contemporary clinical views (Part B). *Cult Diversity and Mental Health*, **1**, 79–91.

Assmann, J. (1988). Kollektives Gedächtnis und kulturelle Identität. In J. Assmann and T. Hölscher, *Kultur und Gedächtnis*. Frankfurt am Main: Suhrkamp, 9–19.

Bangirana, P., Idro, R., John, C. C., Boivin, M. J. (2006). Rehabilitation for cognitive impairments after cerebral malaria in African children: strategies and limitations. *Tropical Medicine & International Health*, **11**, 1341–9.

Berry, J., Poortinga, Y. H., Segall, M. H., Dawson, P. R. (1992). *Cross-Cultural Psychology*. Cambridge: Cambridge University Press.

Bhugra, D. (2003). Migration and depression. *Acta Psychiatrica Scandinavica* Suppl., **418**, 67–72.

Bhugra, D. (2005). Cultural identities and cultural congruency: a new model for evaluating mental distress in immigrants. *Acta Psychiatrica Scandinavica*, **111** (2), 84–93.

Bhugra, D., Leff, J., Mallett, R., Der, G., Corridan, B., Rudge, S. (1997). Incidence and outcome of schizophrenia in Whites, African-Caribbeans and Asians in London. *Psychological Medicine*, **27** (4), 791–8.

Bhugra, D., Mallett, R., Leff, J. (1999). Schizophrenia and African-Caribbeans: a conceptual model of aetiology. *International Review of Psychiatry*, **11** (2), 145–52.

Cantor-Graae, E., Selten, J. (2005). Schizophrenia and migration: a metaanalysis and review. *American Journal of Psychiatry*, **162**, 12–24.

Castillo, R. J. C. (1997). *Culture and Mental Illness*. Pacific Grove, CA: Brooke/Cole.

Cochrane, R., Bal, S. (1987). Migration and schizophrenia: an examination of five hypotheses. *Social Psychiatry*, **22**, 181–91.

Compton, W., Helzer, J., Hwu, H. *et al.* (1991). New methods in cross cultural psychiatry: Psychiatric illness in Taiwan and the US. *American Journal of Psychiatry*, **148**, 1697–1704.

Cooper, C., Morgan, C., Byrne, M. *et al.* (2008). Perceptions of disadvantage, ethnicity and psychosis. *British Journal of Psychiatry*, **192**, 185–90.

Cross, S. E. (1995). Self-construals, coping, and stress in cross-cultural adaptation. *Journal of Cross-Cultural Psychology*, **26** (6), 673–97.

de Jong, J. T. (2007). Traumascape: an ecological – cultural – historical model for extreme stress. In D. Bhugra and K. Bhui, eds. *Textbook of Cultural Psychiatry*. Cambridge: Cambridge University Press, pp. 347–63.

Fazel, M., Wheeler, J., Danesh, J. (2005). Prevalence of serious mental disorder in 7000 refugees resettled in western countries: a systematic review. *Lancet*, **36**, 1309–14.

Fearon, P., Kirkbride, J. B., Morgan, C. *et al.* (2006). AESOP Study Group. Incidence of schizophrenia and other psychoses in ethnic minority groups: results from the MRC AESOP Study. *Psychological Medicine*, **36**, 1541–50.

Harrison, G., Glazebrook, C., Brewin, J. *et al.* (1997). Increased incidence of psychotic disorders in migrants from the Caribbean to the United Kingdom. *Psychological Medicine*, **27**, 799–806.

Hofstede, G. (2000). *Culture's Consequences: Comparing Values, Behaviors, Institutions, and Organizations across Nations* (2nd edn). Thousand Oaks, CA: Sage Publications.

Hutchinson, G., Haasen, C. (2004). Migration and schizophrenia. *Social Psychiatry and Psychiatric Epidemiology*, **39**, 350–7.

Kroeber, A. L., Kluckhohn, C. (1952). *Culture: A Critical Review of Concepts and Definitions*. New York: Vintage Books.

Lidz, T. (1979). Family studies and changing concepts of personality development. *Canadian Journal of Psychiatry*, **24**, 621–3.

Loranger, A. W., Sartorius, N., Andreoli, A. *et al.* (1994). The international personality disorder examination. *Archives of General Psychiatry*, **51**, 215–24.

MacLachlan, M. (1997). *Culture and Health*. Chichester: John Wiley & Sons.

Mallett, R., Leff, J., Bhugra, D., Takei, N., Corridan, B. (2003). Ethnicity, goal striving and schizophrenia: a case-control study of three ethnic groups in the United Kingdom. *International Journal of Social Psychiatry*, **50**, 331–4.

Markus, H. R., Kitayama, S. (1991). Culture and self: implications for cognition, emotion, and motivation. *Psychological Review*, **98**, 224–53.

Morris, B. (1994). *Anthropology of the Self*. London: Pluto Press.

Mung'Ala-Odera, V. Snow, R. W., Newton, C. R. (2004). The burden of the neurocognitive impairment associated with *Plasmodium falciparum* malaria in sub-saharan Africa. *American Journal of Tropical Medicine and Hygiene*, **71** (2 Suppl.), 64–70.

Naditch, M. P., Morrissey, R. F. (1976). Role stress, personality and psychopathology in a group of immigrant adolescents. *Journal of Abnormal Psychology*, **85**, 115–18.

Ödegaard, Ö. (1932). Emigration and insanity: a study of mental disease among the Norwegian-born population of Minnesota. *Acta Psychiatrica Neurologica Scandinavica*, **4**, 1–206.

Paniagua, F. A. (1998). *Assessing and Treating Culturally Diverse Clients: A Practical Guide*. Newbury Park, CA: Sage.

Paniagua, F. A. (2000). Culture bound syndromes. In I. Cuéllar and F. A. Paniagua, eds. *Handbook of Multicultural Mental Health*. San Diego: Academic Press, pp. 142–69.

Patel, V., Kleinman, A. (2003). Poverty and common mental disorders in developing countries. *Bulletin of the World Health Organization*, **81**, 609–15.

Rumble, S., Swartz, L., Parry, C., Zwarenstein, M. (1996). Prevalence of psychiatric morbidity in the adult population of a rural South African village. *Psychological Medicine*, **26**, 997–1007.

Selten, J. P. Cantor-Graae, E. (2005). Social defeat: risk factors for schizophrenia. *British Journal of Psychiatry*, **187**, 101–2.

Selten, J. P., Veen, N., Feller, W. *et al.* (2001). Incidence of psychotic disorders in immigrant groups to The Netherlands. *British Journal of Psychiatry*, **78**, 367–72.

Sharpley, M., Hutchinson, G., McKenzie, K., Murray, R. M. (2001). Understanding the excess of psychosis among the African-Caribbean population in England. Review of current hypotheses. *British Journal of Psychiatry*, Suppl. **40**, S60–8.

Sow I. (1977). *Psychiatrie Dynamique Africaine*. Paris: Payot.

Sow I. (1978). *Les Structures Anthropologiques de la Folie en Afrique Noire*. Paris: Payot.

Stompe, T., Holzer, D., Friedmann, A. (2010). Premigration and mental health of refugees. In D. Bhugra, T. Craig, and K. Bhui, eds. *Mental Health of Refugees and Asylum Seekers*. Oxford: Oxford University Press, pp. 23–38.

Swinnen, S. G., Selten, J. P. (2007). Mood disorders and migration: meta-analysis. *British Journal of Psychiatry,* **190**, 6–10.

Triandis, H. C., Suh, E. M. (2002). Cultural influences on personality. *Annual Review of Psychology*, **53**, 133–60.

Tseng, W-S, (2001). *Handbook of Cultural Psychiatry*. San Diego: Academic Press.

Tweed, R. G., Lehman, D. R. (2002). Learning considered within a cultural context: Confucian and Socratic approaches. *American Psychologist*, **57**, 89–99.

Weber, M. (1972). Ethnische Gemeinschaftsbeziehungen. In M. Weber ed. *Wirtschaft und Gesellschaft*. Tübingen: Mohr Siebeck, pp. 234–40.

第6章

民族性、移住とメンタルヘルス：
社会的および経済的格差の役割

ジェームズ・ナズルー（James Nazroo）
カレン・イリー（Karen Iley）

編者による本章の紹介

　移住者は、新たな国で不人気な仕事に就くことが多い。可能な限り早く定着することが実質的な目的であるため、また、経済的な必要性に迫られて、移住者は地元民がやらないような仕事に就くことがある。肉体労働から不人気な専門職に至るまで、移住者は自らの希望が達成されないことに直面する。移住後のさらなる社会的および経済的格差が達成感を低くし、自尊心が満たされないと慢性的なストレスをもたらす。Nazroo と Iley は、多様な民族集団においてさまざまな疾患が高率で見られることを、経済的格差により説明できると主張する。これらの格差は、低所得、粗末な住居、失業、社会的サポートなどに関連している。医療へのアクセスなどその他の因子が、ケアを受けるまでの経路を決定し、サービス提供者の態度が、患者が何を利用できるか、患者にとって何が適切か、患者が何を利用するかを決定する。治療をベースした統計には問題があることは間違いないが、民族性や人種を文化とひとまとめにすることも、医療の提供にかかわる問題である。政策立案者と臨床医に課せられた課題は、単純な疫学データの向こうにある問題を見ることである。

Migration and Mental Health, ed. Dinesh Bhugra & Susham Gupta. Published by Cambridge University Press. © Cambridge University Press 2011.

はじめに

　英国の医療格差に関する文献における最も衝撃的な調査結果の1つは、カリブ系黒人が白人に比べて、精神病初回エピソードの診断を受けて精神病院に入院する傾向が3〜5倍高いことであり（Cochrane and Bal, 1989; Harrison *et al.*, 1988; McGovern and Cope, 1987; Van Os *et al.*, 1996）、一部の研究ではさらに高い率が報告された（Fearon *et al.*, 2006）。この差は、白人と大半の少数民族集団との間でほとんど差がない糖尿病を除けば、他のどの症状よりも、また英国におけるどの民族集団と比較しても大きい（Erens *et al.*, 2001; Nazroo, 2001; Sproston and Mindell, 2006）。このような精神病疾患の高いリスクは、他の先進国の黒人集団でも明白である（たとえば、Breshnahan *et al.*, 2007; Cantor-Graae and Selton, 2005; Cantor-Graae *et al.*, 2005; Robins and Reiger, 1991; Selten *et al.*, 1997, 2001; Veling *et al.*, 2006）。このような結果は大いに懸念されるという点で世界的に合意が得られているが、それらの解釈方法にはばらつきがあり、それゆえ、このような懸念対象が、大きな意見の不一致と議論を引き起こしている。このテーマが、精神障害と民族性／人種的アイデンティティとを結び付ける可能性を秘めていること（Sashidharan, 1993）、したがって、そのような疾患の高いリスクは、民族／人種集団の本質的な特徴によって引き起こされると考えられることを考慮すれば、この論争は意外ではないだろう。

　このような調査結果の解釈方法に見られるばらつきは、それらがさまざまな民族／人種集団の人々の性格と状況を反映しているという見解から、人種差別と人種差別的な研究課題を反映しているという主張まで、幅がある。したがって、研究のエビデンスを額面通りに受け入れるならば、高い有病率が認められるそれらの少数民族集団の特徴を研究することにより、精神疾患の危険因子をさらに研究する機会であると考えられる。さらに、このような格差が、少数民族集団が直面する社会的および経済的格差の結果であると見なされれば、これらの格差を解決する政策の策定に向けて圧力をかけるためにこれらのエビデンスを利用することができる。しかし、データをより批判的に評価した者が、既存の研究にさまざまな方法論的欠陥があることを確認したため、多数の研究・政策コミュニティが調査結果を無批判に受け入れることに対して、また、このことが少数民族の人々の生活と体験に関する既存の

ステレオタイプの肩を持ち、人種に関するステレオタイプな考えを強め、少数民族／人種の人々と精神医療サービスおよび研究コミュニティが相互にかかわるとき、起こる重要な要素としての人種差別への認識不足があることに、疑問が投げかけられている。これらの対照的な立場は、Singh および Burns（2006）と Fernando（2003）のコメントに反映されている。Singh と Burns は次のように述べている。

> 英国のアフリカ系カリブ人コミュニティにおける精神病の過剰は現実のことであり、疫学者および研究者に広く受け入れられている。(p. 649)

および

> 少数民族が〔訳注：メンタルヘルス法に基づいて〕過剰に拘禁されているとことを、主に人種差別のせいだと説明することは、議論につながらず、格差の真の原因の探究を妨げる。(pp. 649～650)

これらのコメントの標的は、精神科医療が制度的に人種差別的であると主張する人々である。Fernando（2003）はその一例である。彼は次のように記している。

> 現在、人種、民族性、ジェンダーおよび階級……をメンタルヘルスの問題の原因として関連付ける方法を実証する広範な理論と研究が存在する。問題は、これらの研究のうち、精神医学研究に言及しているものが1つもないように思われることである。(p. 203)

および、

> 中心となる、そしておそらくは最も深刻な問題は制度的人種差別であり、これは、メンタルヘルスサービスと、そのようなサービスに情報を提供する主要な領域、すなわち心理学および精神医学などを含む、イギリス人に影響を与えるすべての主要な制度に浸透している。(p. 25)

本章では民族／人種間には社会・経済の格差によって精神病疾患のリスクの格差があり、精神科ケア体験のあり方が異なることを強調する立場をとっている。まず、英国において民族の違いによって新たに明らかにされた結果を、主として精神病疾患を中心に説明することから始める。次に、これまで報告されてきた、ときには矛盾する結果について、想定できる説明を行う。その後、導き出された結論の妥当性を読者がより慎重に判断できるように、これらの結果を生んだデータ源を、特に治療率に基づく統計の妥当性を中心に、批判的に再検討する。これを受けて、少数民族の人々のメンタルヘルスサービスの体験と、これが医療の提供と実践に与える意味について考察がなされる。そして、民族性によるメンタルヘルスの格差に関して導き出すことができる結論を述べて締めくくるが、その際、少数民族の人々が直面する社会的格差にメンタルヘルスの格差がどのように組み込まれているのか、また、精神科施設と精神科診療も、これらの広範な格差にどのように組み込まれているのかということに重点がおかれる。

民族性／人種と精神疾患：重要な調査結果の要約

精神病疾患のリスクに見られる民族格差はメンタルヘルス分野における研究の主な焦点とされてきたが、このような研究の大半は治療率の調査に基づくものであった。これは意外ではない。これらの症状の有病率の低さ（100人に約1人）と評価の困難、また、英国における少数民族集団の割合が比較的小さいことから（2001年の国勢調査で、自分は非白人であると回答したのは、人口のわずか7.9％であった）、民族コミュニティにおけるこのような研究の実施が困難になっているのだ。過去30年にわたる英国における治療率の研究では、白人集団と比較してカリブ系黒人の統合失調症の率が高いことが一貫して示されてきた。一般にカリブ系黒人は、統合失調症の初回診断で入院する可能性が白人の3～5倍高いと報告されている（Bagley, 1971; Cochrane and Bal, 1989; Harrison *et al.*, 1988; Littlewood and Lipsedge, 1988; McGovern and Cope, 1987; Van Os *et al.*, 1996）。これらの調査結果は、病院のサービスだけでなく、あらゆる治療形態との初回接触を調査した研究でも繰り返し認められたが（Fearon *et al.*, 2006; King *et al.*, 1994）、そのような研究の1つでは、白人のわ

ずか2倍の率となっていた（Bhugra *et al*., 1997）。さらに最近の研究の一部でアフリカ系民族についても調査が行われ、この集団における精神病疾患の同様な高率が報告された（Fearon *et al*., 2006; King *et al*., 1994; Van Os *et al*., 1996）。精神病疾患が原因で入院した黒人の人口学的特徴の研究は、これらの疾患が特に若い男性によく見られることを示唆しており（Cochrane and Bal, 1989）、英国で生まれたカリブ系黒人の統合失調症の率が移住者よりもさらに高いことを示す研究もあった。広く引用されているある研究では、英国生まれの若いカリブ系黒人男性について、精神病の初回エピソードで入院する可能性が平均よりも18倍高いことが報告された（Harrison *et al*., 1988; McGovern and Cope, 1987 も参照）。

　治療統計に基づくエビデンスの一貫性を考慮すれば、それらが英国の少数民族集団の精神疾患に関する2件のコミュニティベースの全国調査である、第4回全国少数民族調査（Forth National Survey of Ethnic Minorities: FNS; Nazroo, 1997）と、EMPIRIC 研究（Sproston and Nazroo, 2002）において再現されていないことは、少々意外である。概してこれらの研究からは、カリブ系の人々が一般集団に比べて最高で2倍の精神病有病率を示していることが明らかにされた。たとえばFNS（Nazroo, 1997）では、カリブ系黒人の精神病疾患の年間有病率は1000人につき14人であったのに対して、白人集団では1000人につき8人であった（つまり、カリブ系集団の方が75％高い）。ジェンダー、年齢および移住者／非移住者集団による格差を検討したところ、精神病有病率は、男性、若い男性および非移住者男性で、白人等価集団と同程度であった。たとえば、カリブ系男性の精神病性障害の年間有病率は1000人につき10人と推定されたが、イギリス系白人男性では1000人につき8人と推定された（Nazroo, 1997）。これは、若い男性で最も大きな格差が報告された治療データとは対照的であり、コミュニティ調査で認められたカリブ系の人々の高率は、実際にはカリブ系女性に認められる高率によって全面的に押し上げられていたのである。

　その他の少数民族集団における精神病疾患の率に関する調査結果は、さらに入り組んでいる。病院ベースの治療に関する研究は、南アジア系の人々の精神病疾患による入院率が白人と同程度であることを示唆している（Cochrane and Bal, 1989）。ロンドンのある地域（地域の南アジア系集団の大部分がインド出

身）における、統合失調症患者が初回接触するすべての治療サービスに総合的な前向き研究を行ってこれが確認されたが（Bhugra et al., 1997）、ロンドンの別の地域で同一方法を使用したそれ以前の研究は、南アジア系の人々（インドおよびパキスタン出身）の精神病疾患の率は、カリブ系黒人に認められる率と同レベルにまで達していることを示していた（King et al., 1994）。実際、King らの研究は、研究対象となったすべての少数民族集団において、精神病疾患の率が白人集団に比べて高いことと、精神病疾患を発症した白人の大多数は英国出身ではなかったことを示唆している（King et al., 1994）。別の箇所で著者らは次のように述べている。「白人と定義された人々も含め、ほとんど［の患者］は少数民族出身であった」（Cole et al., 1995, p. 771）。これは、精神病疾患に見られる民族格差を調査する際に、カリブ系黒人に特に焦点を合わせ続けるのは、誤解を招く恐れがあることを示している。

治療サービスとの接触に関する一部の調査結果とは対照的に、コミュニティベースの FNS および EMPIRIC の有病率研究では、一般に南アジア系の人々の精神病疾患の率は高くはなく、バングラデシュ人の場合はイギリス系白人よりも低いことがあると示された（Nazroo, 1997; Sproston and Nazroo, 2002）。King ら（1994）と Cole ら（1995）によって導かれた結論を裏付けるものとして、FNS のデータでも、非イギリス系白人に見られる精神病の高い有病率（イギリス系白人集団よりも 75％高い率）が明らかにされたが（Nazroo, 1997）、この結果は EMPIRIC 研究におけるアイルランド人の調査では再現されなかった（Sproston and Nazroo, 2002）。

カリブ系黒人の状況に話を戻すと、白人と比較してうつ病の率が非常に低いことを治療統計が示唆しているのは注目に値する（Cochrane and Bal, 1989; Lloyd, 1993）。精神病性障害の高い有病率に影響を与える可能性のあるほとんどの（非遺伝的）因子は、他の精神病疾患についても高い有病率をもたらすはずであることを考えると、精神病疾患とは際立って対照的なこの結果は不可解である。このような統計は、コミュニティにおけるカリブ系黒人のうつ病の有病率が、実際には白人よりも 50％以上高いということ（Nazroo, 1997）を示す FNS のエビデンスと合せて考察された場合、一層の混乱を招く。さらに研究では、この高い有病率にもかかわらず、カリブ系黒人のうつ病治療率は他のどの集団よりもはるかに低く、他の集団とは異なり、うつ病

の症状とは関係がなく、つまり症状が重症であろうとなかろうと、カリブ系黒人の治療率は低いということが示された（Nazroo, 1997）。

　エビデンスに関するこのようなレビューは、黒人集団における精神病疾患の高率に関する統計の解釈に問題があることを示している。にもかかわらず、それらは高いリスクの根本的な原因として考えられることを議論し、研究する際の基礎を成してきた。そこで、これらの統計の方法論的基盤を批判的に分析する前に、高いリスクについて考えられる説明を、民族／人種集団の特徴に焦点を合わせた説明と、少数派集団が直面する格差に焦点を合わせた説明とを対比させつつ論じる。

精神病疾患のリスクにおける民族格差の説明

　カリブ系黒人に精神病疾患の高いリスクが認められる理由として提案された説明のタイプは、健康面の民族格差に関する疫学的文献でさらに一般的に検討されている説明のタイプと似ており（Nazroo, 2001, 2003）、これらは、かなり前に英国の健康格差を取り上げた「ブラックレポート（Black Report）」で論じられた説明を反映している（Townsend and Davidson, 1982）。ここでは、保健医療サービス関連以外の因子について、大きく4項目に分けて論じる（保健医療サービス関連の因子は、本章の次の2つのセクションで詳しく論じる）。最初の3項目は、移住、遺伝および文化で、リスクの高い集団の、リスクに関連があると思われる特徴（民族性は、遺伝的・文化的差異および移住と同じであると想定する）が検討される。一方、最後の項目は、社会的および経済的格差で、生活状況が検討される。

移　住

　欧州では、民族による健康格差が、しばしば移住のプロセスと結び付けて検討されてきたが、これは欧州における多数の非白人集団の存在が、比較的最近に行われた第二次世界大戦後の移住の結果であることが理由である。したがって、このような状況の下では、精神病疾患の率が英国のカリブ系黒人と白人集団で異なるのは、移住のプロセスと移住後の生活にかかわる因子の結果だといえる。ここでは2つの可能性が最も重視されてきた。1つは、社

会が移住集団を選ぶとき（理論的にはリスクの低い集団が優先されるが、実際には）発症リスクが高い集団が優先されたことと、もう1つは、移住にかかわるストレスがリスクを高めた可能性である。これらの可能性を支持するエビデンスと否定するエビデンスがともに存在する。ジャマイカとトリニダード・トバゴにおける統合失調症の発症率の調査では、それらが英国のカリブ系黒人よりもはるかに低く、実際には、英国の白人集団と同程度であることが示された（Bhugra et al., 1996; Hickling, 1991; Hickling and Rodgers-Johnson, 1995）。これは、英国のカリブ系黒人に見られる高率が、移住のプロセスに関連した因子の結果であることや英国の少数民族の人々の生活を取り巻くストレスが大きいことが理由であることを示唆している。

　しかし、もし高率が移住をめぐるストレスの結果であるならば、他の移住者集団にも精神疾患の高い率が認められるはずである。前述のように、これに関するエビデンスは矛盾している。研究では全体的に、英国への他の移住者、特に南アジア系の人々には、同様な高率は認められないとされてきたが（Cochrane and Bal, 1989）、Kingら（1994）は、統合失調症のリスクがすべての移住者集団（白人の移住者集団を含む）において著しく高かったという確固たる結論を出している。さらに、精神病疾患の率がカリブ系黒人で高いのは、移住者集団を選択した結果、または移住にかかわるストレスの結果であるとすれば、英国で生まれた者の率は白人集団の率に近付き始めるものと期待される。しかし、これについても前述のように、カリブ系黒人の第二世代の統合失調症の率は、第一世代よりも際立って高いことが研究で示されてきた（Harrison et al., 1988; McGovern and Cope, 1987 も参照）。これらのデータは（この分野のほとんどの研究と同様に）、確認されたごく少数の症例に依存するものだが、この結果は移住のプロセスに直接かかわる因子のためではないとも考えられる。

遺伝的差異

　民族性と健康に関する研究は、民族性を遺伝的に定義された人種と同じものとし、健康面で認められる違いについて考えられる説明として、遺伝的差異を採用しているものが多い。したがって、黒人と白人の精神病疾患のリスクの違いは、民族性／人種的背景と相関する遺伝的因子に由来しているとい

う可能性について議論が交わされてきたことは意外ではないが、これを裏付けるエビデンスはほとんど集まっていない。実際、現在存在するエビデンスは、同一民族／人種カテゴリー内でのリスクの大きな格差を示しており、このような精神疾患のいかなる遺伝的基盤も、民族性／人種的背景と密接な相関はないことを暗に意味している。たとえば、前のセクションで引用された統合失調症のエビデンスは、ジャマイカまたはトリニダード・トバゴ在住のカリブ系黒人（高率は認められない）と、英国への移住者（高率が認められるように見える）および英国で生まれた者（際立って高い率が認められるように見える）との間の重要な格差を示しており、民族による遺伝的リスクの違いが高率の直接の原因とは言えないことを示唆している。

文化

遺伝的差異の主張に関連して、民族による健康格差を示す研究の解釈を試みようとする人たちが、文化的差異の重要性を主張する説明をよく行う。そして、おそらく驚くことではないが、この説明に対するアプローチは、ステレオタイプにとらわれた、少数民族集団の文化の特性化に関する文化論争に基づいていて、文化の持つダイナミックで文脈的な性質を認めない（Ahmad, 1996）。英国における南アジア出身の若い女性移住者の自殺による高い死亡リスクをめぐる議論の研究は、そのようなアプローチを用いた説明の不適切性を示す実例である。

研究エビデンス的には、南アジア系の人々は一般にうつ病のリスクが低いか平均的であるが（Cochrane and Bal, 1989; Cochrane and Stopes-Roe, 1981; Gilliam et al., 1989; Nazroo, 1997; Sproston and Nazroo, 2002）、15〜24歳の南アジア出身の女性移住者の集団は、自殺死のリスクが全国平均よりも2〜3倍高く、これは高齢女性や男性には見られない高いリスクである（Karmi et al., 1994; Soni Raleigh and Balarajan, 1992; Soni Raleigh et al., 1990）。これらの疾患の低率と高率をともに説明するために、同一のステレオタイプが著しく異なった方法で使用される。すなわち、社会資本という概念を連想させる言葉（ただし、健康格差の分野では、それはまだ支持を得ていない）を使用し、南アジア系の人々の精神疾患の率が低いのは、保護的な社会的サポートネットワークを伴う、広範かつ強力なコミュニティを提供するアジア文化がもたらした

結果と考えられることが示唆されてきた（Cochrane and Bal., 1989）。その一方で、南アジア生まれの若い女性の自殺死亡率の高さを説明しようとする試みでは、閉鎖的かつ拡大された南アジアコミュニティが、支援的で団結力のあるものではなく、若者に厳しい要求を突き付け、制約と葛藤をもたらし、その結果、若い女性を抑圧し、自殺率を高めるものとして描かれている（Soni Raleigh and Balarajan, 1992）。

当然のことだが、詳細な調査は、そのようなステレオタイプは有効ではないということを示している。たとえば、家父長制に基づく「南アジア系」家族に焦点を合わせても、実際には、白人患者と南アジア系患者の自殺行為の動機には大いに類似性が認められる。自殺企図に関するある研究では、Handyら（1991）が、親との口論が白人の子どもとアジア系の子どもの両方に共通している因子であると報告しており、別の自殺企図に関する研究によれば、MerrillとOwens（1986）の「制約の多いアジアの習慣（たとえば、夜に女子が出歩くことや男子との交際、あるいは高度な教育を受けることを許可しないこと）」（p. 709）の事例は、若い白人女性とその親との不和に見出される事例と大きく異なるものではない。確かに、ロンドンにおける実際の自殺に関する検察医の報告書の研究からは、自殺を図った12人の南アジア系女性のうち、「家族間の対立」を自殺の理由として述べたのはわずか3分の1で、これらを南アジア系文化に特有であると考えるのはこじつけにすぎないことが明らかになった（Karmi *et al.*, 1994）。

これらの高い自殺死亡率の説明を試みている文献は、主に1990年代初期に作成されたということも注目に値する。現代では、「南アジア系」女性をこのように語るのは奇妙に思われる。これらの文献で示されたステレオタイプな論理は、現在ではむしろイスラムコミュニティとイスラム文化に典型的かつ日常的にあてはまるものである。したがって、これらの高い死亡率が、パキスタンおよびバングラデシュなどの主要イスラム諸国で生まれた女性にはあてはまらないという発見は意外であろう。さらに最近の論文では、これらの女性の死亡率は実際には非常に低く、高い死亡率はインドと東アフリカで生まれた女性に特に認められることが明らかにされた（Soni Raleigh, 1996）。この例は、「南アジア系」に関する議論から「イスラム系」に関する議論への移行に見られるように、特定の民族的アイデンティティの意味が、

短期間でいかに劇的に変化しうるか、また、研究のエビデンスをどう考えるかという重要な意味の移行を示唆してくれるという2つのことを伝えてくれるものである。

社会・経済的格差と人種差別の影響

民族集団による経済的地位の格差は際立っている。たとえば英国では、世帯所得で見た場合、下位3分の1に属しているのは、バングラデシュ人の90％、パキスタン人では69％、カリブ人では48％、インド人では45％、中国人では41％となっている（Nazroo and Williams, 2005）。しかし、社会的原因に焦点を合わせることは精神病疾患の病因を検討する文献では珍しく（Jarvis, 2007）、これは1つには、このような文献の多くにおいて、社会的格差が疾患の原因ではなく、疾患の結果が社会的格差であると仮定されているからである。にもかかわらず、貧困、体調不良、都心部の環境、多くの少数民族の人々が暮らす粗末な住居、雇用の見通しと生活水準の低下が、精神的苦悩の増加と精神病疾患のリスクの増大につながったとしても意外ではない（King *et al.*, 1994）。多くの人がこの通りであると推測したが、おそらくはデータの制約から（治療サービスとの接触に関する研究では、全体的に社会・経済的地位に関する情報を収集していない）、社会・経済的格差はこの分野における実証的調査の一次領域ではなかった。さらに、社会・経済的格差が研究される場合、その方法が不適切であることが多かった（Nazroo, 1998）。この失敗に対する批判はかなり多く、批判者は、民族性とメンタルヘルスの関係が社会的不利の結果であるという可能性を無視することで、精神障害と民族ごとの本質的な差異という関係を理論化することができて、遺伝的または文化的説明への注目が促されると示唆してきた（Sashidharan, 1993; Sashidharan and Francis, 1993）。驚くことではないが、社会・経済的格差の関連性が少数の事例を対象に調査されてきたために、統計的検出力に限界が生じてしまったのであろう。しかし、社会・経済的格差は、カリブ系黒人集団の精神病疾患のリスクに重要である可能性が示唆された（Nazroo, 1997; Sproston and Nazroo, 2002）。この影響は表6.1で説明されており、ここでは精神病を思わせる症状と職業による社会・経済的地位の評価との関係を示すために、EMPIRIC研究のデータが使用されている。精神疾患の広範なスペクトラム

表 6.1 民族集団別の精神病を思わせる症状の発現 （数字はパーセンテージ）

職業	白人	アイルランド人	カリブ人	インド人	パキスタン人	バングラデシュ人
非肉体労働	4.0	7.4	8.0	7.6	11.7	3.7
肉体労働	6.3	6.9	13.2	8.2	7.7	4.7
無職	22.0	16.7	19.0	14.6	13.3	6.1

が検討される場合、対象となるすべての民族集団内における際立った社会・経済的パターンが FNS の結果から示されるが、このパターンが集団格差の一因となる（Nazroo, 1997）。

これは民族／人種による健康格差に関する広範な文献と一致しており、民族集団内および民族集団間の社会・経済的格差の重要性が明確に実証されている（Nazroo, 1998, 2001, 2003）。つまり、民族／人種集団内では、社会・経済的資源が豊富であればあるほど、健康状態がよいという相関があり、民族／人種集団間の健康水準の格差は、主として社会・経済的格差に由来するというわけである。これは、さまざまな健康転帰と多様な国内状況にあてはまることである（Nazroo and Williams, 2005）。

しかし、民族集団の違いを超えて健康面に現れる社会・経済的格差を研究することは容易ではない。表 6.1 では、各民族集団内における明確な社会・経済的勾配が示されているが、特定の職業における民族集団間の格差は依然として残されており、たとえば、非肉体労働集団では、白人の 4％に精神病を思わせる症状があるのに対し、カリブ人は 8％で、肉体労働集団ではそれぞれ 6.3％と 13.2％であった。これらのデータの直接的な解釈では、社会・経済的地位を標準化する際、利用可能な手段により、必要な因子がすべて説明されると仮定するが（Kauffman et al., 1997, 1998）、この仮定はほとんどの場合間違っている。同一階級集団内の民族性による所得格差の分析からは、各階級集団内で、少数民族の人々は白人よりも所得が低いことが明らかになった（Nazroo, 1998, 2001）。実際、最貧層集団（パキスタン人とバングラデシュ人）の場合、格差は 2 倍で、白人集団の最富裕層集団と最貧層集団の格差に匹敵する規模であった。同様な結果は米国でも報告されてきた。たとえば同じ職業集団内で、白人は黒人よりも所得が高い。一度貧困線を下回

ると、黒人は白人よりもこの状態が続く傾向が強く、同一所得階層内で黒人は白人よりも富裕度が著しく低く、家を所有する可能性が低い（Oliver and Shapiro, 1995）。これは、少数民族集団特有の経済的地位と、彼らが直面する経済活動、雇用水準、学業成績、住宅、地理的配置、地域のスラム化人種差別主義と差別待遇、市民権と市民権の主張など広範囲に及ぶ経済的・社会的格差の多次元的性質を、ともに反映している。多くの場合、社会・経済的格差の研究には不適切な方法で研究設計がなされている。たとえば、精神病疾患の低い有病率は、治療センターから症例群を、地元民集団から統制群を標本抽出する、ケースコントロールデザインによく見られる。しかし、統制群の標本は、治療中の標本と同様な社会・経済的地位に所属しているため、個人の危険因子の研究は可能だが、治療集団と同じ社会・経済的危機に直面しているのである。これが意味することは明白である。社会・経済的地位の単一の指標、またはおおざっぱな指標を用いることは、社会・経済的地位の影響を「完全に統制」することにならない。特定の社会・経済的評価のいかなるレベルにおいても、少数派集団の状況は白人に比べて好ましくはない。にもかかわらず、研究では通常、社会・経済的地位について「標準化された」データが示され、著者も読者も、残されているのは「民族／人種」の効果だけであり、それは多くの場合、「文化的」もしくは「遺伝的」差異に起因する、という誤った考えを持ってしまうのである。

　さまざまな民族集団によって精神障害の率が異なるのは、少数民族の人々が先進国で直面する差別待遇と人種差別主義の体験の結果とも考えられる。人種的嫌がらせおよび差別の体験とメンタルヘルスとの関係の実証的調査は、決して容易ではない（Karlsen and Nazroo, 2006）。人種差別と差別が、少数民族の人々の生活において、中心的ではあるが遠回しに表現されることが多い特徴であること、精神的苦悩を体験している者によって報告されやすいことから、これらに対する暴露の正確な評価の難しさが何よりも重要となる。とはいえ、これまで実施されてきた数少ない研究によれば、人種的ハラスメントと差別待遇の体験はメンタルヘルスと関連しているようであり、このような研究は増えつつある。米国とニュージーランドの研究からは、自己報告された人種的ハラスメントの体験と、精神的苦悩を含むさまざまな健康転帰との関係が明らかにされた（Harris *et al.*, 2006; Williams *et al.*, 2003）。英国

では第 4 回全国少数民族調査で、人種的ハラスメントの体験や人種差別を受けたという認識と、民族集団全般における精神病疾患を含むさまざまな健康転帰との関係が示唆された (Karlsen and Nazroo, 2002)。この分析からは、少数民族の人々全体について、それぞれの民族性にかかわらず、人種的ハラスメントの体験と雇用主から差別を受けたという認識が精神病疾患発症傾向の増加と関連していること、また、この関係は職業階級に格付けされた社会・経済的影響は受けないことが明らかになった。さらに EMPIRIC 研究の最近の分析でもこれが裏付けられ、人種的ハラスメント／攻撃、雇用における差別待遇のいずれかの体験、あるいはイギリス人の雇用主が差別していると考えることによって、カリブ系黒人の精神病疾患のリスクが大幅に増加することが示された (Karlsen *et al.*, 2005)。

　おそらく、これらの結果から導き出される最も重要な結論は、ある特定の民族／人種カテゴリーの一員であることと精神病疾患のリスクとの間には、何ら必然的な、あるいは固有の関係はないということである。カリブ系黒人が一様に高いリスクを持ち、職業階級の高い者はリスクが低いと考えることは誤解を招く。これは、本質化された、あるいは固定化された民族性／人種的効果に訴える説明の先へ進み、状況と社会・経済的格差を検討しなければならないことを示している。実証的研究で検討される社会・経済的格差の評価は、同時に作用する 3 つの次元を表していると主張できる。それらは、経済的不利（職業階級によって評価）、過小評価されている地位の低い集団への帰属意識（たとえば、イギリス人の雇用主が差別をしていると考える報告）、および人種的ハラスメントや差別待遇の犠牲者になるという個人的な侮辱とストレスである。概してこれらの格差は、少数民族集団が現代社会で人種差別を受けていることの結果であり、振り返って、人種差別主義の歴史的遺産を反映していると考えられる。これは、治療の場から導き出されたエビデンスに基づく結果の無批判な受容によって実証されたように、精神科診療と精神病研究の両方に人種差別主義の課題が反映されているという主張と関連している。次に、治療データの使用に関する議論に移る。

精神疾患のリスクにおける格差を明らかにするための治療データの使用

　民族性と精神疾患に関する研究で中心となる問題の1つは、ほとんどの研究が治療サービスとの接触に基づくデータに依存していることから発生する。治療サービスとの接触は、英国のようにアクセスが普遍的であっても、病気それ自体というよりは病気対処行動（つまり、症状を認識し、評価し、それに従って行動する方法）を反映するものである（Blane et al., 1996）。このことは、民族集団による治療率の差異を解釈するにあたり、特に病気対処行動が、社会・経済的地位や健康に関する考え方、病人の役割に対する期待と素人同士の紹介制度など、民族によって異なる多数の因子の影響を受けやすい場合に、さまざまな関連問題を提起する。これらの問題は、サービスとの接触が患者の意思に反する場合がある精神病の率に関する研究において、特に重要である。したがって、カリブ系黒人の精神病治療率が高いことを示す一貫した研究結果にもかかわらず、一部の解説者がこれらのデータの解釈の有効性を受け入れず、これまで実施されてきた研究における深刻な方法論的欠陥を理由に、（高い治療率ではなく）高い発症率は依然として証明されていないと示唆し続けている（Sashidharan, 1993; Sashidharan and Francis, 1993）。

　すべての研究と同様に、治療データを使用した研究には多くの技術的問題が存在する。たとえば、これらのデータでは患者数を特定することができるが、それらが抽出された元の集団の規模を特定するには代替データ源を使用する必要がある。通常これは国勢調査から推定されるが、分母の提供に国勢調査のデータを使用するには、以下が必要となる。すなわち、国勢調査における適切なデータの収集、国勢調査と同時期に収集され、国勢調査のカテゴリーを患者の分類に使用している治療データ、治療サービスの対象となった集団の地理的境界の正確な推定である。ここでは、国勢調査が通常、国内人口における少数民族／人種集団を含む特定の集団の人数を過小評価していること（OPCS, 1994）、また、治療センターが対象とする「受け持ち」区域は、ほとんどの場合、厳格に定められていないこと、そしてこれらの両方が、症例が抽出された元の集団の規模の推定を難しくしていることに注目する価値がある（ただし、カリブ系黒人と精神病疾患に関して報告されている数倍高い入院

率を説明できるほどではない)。

　また、症例数の計算についても、精神病初回発症の過大評価を伴う問題があると考えられるが、これは、民族／人種集団によって、過去のエピソードの過小認定の程度にばらつきがあることが原因である。英国では地理的移動性が高いために過去の入院記録が失われてしまうことと、過去の診断を公開することでどう患者を扱ったかという履歴が明かされることを渋ることが原因で、カリブ系黒人に対するこのような過大評価が見られるのではないかと主張されてきた（Lipsedge, 1993）。黒人が精神病院に強制的に勾留される患者の中で過剰に多いこと、入院前に警察や法医学サービスに関与した傾向が強いこと、また、親類や近隣の人ではなく見知らぬ人によって、これらのサービスに紹介される傾向が強かったことなど、治療のための入院に至る経路に民族による違いが見られるため、治療を受けている者の数に偏りが生じる可能性もある。そしてこれは、カリブ系黒人患者が白人に比べて自傷のエビデンスを示す傾向が少なく、かつ、入院前に他者に対する攻撃性も低かったことを示す英国の研究（Davies et al., 1996; Harrison et al., 1989; McKenzie et al., 1995; Rogers, 1990）とは逆である。当然、治療の場面で認められたすべての症例が研究に使用されれば、これは重要ではないといえるが、それはありえそうにない。最近の米国の研究では、16年間にわたる追跡調査の結果、精神病の可能性がある183人中39人（21%）が病院での治療を受けておらず（Bresnahan et al., 2007）、英国内で民間医療部門の治療を受けた者（推定で患者の14%）は、治療統計にも調査研究にも含まれていない（Raleigh and Deery, 2008）。

　さらに、統合失調症の診断における困難と関連のある、異なる民族集団に対する医療従事者の態度の違いが関与している可能性もある。たとえばMcKenzieら（1995）は、精神病のカリブ系黒人が、同じく精神病の白人に比べて、精神療法を受けたり抗うつ薬を処方されたりする傾向が少ないことを明らかにした。Harrisonら（1989）は、カリブ系黒人は入院時に攻撃的な傾向がなくても、いざ入院すると、本人自身と他の人々の両方にとって危険な可能性があるとスタッフが認識する傾向が強いことを示した。またRogers（1990）は、精神科医は警察よりも、緊急に勾留されたカリブ系黒人患者が他の人々にとって危険であると見なす傾向が強いと指摘した。これら

のエビデンスは、診断の困難と併せて、医療従事者の行動を特徴付けるステレオタイプが、カリブ系黒人を精神病であると診断する傾向を強めている可能性があることを示唆している。症例記録に基づく研究は、診断の有効性は患者の民族性とは無関係であることを示しているが、そのような研究では、症例記録に人種を記載するという方法を説明付けることはできない。これに対して、診断実践について調査した研究 (Neighbors *et al.*, 1989; 2003; Strakowski *et al.*, 1993) と場面設定を用いた手堅い研究 (Loring and Powell, 1988) は、黒人が白人よりも統合失調症と診断される傾向が強く、危険であると見なされる傾向も強いことを示唆している。

まとめると、前述のコメントは、治療率に基づく研究にさまざまな問題がある可能性を示しており、したがって、それらの結果を額面通りに受け取るべきではないと提案している。カリブ系黒人の精神病の高率に関する、治療率に基づく研究の主張には、多少の疑問が残るに違いない。

当然、精神疾患の研究に対する他のアプローチも、FNS および EMPIRIC 研究などによって提供された調査データを含めた方法論的問題に直面している。第一に、少数民族の人々に関する多くの調査は、特定の場所で実施され、結果的に、その地理的文脈を超えた一般性が制限されてしまった（たとえば、Bhugra *et al.*, 1997)。第二に、全国を代表すると主張している多くの研究は、多くの場合、大規模な少数民族集団が居住する地域のみを対象としており、白人が多い地域に住む少数民族の人々は含まれていない。第三に、FNS および EMPIRIC 研究などの、これらの標本バイアスを解決する調査データであっても、調査に含めるべきであると確認された者の中に協力を拒む者がおり、そのような無回答が、研究対象となっている健康状態にかかわる可能性がある場合、無回答の問題に苦しむことは避けられない。第四に、研究対象となっている健康状態が、有病率の推定に大規模な標本と複雑な手順がともに必要とされるほどコミュニティにおいてまれであり、かつ、その検出が困難であるため（たとえば、精神病性障害など）、推定が不正確になる可能性がある（その結果、大きな標準誤差を放置することになる）。

メンタルヘルスサービス

　健康面に対する人種差別の影響を直接的に、あるいは、その結果として生じる社会・経済的状況の悪化を通じて検討することに加えて、このような社会的不利が、少数民族患者の体験とメンタルヘルスサービスの利用にどう影響するのかということと、これが診療に及ぼす影響を研究し、対処することも重要である。
　一般に、民族的背景にかかわらず、メンタルヘルスの問題を伴う人々は自分たちが受けているサービスに対して批判的である（Keating et al., 2003; Sainsburys Centre for Mental Health: SCMH, 1998a, b）。よく見られる批判は、スタッフの少ない救急病棟が主力のサービスであるため、治療的介入の不足と情報提供の不足を招いているという事実を中心に展開されている。これらの不満は、英国王立精神科医学会会長の最近のコメントでも繰り返された（Bhugra, 2008; Observer, 2008）。これがコミュニティにおける支援を増やし、サービス利用者集団の関与を得ることによって、サービスを改善できるという提案につながったのは意外ではない。
　少数民族の人々の精神医療のニーズが検討される中で、より具体的な問題が多数提起された（King's Fund, 1998; SCMH, 1998a）。よく見られる批判には、メンタルヘルスサービスとの接触において、スタッフが文化に十分配慮しておらず、少数民族の人々あるいはその家族のニーズを反映していない、標準的なアセスメントツールに基づいた治療がなされ、話を聞いてもらえないという意見と、自分たちが尊重されていないという、家族と介護者の意見が含まれていた（Bowl, 2007a, b; SCMH, 2002）。このような文化意識の希薄さは、医療従事者が少数民族の人々に対処する際に用いられるステレオタイプに反映されやすい（Audini and Lelliott, 2002; Keating et al., 2003）。カリブ系の人々を「大柄で、肌の色が黒く、危険である」（Keating, 2007; Webbe, 1998）、あるいは「うるさくて扱いにくい」（Keating et al., 2003）と見なすようなステレオタイプは今なお存在し、それらがカリブ系患者による高い勾留体験率の原因となっていることが示唆されてきた（SCMH, 2002）。このような文化的ステレオタイプが、精神科診療の他の要素にまで拡大される可能性があるのは間違いない。たとえばある研究からは、南アジア系の患者がメンタルヘルスの

問題に関して家庭医（GP）の診療を受けるとき、その症状がしばしば診断されないままになることが明らかになった（Commander *et al.*, 1997）。FNS では、うつ病自己評価尺度で点数を算出したカリブ系の人々が、同じ点数の白人に比べて、GP に接触する傾向は同程度であるが、治療を受ける傾向ははるかに少ないことが見出された（Nazroo, 1997）。これはさらに、カリブ系黒人が白人または南アジア系の人々に比べて、専門サービスに紹介される傾向が少ないことを示す研究によって裏付けられた（Bhui and Bhugra, 2002; Burnett *et al.*, 1999; Commander *et al.*, 1997）。

　少数民族の介護者およびメンタルヘルスサービス利用者は、法律で定められたメンタルヘルスサービスに懐疑的であるということも述べたが、この疑惑は、過去の否定的な体験に基づいていると思われる。一部の利用者は、薬物の過剰摂取と、職員が採用する攻撃的な拘束テクニックの結果、病院で死ぬことになるのを恐れていると報告した（SCMH, 2002, 2006）。この意見は、黒人患者は本人自身や他者に対して危険な存在となる傾向が少ないにもかかわらず、強制治療を受けやすいというエビデンスと一致する（Audini and Lelliot, 2002; Davies *et al.*, 1996; Harrion *et al.*, 1989; McKenzie *et al.*, 1995; Morgan *et al.*, 2005; Rogers, 1990; SCMH, 2006）。つまり、彼らは精神科の集中治療室と中度保安病棟に入る可能性が高く、隔離や身体拘束を受ける可能性が高い（SCMH, 2006）。また、彼らは地域の積極的訪問チームと接触する傾向が強いが、これは、危機的レベルに達するまで地域とのかかわりがないことを示唆するものである（SCMH, 2006）。同様に、精神病と診断されたカリブ系黒人患者は、陰性症状が少ないにもかかわらず、白人患者よりも長く救急病院のケアを受け続け、退院後のフォローアップコンタクトも頻繁に行われる（Commander *et al.*, 2003; Takei *et al.*, 1998）。しかし、救急部門におけるこのような過剰発現にもかかわらず、退院して地域に戻ったとき、カリブ系黒人患者は、地域のメンタルヘルスチームとプライマリーケアサービスから、変わりやすく、不適切なことの多い支援を受けているようである（Bhui and Bhugra, 2002; Bhui *et al.*, 2003）。

　このような結果は、サービスの提供において起こりうる「制度的人種差別」への取り組みという問題をもたらした（Blofeld, 2003; DoH, 2005）。これは、以下のように定義される。

ある組織が、肌の色、文化または民族的出自を理由に、人々に適切かつ専門的なサービスを提供することに集団として失敗すること。その過程や態度および行動において見られたり気付かれたりするもので、少数民族の人々に不利益をもたらす、意図的ではない偏見、無視、思慮のなさ、および人種差別主義的ステレオタイプを通じて、差別待遇にまで発展する。（Macpherson, 1999, p. 28）

　驚くことではないが、制度的人種差別の認識は、一部の精神科医には容易に受け入れられてこなかった。彼らは、自分たちと自分たちのサービスに人種差別というレッテルが貼られ、患者のケアに悪影響を与えると懸念している（Murray and Fearon, 2007; Patel and Heginbotham, 2007; Singh, 2007）。とはいえ英国では、精神科ケアにおける民族格差を克服するための政策イニシアティブがいくつか策定されてきた。たとえば、メンタルヘルスに関する全国サービス構想（DoH, 1999）では、黒人集団が保安サービスにかかわることが多すぎることや、彼らが心理面の治療よりも身体面の治療を受ける可能性が高いことが、はっきりと示されている。さらに最近では、メンタルヘルスケアにおける人種平等の表明に関する文書（Delivering Race Equality in Mental Health Care document; DoH, 2005）において、メンタルヘルスサービスを開発し、医療専門家の研修を改善する 5 年間の行動計画が提示された。それはまた、メンタルヘルスと民族性担当のナショナルディレクターの任命につながったが、ナショナルディレクターは、差別撤廃に携わる 9 人の地域「人種平等リーダー」のサポートを受ける（Bhui and Bhugra, 2002; DoH, 2005）。このようなイニシアティブは、さまざまな関連問題の克服を明確に意図しているが、それらが成功する可能性は依然として不確かである。たとえば Fernando（2005）は、「人種平等リーダー」には、顧問の役割しかなく、有効性が限られる可能性があると指摘した。

　サービス改善方法に関する議論に関連があり、何度も取り上げられているテーマが、医療専門家の文化的多様性に関する研修と教育のニーズである。このニーズは、英国の保健医療サービス全般に見られ（DoH, 2005）、文化的多様性と多文化対応能力の訓練が欠けているので少数民族の人々をステレオタイプに捉えるイメージが、出来上がってくると言われている（Gerrish *et al.*, 1996; Webbe, 1998)。メンタルヘルス分野では多くの医療専門家は、人種、文化および人種差別について議論することを居心地が悪いと感じているらしい（Keating, 2007; SCMH, 2002)。このような問題に取り組むために、医療教育では多文化対応能力の訓練と反差別的実践が行われている。たとえば、精神科看護師の登録前教育プログラムにおいても、また、資格取得後の継続教育の構成要素としても、これが重視されてきた（DoH, 2006)。しかし、効果的な多文化対応能力の訓練は容易ではなく、手っ取り早く達成することもできない。確かに、教材で文化的多様性を学ぶ多くの試みは失敗し、さらに悪いことには、それは少数民族集団のステレオタイプ的なイメージに基づいてなされてきた。現在、文化意識が新たに高まりを見せている風潮の中で、サービス利用者は新しい形態のステレオタイプ化を体験しており、そこでは開業医が、文化とアイデンティティを単純に一般化していることが示唆されている（Challal and Iqbal, 2004; Keating, 2007; SCMH, 2002)。Fernando (2003) は、これがまさに、文化的差異を重視するアプローチによって、人種差別的環境が強化されうる理由であると主張している。したがって、これらの最近の政策の変化が多少の楽観主義を生んだとはいえ、これらの問題の根底に横たわる制度的人種差別を克服することは一筋縄ではいかない（Burr and Chapnan, 1988)。だから、差別を克服するための法律と政策は、実際の診療に大きな影響を与えることはないといえるだろう。

結びのコメント

　ここで示された説明は、民族性／人種とメンタルヘルスの関係にかかわる多くの初歩的な質問が、今も回答を得られていないことを示している。治療ベースの統計には、発症率と有病率の推定と、リスクの差をもたらす可能性のある因子の調査などに多くの問題がある。さらに、それらが反映しているのは、治療中の人々が抽出された、元の集団の健康に関する状況にとどまらない。それは、社会的アイデンティティに対する人種差別が今なお存在する環境下での公的施設の運営も反映している。集団研究（調査）でも、代表性と一般化の難しさと、疾患の正確な評価の困難がある。これらの問題の調査は、特にそのような現象が特定の状況に深く組み込まれているために、決し

て容易ではない。複雑な社会現象を巨視的な経験的観察に縮小することは容易ではない。

このことは、我々自身の研究も含め、民族性／人種を簡潔な観察カテゴリーにどのようにまとめられるかを検討する際に、非常に明白になる。広く理論的文献においては、多くの著者が、社会的アイデンティティとしての民族性の概念を強調している。その社会的アイデンティティとは、意味のみならず集団間の（流動的な）境界をも提供する文化的伝統との自己同一化を反映したものである。そのような民族性の概念化は、一連の共有の価値観、信念、慣習およびライフスタイルとの同一化を反映しているとはいえ、活発な社会的プロセスとして、動的に理解されなければならない（Smaje, 1996）。特に、文化的帰属が個人と集団およびその健康に及ぼす影響は、さまざまな期間と、階級、ジェンダーおよびカーストなどのさまざまなアイデンティティ構成要素を考慮し、適切に文脈化されなければならない（Ahmad, 1996）。たとえば、カリブ系黒人であることが何を意味するのかは、米国と英国という異なる文脈において大きく変化するといえる（Nazroo et al., 2007）。このように、民族性とは単に与えられたものではなく、混合型のアイデンティティであり（Hall, 1992; Modood, 1998）、社会的行為のターゲットにもなり、文脈によって、または時間の経過によって変化し、他の文化の要素と融合し、他の競合的・補完的アイデンティティ（ジェンダーと階級など）と共存するものである。

とはいえ、人種差別や社会・経済的格差に関する議論が暗に示しているように、民族性／人種の構造的決定因子を検討することは重要である。ここで、Miles（1989）による人種差別の記述を、民族／人種関係の理解における中心におくことは、大いに役立つであろう。社会における民族または「人種」カテゴリーの出現（「民族誕生の瞬間」）について論じる中で、Miles は、民族性の違いを「自然」の産物としてどのようにして本質化することができるか、また、これがどのようにして排他的、差別的な治療を正当化するものとなるかを力説している（Miles, 1996）。民族性を文化または生物学的なものとする本質主義的な概念を採用した、健康に関する研究への言外の批判に加えて、これもまた、民族間の関係の中核を成す要素に、「他者」のカテゴライズ化と「他者」の排除が含まれることを思い出させてくれる。これは、民

族的アイデンティティ（および特定の民族的アイデンティティが持つ意味）が、採用されるだけでなく割り当てられる（力関係に基づいて割り当てられる）ことを想起させ、そこから導かれる社会的および経済的格差の重要性に我々を立ち返らせる。

　このような複雑性は、精神疾患、あるいは精神科施設の役割における、民族／人種格差の説明が容易な課題ではないことを示している。おそらく、他の人々が指摘してきたように（Sashidharan and Francis, 1993）、導き出される最も重要な結論は、メンタルヘルスにおける民族格差の本質化（つまり、それらを文化的または生物学的差異というステレオタイプに基づく概念へと縮小すること）を避けることが不可欠であり、少数民族の人々が直面するさまざまな形の社会的不利など、民族性とメンタルヘルスとの関係を説明しうる、民族性と関連のある因子を研究する必要があるということだ。また、これによってもたらされる人種差別と社会的不利が、少数民族の人々がメンタルヘルスサービスに接触するとき、どのようにその体験を構築していくのかを研究することも、引き続き重要である。にもかかわらず、米国と英国の両方において、精神疾患に対する生物学的説明の重視と、社会的説明の軽視は続いており（Jarvis, 2007; Munro, 1999）、メディアにあおられ、精神疾患にかかわる危険に関する一般の人々の懸念が、引き続き政策に影響を与えているように思われる（Munro, 1999）。これはメンタルヘルスサービス改革の試みが成功するとしても、若い男性が「大柄で、肌の色が黒く、危険である」として人種差別を受けるようなより強制的なサービスへと回帰するリスクを伴っている（Keating, 2007; Webb, 1998）。

【参考文献】

Ahmad, W. I. U. (1996). The trouble with culture. In D. Kelleher and S. Hillier, eds. *Researching Cultural Differences in Health*. London: Routledge.

Audini, B., Lelliott, P. (2002). Age, gender and ethnicity of those detained under Part ll of the Mental Health Act 1983. *British Journal of Psychiatry*, **280**, 222–6.

Bagley, C. (1971). The social aetiology of schizophrenia in immigrant groups. International *Journal of Social Psychiatry*, **17**, 292–304.

Bhugra, D. (2008). Renewing psychiatry's contract with society. *Psychiatric Bulletin*, **32**, 281–3.

Bhugra, D., Hilwig, M., Hossein, B. *et al.* (1996). First-contact incidence rates of schizophrenia in Trinidad and one-year follow-up. *British Journal of Psychiatry*, **169**, 587–92.

Bhugra, D., Leff, J., Mallett, R. *et al.* (1997). Incidence and outcome of schizophrenia in whites, African-Caribbeans and Asians in London. *Psychological Medicine*, **27**, 791–8.

Bhui, K., Bhugra, D. (2002). Mental illness in black and Asian ethnic minorities: pathways to care and outcomes. *Advances in Psychiatric Treatment*, **8**, 26–33.

Bhui, K., Stansfield, S., Hull, S. *et al.* (2003). Ethnic variations in pathways to and use of specialist mental health services. *British Journal of Psychiatry*, **182**, 105–16.

Blane, D., Power, C., Bartley, M. (1996). Illness behaviour and the measurement of class differentials in morbidity. *Journal of the Royal Statistical Society*, **156**(1), 77–92.

Blofeld, J. (2003). *Independent Inquiry into the Death of David Bennett*. Norwich: Norfolk, Suffolk and Cambridgeshire Strategic Health Authority.

Bowl, R. (2007a). The need for change in UK Mental Health Services: South Asian service user's views. *Ethnicity and Health*, **12**, 1–19.

Bowl, R. (2007b). Responding to ethnic diversity: black service users' views of mental health services in the UK. *Diversity in Health and Social care*, **4**, 201–10.

Bresnahan. M., Begg, M. D., Brown, A. *et al.* (2007). Race and risk of schizophrenia in a US birth cohort: another example of health disparity? *International Journal of Epidemiology*, **36**, 751–8.

Burnett, R., Mallet, R., Bugra, D. *et al.* (1999). The first contact of patients with schizophrenia with psychiatric services: social factors and pathways to care in a multi-ethnic population. *Psychological Medicine*, **29**, 475–83.

Burr, J. A., Chapman, T. (1998). Some reflections on cultural and social considerations in mental health nursing. *Journal of Psychiatric and Mental Health Nursing*, **5**, 431–7.

Cantor-Graae, E., Selten, J. P. (2005). Schizophrenia and migration: a metaanalysis and review. *American Journal of Psychiatry*, **162**, 12–24.

Cantor-Graae, E., Zolkowska, K., McNeil, T. F. (2005). Increased risk of psychotic disorder among immigrants in Malmo: a 3-year first-contact study. *Psychological Medicine*, **35**, 1155–63.

Challal, K., Iqbal, A. (2004). *Foundations Experiencing Ethnicity: Discrimination and Service Provision*. York: Joseph Rowntree Foundation.

Cochrane, R., Bal, S. S. (1989). Mental hospital admission rates of immigrants to England: a comparison of 1971 and 1981. *Social Psychiatry and Psychiatric Epidemiology*, **24**, 2–11.

Cochrane, R., Stopes-Roe, M. (1981). Psychological symptom levels in Indian immigrants to England – a comparison with native English. *Psychological Medicine*, **11**, 319–27.

Cole, E., Leavey, G., King, M., Johnson-Sabine, E., Hoar, A. (1995). Pathways to care for patients with a first episode of psychosis: a comparison of ethnic Groups. *British Journal of Psychiatry*, **167**, 770–6.

Commander, M. J., Dharan, S. P., Odell, S. M., Surtees, P. G. (1997). Access to mental health care in an inner city health district. II: Association with demographic factors. *British Journal of Psychiatry*, **170**, 317–20.

Commander, M., Odell, S., Surtees, P., Sashidharan, S. (2003). Characteristics of patients and patterns of psychiatric service user in ethnic minorities. *International*

Journal of Social Psychiatry, **49**, 216–24.

Davies, S., Thornicroft, G., Leese, M. *et al.* (1996). Ethnic differences in risk of compulsory psychiatric admission among representative cases of psychosis in London. *British Medical Journal*, **312**, 533–7.

DoH (Department of Health). (1999). *The National Health Framework for Mental Health*. London: Department of Health.

DoH (Department of Health). (2005). *Delivering Race Equality in Mental Health Care: an Action Plan for Reform Inside and Outside Services: and theGovernment's Response to the Independent Inquiry into the Death of David Bennett*. London: Department of Health.

Department of Health. (2006). *From Values to Action: The Chief Nursing Officer's Review of Mental Health Nursing*. London: Department of Health.

Erens, B., Primatesta, P., Prior, G. (2001). *Health Survey for England 1999: The Health of Minority Ethnic Groups*. London: The Stationery Office.

Fearon, P., Kirkbiride, J. B., Morgan, C. *et al.* (2006). Incidence of schizophrenia and other psychoses in ethnic minority groups: results from the MRC AESOP Study. *Psychological Medicine*, **36**, 1541–50.

Fernando, S. (2003). *Cultural Diversity, Mental Health and Psychiatry. The Struggle Against Racism*. Hove and New York: Brunner-Routledge.

Fernando, S. (2005). Multicultural mental health services: projects for ethnic minority communities in England. *Transcultural Psychiatry*, **42**, 420–36.

Gerrish., K., Husband, C., Mackenzie, J. (1996). Ethnicity, the minority ethnic community and health care delivery. In W. I. U. Ahmad and C. Husband, eds. *'Race', Health and Social Care*. Birmingham, Open University Press.

Gilliam, S. J., Jarman, B., White, P., Law, R. (1989). Ethnic differences in consultation rates in urban general practice. *British Medical Journal*, **299**, 953–7.

Hall, S. (1992). The question of cultural identity. In S. Hall, D. Held and T. McGrew, eds. *Modernity and its Futures*. Cambridge: Polity.

Handy, S., Chithiramohan, R. N., Ballard, C. G., Silveira, W. R. (1991). Ethnic differences in adolescent self-poisoning: a comparison of Asian and Caucasian groups. *Journal of Adolescence*, **14**, 157–62.

Harris, R., Tobias, M., Jeffreys, M. *et al.* (2006). Racism and health: the relationship between experience of racial discrimination and health in New Zealand. *Social Science and Medicine*, **63**(6), 1428–41.

Harrison, G., Owens, D., Holton, A., Neilson, D., Boot, D. (1988). A prospective study of severe mental disorder in Afro-Caribbean patients. *Psychological Medicine*, **18**, 643–57.

Harrison, G., Holton, A., Neilson, D. *et al.* (1989). Severe mental disorder in Afro-Caribbean patients: some social, demographic and service factors. *Psychological Medicine*, **19**, 683–96.

Hickling, F. W. (1991). Psychiatric hospital admission rates in Jamaica. *British Journal of Psychiatry*, **159**, 817–21.

Hickling, F. W., Rodgers-Johnson, P. (1995). The incidence of first contact schizophrenia in Jamaica. *British Journal of Psychiatry*, **167**, 193–6.

Jarvis, G. E. (2007). The social causes of psychosis in North American psychiatry: a review of a disappearing literature. *The Canadian Journal of Psychiatry*, **52**, 287–94.

Karlsen, S., Nazroo, J. Y. (2002). The relationship between racial discrimination, social class and health among ethnic minority groups. *American Journal of Public Health*, **92**(4), 624–31.

Karlsen, S., Nazroo, J. (2006). Measuring and analyzing 'race', racism and racial discrimination. In J. Oakes, and J. Kaufman, eds. *Methods in Social Epidemiology*. Francisco: Jossey-Bass, pp. 86–111.

Karlsen, S., Nazroo, J. Y., McKenzie, K., Bhui, K., Weich, S. (2005). Racism, psychosis and common mental disorder among ethnic minority groups in England. *Psychological Medicine*, **35**(12), 1795–1803.

Karmi, G., Abdulrahim, D., Pierpoint, T., McKeigue, P. (1994). *Suicide Among Ethnic Minorities and Refugees in the UK*. London: NE and NW Thames RHA.

Kauffman, J. S., Cooper, R. S., McGee, D. L. (1997). Socioeconomic status and health in blacks and whites: the problem of residual confounding and the resiliency of race. *Epidemiology*, **8**(6), 621–8.

Kauffman, J. S., Long, A. E., Liao, Y., Cooper R. S., McGee D. L. (1998). The relation between income and mortality in U.S. blacks and whites. *Epidemiology*, **9**(2), 147–55.

Keating, F. (2007). *African and Caribbean Men and Mental Health*. Better Health Briefing 5. London: Race Equality Foundation.

Keating, F., Robertson, D., Kotecha, N. (2003). *Ethnic Diversity and Mental Health in London: Recent Developments*. Working Paper, Kings Fund.

King, M., Coker, E., Leavey, G., Hoare, A., Johnson-Sabine, E. (1994). Incidence of psychotic illness in London: comparison of ethnic groups. *British Medical Journal*, **309**, 1115–19.

King's Fund. (1998). *London's Mental Health. The Report to the King's Fund London Commission*. London: King's Fund Publishing.

Lipsedge, M. (1993). Mental health: access to care for black and ethnic minority people. In A. Hopkins and V. Bahl, eds. *Access to Health Care for People from Black and Ethnic Minorities*. London: Royal College of Physicians.

Littlewood, R., Lipsedge, M. (1988). Psychiatric illness among British Afro-Caribbeans. *British Medical Journal*, **296**, 950–1.

Lloyd, K. (1993). Depression and anxiety among Afro-Caribbean general practice attenders in Britain. *International Journal of Social Psychiatry*, **39**, 1–9.

Loring, M., Powell, B. (1988). Gender, race and DSM-III: a study of the objectivity of psychiatric diagnostic behavior. *Journal of Health and Social behavior*, **29**, 1–22.

McGovern, D., Cope, R. (1987). First psychiatric admission rates of first and second generation Afro-Caribbeans. *Social Psychiatry*, **22**, 139–49.

McKenzie, K., van Os, J., Fahy, T. *et al.* (1995). Psychosis with good prognosis in Afro-Caribbean people now living in the United Kingdom. *British Medical Journal*, **311**, 1325–8.

Macpherson, W. (1999). *The Stephen Lawrence Inquiry: Report of an inquiry by Sir William Macpherson of Cluny*, Cm 4261–1. London: The Stationery Office.

Merrill, J., Owens, J. (1986). Ethnic differences in self-poisoning: a comparison of Asian and white groups. *British Journal of Psychiatry*, **148**, 708–12.

Miles, R. (1989). *Racism*. London: Routledge.

Miles, R. (1996). Racism and nationalism in the United Kingdom: a view from the periphery. In R. Barot, ed. *The Racism Problematic: Contemporary Sociological Debates on Race and Ethnicity*. Lewiston: The Edwin Mellen Press.

Modood, T. (1998). Anti-essentialism, multiculturalism and the 'recognition' of religious groups. *The Journal of Political Philosophy*, **6**(4), 378–99.

Morgan, C., Mallet, R., Hutchinson, G. et al. (2005). Pathways to care and ethnicity. 1: Sample characteristics and compulsory admission. *British Journal of Psychiatry*, **186**, 281–9.

Munro, R. (1999). There's sin in them there genes. *Nursing Times*, **95**(33), 28–9.

Murray, R., Fearon, P. (2007). Searching for racists under the psychiatric bed: commentary on . . . institutional racism in psychiatry. *Psychiatric Bulletin*, **31**, 365–6.

Nazroo, J. Y. (1997). *Ethnicity and Mental Health: Findings from a National Community Survey*. London: Policy Studies Institute.

Nazroo, J. Y. (1998). Genetic, cultural or socioeconomic vulnerability? Explaining ethnic inequalities in health. *Sociology of Health and Illness*, **20**(5), 710–30.

Nazroo, J. Y. (2001). *Ethnicity, Class and Health*. London: Policy Studies Institute.

Nazroo, J. (2003). The structuring of ethnic inequalities in health: economic position, racial discrimination and racism. *American Journal of Public Health*, **93**(2), 277–84.

Nazroo, J. Y., Williams, D. R. (2005). The social determination of ethnic/racial inequalities in health. In M. Marmot and R. G. Wilkinson, eds. *Social Determinants of Health*, 2nd edn. Oxford: Oxford University Press, pp. 238–66.

Nazroo, J., Jackson, J., Karlsen, S., Torres, M. (2007). The black diaspora and health inequalities in the US and England: does where you go and how you get there make a difference? *Sociology of Health and Illness*, **26**, 811–30.

Neighbors, H. W., Jackson, J. S., Campbell, L., Williams, D. (1989). The influence of racial factors on psychiatric diagnosis. *Community Mental Health*, **44**, 237–56.

Neighbors, H. W., Trierweiler, S. J., Ford, B. C., Murof, J. R. (2003). Racial differences in DSM diagnosis using a semi-structured instrument: the importance of clinical judgement in the diagnosis of blacks. *Journal of Health and Social Behaviour*, **44**, 237–56.

Nursing Midwifery Council. (2004). *Standards of Proficiency for Pre-registration Nurse Education*. London: Nursing Midwifery Council.

Observer. (2008). Psychiatric patients 'feel lost and unsafe.' 29 June, http://www.guardian.co.uk/society/2008/jun/29/mentalhealth.health3 (last accessed 24 October 2008).

OPCS (Office of Population Censuses and Surveys). (1994). *Undercoverage in Great Britain (Census User Guide no. 58)*. London: HMSO.

Oliver, M. L., Shapiro, T. M. (1995). *Black Wealth/White Wealth: A New Perspective on Racial Inequality*. New York: Routledge.

Patel, K., Heginbotham, C. (2007). Institutional racism in mental health services does not imply racism in individual psychiatrists: commentary on institutional racism in psychiatry. *Psychiatric Bulletin*, **31**, 367–8.

Raleigh, V., Deery, A. (2008). Care quality data on mental health is too hard to pin down. *Health Service Journal*, 10 April 2008.

Robins, L.N., Reiger, D.A. (1991). *Psychiatric Disorders in America: The Epidemiologic Catchment Area Study*. New York: Free

Press.

Rogers, A. (1990). Policing mental disorder: controversies, myths and realities. *Social Policy and Administration*, 24(3), 226–36.

SCMH (Sainsburys Centre for Mental Health). (1998a). *Keys to Engagement: Review of Care for People with Severe Mental Illness who are Hard to Engage with Services*. London: Sainsburys Centre for Mental Health.

SCMH (Sainsburys Centre for Mental Health). (1998b). *Acute Problems: A Survey of the Quality of Care in Acute Psychiatric Wards*. London: Sainsburys Centre for Mental Health.

SCMH (Sainsburys Centre for Mental Health). (2002). *Breaking the Circles of Fear*. London: Sainsburys Centre for Mental Health.

SCMH (Sainsburys Centre for Mental Health). (2006). *Policy Paper 6. The Costs of Race Inequality*. London: Sainsburys Centre for Mental Health.

Sashidharan, S. P. (1993). Afro-Caribbeans and schizophrenia: the ethnic vulnerability hypothesis re-examined. *International Review of Psychiatry*, 5, 129–44.

Sashidharan, S., Francis, E. (1993). Epidemiology, ethnicity and schizophrenia. In W. I. U. Ahmad, ed. *'Race' and Health in Contemporary Britain*. Buckingham: Open University Press.

Selten, J. P., Slaets, J. P. J., Kahn, R. S. (1997). Schizophrenia in Surinamese and Dutch Antillean immigrants to The Netherlands: evidence of an increased incidence. *Psychological Medicine*, 27, 807–11.

Selten, J. P., Veen, N. N., Feller, W. *et al.* (2001). Incidence of psychotic disorders in immigrant groups to The Netherlands. *British Journal of Psychiatry*, 178, 367–72.

Singh, S. (2007). Institutional racism in psychiatry. *Psychiatric Bulletin*, 31, 363–5.

Singh, S. P., Burns, T. (2006). Race and mental health: there is more to race than racism. *British Medical Journal*, 333, 648–51.

Smaje, C. (1996). The ethnic patterning of health: new directions for theory and research. *Sociology of Health and Illness*, 18(2), 139–71.

Soni Raleigh, V. (1996). Suicide patterns and trends in people of Indian subcontinent and Caribbean origin in England and Wales. *Ethnicity and Health*, 1(1), 55–63.

Soni Raleigh, V., Balarajan, R. (1992). Suicide and self-burning among Indians and West Indians in England and Wales. *British Journal of Psychiatry*, 161, 365–8.

Soni Raleigh, V., Bulusu, L., Balarajan, R. (1990). Suicides among immigrants from the Indian subcontinent. *British Journal of Psychiatry*, 156, 46–50.

Sproston, K., Mindell, J. (2006). *Health Survey for England 2004: The Health of Minority Ethnic Groups*. London: National Centre for Social Research.

Sproston, K., Nazroo, J. (eds.) (2002). *Ethnic Minority Psychiatric Illness Rates in the Community (EMPIRIC)*. London: The Stationery Office.

Strakowski, S. M., Shelton, R. C., Kolbrener, M. L. (1993). The effects of race and comorbidity on clinical diagnosis in patients with psychosis. *Journal of Clinical Psychiatry*, 54, 96–102.

Takei, N., Persaud, R., Woodruff, P., Brockington, I., Murray, R. M. (1998). First episodes of psychosis in Afro-Caribbean and white people. *British Journal of Psychiatry*, 172, 147–53.

Townsend, P., Davidson, N. (1982). *Inequalities in Health (the Black Report)*. Middlesex: Penguin.

Van Os, J., Castle, D. J., Takei, N., Der, G.,

Murray, R. M. (1996). Psychotic illness in ethnic minorities: clarification from the 1991 Census. *Psychological Medicine*, **26**, 203–8.

Veling, W., Selten, J. P., Veen, N. *et al.* (2006). Incidence of schizophrenia among ethnic minorities in the Netherlands: a four-year first-contact study. *Schizophrenia Research*, **86**, 189–93.

Webbe, A. (1998). Ethnicity and mental health. *Psychiatric Care*, **5**(1), 12–16.

Williams, D. R., Neighbors, H. W., Jackson, J. S. (2003). Racial/ethnic discrimination and health: findings from community studies. *American Journal of Public Health*, **93**, 200–8.

第1部 疫学と格差

第7章

移住者のメンタルヘルスにおける危険因子と防御因子

ドリス・ムサウイ（Driss Moussaoui）
モハメッド・アグーブ（Mohamed Agoub）

編者による本章の紹介

　移住する人々は、適応とレジリエンス（回復力）に関連する多くの因子を新たな社会に持ち込む。しかし、彼らの人格特性と特徴は、自文化においては脆弱性因子ではなくても、新たな文化においてそうなる可能性がある。個人的体験、経歴および脆弱性は、個人によって異なる。移住者は、移住のプロセスにおけるさまざまな理由と因子および対処戦略に反応して適応し、変化する。移住過程と移住後の体験に関連した個人的および社会的つながりが、新たな社会への適応に影響を与える。本章ではMoussaouiとAgoubが、移住者のメンタルヘルスを悪化させる危険因子は複数あるだけでなく、多面的で相互に作用すると指摘する。ジェンダー、トラウマ的イベント、過去の精神障害歴と薬物乱用歴、失業と貧困はすべて、移住後にさらなるメンタルヘルスの問題を引き起こす可能性のある危険因子として指摘されてきた。移住後は、失業、言語能力および薬物使用などの個人的特性と、差別と新たな社会の態度などの文化的特性が影響を与える可能性がある。対処スキル、高い自尊心と適応スキルを含む社会的サポートと防御因子もまた、精神障害の発症を軽減する役割を果たすであろう。

Migration and Mental Health, ed. Dinesh Bhugra & Susham Gupta. Published by Cambridge University Press. © Cambridge University Press 2011.

第7章 移住者のメンタルヘルスにおける危険因子と防御因子

はじめに

　移住は世界的な現象であり、人間生活にはつき物である。移住の理由はさまざまで、通常は、経済面および物質面の改善による、さらによい生活を求めて行われるが、心理学的な理由で行われることもある（Moussaoui and Ferrey, 1985）。移住は19世紀以来、法律で統制されてきたが、この傾向は20世紀と21世紀に強まった。先進国と中所得国との間の経済面および安全面の格差は、違法な国外移住を増やす。移住は国内で最も多く発生し、特に低・中所得国内で農村部から都市部へと行われる。国際連合（UN）によれば、3人に1人が出生地とは異なる地理的地域で生活し、働いている。

　過去20年間にわたり、移住のメンタルヘルスへの影響に関心が高まってきている。移住は、移住者の精神面および身体面の健康におけるリスクを生み出す可能性がある、ストレスの多いプロセスと認められている（Bhugra and Jones, 2001）。移住のプロセスは、よりよい生活への大きな期待だけでなく、精神的苦悩をもたらしうるつらい体験にも関連している場合がある。

　移住のプロセスは3段階に分けられる。

- 第一段階は移住前段階で、移住することを決定し、ある地域から別の地域へ、ある国から別の国へ、あるいは、ある大陸から別の大陸への移動を計画する。
- 第二段階には、移住過程それ自体と、ある場所から別の場所への物理的な移動が含まれ、必要な心理的・社会的手続きがすべて入る。移植という概念で隠喩的に説明するのが最もわかりやすい。
- 第三段階は移住後段階で、新たな社会の社会的・文化的環境に対処し、新たな役割を学び、自集団を変えることに興味を持つようになる。（Bhugra and Jones, 2001）

　個人の経歴は、移住前、移住過程、また移住後のいずれについても、移住者によって異なり、それゆえ、移住のプロセスも移住者によって異なる。この複雑なプロセスは、必ずしも直線的ではなく、最初の段階では移住者の適応を助けるものが、数年後は妨げとなる可能性があり、その逆もまた真であ

る。移住者はホスト社会に定着し、統合されるために、困難な課題に立ち向かう能力を高める。個人のレベルでは、移住には過去の生活体験と価値観の喪失から、新たな文化および社会の恩恵と困難の受容に至るまで、何段階もの適応が必ず伴う。職業人のレベルでは、移住は多段階にわたる過去の知識と経験の統合とともに、新たな労働文化の獲得を必要とする。統合とは、新たな社会で違いは続くものの、それを認め、それを理解し受け入れることである。個人的なまた職業人としての移住体験は相互に結び付いており、かつ互いに妨げ合う可能性がある（Goldner-Vukov, 2004）。

　一度困難が発生すると、精神的苦悩の表現において文化的因子が重要な役割を果たす可能性がある。西側先進国では病的過程を身体に限定し、主に疾患を、脳を含む影響を受けた器官の機能不全または機能停止と見る傾向がある。地中海沿岸社会などの南側開発途上国では、疾患はしばしば外部に由来するものと見なされるため、超自然的なものに基づく説明とそれに従った行動が多い（Schouler-Ocak and Reiske, 2008）。

移住者の精神障害

　移住者の精神障害有病率は、移住がメンタルヘルスに与える影響を示す一側面である。移住と精神障害の関係に関する疫学は、一貫性のない結果を示している（Kinzie, 2006）。使用された方法あるいは集団の差異が理由となり、比較可能性が制限されたため、結果が矛盾したものとなっている。精神障害の有病率は、評価された精神障害の種類と移住段階によって異なる。移住者のメンタルヘルスに対する移住の影響を調査した研究は、精神障害の高い有病率を示しているのが大多数であるが、一部の実証的研究からは、一部の移住者集団については、地元民集団に比べてメンタルヘルスの状態がよいといえることが明らかになった（Bhugra, 2003; Levecque et al., 2009; Takeuchi et al., 2007a; Wong and Leung, 2008）。

　たとえば、Cantor-GraaeおよびSelten（2005）によって実施されたメタ分析では、第一世代移住者における統合失調症発症の相対リスクの加重平均は2.7であった。しかし、このリスクは、出身国と受け入れ国が似ている場合（西側の国から西側の国への移住）は低く、たとえばスリナムからオランダへ

の移住、あるいは英国へのアフリカ系カリブ人移住者などのように、出身国と受け入れ国が似ていない場合は高い（Kinzie, 2006）。オランダでは、精神病性障害の発症率は、移住者の出身国によって異なる。トルコ人移住者（第一世代か第二世代かを問わず）のリスクと西側諸国出身移住者のリスクは有意に高くはなかったが、モロッコ、スリナム、オランダ領アンティル諸島およびその他の非西側諸国出身の対象者ではリスクが高かった。このリスクは、モロッコ人およびスリナム人移住者の第二世代についても高かった（Selten el al., 2001）。

　スイスにおける精神病院への入院を調査した研究では、南欧・西欧および北欧諸国と旧ユーゴスラビア出身の移住者について、入院率が有意に低く、同じ性別のスイス人と比較した相対リスクは 0.70 〜 0.54 で、トルコ、東欧および「その他の」国出身の男性移住者の入院率が高いこと（スイス人の場合、年間 1000 人につき 4.3 人に対し、1000 人につき 6 人を超える率）が調査結果から示された（Lay *et al.*, 2007）。デンマーク市民登録制度のデータを使用すると、統合失調症発症の相対リスクは第一世代移住者で 2.45、第二世代移住者で 1.92 であった（Cantor-Graae *et al.*, 2003）。

　気分障害については、Swinnen および Selten（2007）がメタ分析を用いて、移住が危険因子であるかどうかを検討した。移住者の双極性障害発症の平均相対リスクは 2.47 であった。しかし、英国のアフリカ系カリブ人を除いた後では、このリスクが有意に高いとは言えなくなった。

　Levecque ら（2007）は、トルコ人およびモロッコ人のうつ症状の有病率が、ベルギー人またはその他の EU 加盟国出身者と比べて高いことを突き止めた。

　メンタルヘルスと心理社会面の健康への影響を示すもう 1 つの側面は、移住者によるメンタルヘルスサービスの利用である。多くの研究で、移住者によるメンタルヘルスサービスの低い利用率が実証された（Kinzie, 2006; Lay *et al.*, 2006）。これは、苦悩の出現率が低いことや、代替的な援助の利用に起因するとは言えず、おそらく、ケアを阻む文化的および言語的障壁を反映していると思われる（Kirmayer *et al.*, 2007）。

移住者の危険因子

移住は1つだけの現象ではなく、一連のイベントを含む全体的なプロセスであるため、社会レベルおよび個人レベルの多数の因子から影響を受ける。移住者のメンタルヘルス悪化の危険因子は複数あり、それらは多次元的かつ相互作用的である。ときには、危険因子が移住者のレジリエンス（回復力）を誘発し、障害に強くなることもある。移住者に対する危険因子の影響は、移住のプロセスの一段階において発生する可能性がある。

移住前段階の危険因子

この段階においては、危険因子は2つのカテゴリーに分けられる。移住者の個人的な特性によって決まる因子と、環境因子に関連のある因子である。

ジェンダーは重要な個人的因子である。女性というジェンダーは、最近ニュージーランドに移住した中国人移住者に見られる軽度精神障害の予測因子である（Abbott *et al.*, 1999）。経済的理由で移住する低所得国出身の女性は、より脆弱な集団である（Anbesse *et al.*, 2009）。

精神障害とアルコールおよび薬物乱用の経歴を持つ対象者は、最も脆弱である。Ryanら（2006）は、ロンドンに住むアイルランド人移住者における、アイルランドでのうつ病の病歴と小児期の心理的虐待が、現在のうつ病の予測因子と考えられることを発見した。

一部の精神障害については、特に移住者がモロッコのリフ地域など遠隔地の貧しい地域の出身である場合、出身地域が危険因子と考えられる。低所得国から先進国に来た移住者は、より多くの精神的苦悩にさらされる。ベルギーにおける地域ベースの標本では、トルコ人とモロッコ人の移住者に、ベルギー人や欧州連合出身の移住者と比べて、抑うつと重度の不安症状が高率で認められることがわかった（Levecque *et al.*, 2007）。

移住前のトラウマ的イベント（暴力、小児期の性的虐待、内戦、民族浄化および死にかけた経験や重症のけがに苦しんだ経験）はすべて、精神障害、特にうつ病と不安障害を発症させる危険因子である（Bhui *et al.*, 2003; Yearwood *et al.*, 2007）。

経済状況もまた、精神的苦悩の予測因子である。貧困と失業が移住者の脆弱性をもたらす（Bhui *et al.*, 2003）。周産期の栄養不良の原因となる貧困の重要性と、それが胎児脳の発達に与える影響は大きい。

移住の動機は、移住者のメンタルヘルスに大きな影響を及ぼす。強制移住の場合、対象者は準備ができておらず、自宅と祖国と家族を離れて移住するという決断に精神的なショックを受ける。

移住中段階の危険因子

移住時の年齢は、新たな社会への適応において重要な役割を果たし、精神的苦悩の危険因子となる可能性もある。成人してからホスト国に来る移住者は、新しい言語の学習がより困難であり、家族および自分のコミュニティの構成員以外との社会関係を築く機会が少なくなる（Takeuchi *et al.*, 2007b）。最近ニュージーランドに移住した中国人移住者の精神病罹患率に関するある研究では、26〜35歳であるか、45歳を超えているかが、精神障害の予測因子となっていた（Abbott *et al.*, 1999）。StevensとVollebergh（2008）は、移住者の子どものメンタルヘルスに関する文献をレビューし、移住者と地元民の子どもの間で見られるメンタルヘルスの問題の違いを説明した。しかし、移住者の若者の方がメンタルヘルスの問題を発症するリスクが高いことは、確認されなかった。

不十分な計画による移住と現在の抑うつとの関係は、高齢の移住者よりも若年者の方が強かったが、この結果は男性でのみ有意であった（Ryan *et al.*, 2006）。

不法な移住も困難、危険およびトラウマを著しく増やし、さらなる精神的苦悩をもたらす（Segal *et al.*, 2010）。

移住後段階の危険因子

精神的苦悩や精神障害と関連のある移住後の因子は、2つのカテゴリーに分けられる。第一のカテゴリーは、失業、言語能力および薬物使用などを含む個人の特性にかかわるもので、第二のカテゴリーは、新しい社会による拒絶、差別待遇と人種差別主義など、移住者の新たな環境に関係がある。

移住者の経済状況は、個人の統合と適応において極めて重要な役割を果

たす。多くの研究で、この因子が精神障害の予測因子であると報告された（Ryan *et al.*, 2006; Zunzunegui *et al.*, 2006）。経済状況が悪いことは適切な社会化の機会を減らし、孤立と差別、自尊心の低下と気分障害および不安障害の発症、さらには薬物とアルコールの乱用を促進する可能性がある。

社会的サポートの欠如や不足は、精神的苦悩の原因となりうるもう１つの因子である（Ryan *et al.*, 2006）。不十分な社会的サポートは、多くの精神障害の発症、経過および転帰に有意に関連していると認められてきた（Pantelidou and Craig, 2006）。個人の周囲における同じ民族集団の集中度として定義される自民族密度は、必ずしも十分な社会的サポートを意味するものではない。それは、ある種の精神的苦悩の発生と持続に重要な役割を果たすといえる（Bhugra and Jones, 2001）。

地元民が居住する地域に散在している移住者の方が、自民族密度の高い地域に住む移住者と比べて精神病性障害の発症率が高いようだという研究結果（Veling *et al.*, 2008）に関しては、１つの疑問が提起されなければならない。それは統合失調症の原因なのだろうか、それとも結果なのだろうか？　統合失調症は、社会的および文化的孤立／喪失から二次的に起こるのだろうか、それとも、社会的および文化的孤立／喪失がこの疾患の行動結果なのだろうか？

移住後の収容は、もう１つのトラウマ的体験であり、メンタルヘルスの不調に関連がある。ときには、解放後数年間も精神障害が続くこともある（Ichikawa *et al.*, 2006; Phillips, 2010）。人間関係における困難も移住者に共通する危険因子で、特に夫婦間の対立や職場での衝突をより多く体験している移住者にあてはまる（Wong and Leung, 2008）。一方、身体疾患、特に心疾患や呼吸器疾患などの慢性疾患の発症は、移住者のメンタルヘルスに悪影響を及ぼす（Lai, 2005; Ortega *et al.*, 2006; Silveria and Ebrahim, 1998）。この種の併存疾患は、移住者の「健康資本」を減少させることにより、移住者の地位を経済的、社会的にも、また心理的にも低下させる。

自尊心は、願望と移住前に計画された目標の達成感に強く結び付いている。移住しても、自分の地位や願望に合った適切な仕事に就くことができない場合、ストレスと精神的苦悩が増加する可能性が高い（Bhugra, 2004）。

新たな環境に関連のある危険因子の第二のカテゴリーについて、「カル

チャーショック」が精神的苦悩の主要な予測因子であると言われてきた。「カルチャーショック」という概念は、新たな文化への適応の負担、出身社会の文化および価値観の喪失感、役割期待と自己アイデンティティの混乱、新たな文化の構成員からの拒絶感、不安、および新たな環境に対処できないことによる無力感という、明確に区別できる6つの側面から成る（Pantelidou and Craig, 2006）。「カルチャーショック」の理由には、経済的、文化的（生活様式）、政治的、宗教的および教育的な性質が認められると考えられる。そのプロセスが開始され、持続されるとき、精神的苦悩と精神障害がもたらされる。

移住には、母国語、態度、価値観、社会構造およびサポートネットワークを含む、慣れ親しんだ環境の喪失が伴う。この喪失を悲しむことは、健全な反応と見なすことができる。しかし、悲しみの症状が重大な苦悩をもたらしたり、存続したりする場合、これは病的と見なされる（Bhugra and Becker, 2005）。

移住者とホストコミュニティとの接触は、同化（新たな文化に参入する人が、支配的な文化に吸収される）、拒絶、統合または脱文化（deculturation, 個人や集団に、自文化を捨てさせる行為）を引き起こすといえる（Bhugra and Becker, 2005）。このよい例が、イスラム教徒は犠牲祭のときに祖国では羊を生贄として捧げるが、欧州諸国に移住する際にはこれをやめる必要があるということである。

もう1つの概念は文化変容である。これは、多数派文化の有能な担い手にならなければならないが、同時に、常に少数派の文化の一員としても認められることを意味する。

アイデンティティにおける文化変容はストレスが多く、自尊心とメンタルヘルスの問題を引き起こす可能性がある。Jasinskaja-LahtiとLiebkind（2007）は、文化変容にかかわるさまざまなストレス因子の存在に言及した。すなわち、(1)自分は不当な扱いを受けた、または差別の犠牲者であるという認識、(2)社会的サポートの欠如、(3)不十分な言語能力、(4)低い社会・経済的地位、および、(5)ホスト国での滞在期間である。

差別は、メンタルヘルスの不調と精神障害の発症の重要な予測因子となりうる（Gee et al., 2006）。それはまた、医療サービスへのアクセスに関する決

定因子でもある（Agudelo-Suàrez et al., 2009）。スペインの移住者からは、コミュニティと労働生活における人種差別主義、虐待、スペイン生まれの集団と比較して不安定な労働条件の体験によって特徴付けられる差別待遇の事例が報告された（Agudelo-Suàrez et al., 2009）。差別を受けたという認識は、文化変容ストレスと正の相関関係がある（Tartakovsky, 2007）。

移住者の防御因子

　防御因子は、移住者の精神的苦悩と精神疾患を予防する。それは危険因子と同様に、移住前、移住中および移住後段階を対象範囲としている。

移住前段階の防御因子

　好ましい身体的・精神的健康は、他の脆弱性から移住者を防御する助けとなる。優れた学歴と職業スキルは、移住者のホスト国への統合に役立てられる。

　移住前段階の心的資源は、移住のプロセスを通じて発生する精神的苦悩を防ぐ重要な要素である。このような心的資源には、正常な人格特性、適切な対処スキル、問題解決能力と、精神障害ではないことが含まれる。

移住中段階の防御因子

　子どものときの移住は、それ自体は危険因子ではない。Takeuchi ら（2007b）は、子どもの頃（12 歳以下）に移住してきた対象者では、いかなる障害についても生涯有病率は米国生まれの対象者と同程度であることを見出した。おそらく、子どもの頃に移住してくる者は、英語をより容易に学習し、学校が家庭以外の主たる社会化施設となるのであろう（Takeuchi et al., 2007b）。同じ結果は、Vollebergh ら（2005）によっても報告された。オランダでは、移住者の家族の子どもが非移住者の同世代の子どもと比べて、より多くの問題を体験しているようには見えない。年齢が若いということは、ある程度までは防御因子と考えられる。

　これに対して、薬物使用障害のある人々の場合、子どもとしてでなく、25 歳を過ぎた成人として米国に来れば、薬物使用とその結果発生する薬物

およびアルコールの乱用と依存にかかわる危険な社会的ネットワークへの暴露から、身を守ることになるであろう（Alegria *et al.*, 2007）。

　移住先の国が自ら選んだ国であれば、祖国との別離は計画されたことであり、ホスト国への入国は明らかに歓迎されることで、移住体験は肯定的である。経済的資源の利用可能性は、新たな国での迅速な自立と適応の可能性を高める（Segal *et al.*, 2010）。

移住後段階の防御因子

　移住は、個人の成長、自己肯定および新しい社会的スキルと適応スキルの学習など、好ましい結果をもたらす可能性がある（Walsh *et al.*, 2008）。この場合、メンタルヘルスは満足のいく状態であり、非常によい状態だとさえ言える。

　社会的サポートは、好ましいメンタルヘルスの維持に重要な役割を果たす。適切な社会的サポートと、同じ民族の存在、周囲の負の感情表出が低ければ、飲酒や精神障害の防御因子となる。それは幸福の増加とうつの減少につながる（Bhugra and Jones, 2001; Shin *et al.*, 2007）。新たな国でうまく統合され、受容されるためには、社会的ネットワークに同一国出身の移住者だけでなく、広くホスト社会の対象者も含めなければならない。

　ホスト国において差別を受けたという認識が低く、社会的サポートを受けたという認識が高いことは、統合の成功と好ましいメンタルヘルスの鍵となる。

おわりに

　移住のプロセスとその結果としての文化的・社会的適応は、移住者のメンタルヘルスにおいて重要な役割を果たす。メンタルヘルスの専門家は移住者の問題を認識しておかなければならない。より具体的な訓練が、医療提供者の研修センター（医学校、教育病院、看護師とソーシャルワーカーを対象とした研修センターなど）で利用できるようにするべきである。医療提供者は、移住者の困難さとメンタルヘルスの問題のアセスメントを行う際に、また、治療的介入を行う際と予防行動を計画する際に、危険因子と防御因子の両方を

考慮しなければならない。

　移住の分野では、生物・心理・社会モデルを用いてさまざまな変数を統合することによる、さらなる研究が必要である。最後に、移住者の治療とケアのマネジメントのために、教育、研修および第三者への紹介にかかわる専門サービスが、ホスト国で確立されなければならない。

【参考文献】

Abbott, M. W., Wong, S., Williams, M., Au, M., Young, W. (1999). Chinese migrants' mental health and adjustment to life in New Zealand. *Australian and New Zealand Journal of Psychiatry*, **33**, 13–21.

Agudelo-Suàrez, A., Gil-Gonzàlez, D., Ronda-Pérez, E. et al. (2009). Discrimination, work and health in immigrant populations in Spain. *Social Science & Medicine*, **68**, 1866–74.

Alegria, M., Shrout, P. E., Woo, M. et al. (2007). Understanding differences in past year psychiatric disorders for Latinos living in the U.S. *Social Science & Medicine*, **65**, 214–30.

Anbesse, B., Hanlon, C., Alem, A., Packer, S., Whitley, R. (2009). Migration and mental health: a study of low-income. *International Journal of Social Psychiatry*, **55**, 557–68.

Bhugra, D. (2003). Migration and depression. *Acta Psychiatrica Scandinavica*, **418**(Suppl.), 67–72.

Bhugra, D. (2004). Migration and mental health. *Acta Psychiatrica Scandinavica*, **109**, 243–58.

Bhugra, D., Becker, M. A. (2005). Migration, cultural bereavement and cultural identity. *World Psychiatry*, **4**, 18–24.

Bhugra, D., Jones, P. (2001). Migration and mental illness. *Advances in Psychiatric Treatment*, **7**, 216–23.

Bhui, K., Abdi, A., Abdi, M. et al. (2003). Traumatic events, migration characteristics and psychiatric symptoms among Somali refugees. *Social Psychiatry and Psychiatric Epidemiology*, **38**, 35–43.

Cantor-Graae, E., Selten, J. P. (2005). Schizophrenia and migration: a metaanalysis and review. *American Journal of Psychiatry*, **162**, 12–24.

Cantor-Graae, E., Pedersen, C. B., McNeil, T. F., Mortensen, P. B. (2003). Migration as a risk factor for schizophrenia: a Danish population-based cohort study. *British Journal of Psychiatry*, **182**, 117–22.

Gee, G. C., Ryan, A., Laflamme, D. J., Holt, J. (2006). Self-reported discrimination and mental health status among African descendants, Mexican-Americans, and other Latinos in the New Hampshire REACH 2010 Initiative: the added dimension of immigration. *American Journal of Public Health*, **96**, 1821–8.

Goldner-Vukov, M. (2004). A psychiatrist in cultural transition: personal and professional dilemmas. *Transcultural Psychiatry*, **41**, 386–405.

Ichikawa, M., Nakahara, S., Wakai, S. (2006). Effect of post-migration detention on mental health among Afghan asylum seekers in Japan. *Australian and New Zealand Journal of Psychiatry,* **40**, 341–6.

Jasinskaja-Lahti, I., Liebkind, K. (2007). A

structural model of acculturation and wellbeing among immigrants from the former USSR in Finland. *European Psychologist*, **12**, 80–92.

Kinzie, J. D. (2006). Immigrants and refugees: the psychiatric perspective. *Transcultural Psychiatry*, **43**, 577–91.

Kirmayer, L. J., Weinfeld, M., Burgos, G. *et al.* (2007). Use of health care services for psychological distress by immigrants in an urban multicultural milieu. *The Canadian Journal of Psychiatry*, **52**, 295–304.

Lai, D. W. L. (2005). Prevalence and correlates of depressive symptoms in older Taiwanese immigrants in Canada. *Journal of the Chinese Medical Association*, **68**(3), 118–25.

Lay, B., Lauber, C., Nordt, C., Rössler, W. (2006). Patterns of inpatient care for immigrants in Switzerland: a case control study. *Social Psychiatry and Psychiatric Epidemiology*, **41**, 199–207.

Lay, B., Nordt, C., Rössler, W. (2007). Mental hospital admission rates of immigrants in Switzerland. *Social Psychiatry and Psychiatric Epidemiology*, **42**, 229–36.

Levecque, K., Lodewyckx, I., Vranken, J. (2007). Depression and generalised anxiety in the general population in Belgium: a comparison between native and immigrant groups. *Journal of Affective Disorders*, **97**, 229–39.

Levecque, K., Lodewyckx, I., Bracke, P. (2009). Psychological distress, depression and generalized anxiety in Turkish and Moroccan immigrants in Belgium. *Social Psychiatry and Psychiatric Epidemiology*, **44**, 188–97.

Moussaoui, D., Ferrey, G. (1985). *Psychopathologie des Migrants*. Paris: Presses Universitaires de France, 96 pp.

Ortega, A. N., Feldman, J. M., Canino, G., Steinman, K., Alegria, M. (2006). Co-occurrence of mental and physical illness in US Latinos. *Social Psychiatry and Psychiatric Epidemiology*, **41**, 927–34.

Pantelidou, S., Craig, T. K. J. (2006). Culture shock and social support: a survey in Greek migrant students. *Social Psychiatry and Psychiatric Epidemiology*, **41**, 777–81.

Phillips, C. B. (2010). Immigration detention and health. *Medical Journal of Australia*, **192**, 61–2.

Ryan, L., Leavey, G., Golden, A., Blizard, R., King, M. (2006). Depression in Irish migrants living in London: case-control study. *British Journal of Psychiatry*, **188**, 560–6.

Schouler-Ocak, M., Reiske, S. L. (2008). Cultural factors in the diagnosis and treatment of traumatised migrant patients from Turkey. *Transcultural Psychiatry*, **45**, 652–71.

Segal, U. A., Mayadas, N. S., Elliott, D. (2010). The migration process. In U.A. Segal, D. Elliott, N. S. Mayadas, eds. *Immigration Worldwide: Policies, Practices and Trends*. New York: Oxford University Press, pp. 3–16.

Selten, J. P., Veen, N., Feller, W. *et al.* (2001). Incidence of psychotic disorders in immigrant groups to The Netherlands. *British Journal of Psychiatry*, **178**, 367–72.

Shin, H. S., Han, H. R., Kim, M. T. (2007). Predictors of psychological well-being amongst Korean immigrants to the United States: a structured interview survey. *International Journal of Nursing Studies*, **44**, 415–26.

Silveira, E. R. T., Ebrahim, S. (1998). Social determinants of psychiatric morbidity and well-being in immigrant elders and whites in East London. *International Journal of Geriatric Psychiatry*, **13**, 801–12.

Stevens, G. W. J. M., Vollebergh, W. A. M. (2008). Mental health in migrant children. *Journal of Child Psychology and Psychiatry*, **49**, 276–94.

Swinnen, S. H. A., Selten, J. P. (2007). Mood disorders and migration: meta-analysis. *British Journal of Psychiatry*, **190**, 6–10.

Takeuchi, D. T., Alegría, M., Jackson, J. S., Williams, D. R. (2007a). Immigration and mental health: diverse findings in Asian, Black, and Latino populations. *American Journal of Public Health*, **97**, 11–12.

Takeuchi, D. T., Zane, N., Hong, S. *et al.* (2007b). Immigration-related factors and mental disorders among Asian-Americans. *American Journal of Public Health*, **97**, 84–90.

Tartakovsky, E. (2007). A longitudinal study of acculturative stress and homesickness: high-school adolescents immigrating from Russia and Ukraine to Israel without parents. *Social Psychiatry and Psychiatric Epidemiology*, **42**, 485–94.

Veling, W., Susser, E., van Os, J. *et al.* (2008). Ethnic density of neighbourhoods and incidence of psychotic disorders among immigrants. *American Journal of Psychiatry*, **165**, 66–73.

Vollebergh, W. A. M., Have, M. T., Dekovic, M. *et al.* (2005). Mental health in immigrant children in the Netherlands. *Social Psychiatry and Psychiatric Epidemiology*, **40**, 489–96.

Walsh, S., Shulman, S., Murer, O. (2008). Immigration distress, mental health status and coping among young immigrants: a one-year follow-up study. *International Journal of Intercultural Relations*, **32**, 371–84.

Wong, D. F. K., Leung, G. (2008). The functions of social support in the mental health of male and female migrant workers in China. *Health & Social Work*, **33**, 275–85.

Yearwood, E. L., Crawford, S., Kelly, M., Moreno, N. (2007). Immigrant youth at risk for disorders of mood: recognizing complex dynamics. *Archives of Psychiatric Nursing*, **21**, 162–71.

Zunzunegui, M. V., Forster, M., Gauvin, L., Raynault, M. F., Willms, J. D. (2006). Community unemployment and immigrants' health in Montreal. *Social Science & Medicine*, **63**, 485–500.

第8章

精神病、移住と少数民族集団という地位：格差、拒絶および差別に関する話

トム・K・J・クレイグ（Tom K. J. Craig）

▎編者による本章の紹介

　社会的格差は、かなり長い間、精神障害の有病率と関連付けられてきた。精神疾患のある人々が低い社会・経済的地位に滑り落ちるのか、あるいは低い社会・経済的地位が精神疾患の病因であるのか、検討することは興味深い。低い社会・経済的地位が失業や粗末な住居に関連しており、個人が体験するストレスの一因となることは確かである。移住者と少数民族集団にとって、そのような体験により疎外感や孤立感が増す可能性がある。これらの因子への反応は、明らかに移住者のレジリエンス（回復力）と人格因子に左右されるが、移住の理由、教育的因子および経済的因子にも依存している。本章ではCraigが最近の研究のエビデンスをいくつか取り上げる。他の章とも併せてCraigは、統合失調症とその他の精神病の病因が、民族性、差別および低い社会的地位に加えて、達成と期待の不一致にも関連している可能性があることを実証する。疎外感と拒絶体験もまた、個人が対処しているストレスを増大させる。小児期の性的・身体的虐待は、このような苦悩をさらに深める可能性がある。行為としての移住は、移住者の立場から解明される必要がある。

Migration and Mental Health, ed. Dinesh Bhugra & Susham Gupta. Published by Cambridge University Press. © Cambridge University Press 2011.

はじめに

　移住者集団において統合失調症発症率が高いというコンセンサスが高まっている。イングランドにおけるアフリカ系の人々とアフリカ系カリブ人移住者およびその子孫に関して過去30年間にわたって実施されてきた研究では、地元で生まれた白人集団よりも2～14倍高い発症率が報告され（Fearon et al., 2006）、同様な高率が他の国々への移住者にも認められた（Cantor-Graae and Selten, 2005; 詳しい議論については第2章および第3章も参照）。民族の分類における問題、一般人口における少数民族の推定数の不正確さ、あるいは少数派集団の精神障害の誤評価に関して、研究の多くが個々に批判される可能性はあるが、全体として調査結果は一貫しており、これは実質効果であり、偏見や不十分な評価による人為的効果として容易に退けられるものではないという結論が得られた。Cantor-GraaeとSelten（2005）はこれまでの研究結果をまとめ、開発途上国出身の移住者と先進国出身の移住者の比較と、人口の大多数が黒人である地域からの移住者について、結果が最も手堅いと指摘している。これらの移住者の第二世代および第三世代の子孫は、高いリスクを維持している。

最近の知見

　この高いリスクに対する最新の裏付けの1つは、統合失調症およびその他の精神病の原因と民族性（the Aetiology and Ethnicity in Schizophrenia and other Psychoses: AESOP）研究から得られたものである。これは、英国の3つの都市部（南ロンドン、ノッティンガムおよびブリストル）で行われた。精神病の初回接触症例すべてを総ざらいし、少数民族集団における高い精神病発症率を説明できる社会的・生物学的因子に関する仮説を研究するネスティッドケースコントロール研究〔訳注：構成メンバーが明示された時間に始まるコホート集団（closed cohort）からケースとコントロールが発生した場合に行うことができる研究〕である。二次的なメンタルヘルスサービスを初めて受診した精神病症状を伴うすべての人々と16～64歳の人がスクリーニングを受け、神経精神医学における臨床アセスメントのためのスケジュール表（WHO, 1992）を用いて診

断が確立された。最後に、見落とされた可能性のある症例を判定するリーケージ（漏洩）研究が行われた。2年間で南ロンドンでは合計308件、ノッティンガムでは203件、ブリストルでは57件（1年間のみ）の症例が確認された。精神病性症状の診断すべてについて、標準化発症率が計算された。地元出身のイギリス系白人集団と比較して、他のすべての民族集団で精神病発症率が高かった。これは特にアフリカ系カリブ人とアフリカ系民族で際立っており、統合失調症（アフリカ系 IRR 5.8、アフリカ系カリブ人9.1）と躁病（アフリカ系6.2、アフリカ系カリブ人8.0）の両方で認められた。発症率は男女ともに、またすべての年齢層で高かった（Fearon et al., 2006）。

都市の特性（Urbanicity）

　AESOP研究は、移住者とその子どもおよび孫が長年住んでいる都市で実施された。これらの人々の多くは、都市の貧しい地域、つまり、やはり精神病の高率と関連があるとして長く知られてきた、どちらかといえば恵まれない環境である、人口が密集するスラム街に住んでいる。1939年というかなり早い時点で、FarisとDunhamはシカゴにおける精神疾患の分布に関する詳細な研究の結果を発表し、統合失調症は集団全体に均等に分散しているのではなく、群を成して発生しており、それらの群は、都市のより貧しい、抑圧された地域に広く散在していることを、強い確信をもって示した（Faris and Dunham, 1939）。最近になってこれらの結果が再現され、拡大されたが、それにはいくつかの印象的な疫学的知見が含まれていた。たとえば、スウェーデンのある研究（Sundquist et al., 2004）では、24～64歳の約440万人の男女を対象に、1997～1999年の精神病またはうつ病治療を目的とした入院に関して、全国健康記録を調査した。各自の居住地の住所がデータベースに入力され、それぞれの居住地域が人口密度によって分けられた5段階のいずれかの段階に割り当てられた。高度に都市化が進んだ4地域のそれぞれについて、精神病とうつ病の危険率が、最も農村的な／都市化されていない地域と比較された。男女ともに人口密度の低い都市部居住地域から高い地域へと、ほぼ直線的な危険率の増加が認められた。さらに著者らは、社会的サポートのおおよその指標としての配偶者の有無、社会・経済的地位

の指標としての学歴、および移住者の立場（南欧出身の経済移民または東欧出身の難民）を検討した。これら3つの評価尺度もすべて、発症率に関連していた。単身生活者の発症率が高く、低学歴の人と、難民または経済移民として分類された人も同様であった。しかし、これらの影響を考慮した後も、都市の地域格差は残されたままであった（Sundquist *et al.*, 2004）。

　当然、この研究では、治療のために入院した時点での居住地が報告され、それは必ずしも精神病発症時の居住地ではなく、このため、疾患発症後に、あるいは前駆症状が出ている時期だがメンタルヘルスサービスとの初回接触以前に、よりスラム化された都市部へと人々が流入したことによって関連性が高まった可能性がある。しかしその他の研究は、これが調査結果に対する不十分な説明であることを示唆している。たとえば Pedersen と Mortensen (2001) は、デンマークまたはグリーンランドに住所があり、他の国々へ、あるいは他の国々から移住した190万人の大規模な代表標本を得るために、デンマーク市民登録制度のデータを使用した。各人の住所は、デンマークの276の市町村の1つに割り当てられ、それらはさらに都市化の程度によって分類された。最後に、各居住者の居住地域は、出生から15歳の誕生日まで追跡することができ、この結果研究者らは、高度に都市化された地域における統合失調症の高率が、その地域に最初に住んだときの年齢と居住期間の長さ、すなわち都市への暴露によって決まるのかどうかを検討できるようになった。スウェーデンの研究にあるように、都市密度と精神病の発症には強い関係があった。さらに、5歳の誕生日の時点で出生時よりも都市密度の高い都市地域に住んでいる人々は、生活環境に変化がなかった人々と比べて、統合失調症の相対リスクが有意に高かった。これは10歳の誕生日の時点では、さらに際立っていた。つまり、出生時の都市特性が同じであっても、その後の数年間で都市化の程度が進むにつれて、リスクが高まったわけである。また、この関係性を、成長期全体を通して居住地がわかっている副標本を対象に、さらに直接的に調査することも可能であった。これにより、都市密度のレベルが異なる各地域に連続して居住した年数を追加することができた。この結果によれば、都市化の程度が高い地域に居住した年数が多いほど、統合失調症のリスクが高いと思われる。

　また、都市生活の影響は、援助探索集団に限られることではないと考えら

第8章 精神病、移住と少数民族集団という地位：格差、拒絶および差別に関する話

れる。いくつかの研究からは、短い幻聴、支配観念および幻覚さえも含めた精神病様体験は一般集団にも見られ、統合失調症との長期的、疫学的および神経心理学的連続性を示すことが明らかになった（King et al., 2005; Morgan et al., 2008a; Vanheusden et al., 2008）。これらの研究はまた、都市密度との関連も示している。たとえばオランダのある研究では、一般集団における臨床的障害および精神病性症状の生涯有病率はともに、人口密度の増加に伴って増加し、これは年齢、性別、教育水準、対象者とその親の出生国を補正した後も変わらなかった。都市の最も過密な地域におけるこれらの症状の有病率は、最も密度の低い地域の2倍であった。重要なのは、この関係性が精神病と診断された対象者を排除した後でも変わらず、生涯のメンタルヘルス治療との相関はなかったことである（van Os et al., 2001）。

以上のように、まとめると、互いに関連していると思われる2つの確立されたマクロ社会的見解がある。つまり、統合失調症とその他の精神病の発症が、人口が密集した街における生活が長引くことによって増加すること、また、これまで報告されてきた研究によれば、ほとんどがこのような人口が密集した街に住んでいるとされる移住者の間で増加するということである。

AESOP研究では、統合失調症と躁病の率は、ノッティンガムとブリストルよりも南ロンドンで高く、この差は年齢と性別の違いを補正した後も継続して認められた。一部のばらつきは、各センターにおける少数民族集団の割合の差によって説明できるが、それでもなお、南ロンドンにおける有意に過剰な罹患率が認められた（Kirkbride et al., 2006）。この過剰についてはいくつかの説明が考えられる。それらの説明には、より深刻な経済的窮乏、低い社会的連帯、重要な社会的サポートおよび資源への相対的なアクセスの悪さ、あるいは、非行、破壊行為および犯罪によって特徴付けられる質の悪い環境への暴露の長期化が含まれる。たとえばAllardyceら（2005）は、経済的窮乏と社会的分裂（転居率の高さ、単身世帯および独身者の数によって定義される）が、ともに精神病と強く関連していることを示した。AESOPデータでは、一般集団の標本と比較して、症例群は学歴、雇用、住居、単身生活および長期的な人間関係の欠如など評価が恵まれていなかった。同様なパターンはすべての民族下位集団で認められたが、貧困と社会的孤立は、イギリス系白人よりもアフリカ系カリブ人の黒人対象者に一貫して多く見られ、アフリカ系

カリブ人の黒人患者が最も恵まれていなかった。これらの調査結果は、罹患前のIQと精神病の未治療期間（the Duration of Untreated Psychosis: DUP）を補正しても変わらなかった。さらにこれらの結果は、最近発症したことが明確な症例だけを調査したときにも変わらなかった（Morgan et al., 2008b）。

それゆえ、社会的剥奪と社会的孤立は、少数派の移住者に認められる精神病発症率の増加の、少なくとも一部を説明できると思われる。また逆に、剥奪と社会的孤立は、人種差別の結果も含め、少数派集団に内在する集団ごとに微妙に異なる原因から発生している可能性がある。職場における隠れた差別の影響を知るための、ある興味深い手掛かりとして、Boydellら（2001）は南ロンドンの15の選挙区における統合失調症発症率を比較し、白人の多い地域に住む非白人系少数民族の統合失調症発症率が有意に高いことを見出した。最も際立っていたのは、発症率比が、全体に占める非白人集団の割合が最大である選挙区における2.28％から、最少である選挙区における4.4％まで、用量反応関係のように変化することであった（Boydell et al., 2001）。

人種差別で発症率の差を説明できるか否かに関しては、AESOP研究の黒人対象者が不当な差別を受けていると考えているのは確かである。文化、宗教または肌の色が理由で不利を被っていると報告した人々の割合は、白人回答者よりも黒人回答者で有意に高かった。症例のステータスを予測する因子のロジスティック解析では、若年齢、黒人失業者であること、自分に不利があるとわかっていることはすべて精神病のリスクを高めていた（Cooper et al., 2008）。

限られたアクセス

恵まれない環境での生活の1つの結果は、資源へのアクセスが限られてくることである。それは、個人的な困難や貧困が直接的な原因であるか、あるいは地域の資源へアクセスする機会の欠如が原因であるかを問わずである。「社会資本」という考え方は、市民参加から社会的ネットワークへの参加、また、これらを通じた資源へのアクセスと、最終的には自分が組み込まれている社会における連帯感と「信頼」に至るまで、広くさまざまな社会参加を網羅している。貧しい社会資本と統合失調症発症の関係が報告され

た研究 (Boydell et al., 2002) もあれば、そのような関係が報告されなかった研究 (Drukker et al., 2006) もある。AESOP データは、統合失調症の発症における分散の 25% は、自民族密度、分断および投票率などの地区レベルの因子に帰することができると示唆していた (Kirkbride et al., 2007)。これらの所見をさらに掘り下げるために、Kirkbride ら (2008) は、AESOP 研究の対象となったロンドン南東部の一般集団の 5% に分野横断的調査を実施し、地区レベルでの詳細な社会資本データを収集した。社会的連帯と信頼 (Social Cohesion and Trust: SC&T) および社会的解体 (落書き、破壊行為、車両の窃盗／車上荒らしなど) の評価に関する個別アンケートへの回答が、4231 人の回答者から寄せられた (回答率は約 26% だが、カリブ系黒人など一部の主要集団では回答率はこれより低かった)。SC&T のスコアと、各地区を高・中・低に分ける分類手法を用いて分析が行われた。発症率における分散は、AESOP データの結果に極めて近い割合 (25%) を、地区レベルの影響に帰することができた。民族分断が少ないことは低い発症率と関連しており、社会・経済的剥奪が多いことは高い発症率と関連していたが、これらは他の研究結果を反映している。しかし、意外にも発症率は、SC&T の評価と直線的な関係はなかった。その代わりに、SC&T が中レベルの地域と比較して、SC&T が低レベルの地域と高レベルの地域の両方で発症率が高かった。どちらかといえば直観に反している所見は、データの問題がもたらした結果であるといえるかもしれない。つまり、特に最も社会解体が進んでいる地域における非常に低い回答率や、回答者に白人の高齢女性が過剰に認められたことなどである。しかし、過去の Boydell らの研究 (2001) で示唆されたように、社会資本の豊富な環境に住んでいるにもかかわらず、このような社会資本へアクセスできずにいる人々がいるとも考えられる。

小児期の因子

Faris と Dunham (1939) は、その独創性に富んだ研究において、単身生活者の多くの人が「社会的孤立」の指標となると示唆した。また、逆に社会的孤立が精神病性症状の発症の原因となる影響を与えたと述べた。社会的孤立は長い間、精神病を発症する人々の過去に共通して見られる先行条件として

注目されてきた (Hare, 1956; Jablensky, 1997)。オランダにおける症例登録研究では、van Os らが、単身生活者の割合が高い地区のそばに住む人には統合失調症発症率が高いという「近隣」の影響を明らかにした。さらに、独身という地位の影響は、単身生活者の割合がマーストリヒトの平均よりも低い地区では、その割合が平均を超えている地区における影響の 2 倍大きかった (van Os *et al.*, 2000)。

　このように、民族性に関して見られた結果と同様に、異質な存在であることも重要であると思われる。おそらくこれは、そのような相対的な孤立が社会環境からの疎外と拒絶の体験を反映していることが理由であろう。こういう経験が長く続くと、幼少期に体験に刻まれ、人生を形作る上で、成人期に逆境に出合う可能性を増やし、人生に悪く作用するということを裏付けるエビデンスは増えている。これらの長期的な影響を示す最も総合的な事例は、うつ病と頻度の高い精神障害に関する文献に見出せるが、現在では精神病についても明らかになっている。AESOP 研究では Morgan ら (2007) が、16 歳までに片方の親または両親と 1 年以上離れていた体験を解明した。このような分離の特徴は、それが移住体験における計画された段階の一部であったか、雇用や教育が原因であったか、親の離婚、死、あるいは育児放棄などの、より「異常な」拒否や否認を伴う理由であったかである。このような異常な分離は、精神疾患にかかった経験がある人々の場合、一般集団の標本の約 2 ～ 3 倍頻繁に報告された。その関係性の強さは、イギリス系白人とアフリカ系カリブ人の黒人対象者とで同程度であったが、親との分離はアフリカ系カリブ人の対象者の方に頻繁に見られた。症例群と対照群を区別していたのが異常な分離であったということは、養護施設入所者に精神病が高率で認められることによってさらに裏付けられ (Bebbington *et al.*, 2004)、どちらの所見も、家族の対立や虐待など、家庭環境における何らかの不快な特性を暗示している。後者については、Morgan と Fisher (2007) が文献の総合的なレビューにおいて、多くの研究で認められる方法論的制約にもかかわらず、小児期の性的・身体的虐待率が、一般集団に関する報告と比較して確かに高いようだという点で、意見の一致を得ている。一般集団に関するいくつかの大規模な研究では、幼児期の虐待が精神病性症状と関連していることが見出された (Bebbington *et al.*, 2004; Janssen *et al.*, 2004)。AESOP の標本では、

第8章 精神病、移住と少数民族集団という地位：格差、拒絶および差別に関する話

181人の患者と246人の健康な比較対象者について、小児期の体験の詳細な事後評価を利用することができた。深刻な身体的虐待とは繰り返されるエピソードであり、骨折を含む重大な外傷をもたらす棒による打撃、殴打または足蹴りが、少なくとも2回は発生しており、虐待者が虐待中「制御不能」であることが示されている。同様に、深刻な性的虐待は、性行為を含む性器の接触をはじめとする、親類または家族による望まない性的接触と定義された。このような深刻度の閾値を設定すると、精神病患者の場合、12歳前に母親の手による深刻な身体的虐待を体験した可能性が健康な人の3倍、小児期の性的虐待を報告する可能性が2倍高くなったが、後者の差は有意というにはわずかに足りなかった（Fisher *et al.*, 2010）。別の分析では、身体的虐待の影響が特に女性患者で際立っているようであった（Fisher *et al.*, 2009）。

当然、精神病と小児期の逆境体験との関係を示すこととその因果解釈との間には、大きな論理的飛躍がある。たとえば、親による虐待は、親の精神疾患を反映している場合があり、分析においてこの経歴が統制されたとしても、最も疑わしい障害のみが確認され、その他の未治療な可能性のある、認識されなかった頻度の高い精神障害は記録されないままであった、ということも考えられる。同様に、育児に関して事後報告に頼ることの限界もあるが、この点については、明確に定義された試験対象患者の基準と、長期にわたり高い特異度（低い偽陽性率）を示す優れた試験・再試験信頼性を伴う詳細な評価の使用、そして、この研究における統制群による虐待率の報告が、英国の他の調査の公表データで報告されている内容を厳密に反映しているという事実から、研究の限界はある程度緩和できる。

育児が後の精神病に与える影響に関する、ある印象的な長期研究は、フィンランドのTienariらによる研究（Tienari *et al.*, 2004）である。フィンランドの精神病院に1960年から1997年まで入院していた1万9447人の女性の医療記録の調査が行われ、統合失調症と診断された者で、養子に出された子どもが少なくとも1人いる者が確認された。これらの養子に出された子ども（「高い遺伝的リスク」）と養子を迎えた家族は、その後、統合失調症スペクトラム障害の診断を受けていない家族（「低い遺伝的リスク」）から養子を迎えた統制群の家族と組み合わされた。そして、両方の子どもと受け入れ家族に対し、すべての家族構成員と両親への聞き取り調査を用いたアセスメントが実

施された。共感、批判およびコミュニケーションなどの分野を網羅し、批判／対立、コミュニケーションと境界／纏綿状態というレベルを反映する、さらに少数の包括的次元に分類されたさまざまな尺度による家族関係のランク付けが行われた。これらはさらに、家庭の機能を示す広範な指標に下位範疇化され、家庭環境が「健全」と「機能不全」とに分けられた。養子には、その後平均して12年間のインターバルをおいて、最初の評価について盲検化された臨床医により、臨床研究診断面接を用いたアセスメントが行われ、最終的には初回アセスメントから21年後の症例登録追跡調査の最後に、すべての養子の診断ステータスが確認された。

結果は衝撃的で、明確な遺伝対環境の相互作用（Genetic versus Environment Interaction: GxE）を示していた。健全な家庭で育てられた遺伝的リスクが低い子どもでは、追跡調査において、統合失調症スペクトラム障害の罹患リスクが0％で、健全な家庭で育てられた遺伝的リスクが高い子どものリスクはわずか1.49％であったのに対して、機能不全家庭における遺伝的リスクの低い養子の統合失調症罹患リスクは4.48％、機能不全家庭における遺伝的リスクの高い養子のリスクは13.04％であった。調査結果は、遺伝的リスクのある養子が他の養子よりも、小児期全体を通じて逆境環境に敏感に反応することを示唆している。家族関係の尺度別にさらなる分析が行われたが、個人の領域に関するスコアとすべての領域の総スコアから確認された問題に、遺伝的リスクの高い養子がより敏感に反応していたように見えるものの、少なくともこれらの評価で概念化された特定の家庭問題のいずれかが、他の問題よりもこのモデルと強く関連しているということはなかった（Tienari et al., 2004）。

相互作用のメカニズム

小児期の体験と成人期の社会的行動の関係を認めることと、これらを精神病と関連付けるメカニズムを認めることには、当然大きな隔たりがある。動物モデルからは、極めて異常な育児により、社会的回避を含む病的な社会的行動が引き起こされる可能性があることが長年知られており（Harlow and Suomi, 1971）、これは、人間でも小児期の虐待の結果起こるとされている。

第 8 章 精神病、移住と少数民族集団という地位：格差、拒絶および差別に関する話

虐待された子どもは同世代から好感を持たれることが少なく、自分が友人と考えている者からも拒絶される率が高いことが報告されている（Salzinger et al., 1993）。虐待された子どもはまた、虐待を受けていない子どもに比べて負の刺激に多く関心が向き、これを記憶するものと思われる（Dodge et al., 1995）。さらに、小児期の虐待と気分障害との間には確立された関係が認められる。たとえば、George Brown らの研究では、女性のうつ病が引き起こされる経路が詳細にまとめられたが、これはひと言で言えば、幼少期の母親による虐待を、長引く自尊心の低さ、羞恥心およびひきこもりの発生と結び付けるものであり、それらが次には、結婚前の若年妊娠や成人期の不安定な人間関係を含む環境経路を通じて、成人期のうつ病と関連付けられる（Brown et al., 2007, 2008）。これと同様なことが、共通する社会的先行条件がさまざまな生物学的脆弱性に作用して起こる統合失調症についても認められるという可能性を推測しても、大きな論理的飛躍とは言えない。Selten と Cantor-Graae（2005）によって提案されたそのような推測の１つは、繰り返される差別体験、果たせなかった願望および拒絶の体験に反映される、下位あるいは「アウトサイダー」的社会的地位に属しているという「社会的敗北」が、移住者集団の高い精神病リスクの背景にあることを示唆している。彼らは、移住者の上昇志向が、ホスト国における彼らに開かれた機会の不足によって阻止されるため、そのような敗北が移住者により頻繁に見られるとしている。この仮説は、文化変容のプロセスに照らして検討することで、さらに掘り下げられる。文化変容には、自分自身の出身民族の特性の保持または放棄のプロセスが含まれ、その結果、民族アイデンティティのレベルが上昇したり低下したりする（Szapocznik and Kurtines, 1980）。しかし、民族アイデンティティと苦悩との関連性は、少数民族に対するホスト国の反応などの背景因子によって混乱し、複雑化する（Bhui et al., 2005）。さまざまな調査結果を解明するには、文化変容の緊張に影響を及ぼす社会的ストレスの性質を検討することが役立つであろう。社会的地位の格差（これが経済的な成果か、学歴か、あるいは雇用における成果かは問わない）が社会的評価に対する不安を高めることは、長年認められてきた。これは、個人的に重要な社会的課題の成果が、他者による否定的な判断にさらされている状況、すなわち、他者ほどうまくやっていないと見なされたり、嘲笑されたり、低く評価されたりす

る状況と結び付いた不安である。それは、失敗と低い評価が社会的地位と尊敬の喪失を伴う場合、最もたちが悪くなる。将来の見通しを改善することを求めている移住者は、ジレンマのようなものに直面する。ホスト国での成果は、移住者が文化変容、すなわちホスト国の文化的規範（行動と、表現された信念／態度）への「適応」とその採用にどれだけ成功するかに大きく左右される。しかし、この方向に進めば進むほど出身文化との距離は広がり、仲間からの疎外のリスクも増え、状況が悪化すれば、よくても仲間から支援を受ける機会は減ることになり、最悪の場合、嘲笑や拒絶のリスクが高まることになる。この緊張に対する適応反応は、2つの文化の間を状況に応じて行き来する能力であると考えられるが、少数派の文化を防御する主張のような柔軟性の乏しい反応は、精神障害の高いリスクと関連しており、より柔軟な反応は低いリスクと関連している。少数派の文化を防御する主張が、果たせなかった願望に対する1つの反応であるといえるように、それ以外の対処方法も、弱点や失敗に対する個人的責任の否定であり、達成されたことと今後達成できることの誇張表現であると考えられる。この仮説は間接的でしかないが、イギリス系白人とアフリカ系カリブ人の患者と健康な統制群を対象に、雇用の達成に関する「成果と期待との格差」を調査した AESOP の別の調査結果によって裏付けられる。高い期待と実際の成果との不一致は精神病の危険因子であり、両方の民族集団にあてはまったが、その格差は、最も高い期待を報告したものの客観的な成果は最も低かったアフリカ系カリブ人の症例群で、一般集団における同じ条件の対象者やイギリス系白人の症例群および統制群と比較して最も際立っていた（Reininghaus *et al.*, 2009）。

　結論として、現在、精神病の病因に対する社会環境の重要性を疑う余地がない段階であるが、統合失調症およびその他の精神病の根底にある、さらに詳細な社会的・心理学的および生物学的メカニズムについては、解明を始めたばかりである。たとえば、プロセスの側面（移住）と地位的状態の側面（移住者、民族性）を解きほぐし、この2つの側面が、差別や文化変容の体験と、ライフスパン全体にわたる逆境を通じて、どのように作用するのかを明らかにする、さらなる研究が必要とされている。

第 8 章 精神病、移住と少数民族集団という地位：格差、拒絶および差別に関する話

【参考文献】

Allardyce, J., Gilmour, H., Atkinson, J. et al. (2005). Social fragmentation, deprivation and urbanicity. *British Journal of Psychiatry*, **187**, 401–6.

Bebbington, P., Bhugra, D., Singleton, N. et al. (2004). Psychosis, victimisation and childhood disadvantage: evidence from the second British National Survey of Psychiatric Morbidity. *British Journal of Psychiatry*, **185**, 220–6.

Bhui, K., Stansfeld, S., Head, J. et al. (2005). Cultural identity, acculturation and mental health among adolescents in east London's multiethnic community. *Journal of Epidemiology and Community Health*, **59**, 296–302.

Boydell, J., Van Os, J., Mckenzie, K. et al. (2001). Incidence of schizophrenia in ethnic minorities in London: ecological study into interactions with environment. *British Medical Journal*, **323**, 1336–8.

Boydell, J., McKenzie, K., Van Os, J. et al. (2002). The social causes of schizophrenia: an investigation into the influence of social cohesion and social hostility – report of a pilot study. *Schizophrenia Research*, **53**, 264–5.

Brown, G. W., Craig, T., Harris, T. O. et al. (2007). Child-specific and family-wide risk factors using the Childhood Experience of Care and Abuse (CECA) instrument: a life course study of adult chronic depression – 3. *Journal of Affective Disorders*, **103**, 225–36.

Brown, G. W., Craig, T. K., Harris, T. O. (2008). Parental maltreatment and proximal risk factors using the Childhood Experience of Care and Abuse (CECA) instrument: a life-course study of adult chronic depression – 5. *Journal of Affective Disorders*, **110**, 222–33.

Cantor-Graae, E., Selten, J. P. (2005). Schizophrenia and migration: a metaanalysis and review. *American Journal of Psychiatry*, **162**, 12–24.

Cooper, C., Morgan, C., Byrne, M. et al. (2008). Perceptions of disadvantage, ethnicity and psychosis. *British Journal of Psychiatry*, **192**, 185–90.

Dodge, K. A., Pettit, G. S., Bates, J. E. et al. (1995). Social information processing patterns partially mediate the effects of early physical abuse on later conduct problems. *Journal of Abnormal Psychology*, **104**, 623–43.

Drukker, M., Krabbendam, L., Driessen, G. et al. (2006). Social disadvantage and schizophrenia: a combined neighbourhood- and individual-level analysis. *Social Psychiatry and Psychiatric Epidemiology*, **41**, 595–604.

Faris, R. E., Dunham, H. W. (1939). *Mental Disorders in Urban Areas. An Ecological Study of Schizophrenia and Other Psychoses*, 2nd edn, 1960 edn. New York: Hafner.

Fearon, P., Kirkbride, J. K., Morgan, C. et al. (2006). Incidence of schizophrenia and other psychoses in ethnic minority groups: results from the MRC AESOP study. *Psychological Medicine*, **36**, 1541–50.

Fisher, H., Morgan, C., Dazzan, P. et al. (2009). Gender differences in the association between childhood abuse and psychosis. *British Journal of Psychiatry*, **194**, 319–25.

Fisher, H., Jones, P. B., Fearon, P. et al. (2010). The varying impact of type, timing and frequency of exposure to childhood adversity on its association with adult psychotic disorder. *Psychological Medicine*, doi:10.1017/S0033291710000231.

Hare, E. (1956). Mental illness and social conditions in Bristol. *Journal of Mental Science*, **102**, 349–57.

Harlow, H. F., Suomi, S. J. (1971). Production of depressive behaviors in young monkeys. *Journal of Autism and Childhood Schizophrenia*, **13**, 246–55.

Jablensky, A. (1997). The 100-year epidemiology of schizophrenia. *Schizophrenia Research*, **28**, 111–25.

Janssen, I., Krabbendam, L., Bak, M. *et al.* (2004). Childhood abuse as a risk factor for psychosis. *Acta Psychiatrica Scandinavica*, **109**, 38–45.

King, M., Nazroo, J., Weich, S. *et al.* (2005). Psychotic symptoms in the general population of England: a comparison of ethnic groups (the EMPIRIC study). *Social Psychiatry and Psychiatric Epidemiology*, **40**, 375–81.

Kirkbride, J., Fearon, P., Morgan, C. *et al.* (2006). Heterogeneity in incidence rates of schizophrenia and other psychotic syndromes: findings from the 3 centre AESOP study. *Archives of General Psychiatry*, **63**, 250–8.

Kirkbride, J., Morgan, C., Fearon, P. *et al.* (2007). Neighbourhood-level effects on psychoses: re-examining the role of context. *Psychological Medicine*, **37**, 1413–25.

Kirkbride, J. B., Boydell, J., Ploubidis, G. B. *et al.* (2008). Testing the association between the incidence of schizophrenia and social capital in an urban area. *Psychological Medicine*, **38**, 1083–94.

Morgan, C., Fisher, H. (2007). Environmental factors in schizophrenia: childhood trauma – a critical review. *Schizophrenia Bulletin*, **33**, 3–10.

Morgan, C., Kirkbride, J., Leff, J. *et al.* (2007). Parental separation, loss and psychosis in different ethnic groups: a casecontrol study. *Psychological Medicine*, **37**, 495–503.

Morgan, C., Fisher, H., Hutchinson, G. *et al.* (2008a). Ethnicity, social disadvantage and psychotic-like experiences in a healthy population based sample. *Acta Psychiatrica Scandinavica*, **119**, 226–35.

Morgan, C., Kirkbride, J., Hutchinson, G. *et al.* (2008b). Cumulative social disadvantage, ethnicity and first-episode psychosis: a case-control study. *Psychological Medicine*, **38**, 1701–15.

Pedersen, C. B., Mortensen, P. B. (2001). Urbanization and schizophrenia: evidence of a cumulative negative effect of urban residence during upbringing. *Archives of General Psychiatry*, **58**, 1039–46.

Reininghaus, U., Morgan, C., Simpson, J. *et al.* (2009). Unemployment, social isolation, achievement-expectation mismatch and psychosis: findings from the AESOP study. *Social Psychiatry and Psychiatric Epidemiology*, **43**, 743–51.

Salzinger, S., Feldman, R. S., Hammer, M. *et al.* (1993). The effects of physical abuse on children's social relationships. *Child Development*, **64**, 169–87.

Selten, J.-P., Cantor-Graae, E. (2005). Social defeat: risk factor for schizophrenia? *British Journal of Psychiatry*, **187**, 101–2.

Sundquist, K., Frank, G., Sundquist, J. (2004). Urbanisation and incidence of psychosis and depression: follow-up study of 4.4 million women and men in Sweden. *British Journal of Psychiatry*, **184**, 293–8.

Szapocznik, J., Kurtines, W. (1980).

Acculturation, biculturalism, and adjustment. In A. Padilla, ed. *Recent Advances in Acculturation Research.* New York: Westview Press.

Tienari, P., Wynne, L. C., Sorri, A. *et al.* (2004). Genotype–environment interaction in schizophrenia-spectrum disorder: long term follow-up study of Finnish adoptees. *British Journal of Psychiatry*, **184**, 216–22.

van Os, J., Driessen, G., Gunther, N. *et al.* (2000). Neighbourhood variation in incidence of schizophrenia. Evidence for person–environment interaction. *British Journal of Psychiatry*, **176**, 243–8.

van Os, J., Hanssen, M., Bijl, R. V. *et al.* (2001). Prevalence of psychotic disorder and commmunity level of psychotic symptoms: an urban–rural comparison. *Archives of General Psychiatry*, **58**, 663–8.

Vanheusden, K., Mulder, C. L., van der Ende, J. *et al.* (2008). Associations between ethnicity and self-reported hallucinations in a population sample of young adults in the Netherlands. *Psychological Medicine*, **38**, 1095–1102.

WHO (World Health Organization). (1992). *Schedules for Assessment in Clinical Neuropsychiatry*. Geneva, Switzerland: World Health Organization.

第 2 部　移住の影響

第9章

移住および精神病の精神病理に対するその影響

トーマス・ストンプ（Thomas Stompe）
デイビッド・ホルザー（David Holzer）

編者による本章の紹介

　いくつかの研究と本書の各章で示されているように、精神病の発症率と有病率にはばらつきがあり、一部の移住者集団においては高率となっている。文化が症状の現れ方に影響し、症状の内容を形作ることは既に知られている。症状の異常性とその内容を理解するために、臨床医は患者の文化的規範と、これらの文化が異常性と基準からの逸脱をどのように定義しているかを常に認識する必要がある。本章では Stompe と Holzer が、オーストリア、グルジア、ガーナ、リトアニア、ナイジェリア、パキスタンおよびポーランドの比較可能なデータを使用し、妄想型統合失調症がポストモダン社会でより頻繁に見られること、移住という状況自体は症状の変化に何の影響も与えなかったことを指摘している。緊張型統合失調症は、伝統的な国家出身の地元民と比較すると移住者にはまれであった。妄想の内容は文化によって異なり、幻覚の種類も同様であった。統合失調症のサブタイプは移住のプロセスに影響されなかった。それゆえ臨床医は、患者の症状を理解するために、文化的価値観と規範の研究に率先して取り組むべきである。精神病理とその内容もまた、適応と文化変容に伴い変化するであろう。

Migration and Mental Health, ed. Dinesh Bhugra & Susham Gupta. Published by Cambridge University Press. © Cambridge University Press 2011.

統合失調症と移住

移住が統合失調症およびこれに関連のある精神病の発症率と有病率に与える影響は、1930年代から広く研究されてきた（Ødegaard, 1932）。

移住者研究は、社会的要因が統合失調症発症の原因となるという説に、説得力のある裏付けを提供している。ほとんどの分析から、移住者の第一世代だけでなく、第二世代においても統合失調症の高いリスクが明らかになった（Brugha et al., 2004; Cantor-Graae and Selten, 2005; Cantor-Graae et al., 2005; Hutchinson and Haasen, 2004; Selten et al., 2007）。移住者の第一世代の加重平均リスク（RR）〔訳注：単純平均とは対象となるものをすべて同等に見なすのに対して、加重平均とは、対象となるものの背景に鑑み（たとえば第一世代と第二世代の移住環境要素を考慮）対応する重みをつけてから平均すること。加重平均リスクとはその際に起こりうるリスクを指す〕は2.7（95% CI 2.3–3.2）であったが、第二世代ではさらに高く、95%信頼区間が広がっていた（RR 4.5; 95% CI 1.5–13.1）。下位集団のメタ分析では、開発途上国出身の移住者の場合、RRが3.3（95% CI 2.8–3.9）であったのに対し、先進国出身の移住者ではRRが2.3（95% CI 1.7–3.1）であった（Cantor-Graae and Selten, 2005）。最大の効果量は、黒人が大多数を占める地域からの移住者に認められた（RR 4.8; 95% CI 3.7–6.2）。この結果は、スウェーデンにおける3年間にわたる発症率に関する研究（Cantor-Graae et al., 2005）によって裏付けられた。ここでもまた、黒人移住者の第一世代において精神病性障害発症のリスクが最も高いことが明らかにされた（RR 5.8; 95% CI 2.8–13.4）。

英国における1万人を対象とした有病率の研究では、Brughaら（2004）がアフリカ系カリブ人とアフリカ系の移住者集団における精神病性障害発症の高いリスクを見出したが（オッズ比〈OR〉4.5）〔訳注：ある事象の起こりやすさを2つの群で比較して示す統計学的な尺度である。オッズとは、ある事象の起こる確率をpとして、p/(1−p)の値をいう〕、南アジア系民族集団では見出せなかった。これらのデータの解釈に重要なのは、出身国で実施された疫学研究では、カリブ人集団の発症率は欧州におけるヨーロッパ人の発症率と同程度であったという事実である（Bhugra et al., 1997; Hickling and Rodgers-Johnson, 1995; Mahy et al., 1999）。Hutchinsonら（1996）は、統合失調症の発症率が、アフリカ系

カリブ人第二世代の発端患者の兄弟姉妹において、白人の発端患者の兄弟姉妹よりも高いことを見出した。この結果は、環境ストレスに誘発されうる感受性対立遺伝子の保有者は、障害の発現にかかわる閾値が低いことを示唆している。この環境ストレスは、コミュニティ的支援の欠如、文化変容ストレス、人種差別（レイシズム）に起因する士気喪失、社会的地位上昇の機会への壁などから成ると考えられる（Bhugra *et al.*, 1999）。移住者は厳しい生存競争にさらされている。ホスト社会において社会的圧力を受けているそのような移住者集団（オランダのモロッコ人男性や、英国のアフリカ系カリブ人など）は、統合失調症を発症するリスクが最も高い（Fearon *et al.*, 2006; Haasen *et al.*, 2001; Kirkbride *et al.*, 2006, 2008; Morgan *et al.*, 2006, 2007; Norris and Inglehart, 2004; Veling *et al.*, 2006, 2007b, 2008）。それゆえ、何人かの研究者らは、社会的挫折または慢性的な被差別体験が、中脳辺縁系ドーパミン経路の感作につながる可能性があると提起してきた（Hutchison and Haasen, 2004; Selten and Cantor-Graae, 2005）。

移住者における統合失調症の現象

　特定の移住者集団の統合失調症または双極性障害の高い発症リスクに関する文献の量に比べると、精神病の精神病理に対する移住の影響はほとんど知られていない。白人患者とカリブ系患者の統合失調症の症状の違いに関する比較研究でHutchinsonら（1999）は、因子分析により、躁、抑うつ、一級症状の妄想、その他の妄想、幻覚、躁と緊張症状の両方から成る次元など6つの症状次元（symptom dimensions）を確認することができた。両集団の唯一の違いは、アフリカ系カリブ人集団の方に、躁と緊張症状が混合した次元が多く見受けられたことであった。しかし判別分析では、両集団の間には、いかなる次元においても何ら有意差はないということが明らかにされた。これらの結果は、統合失調症の中核症状が、白人患者とアフリカ系カリブ人患者で非常に似ていることを示している。ドイツにおいて74人のトルコ人患者と48人のドイツ人患者とを比較したHaasenら（2001）は、トルコ人患者の抑うつと敵対的興奮のスコアが高いことを見出したが、陽性症状、陰性症状あるいは認知症状における違いは全く見られなかった。これらの結果はオラ

ンダの Veling ら（2007a）の研究と一致している。Veling らは、地元民のオランダ人 117 人と、モロッコ、スリナム、トルコ、その他の非西側諸国および西側諸国出身の 165 人の少数民族患者の間の、精神病性障害のための初回治療面談における症状を比較した。するとモロッコ人は、すべての精神病理とすべての陰性症状評価尺度（Scale for the Assessment of Negative Symptoms: SANS）において、地元民のオランダ人に比べて高いスコアが見出され、特に被害妄想が顕著であった。これらの研究における重大な限界の 1 つは、地元民集団と移住者集団の格差の原因が、依然として不明確であるという事実である。つまり、移住という状況が原因なのか、文化変容の問題に起因するのか、さらに厳密に言えば、出身国における文化様式によってどの程度格差が引き起こされているのかである。2002 年には、Suhail と Cochrane が初めてこの問題に取り組んだ。著者らは、英国またはパキスタンに住むパキスタン人集団をイギリス系白人集団と比較した。これら 3 集団の比較から、2 つのパキスタン人集団とイギリス系白人集団との間に、妄想および幻覚現象に関して大きな差異があることがわかった。これらの調査結果は、妄想と幻覚の発症に周囲の環境が与える強い影響を示唆していた。この研究の限界は、小規模なデータベース、後ろ向きのデザイン、そして、著者らが 1 つの少数民族集団しか調査しなかったという事実であった。

このテーマをさらに解明するため、我々はオーストリアにおける 2 件の研究のデータを組み合わせた。以下にその詳細を記す。

精神病性症状に関する国際研究

この研究は 1995 年から 2004 年まで、オーストリア、ポーランド、リトアニア、グルジア、パキスタン、ナイジェリアおよびガーナで実施された。参加基準は、18 ～ 60 歳の患者で、統合失調症の臨床診断を受けている者であった。移住経験がある被験者は除外された。DSM-IV 用の構造化臨床面接法である SCID1 を用いて、DSM-IV に基づいた診断がなされた。妄想、幻覚および一級症状の内容が、精神病性症状に関する質問紙（我々の研究グループによって開発された半構造化された手法で、研究参加国の言語に翻訳された）を使用して分類された。この質問紙の精神測定学的特性は公表されている（Stompe and Friedmann, 2007; Stompe et al., 1999, 2004, 2006）。研究対象の最終的

な標本は、オーストリア（350人）、ポーランド（80人）、リトアニア（73人）、グルジア（74人）、パキスタン（103人）、ナイジェリア（324人）およびガーナ（76人）出身の1080人の被験者で構成された。

オーストリアにおける移住とメンタルヘルスの調査

　93カ国からの移住者1871人（男性958人、女性913人；年齢35.6 ± 10.5歳；移住時の年齢24.8 ± 10.8歳）のデータが、1995年から2007年まで、ウィーン医科大学精神医学・精神療法学部の移住者のための外来施設で継続的に収集された。すべての患者にICD-10とDSM-IVに従って分類された。SCID1と、社会文化的データとトラウマ的体験および移住に関するデータを獲得するための人口統計的質問紙であるCroCuDocの手法が実施され、必要があれば専門の通訳者がサポートした。すべての統合失調症患者に対して、精神病性症状に関する質問紙を用いた調査がさらに行われた。ほとんどの患者は、トルコ出身（488人）で、次に旧ユーゴスラビアと旧ソビエト連邦諸国（GUS）出身の移住者が多かったが、その大部分はチェチェンなどの内戦地域出身者であった。アジア出身の患者は245人で、86人がサハラ以南アフリカ、137人がEU、29人がEU 15カ国のうちの1カ国の出身であり、米国やオーストラリア出身者はわずか19人であった。これらの9.5%（169人）が統合失調症を患っていた。

統合失調症を患う地元民と移住者の比較

　2つの標本を比較するために、各国を「ポストモダンあるいは近代（PM）」国家と「伝統的（T）」な国家という2つのグループに分けた。この分類は世界価値観調査（World value survey）の結果に従っている（Inglehart, 1997; Norris and Inglehart, 2004）。T国家とPM国家は、その所在地に関係なく、それぞれ特定の重要な文化様式を共有している。たとえばT国家では、家族の価値観が個人の自己実現よりも重要とされる。宗教と血縁関係のシステムが、通常、社会の下位組織の中心を成し、経済、芸術、科学または法律などの他の下位組織を支配している。個人の能力よりも人間関係が重要であり、安定したヒエラルキーの中に各自の居場所がある。一方、近代国家において中心となる目的は個人の発達で、物質的価値を伴う富が支配的である。程度

の差はあるが、個人は自己決定する傾向がある。ポストモダン文化では、物質的価値よりも、自己実現、解放またはエコロジカルな思考など、その他の価値が重要となる。世界価値観調査によれば、オーストリア、ポーランドおよびリトアニアは PM 国家に所属し、グルジア、ナイジェリア、ガーナおよびパキスタンは T 国家のグループに所属する。同じ分類が、オーストリアに住むさまざまな民族集団を対象に適合された。最終的な標本は、T 国家出身（66 人）と、PM 国家出身（103 人）の移住者で構成されていた。どちらのグループも、精神病性症状に関する国際調査における、T 国家の地元民（564 人）と PM 国家の地元民（516 人）に分けられた標本と比較された。

統合失調症のサブタイプ、妄想、幻覚および一級症状の内容が比較され、下記の5つの組み合わせについて、カイ二乗値が算出された。

1. T（伝統的な）国家出身の移住者（A）対 PM（ポストモダン国家あるいは近代）国家出身の移住者（B）
2. T 国家出身の地元民（C）対 PM 国出身の地元民（D）
3. T 国家出身の移住者（A）対 T 国家出身の地元民（C）
4. PM 国家出身の移住者（B）対 PM 国家出身の地元民（D）
5. T 国家出身の移住者（A）対 PM 国家出身の地元民（D）

統合失調症のサブタイプ

統合失調症のサブタイプは、断面的な精神病理だけでなく、多くの場合、有病率、発症時の年齢、疾患の経過と転帰も異なる、おおむね典型的な症状を伴う複雑な表現型である（Stompe et al. 2005）。統合失調症のサブタイプは、時期的にも地域的にも不均等に分布している。研究からは、破瓜病（解体型統合失調症）は南アジア諸国で（Inoue, 1993; Kraepelin, 1904a, 1904b; Stompe et al., 2005）、緊張性統合失調症はサハラ以南アフリカで、妄想型統合失調症は欧州と北米で（Pfeiffer, 1994）よく見られることが明らかになった。移住者の標本における統合失調症のサブタイプの分布に関する最新のデータは発表されていない。我々の標本の4つのグループの比較からは、著しい差が明らかになった（表 9.1）。

文献と一致しているが、妄想型統合失調症は、PM 国家からの移住者とそ

第2部　移住の影響

表9.1　伝統的な社会およびポストモダン/近代社会出身の移住者と、伝統的国家およびポストモダン/近代国家の居住者における、DSM-IVによる統合失調症サブタイプ別有病率

サブタイプ	移住者		地元民		有意性 (P)				
	伝統的な(T)国家出身 (n=66) A	ポストモダン国家あるいは近代(PM)国家出身 (n=103) B	伝統的な(T)国家に居住 (n=564) C	ポストモダン国家あるいは近代(PM)国家に居住 (n=516) D	A対B	C対D	A対C	B対D	A対D
妄想型	23 (34.9)	61 (59.2)	239 (42.4)	349 (67.6)	**	***	n.s.	n.s.	***
緊張型	11 (16.7)	7 (6.8)	69 (12.2)	28 (5.4)	n.s.	*	*	n.s.	**
解体型	13 (19.7)	9 (8.7)	60 (10.6)	36 (7.0)	***	***	n.s.	n.s.	***
鑑別不能型	2 (3.0)	7 (6.8)	34 (6.0)	19 (3.7)	n.s.	n.s.	n.s.	n.s.	n.s.
残遺型	2 (3.0)	9 (8.7)	64 (11.3)	56 (10.9)	n.s.	n.s.	*	n.s.	*
統合失調性感情障害	15 (22.7)	10 (9.7)	98 (17.4)	28 (5.4)	*	***	n.s.	s.s.	***

カイ二乗検定；*P<0.05；**P<0.01；***P<0.001. n.s., 有意性なし. ( )内の数字はパーセンテージ.

第9章 移住および精神病の精神病理に対するその影響

表9.2 伝統的な社会およびポストモダン/近代社会出身の移住者と、伝統的国家およびポストモダン/近代国家の居住者における、統合失調症の妄想内容別生涯有病率

妄想内容	移住者		地元民		有意性 (P)					
	伝統的な (T) 国家出身 (n=66) A	ポストモダン国家あるいは近代 (PM) 国家出身 (n=103) B	伝統的な (T) 国家に居住 (n=564) C	ポストモダン (PM) 国家あるいは近代に居住 (n=516) D	A 対 B	C 対 D	A 対 C	B 対 D	A 対 D
被害妄想	61 (92.8)	93 (90.3)	478 (84.7)	442 (85.7)	n.s.	n.s.	n.s.	n.s.	n.s.
誇大妄想	12 (18.7)	37 (36.3)	202 (35.9)	235 (43.0)	*	**	**	*	***
宗教妄想	11 (16.7)	29 (28.2)	191 (33.8)	152 (29.5)	n.s.	n.s.	**	n.s.	*
心気妄想	12 (18.2)	13 (12.6)	52 (9.2)	193 (20.0)	n.s.	**	n.s.	n.s.	n.s.
罪業妄想	2 (3.0)	7 (6.8)	32 (5.7)	83 (16.1)	n.s.	***	n.s.	*	**
被毒妄想	10 (15.2)	11 (10.7)	162 (28.7)	88 (17.1)	n.s.	***	n.s.	s.s.	n.s.
終末妄想	6 (9.1)	9 (8.7)	36 (6.4)	64 (12.4)	n.s.	**	n.s.	n.s.	n.s.
被愛妄想	4 (6.1)	4 (3.9)	36 (6.4)	32 (6.2)	n.s.	n.s.	n.s.	n.s.	n.s.
嫉妬妄想	3 (4.4)	3 (2.9)	23 (4.1)	15 (2.9)	n.s.	n.s.	n.s.	n.s.	n.s.

カイ二乗検定；$*P<0.05$；$**P<0.01$；$***P<0.001$. n.s., 有意性なし。( ) 内の数字はパーセンテージ。

表 9.3 伝統的な社会およびポストモダン/近代社会出身の移住者と、伝統的国家およびポストモダン/近代国家の居住者における、統合失調症の幻覚内容別生涯有病率

幻覚内容	移住者		地元民		有意性 (P)				
	伝統的な (T) 国家出身 (n=66) A	ポストモダン国家あるいは近代 (PM) 国家出身 (n=103) B	伝統的な (T) 国家に居住 (n=564) C	ポストモダン国家あるいは近代 (PM) 国家に居住 (n=516) D	A 対 B	C 対 D	A 対 C	B 対 D	A 対 D
幻聴	61 (92.4)	78 (75.7)	446 (79.1)	362 (70.2)	**	**	n.s.	n.s.	***
幻視	20 (30.3)	16 (15.5)	220 (39.0)	128 (24.8)	*	***	n.s.	*	n.s.
幻臭	4 (6.1)	5 (4.9)	32 (5.7)	30 (5.8)	n.s.	n.s.	n.s.	n.s.	n.s.
幻味	3 (4.5)	4 (3.9)	19 (3.4)	27 (5.2)	n.s.	n.s.	n.s.	n.s.	n.s.
幻触	5 (7.6)	9 (8.7)	39 (6.9)	32 (6.2)	n.s.	n.s.	n.s.	n.s.	n.s.
体感幻覚	32 (33.3)	33 (32.0)	182 (32.2)	173 (33.5)	n.s.	n.s.	n.s.	s.s.	n.s.

カイ二乗検定；*P<0.05；**P<0.01；***P<0.001. n.s.、有意性なし。( ) 内の数字はパーセンテージ。

第9章 移住および精神病の精神病理に対するその影響

表9.4 伝統的な社会およびポストモダン/近代社会出身の移住者と、伝統的国家およびポストモダン/近代国家の居住者における、シュナイダーによる統合失調症の一級症状別生涯有病率

一級症状の内容	移住者			地元民			有意性（P）					
	伝統的な(T)国家出身 (n=66) A	ポストモダン(PM)国家あるいは近代(n=103)国家出身 B		伝統的な(T)国家に居住 (n=564) C	ポストモダン(PM)国家あるいは近代(n=516)国家に居住 D		A対B	C対D	A対C	B対D	A対D	
妄想知覚	52 (78.8)	83 (80.6)		386 (68.4)	419 (81.2)		n.s.	***	n.s.	n.s.	n.s.	
思考化声	8 (12.1)	17 (16.5)		90 (16.0)	85 (16.5)		n.s.	n.s.	n.s.	n.s.	n.s.	
思考伝播	12 (18.2)	13 (12.6)		107 (19.0)	72 (14.0)		n.s.	*	n.s.	n.s.	n.s.	
思考吸入	27 (40.9)	37 (35.9)		176 (31.2)	182 (35.3)		n.s.	n.s.	n.s.	n.s.	n.s.	
思考奪取	9 (13.6)	9 (7.7)		47 (8.3)	60 (11.6)		n.s.	n.s.	n.s.	n.s.	n.s.	
批判的幻聴	29 (43.9)	47 (45.6)		279 (49.5)	200 (38.8)		n.s.	***	n.s.	s.s.	n.s.	
対話性幻聴	25 (37.9)	35 (34.0)		227 (40.2)	134 (26.0)		n.s.	***	n.s.	n.s.	n.s.	
作為意志	8 (12.1)	9 (9.7)		65 (11.5)	109 (21.1)		n.s.	***	n.s.	**	n.s.	
身体への影響体験	13 (19.7)	15 (14.6)		98 (17.4)	107 (20.7)		n.s.	n.s.	n.s.	n.s.	n.s.	

カイ二乗検定；*P<0.05；**P<0.01；***P<0.001．n.s.，有意性なし．（ ）内の数字はパーセンテージ．

の地元民において等しくよく見られた。逆に、緊張型および解体型（破瓜型）のサブタイプは、T国家からの移住者とその地元民においてより頻繁に見られた。統合失調感情障害は、PM国家よりもT国家からの移住者とその地元民でよく見られた。その差は移住者よりも地元民において顕著であった。移住という状況はほとんど何の影響も与えていなかった。緊張型統合失調症と残遺型統合失調症のみが、T国家の地元民よりもその移住者の方において少なかった。T国家出身の移住者とPM国家の地元民の間で、ほとんどの統合失調症サブタイプの分布に有意差が見られた。

妄想の内容

妄想の内容に関する最も明確な違いは、両地元民グループの間で見出された。PM国家の地元民は、誇大妄想、心気妄想、罪業妄想および終末妄想を多く示していたのに対して、T国家の地元民は、被毒妄想を発現することが多かった。移住のプロセスは、これらの違いの平準化をもたらしている。誇大妄想の頻度にのみ、移住者の文化的背景の違いによって差が見られ、T国家からの移住者では低率であった。一般に移住は、少数民族における誇大妄想の減少をもたらしている。宗教妄想は、伝統的背景のあるT国家からの移住者よりもT国家の地元民により多く見られる。これに対して罪業妄想は、T、PM国家双方からの移住者よりもPM国家の地元民に頻繁に見られることが報告された。T国家からの移住者は、PM国家の地元民と比較して、誇大妄想と罪業妄想、そして宗教妄想が少なかった（表9.2）。

幻 覚

いわゆる高次知覚における幻聴と幻視にのみ違いが見られた。移住者であるか否かにかかわらず、伝統的な文化的背景を持つ被験者は、両方のタイプの幻覚について高い有病率を示した。いわゆる低次知覚における幻覚は、4グループすべてに均等に分布していた。PM国家からの移住者は、同じ背景を持つPM国家の地元民よりも幻視が少なかった。T国家からの移住者は、幻聴が高率であるという点だけが、PM国家の地元民患者と異なっていた（表9.3）。

一級症状

グループの比較によって、主に両地元民グループの違いが明らかにされた。T国家に住む地元民は、思考伝播と一級症状の幻聴の高い率を示したが、PM国家の背景を持つ地元民からは、妄想知覚と作為体験の報告が多かった。

これらの統合失調症の典型的な症状の分布は、2つの移住者グループでは統計的に有意な差はなかった。PM国家出身の移住者の作為体験の率が、同じ背景を持つ地元民グループよりも低いことが、移住者と地元民に見られる唯一の違いであった（表9.4）。

おわりに

ここで示されたデータは、移住が統合失調症の中核症状に与える影響を浮き彫りにしている。我々はT国家とPM国家出身の移住者を、同じ文化的背景を持つ地元民と比較した。すると、統合失調症のサブタイプと幻覚、それらについて信じられている生物学的病因は、移住のプロセスには影響されないことが明らかになった。逆に、移住後に過ごす同質の生活環境が、出自の異なる移住者集団の幻覚の内容と一級症状を平準化する原因と思われる。文化的背景よりも移住後の今おかれた環境の方が、これらの精神病性現象に強い影響を与えるものと考えられる。

【参考文献】

Bhugra, D., Hilwig, M., Hossein, B. et al. (1997). First-contact incidence rates of schizophrenia in Trinidad and one-year follow-up. *British Journal of Psychiatry*, **169**, 587–92.

Bhugra, D., Mallett, R., Leff, J. (1999). Schizophrenia and the African-Caribbeans: a conceptual model of aetiology. *International Reviews of Psychiatry*, **11**, 145–52.

Brugha, T., Jenkins, R., Bebbington, P. et al. (2004). Risk factors and the prevalence of neurosis and psychosis in ethnic groups in Great Britain. *Social Psychiatry and Psychiatric Epidemiology*, **39**, 939–46.

Cantor-Graae, E., Selten, J. P. (2005). Schizophrenia and migration: a metaanalysis and review. *American Journal of Psychiatry*, **162**, 12–24.

Cantor-Graae, E., Zolkowska, K., McNeil, T. F. (2005). Increased risk of psychotic disorder among immigrants in Malmö: a 3-years first-contact study. *Psychological Medicine*, **35**, 1155–63.

Fearon, P., Kirkbride, J. B., Morgan, C. et al. (2006). Incidence of schizophrenia and other psychoses in ethnic minority groups: results from the MRC AESOP Study. *Psychological Medicine*, **36**, 1541–50.

Haasen, C., Yagdiran, O., Mass, R. *et al.* (2001). Schizophrenic disorders among Turkish migrants in Germany. A controlled clinical study. *Psychopathology*, **34**, 203–8.

Hickling, F., Rodgers-Johnson, P. (1995). The incidence of first contact schizophrenia in Jamaica. *British Journal of Psychiatry*, **167**, 193–6.

Hutchinson, G., Haasen, C. (2004). Migration and schizophrenia: the challenges for European psychiatry and implications for the future. *Social Psychiatry and Psychiatric Epidemiology*, **3**, 350–7.

Hutchinson, G., Takei, N., Bhugra, D. (1996). Morbid risk of schizophrenia in first-degree relatives of white and African-Caribbean patients with psychosis. *British Journal of Psychiatry*, **171**, 776–80.

Hutchinson, G., Takei, N., Sham, P. *et al.* (1999). Factor analysis of symptoms in schizophrenia: differences between white and Caribbean patients in Camberwell. *Psychological Medicine*, **29**, 607–12.

Inglehart, R. (1997). *Modernization and Postmodernization: Cultural, Economic, and Political Change in 43 Societies.* Princeton: Princeton University Press.

Inoue, S. (1993). Hebephrenia as the most prevalent subtype of schizophrenia in Japan. *Japanese Journal of Psychiatry & Neurology*, **47**, 505–14.

Kirkbride, J. B., Fearon, P., Morgan, C. *et al.* (2006). Heterogeneity in incidence rates of schizophrenia and other psychotic syndromes: findings from the 3-center AeSOP study. *Archives of General Psychiatry*, **63**, 250–8.

Kirkbride, J. B., Boydell, J., Ploubidis, G. B. *et al.* (2008). Testing the association between the incidence of schizophrenia and social capital in an urban area. *Psychological Medicine*, **38**, 1083–94.

Kraepelin, E. (1904a). Vergleichende Psychiatrie. *Zentralblatt für Nervenheilkunde und Psychiatrie*, **27**, 433–7.

Kraepelin, E. (1904b). Psychiatrisches aus Java. *Zentralblatt für Nervenheilkunde und Psychiatrie*, **27**, 468–9.

Mahy, G. E., Mallet, R., Leff, J. *et al.* (1999). Firstcontact incidence rates of schizophrenia on Barbados. *British Journal of Psychiatry*, **175**, 28–33.

Morgan, C., Dazzan, P., Morgan, K. *et al.* (2006). First episode psychosis and ethnicity: initial findings from the AESOP study. *World Psychiatry*, **5**, 40–6.

Morgan, C., Kirkbride, J., Leff, J. *et al.* (2007). Parental separation, loss and psychosis in different ethnic groups: a case-control study. *Psychological Medicine*, **37**, 495–503.

Norris, P., Inglehart, R. (2004). Sacred and Secular: Religion and Politics Worldwide. Cambridge: Cambridge University Press.

Ødegaard, Ø. (1932). Emigration and insanity: a study of mental disease among Norwegian born population in Minnesota. *Acta Psychiatrica Neurologica Scandinavica*, **7**(Suppl. 4), 1–206.

Pfeiffer, W. (1994). *Transkulturelle Psychiatrie*. Stuttgart, New York: Thieme.

Selten, J. P., Cantor-Graae, E. (2005). Social defeat: risk factor for schizophrenia? *British Journal of Psychiatry*, **187**, 101–2.

Selten, J. P., Cantor-Graae, E., Kahn, R. S. (2007). Migration and schizophrenia. *Current Opinion in Psychiatry*, **20**, 111–15.

Stompe, T., Friedmann, A. (2007). Culture and schizophrenia. In D. Bhugra and K. Bhui, eds. *Textbook of Cultural Psychiatry*. Cambridge: Cambridge University Press, 314–22.

Stompe, T., Friedmann, A., Ortwein, G. *et al.* (1999). Comparison of delusions among schizophrenics in Austria and in Pakistan. *Psychopathology*, **32**, 225–34.

Stompe, T., Ortwein-Swoboda, G., Schanda, H. (2004). Schizophrenia, delusional symptoms and violence: the threat/controloverride-concept re-examined. *Schizophrenia Bulletin*, **30**, 31–44.

Stompe, T., Ortwein-Swoboda, G., Ritter, K. *et al.* (2005). The impact of diagnostic criteria on the prevalence of schizophrenic subtypes. *Comprehensive Psychiatry*, **46**, 433–9.

Stompe, T., Bauer, S., Ortwein-Swoboda, G. *et al.* (2006). Delusions of guilt: The attitude of Christian and Islamic confessions towards good and evil and the responsibility of men. *Journal of Muslim Mental Health*, **1**, 43–56.

Suhail, L. K., Cochrane, R. (2002). Effect of culture and environment on the phenomenology of delusions and hallucinations. *International Journal of Social Psychiatry*, **48**, 126–38.

Veling, W., Selten, J. P., Veen, N. *et al.* (2006). Incidence of schizophrenia among ethnic minorities in the Netherlands: a four-year first-contact study. *Schizophrenia Research*, **86**, 189–93.

Veling, W., Selten, J. P., Mackenbach, J. P. *et al.* (2007a). Symptoms at first contact for psychotic disorder: comparison between native Dutch and ethnic minorities. *Schizophrenia Research*, **95**, 30–8.

Veling, W., Selten, J. P., Susser, E. *et al.* (2007b). Discrimination and the incidence of psychotic disorders among ethnic minorities in the Netherlands. *International Journal of Epidemiology*, **36**, 761–8.

Veling, W., Susser, E., van Os, J. *et al.* (2008). Ethnic density of neighborhoods and incidence of psychotic disorders among immigrants. *American Journal of Psychiatry*, **165**, 66–73.

第2部 移住の影響

第10章

アイデンティティ、慣用表現と格差：
南アジア系女性に対する精神療法

カマルディープ・ブイ（Kamaldeep Bhui）
タムシン・ブラック（Tamsin Black）

編者による本章の紹介

　アイデンティティは多層的、多面的な概念である。あらゆる人が複数のアイデンティティを持っているが、いかなるときも、1つのアイデンティティが他のアイデンティティに優先する。これらの中で文化的アイデンティティは、特に移住者においては、自己変容しながら定着していくという大きな挑戦と、強い人格を必要とするものとして存在している。文化変容のプロセスは文化的アイデンティティに影響を与える。苦悩の表現は援助探索に重要であり、これらは個人の文化的アイデンティティが変化し始めても、変わる場合と変わらない場合がある。本章ではBhuiとBlackが、文化と「症状および苦悩の表現」との関係、文化が援助探索と回復および健康面での格差にどのように影響を与えるかを説明する。そして、南アジア系女性の臨床例を用いて、臨床管理の問題を解説し、患者が示す問題への対処において臨床医に有用な内容を紹介する。症例の現れ方は自分というものが変わったり、どう援助を求めるかによって変わっていくのである。

はじめに

　本章では、南アジア系とは、インド、パキスタンまたはバングラデシュ出

Migration and Mental Health, ed. Dinesh Bhugra & Susham Gupta. Published by Cambridge University Press. © Cambridge University Press 2011.

身の人々あるいは移住者を指す。これらの国々からの移住者は、1950年代および1960年代にインド、パキスタンおよびバングラデシュから英国に移住したが、その後流入は緩やかになった。南アジア系移住者は、自らの生活の質（Quality of Life: QOL）を高め、英国における雇用の需要を満たすため、また、1970年代のウガンダに起こったような過酷な境遇を避けるために、英国に移住した。南アジア系移住者の出身社会は、重要な背景となる。なぜならそこではジェンダーの関係、苦難と貧困の体験、逆境への特別な対処方法などに関して独特のものがある。また、健康を単純に生物医学的、生理学的、西洋心理学的な形式のものとして考えるのではなく、家族、コミュニティ、超自然的な力および神とかかわる調和的存在の一部として考えているためでもある。少数民族が全体としてイギリス系白人対象者よりも宗教的であるということ、また、逆境や苦悩への対処に宗教的・スピリチュアルな方法を用いることが多いということが知られている（Bhui *et al.*, 2008a）。

精神疾患の発症と、メンタルヘルスの促進における文化の役割に関する文献では、特定の文化的、宗教的、民族的および人種的集団を表すために、多数の用語が使用されている。これらはしばしば、同様な特徴と問題を持ち、同様な解決策が適用できる人々の均質なカテゴリーを表すものであるかのように語られる。この複雑性を捉えた具体的かつ有用な文化の定義は以下の通りである。

> 個人が特定の社会の一員として継承する一連のガイドラインで、世界をどのように見るか、世界をどう感情的に捉えるか、他者や超自然的な力あるいは神、および環境との関係において、どのように行動するかを教えてくれる。それはシンボル、言語、芸術および儀式によって伝達される。（Helman, 1991a, b）

南アジア系を含むどのグループ内においても、（本章で説明されているように）個人はそれぞれ著しく異なりうる一方で、文化は集団でもある。そして、ある民族集団もしくはいずれかの文化的集団内で、共有される歴史と宗教的慣習や共有される祖国と伝統、そして世界とそこに住む人々とを認識し、関連付ける方法から、人々の間で共有体験と類似性が生まれる。出身地が重要

である理由は、特定の地域経済と社会構造、および緊密に関連して結び付いた多数のサブカルチャーを持つ共通の地政学的場所であることによる。南アジア系女性は、英国で移住者が住居を構える可能性が最も高い都市部を中心とする、新たな経済および社会構造へと移住したのである。これらの新しい環境は、伝統的に創造されて継承されてきた環境とともに、精神的苦悩を体験し、表出し、やりくりする方法に影響を与える。たとえば新たな環境は、新しい形のジェンダーの関係と、娯楽、消費財、おそらくは対立さえする世界観を作り、他のコミュニティとの新たなつながりを含む、新しい形の社会活動をもたらす。続く適応あるいは定着は、試練、制約あるいは成長と逃避の機会として理解され、体験されるといえる。

　家族ぐるみの移住や、独身男女の結婚による英国への定住、高齢者の英国にいる子どもとの合流はすべて、移住の「プッシュ（押し出し）」要因と「プル（引き入れ）」要因のさまざまな側面を持ち合わせている。南アジアから離散した人々は世界のあらゆる地域に居住し、家族の絆や仕事上の関係、宗教への入信および独自の文化的遺産の窮状に対する共通の関心を通じて、つながり続けている。しかし、出身国への帰属意識にはばらつきが見られることがあり、ホスト国のライフスタイルおよび信仰へと傾いていく変化も見られる。しかし、このプロセスは一本調子ではないため、むしろさらに強化された過激な伝統的文化と宗教的慣習が、肯定的なアイデンティティを模索している移住者の第二世代および第三世代に見受けられることがある。こうして、新たな文化とは、祖国と新しい世界の文化、若者文化の産物、グローバリゼーションを融合したタイプの文化で、多くの場合、社会的排除、孤立および差別と闘うためのアイデンティティの探究から生まれる。

南アジア系女性とメンタルヘルスに関する文献

　南アジア系女性に関する初期の文献は、インド出身の若い女性の高い自殺率と、南アジア系女性全般の自傷が多いことに言及している。これは、南アジア系女性が特有な精神的緊張を経験しており、ジェンダーの役割とジェンダーによる不利益が重要であることや（Bhui and McKenzie, 2008; Bhui *et al.*, 2007; McKenzie *et al.*, 2008; Raleigh, 1998, 2000）、子どもを持つ女性と出産年齢

第 10 章 アイデンティティ、慣用表現と格差：南アジア系女性に対する精神療法

の女性に重度の緊張が認められること（Woollett and Marshall, 1996; Woollett et al., 1994, 1995）を意味している。南アジア系移住者の間では、当初うつ病は一般的であるとは主張されていなかったが（Gillam, 1990; Gillam et al., 1989）、身体的愁訴は、医師の援助を求める者全般、特に女性によく見られた。この結果は多くの移住者集団で共通していたが、身体的愁訴はすべての受診患者に共通しているとの報告もある。しかし、それは南アジア系、特に女性の治療の語りにおいて目立っているように思われる。これらの身体症状に関する訴えには、以下の様な場合がある。

- 身体的愁訴はないが、原語に見出される苦悩の慣用表現（イディオム）
- 自分の体が変わったという身体的愁訴
- 感情的愁訴と併存する身体的愁訴
- 別の身体疾患に伴う身体的愁訴、ただし、予測を大幅に上回る障害レベル
- 疼痛症候群

症例研究 1

　Aは、44歳で4人の子ども（4歳、8歳、11歳および12歳）の母親であり、寝室が2つあるアパートで糖尿病の夫と暮らしている。バングラデシュで育ち、英国には35年間住んでいる。英語はいくらか話す。家では誰も働いておらず、夫は給付金を受給している。Aが子どもと夫を1年間ネグレクトしており、買い物にも行っていないことから、家庭医はAがうつ病であると考えて紹介してきた。Aの主訴は、頭頂部から熱が発散されており、手足が痛むということだった。Aは自分の身の回りは自分で世話をし、家事を自分でこなしている。息子の1人（4歳）は自閉症と診断されており、大変手がかかる子である。Aは精神療法を受けているが、40分間かけて自分の身体的愁訴と倦怠感を話すだけである。Aが精神療法の意味を理解しているとは思えず、自分は治療のために病院の別の科に来ているものと思い込んでいた。

質問

　この患者は精神療法を受けるにふさわしいであろうか？　他に何を評価する必要があるか、また、精神療法を受けるにふさわしくないと判断する前に、さらにAを評価するには、どのような取り組みをすればよいであろうか？

　Aは精神療法にふさわしくないと結論付けるべきではない。身体的愁訴が優勢であるが、Aが精神療法を受ける理由を理解する上で、多少の心理教育的活動が役立つであろう。それによりサービスと感情の問題がわかり、身体症状が感情にどう働きかけるかがわかる。自分の症状に関するAの捉え方に認知行動的にアプローチすれば、Aが自分の疾患に関する代替説明をどの程度受け入れられるかはっきりする。これによりAは、自分の症状の重大さを受け入れつつ、解決策に取り組むことができる。Aには多数の社会的ストレス要因があり、それらは容易には取り除けない。しかし、それらは社会的サポートと友人の力、介護者手当と育児手当によって和らげることができる。さらにAが自分の心の問題に専念でき、最適なセラピーに参加できるためにも、これらの支援は必要となる。

症例研究2

　Sは17歳の独身女性で、兄と母と同居している。Sは過量服薬をした経験が数回あり、兄が今年、大学に入る前に自分を結婚させたがっていることを恐れている。Sも兄も英国で生まれ、両親はパキスタン出身である。父親は3年前に心臓発作で亡くなった。友人（近所のアパートに住む女性）と過ごして夜遅く帰宅すると、兄が怒り、暴力で脅してくる。Sは自由を求める思いを抱きながら、家族の伝統的な宗教的慣習にも従っている。兄のDVに苦しんだことも過去にあったが、彼が自分の兄であることは受け入れており、警察の支援や家を出ることは望んでいない。Sは兄との関係が悪く、それが自分の問題だと感じている。そして、身体的愁訴とうつ症状を訴えていること以外では生活力も高く、相変わらず友人と冗談を言っては笑い、付き合い続けている。

第 10 章　アイデンティティ、慣用表現と格差：南アジア系女性に対する精神療法

質問

なぜSは家を出ないのか？　Sの説明モデルは何か？　なぜSの兄は、英国で育ったにもかかわらず、いまだにSにパキスタンに住んでいるかのような行動を期待するのか？

　Sは精神療法を受けるにふさわしいといえるだろう。しかしそれが可能かどうかは、ある程度の心理教育とその後の試験的な治療をしてみなければ、すぐには結論付けられない。身体的愁訴が優勢であるが、多少の心理教育的活動が、Sが精神療法を受ける意義を理解するために役立つであろう。サービスと感情の問題がわかり、いかに身体症状が心の問題を反映しうるかについて理解できる。

　なぜSは自分の状況と、自分に対する扱いに耐えているのか？

　個人的というよりはむしろ広汎的な自己意識、つまり、「私という自己（I-self）」よりも「私たちという自己（we-self）」、家族への忠誠心、そして他者に定義される存在が、身の危険にもかかわらず、Sが自宅を離れ難くさせているのだろう。Sは自分がメンタルヘルスの問題ではなく、人間関係の問題を抱えていると考えており、過量服薬を兄の問題を解決する理性的な試みと捉えている。その一方で、自身のアイデンティティと欲望を変えていない。家族から逃げたり、忠誠心のなさを示したりもしない。そして、この状況から抜け出す方法を考えることを避けている。Sは明らかに行き詰まっており、関係の修復あるいは自分の身の安全のための行動をとることを考えられずにいるため、治療は中断することとなる。Sの兄は、ジェンダーの関係と結婚への期待について特有な信念を継承しており、家族の年長男性として、父親不在の中でSと家族の尊厳を確実に守ることが自分の義務であると考えている。これは、過剰に強化された出身文化への同一化と思われ、ホスト文化と自文化の各側面を容認して受容したS自身の（二文化併存または統合と呼ばれる）文化変容の状況とは異なっている。

自己

　Tsengは、さまざまな精神療法における文化の役割について再検討し、すべての形式の精神療法に改良が必要であると述べている。そして、すべての

介入に対する、技術的、哲学的および理論的修正を提案した（Tseng, 2001）。ほとんどの臨床医は、技術的な課題に取り組んでおり、理論上の限界については文献から学んでいるが、さまざまな形の自己とアイデンティティを持ち、さまざまな個性と人間観を持つ患者に対する哲学は持っていない（Kirmayer, 2007）。より社会中心的な自己の体験が反映される社会中心型の社会では、精神的苦悩や抑うつは対人関係の問題として体験される。むしろそこが血肉化された個の問題としては、治療が求められているところなのであるが（Beliappa, 1991; Kirmayer, 2007; Tseng, 2001）。回復のための社会的サポートや資源も、当人が所属する家庭内と社会集団内にある。自己が、社会的にして超自然的世界の一部として、超自然的な力あるいは宗教的な力を持つものとされた場合、これらもまた不幸への対処法の１つとなる。さらに、苦悩を癒すというモデルの中には、聖なる人物あるいは崇拝されている人物、すなわちグルの前に座り、じっと見つめてもらい、そばにいてもらって祝福されるだけで、内観や積極的治療よりずっとよくなるものもある（Neki, 1973）。こうした自己概念と説明モデルを持つ患者は、積極的治療より、より強力で高圧的な他者の存在と影響を求めうる。私たち治療者または医療専門家の資格は、強力な超自然的あるいは霊的力を持つ人と比べれば、影響力の大きい者と見なされるには十分でないかもしれない。また、患者の文化で、賢さの基準として特に年齢が重視されているか、あるいは、腹を割った話し合いをするには、それに適した年齢が必要とされる場合、治療者が若ければ、その年齢が不利となる。

　一部の研究では、対話療法ではなく注射の指示と体の治療、また、説教としてこうこうしろと指示するような権威的な治療的関係が、南アジア系の人々に好まれるとしている。しかし、そういう意識は、人々の背景にある教育的要因、識字力および心理教育を受けたかどうかによって際立った格差があり、それがプライマリーケアと公衆衛生キャンペーンを通じて得られたものか、メロドラマや映画、トークショーを見ることを通じて得られたものかわからない。

　自分の疾患について代替説明を提示する患者や、奇跡的な治癒を求める患者、回復のために具体的な治療ではなくあなたの存在を求める患者、あるいは薬理学的介入を含む身体的治療を求める患者たちは、非心理学的心性を

持った人、あるいは受身的治療を受ける自己責任を担えない人と、誤った判断を下される可能性がある。多くの患者の独自の回復モデルを理解し、有効な介入を心掛けると同時に、彼らに精神療法のルールを説明し、そのプロセスを体験してもらい、これを受けるよう促進していかなければならない。

苦悩の慣用表現とジェンダー

　苦悩の身体的慣用表現はよく見られる。古くはKrause（1989）が、パンジャブ人女性の気持ちの落ち込みについて説明したが、その他の身体的愁訴には、胸痛、息切れ、手足の衰弱とほてりが含まれる。身体的愁訴の存在は、当初、隠れたうつ病の一形態と考えられていた。すなわち、フロイト派の言葉を使えば、身体という容器に感情的な問題が入れられるわけで、転換またはヒステリーのメカニズムで発現すると考えられていた。このような見解は現在では時代遅れで、大いに疑わしいとされているが、身体症状が感情的な問題から発生しうることはかなり認められている。身体症状は多くの場合、感情的な問題と併存し、患者の大多数は促されればそれらを伝えることができる。ごく一部の患者が、いかなる感情的要素をも否定し続け、身体検査が必要となる。しかしこれらの検査は、病的行動を助長する可能性があることを考慮し、慎重に、また、明確に指示された場合に限って実施されなければならない。治療者が患者とともに以下のことを再検討することは、よい出発点となる。つまり、身体に関するアセスメントが必要だとしたら、それはどのようなアセスメントなのか、そして、より生物学的な一連の質問が続けられた結果、医療専門家と患者によってどのような結論が導き出されたかについてである。これは患者の信念体系と確信のポイントをより深く理解する豊かな基盤となり、さらに、治療者と患者間に信頼感と連携を生み出すことができる。また、意見の不一致がある分野と、患者が未解決だと感じている問題を解明する。ごく一部の根強い身体的愁訴は、最終的に、後から起こってきた身体疾患や理解が矛盾していたこと、あるいは誤った情報を持っていたことによって説明付けられる。これらが当初不確かであったために、健康不安が続いていた可能性がある。したがって、この可能性に留意し、心理学的説明と介入を追求するか、身体的健康を確保するかの微妙なバランス

をとる必要がある。これらの介入は別々のサービス構造で提供されることも、身体疾患が疑われる場合に治療者がためらいも心配もなく治療を進めることをできなくさせる。しかし、移住者と少数民族は、他の非移住者集団と同程度の身体的愁訴を体験しているが、これを訴えて医師を受診する傾向が強いとされている。

　身体化症状が、スティグマの少ない方法でのケア・システムに参加する切符となっているという説がある。同様に、苦悩や苦悩への対応能力の乏しさをこのように表現することが、患者の家族やコミュニティ内で強化されてきたとも考えられる。別の方法で自分の苦しみを語ることを治療者から一度許されると、多くの患者は驚くほど雄弁となり、自分の社会的苦悩や人間関係の悩み、あるいは内面の葛藤の特性に気付く。また、身体化症状は、身体生理と慣用表現を通じて伝えられる、一種の社会的抗議と社会的緊張であると説明されてきた（Kirmayer *et al.*, 2004）。したがって、逆境的なライフイベント、経済的困窮、人間関係の問題、暴力によるものを含めたジェンダー面での不利（Kumari, 2004）は、すべて身体化症状の発症の原因となりうる。これら原因の存在が受け入れられれば、身体化の体験は治療的会話を支配するものではなくなるかもしれない。個人個人の症状を感情・行動および身体の現象を結合して、モニターする方法が編み出されれば、患者が治療のために提示することが適切だと感じられるか、もしくは受容されると感じられる話題の範囲を広げることができるだろう。陰性的な感情傾向や抑圧的な対処スタイルおよび何事も身体の問題に帰属させるスタイルを含む人格という変数はすべて、さらなる調査が必要であろう（Kirmayer *et al.*, 1994; 2004; Kumari, 2004）。

　女性が、一人旅、特定の仕事に就くこと、自分が選んだ相手と結婚することなどの自由を、特定の文化におけるジェンダーの役割により制限される場合、特に緊張を体験しうる（Gupta *et al.*, 2007）。いかなる民族集団あるいは宗教集団にも、単一の文化的期待のまとまりは見られず、症例研究2が示すように、同様な環境で暮らしている人々が、異なる文化変容のパターンを身に付け、異なる統合および周辺化、あるいは同化や伝統化の程度の違いを示す場合がある。アイデンティティにおける緊張は、その女性における主要なアイデンティティが、仲間や夫、家族または社会における主要なアイデン

第10章 アイデンティティ、慣用表現と格差：南アジア系女性に対する精神療法

ティティと一致していないときにのみ生じる。特に結婚の時点で緊張が見られる。

　このように、特定の移住者コミュニティが伝統的な慣習を保持している地理的地域では、たとえば東ロンドンに居住するバングラデシュ人のように、文化的集団の規範（吟味されうる有用な特有の教義というよりは、むしろ暗黙の了解であり、社会内における強者、概して男性の影響を受けている一連の規則と規制）から逸脱している個人は、自分が孤立しており、内外から従うよう圧力をかけられていることに気付くであろう。文化変容のステップを進めることは個人が社会的サポートを失う危険がある。社会の逸脱者と認識されることは感情の安定とメンタルヘルスにとって危険である。なので、これらの状況における伝統主義は、メンタルヘルスを保護するものとなる。東ロンドンのバングラデシュ人の少女たちが、服装の選択をよりどころとする伝統的なアイデンティティを保持している場合、メンタルヘルスにとってよいことがこれによって説明付けられた（Bhui and Hotopf, 1997; Bhui et a., 2008b）。発達過渡期の重要な時点で、そのようなアイデンティティの一貫性と明確性は、レジリエンス（回復力）を強化するであろう。

　表10.1は、パンジャブ人とイギリス人のプライマリーケア参加者を対象とした研究から得られた未公開データを示しており、ブラッドフォード身体化症状リスト（Bradford Somatic Inventory）に基づく身体的愁訴のプロフィールを対比している（Mumford, 1991; Mumford *et al.*, 1991）。このリストは、パキスタン人とイギリス人の女性に対する試験的研究に基づいており、南アジア系被験者に予測される症状を評価するものである。南ロンドンのパンジャブ人とイギリス人に関する我々の研究では、このリストにある症状を取り上げ、症例に該当する状態（臨床面接尺度〈Clinical Interview Schedule: CIS-R; Lewis *et al.*, 1992〉により、一般的な精神障害があると認められた人々）のある人々とない人々における、これらの身体化症状の有病率を示している。症状はどれも皆、両集団で認められるものだが、一方の集団でより頻度が高いことがある。独特な身体的愁訴が特定の文化に認められる例もあり、たとえば、メキシコ系アメリカ人における「ネルビオス（nervios）」「脳の痛み（brainache）」や、インド人における「落ち込み（sinking heart）」「火照り（feeling hot）」「ガス（gas）」が挙げられる（Ahmed and Bhugra, 2007）。

217

第 2 部　移住の影響

表 10.1　各文化的集団（P：パンジャブ人、E：イギリス人）における身体化症状別有病率

身体化症状	文化	症例群対非症例群（%；CIS-R に基づく分類；加重済み）	OR	95% CI	P 値
肩と首の痛みと緊張	P	53.2 vs 16.8	5.64	2.19–14.52	$P<0.001$
	E	40.1 vs 15.2	3.83	1.37–10.72	$P<0.01$
重度の頭痛	P	55.3 vs 11.2	9.83	4.44–28.10	$P<0.001$
	E	44.8 vs 16.4	4.13	1.42–12.0	$P<0.01$
何かが動いているかのようにお腹がゴロゴロする	P	21.3 vs 1.9	14.23	1.71–118.25	$P<0.01$
	E	20.5 vs 12.2	1.85	0.52–6.61	$P=0.35$
胸や心臓の痛み	P	42.6 vs 13.1	4.94	1.8–13.53	$P<0.01$
	E	18.4 vs 13.0	1.52	0.45–5.15	$P=0.5$
口や喉の渇き	P	46.8 vs 15.6	4.76	1.67–13.57	$P<0.01$
	E	32.5 vs 20.4	1.88	0.64–5.48	$P=0.25$
大量の発汗	P	34.0 vs 20.5	2.0	0.79–5.06	$P=0.14$
	E	42.7 vs 16.4	3.8	1.3–11.09	$P=0.01$
喉のつまり感	P	34.0 vs 14.9	2.95	1.09–7.93	$P=0.03$
	E	20.2 vs 8.2	2.85	0.67–12.08	$P=0.16$
全身の痛み	P	51.1 vs 22.4	3.62	1.48–8.9	$P<0.001$
	E	24.6 vs 16.4	1.66	0.55–5.0	$P=0.37$
動悸の自覚	P	44.7 vs 9.3	7.86	2.59–23.8	$P<0.001$
	E	30.7 vs 6.8	6.1	1.37–26.7	$P=0.02$
震え	P	29.8 vs 5.6	7.16	1.87–27.41	$P<0.01$
	E	24.6 vs 4.1	7.66	0.93–63.16	$P=0.06$
頻尿	P	48.9 vs 18.6	4.18	1.66–10.55	$P<0.01$
	E	28.6 vs 13.6	2.55	0.79–8.24	$P=0.12$
頭が破裂しそうなほどの圧迫感	P	34.0 vs 18.6	2.25	0.88–5.79	$P=0.09$
	E	4.3 vs 6.8	2.29	0.48–10.99	$P=0.30$
便秘	P	31.9 vs 5.6	7.91	2.08–30.12	$P<0.01$
	E	22.5 vs 8.20	3.25	0.83–12.73	$P=0.09$
心臓の衰弱感または締め付け感	P	23.4 vs 7.5	3.79	1.09–13.15	$P=0.04$
	E	0 vs 4.02	—	—	—
お腹の張り（ガスまたはゲップ）	P	36.2 vs 15.6	3.06	1.06–8.85	$P=0.04$
	E	20.5 vs 9.6	2.42	0.67–8.72	$P=0.18$
手足の冷え	P	27.7 vs 3.7	9.9	2.06–47.75	$P<0.01$
	E	20.5 vs 21.8	0.92	0.32–2.7	$P=0.88$

第10章　アイデンティティ、慣用表現と格差：南アジア系女性に対する精神療法

身体化症状のマネジメント：
専門家による、認知行動療法的アプローチ

　認知行動療法の中心は、患者が提示した問題に対して理解し合うことやフォーミュレーションを、協力して行うことである。患者が自分の困難に対して心理学的でない説明に強いこだわりを示す場合、問題が生じると思われる。しかし、患者が治療者から代わりに個人に合わせて改良された視点を示してもらえれば、それが身体的愁訴をさほど重視していないものであれ、情報を与えてくれるものとして力付けられるであろう。

症例研究

　Dは32歳で、5歳の男の子の母親であり、英国に3歳のときから住んでいる。Dは息子が生後3カ月のときに産後うつ病と診断され、6カ月間にわたる妄想と奇妙な行動について、恥ずかしそうに説明する。Dは、不安、気分の落ち込みと人間関係の困難への支援を得るため、精神療法を受けるよう紹介されてきた。しかし、Dのアセスメントのための診察では、無気力と手足の衰弱や、出産による身体的負担によってまだわからない病気があるはずだという心配を表出し、身体的不調の話が中心であった。Dは、アフリカ人、白人、混血人種、ベンガル人の友人が入り交じっているロンドンの多文化地区で、西洋流に育ったと話す。結婚して夫と義理の母親とともに暮らすためにタワーハムレットに移り住んだが、Dはまさに「故郷に戻った」ようだという。Dの産後の苦悩と恐怖は義理の母親に原因があり、また、母親ほどではないにせよ、夫といたずら好きなジン（Jinn）の仕業でもある。母親の不道徳な行動に気付いたことで、ジンに対する弱みが生じたと言うのだ。

　Dはこの疾患の急性期をどのように理解しているのだろうか？　また、Dは対話療法を受けるにふさわしいだろうか？

　実際にDは、自分の深刻なメンタルヘルスの危機を振り返り、成長体験と現在も見られる緊張感と恐怖感に照らして自分自身の説明を考える機会を与えられると、非常によい取り組みを見せる。Dは、極めて批判的で疑い深い高齢の女性と暮らすことに恐怖を感じている。治療は、産後の危機と不

安の生理、それらを避けて考える役割に関する心理教育が含まれる。認知行動的枠組みの中で、Dは自分を取り巻くさまざまな視点を、批判的にならずに検討するよう促される。Dは義理の母親の視点からのあからさまな批判には耐えられなかったが、支援があれば、自分自身の視点を身に付け、それをより信頼できるようになった。行動実験を通じて、研究に参加している共通点の多い同世代集団との会話と心を開くよう促されたことで、自宅での忍耐力が高まり、緊張が和らげられた。心理的たくましさへの自信が付くと身体への関心は薄れた。自分自身の思考、感情および行動について生涯にわたる成長の状況を内省することが、自分が狂っている、あるいはジン（義理の母親の視点）の影響を受けているという恐怖に立ち向かう上で役立った。

おわりに

　本章における研究は、臨床医／治療者が、慣れ親しんでいない独特な信念やアイデンティティの形について質問できることを前提としている。個人の文化的出自、移住者自身の移住体験の歴史や祖国の環境、彼ら特有の発達状況および新たな生活の場の環境の理解は、すべて重要となる。また、彼らのアイデンティティと窮状を理解することはすべて、治療同盟と信頼の重要な部分を成す。かかわりの形として理解は、介入の提供に先立って必要であり、さらにその後、患者によって重要と認識される問題の解決を真摯に試みることで、信頼を維持しなければならない。これは、治療者が心理的介入を行う前に、より多くの時間を心理教育と社会的介入に費やさなければならないことを意味しているといえる。DSM-IVでは、文化的定式化はアイデンティティ、病気認知、転移と逆転移を評価し、ケアのプロセス全体を改善する方法であると説明されている。患者の視点の伝達と探究のために、この定式化をひな型ではなくガイドとして使用することが、アセスメントの一環として推奨される。現在、説明モデルと病気への認知およびアイデンティティのアセスメントを可能にする多くの構造化されたツールが存在する。結果の評価と併せて、これらも通常の診療に使用するべきであろう。

重要なポイント

- 身体化症状の表現に非心理学的心性も認められる場合、アセスメントの期間を延長する。これにより、心理教育的活動が向いているかいないかの判断より先に心理教育的活動が可能となる。
- 身体的愁訴の役割と、これらが表現されることの理由を理解する。
- 問診において文化的定式化を考慮する。
- 個人の柔軟な視点に立つモデルを示し、これを奨励する。そして固定した考え方と、固定した信念を持ち続けることの損得を示す。
- 行動実験を利用する。
- 権威の問題を考慮する。たとえば、治療者は自分のモデルに自信を持ち、信頼され、侵襲的でない関係を作り上げ、抑圧的ではない治療への参加を促す。
- 身体症状に関して、メタ認知レベルおよび行動レベルで認知行動療法が利用できる。
- 文化的慣習と社会的介入は、精神療法家によって関与の一形態として活用されれば、好感度が高められる。患者の援助探索行動は依存ではなく、むしろエンパワメントと利益を得るための手段である。

【参考文献】

Ahmed, K., Bhugra, D. (2007). Depression across ethnic minority cultures: diagnostic issues. *World Cultural Psychiatry Research Review*, **2**, 47–56.

Beliappa, J. (1991). *Illness or distress. Alternative Models of Mental Health*. London: Confederation of Indian Organisations.

Bhui, K., Hotopf, M. (1997). Somatization disorder. *British Journal of Hospital Medicine*, **58**(4), 145–9.

Bhui, K. S., McKenzie, K. (2008). Rates and risk factors by ethnic group for suicides within a year of contact with mental health services in England and Wales. *Psychiatric Services*, **59**(4), 414–20.

Bhui, K., McKenzie, K., Rasul, F. (2007). Rates, risk factors and methods of self harm among minority ethnic groups in the UK: a systematic review. *BMC Public Health*, 7, 336.

Bhui, K., King, M., Dein, S., O'Connor, W. (2008a). Ethnicity and religious coping with mental distress. *Journal of Mental Health*, **17**(2), 141–51.

Bhui, K., Khatib, Y., Viner, R. *et al.* (2008b). Cultural identity, clothing and common mental disorder: a prospective school-based study of white British and Bangladeshi adolescents. *Journal of Epidemiology and Community Health*, **62**(5), 435–41.

Gillam, S. (1990). Ethnicity and the use of health services. *Postgraduate Medical Journal*, **66**(782), 989–93.

Gillam, S. J., Jarman, B., White, P., Law, R. (1989). Ethnic differences in consultation rates in urban general practice. *British Medical Journal*, **299**(6705), 953–7.

Gupta, V., Johnstone, L., Gleeson, K. (2007). Exploring the meaning of separation in second-generation young South Asian women in Britain. *Psychology and Psychotherapy*, **80** (Pt 4), 481–95.

Helman, C. G. (1991a). The family culture: a useful concept for family practice. *Family Medicine*, **23**(5), 376–81.

Helman, C. G. (1991b). Limits of biomedical explanation. *Lancet*, **337**(8749), 1080–3.

Kirmayer, L. J. (2007). Psychotherapy and the cultural concept of the person. *Transcultural Psychiatry*, **44**(2), 232–57.

Kirmayer, L. J., Robbins, J. M., Paris, J. (1994). Somatoform disorders: personality and the social matrix of somatic distress. *Journal of Abnormal Psychology*, **103**(1), 125–36.

Kirmayer, L. J., Groleau, D., Looper, K. J., Dao, M. D. (2004). Explaining medically unexplained symptoms. *Canadian Journal of Psychiatry*, **49**(10), 663–72.

Krause, I. B. (1989). Sinking heart: a Punjabi communication of distress. *Social Science and Medicine*, **29**(4), 563–75.

Kumari, N. (2004). South Asian women in Britain: their mental health needs and views of services. *Journal of Public Mental Health*, **3**(1), 30–8.

Lewis, G., Pelosi, A. J., Araya, R., Dunn, G. (1992). Measuring psychiatric disorder in the community: a standardized assessment for use by lay interviewers. *Psychological Medicine*, **22**(2), 465–86.

McKenzie, K., Bhui, K., Nanchahal, K., Blizard, B. (2008). Suicide rates in people of South Asian origin in England and Wales: 1993–2003. *British Journal of Psychiatry*, **193**(5), 406–9.

Mumford, D. (1991). The Bradford somatic inventory. *Nursing Times*, **87**(38), 52–3.

Mumford, D. B., Bavington, J. T., Bhatnagar, K. S. *et al.* (1991). The Bradford somatic inventory. A multi-ethnic inventory of somatic symptoms reported by anxious and depressed patients in Britain and the Indo-Pakistan subcontinent. *British Journal of Psychiatry*, **158**, 379–86.

Neki, J. S. (1973). Guru-chela relationship: the possibility of a therapeutic paradigm. *American Journal of Orthopsychiatry*, **43**(5), 755–66.

Raleigh, V. S. (1998). Suicide, country of birth and coroner's verdicts. *British Journal of Psychiatry*, **173**, 185–6.

Raleigh, V. S. (2000). High rates of attempted suicide in Asian women, especially at young ages; investigation of precipitating factors. *Psychological Medicine*, **30**(4), 989.

Tseng, W. S. (2001). *Handbook of Cultural Psychiatry*. San Diego, California: Academic Press.

Woollett, A., Marshall, H. (1996). Reading the body: young women's accounts of the meanings of the body in relation to independence, responsibility and maturity. *European Journal of Womens Studies*, **3**(3), 199.

Woollett, A., Marshall, H., Nicolson, P., Dosanjh, N. (1994). Asian womens ethnic identity – the impact of gender and context in the accounts of women bringing up children in East London. *Feminism & Psychology*, **4**(1), 119–32.

Woollett, A., Dosanjh, N., Nicolson, P. *et al.* (1995). The ideas and experiences of pregnancy and childbirth of Asian and non-Asian women in East London. *British Journal of Medical Psychology*, **68**, 65–84.

第11章

文化的死別、カルチャーショックおよび文化的対立：適応と反応

ディネッシュ・ブグラ（Dinesh Bhugra）
ヴォイテック・ヴォイチック（Wojtek Wojcik）
スシャム・グプタ（Susham Gupta）

編者による本章の紹介

　移住者が出身国を離れるとき、多くのよりどころを置き去りにせざるをえない。これらには、家族、親類、自宅、所有物、人間関係、友情およびその他の物理的・感情的構造が含まれる。移住の性質、そのような移動の準備およびその他の要因により、移住者は喪失感を抱いたまま移住する場合がある。この喪失感が文化的死別をもたらしうるが、これは特に新たな文化への適応に直面した際の、文化、文化的価値観および規範の喪失と関連しているといえよう。予想されるように、これらの喪失への反応は、個々人や集団によって異なりうる。カルチャーショックとして説明されてきた新たな文化への他の反応もまた、すべての移住者が体験するわけではない。同じ家族の中でも、文化変容の速さによっては、他の者よりもうまく、早く定着する者もいるが、これはおそらく互いの対立感をもたらすであろう。本章で筆者らは、単に個人に焦点を合わせるのではなく、文化による変容および文化の変容に特に注目し、これらの要因を明らかにする。文化的死別、カルチャーショックおよび文化的対立の3つの関係が、個人の相互関係にどのように影響するのか、詳しい説明が求められている。

Migration and Mental Health, ed. Dinesh Bhugra & Susham Gupta. Published by Cambridge University Press. © Cambridge University Press 2011.

第 11 章　文化的死別、カルチャーショックおよび文化的対立：適応と反応

はじめに

　移住のプロセスにおける重要な要因の 1 つは、各人が何を持っていくのか（物質面と感情面ともに）と、何をおいていくのかである。移住の理由により（新たな環境に惹かれていくのか、あるいは以前の環境から押し出されていくのか）、移住者は準備に余裕を持てることもあれば、突然出発しなければならないこともある。いずれの場合も移住者は、物質的なものと感情的なものを、ある程度おいていくことになる。そのような喪失体験は、多くの意味合いを帯びうるし、喪失感は、一過性でつかの間に消え去ることもあれば、長引くこともある。当然ながら、他のさまざまな要因によって、喪失への個人の反応が和らぐであろう。

　移住のプロセスとその後の新しい社会における定着に続いて、個人は文化的死別、カルチャーショックまたは文化的対立を体験しうる。これらすべてが同時に発生する可能性もあるが、別の時期に発生するか、全く発生しない場合もある。カルチャーショックはおそらく到着してすぐ生じるであろうが、文化的死別にはしばらく時間がかかるであろう。一般的に文化的対立は、自分自身の文化的価値観と、家族や主流となる社会全体のそれとの比較における困難と関連している。移住者の子どもは、新たな主流社会のものに近い価値観を持ちうるが、これらは親が大切に抱いている価値観と対立する場合があることが知られている。

　医療の提供は、いかなるシステムにおいても社会が利用できる資源によって統制されている。ますます狭くなりつつあるグローバル化が進んだ世界では、医療専門家がこれらの現象を認識していることが不可欠である。

文化的死別

　悲嘆は喪失とつながっていることが多いが、文化的死別という概念は、文化的価値観およびこれに関連した喪失への理解から始まったものである。Eisenbruch（1990, 1991）は文化的死別（cultural bereavement）を、「社会構造、文化的価値観、アイデンティティおよび尋常ではない過去への愛着の喪失に関する、根こぎにされた個人または集団の体験」と説明している。難民とか

かわり、心的外傷後ストレス障害（PTSD）の研究を試みた Eisenbruch（1991）は、このような人々が「奇妙な」体験（過去の超自然的な力に見舞われることなど）、罪悪感（おそらくは自身の生存のために、他の人々と自文化を捨てたことについて）、死者への義務を果たさなければならないと駆り立てられるような、過去に関する侵入的想起を体験したり、不安、病的思考および怒りで頭が充満した感じを抱いたりすると指摘した。これらの症状の多くは、いわゆる PTSD と関連していよう。文化的死別が、果たして計画的な移住のときでさえ生じるのかどうかは研究するに値する。我々はそう予測しているが、計画的移住では、そのような体験のマネジメントが容易になるであろう。しかし、他に 2 つの要因を考慮しなければならない。第一に、個人が単身で移住した場合、感情を共有しやすい集団や家族での移住に比べて、喪失感とその程度が深くなる可能性が高い。第二の要因は、個人の人格、過去の喪失体験とそれらがどのように対処され、管理されたかである。単身移住した個人は、状況に応じて、喪失に対する異なる体験と反応が見られる。死別のプロセスと表現に色合いを加える上で、文化の役割は重要である。そのような出来事を制御する焦点を認識すること（個人が自分自身で責任を負うのか、あるいは、星占いや邪眼（evil eye）など、外部の要因に責任を負わせるのか）も、死別のプロセス全体を管理する上で重要である。西洋風の死別の構成概念は、他の文化における悲嘆表現の説明に一部しか役に立たないかもしれない（Bhugra and Becker, 2005）。このように、悲嘆に対する異常な反応の定義は文化に影響されるため、それなりに扱うべきである。

喪失体験

　移住者は、自発的もしくは非自発的のどちらを選ぶにせよ、家族構成、物理的財産、価値観、そしておそらくは社会的役割を後に残して移住することになる。子どもの頃の友人、親類縁者、物質的所有物、社会的地位などを残していくことは、直ちにいくつかの喪失感をもたらし、それが遅延型反応を引き起こす場合がある（Wojcik and Bhugra, 2010）。物質的所有物は再収集しうるが、友情、家族構成および仲間などの喪失は、置き換えや再建がより難しくなることは当然である。また、喪失の真の影響は短期、中期、そして長期にわたる場合がある。喪失感は短期間で見られる急激なものもあるが、そ

の後の移住後段階で、社会的価値観と文化的サポートシステムを捨て去ったと思い悩む気持ちが、より明確になる場合もある。個人が喪失におく価値は多数の要因に左右されるが、似た事象の喪失を、すべての人が同じように重く見なすわけではない。

　喪失は死別につながるため、文化的死別を同じ文脈におくことは有効であろう。

悲嘆とその段階

　Davies と Bhugra（2004）は、精神病理の理解にさまざまなモデルが使用できると指摘している。本節では、死別の悲しみに関するさまざまな理論を簡潔に説明してみたい。精神分析理論および認知理論が、我々の理解における一助となりうる。緩和ケアの先駆者である Kübler-Ross（1969）は、「怒りに続く否認、孤独、取引、抑うつ、受容」という悲嘆の 5 段階を説いた。これらは死に直面した患者に関する説明であったが、同様の段階は死別においてもしばしば認められる。これらの段階は必ずしも順次的ではなく、重複することも多い。臨床医は、このような状況における抑うつを確認する際に（Kübler-Ross（1969）によって明らかにされた）、失業、家族の役割の変化、経済的要因なども考慮しなければならない。希望は、すべてのプロセスを通じて常に肯定的な感情であった。死別に関連のある家族内での変化も重要となる。彼女の臨床経験に基づいて、これらの段階は一般の人々の喪失と悲嘆に関する捉え方に受け入れられた。

　Bowlby（1980）は、4 段階から成る喪失モデルを説いた。これらの段階には、「無感覚または抗議、思慕と探究、混乱と絶望、再建」がある。これらが難民と難民認定申請者においてどのように認められるかを探ることは容易だが、他の移住者については判然としない可能性がある。彼の見解では、個人の環境がその心理発達に大いに貢献するという。彼は人間が特定の他者との強い情緒的なつながりを築こうとする傾向を概念化し、不本意な分離と喪失がもたらす多様な感情的苦悩とパーソナリティ発達の妨げを説明する 1つの方法として、愛着理論を採用している（Bowlby, 1980, p. 201）。彼は動物行動学と制御理論を用いながら、愛着行動とは、自分とは異なりながらも好ましい（自分よりも強く、賢いと考えられる）個人との近接性を獲得し、維持

することに焦点を合わせた行動だという見解を示している。愛着理論の特徴としては、特異性、持続性、情緒の関与、固体発生、学習、組織化、生物学的機能が挙げられる。これらすべては実質的に文化、特に自分が生まれたところの文化への愛着にも利用できるため、幼少期の影響は極めて重要である。このような重大な愛着「対象」の喪失は、必ずや分離時に喪失感と怒りをもたらす。この喪失の結果として発現する恐怖は不安を招くが、それもまた分離不安から影響を受けるかもしれない。Bowlbyは親が重要な愛着対象であると論じているが、親をその生まれ育った文化から切り離して見ることはできないと我々は考えている。

喪失と喪に関する精神分析理論

Freud（1953）は、メランコリー（melancholia）の発症に喪失が果たす役割を説明したが、発症の原因は無意識の動機と願望であるとした。喪失にかかわるうつ症状は詳しく説明されている。このような感情の内在化が抑うつを引き起こし、外在化は暴力、怒りあるいは攻撃性をもたらす。このような状況の下では、過去の喪失体験や、怒りと不安の表現が続いていくであろう。Bowlby（1980）が指摘するように、小児期に形成された愛着の代表的なモデルは、成人期まであまり変化することなく続いていく。同様なプロセスは、移住とその体験にも適用できる。

愛着のパターンが弱い人にとってはストレス要因となりやすい出来事は、不安感や罪悪感をもたらす（Bowlby, 1980）。同様なパターンは、文化間の移動の後にも現れるといえる。文化や賢明で権威がある対象への愛着が、過去において弱い人は、それによって文化的死別の傾向が強まるか否かも問題である。Bowlby（1980）は、自らの理論を伝統的なフロイト派の精神分析理論とは異なると強調しているが、多少の重複は避けられない。家族機能とパーソナリティの発達が妨げられることにより、若い世代の育児がうまくいかなくなる。このようなモデルから導かれるのが文化的愛着という概念であり、これが新たな文化と社会に対する文化変容に影響を与えることがある。このような状況においては、両価性の感情と恨みも、悲嘆と死別の表現とマネジメントに影響を与えることになる。

認知モデル

　喪失に対処する認知スキーマは、文化的文脈に左右される。たとえば、親類の死後、礼拝や儀式ができなければ、無力感を伴う死別感情が引き起こされるが、それは喪失感のみならず自制の欠如を招くであろう。この場合、うつ症状と死別感情とがお互いに影響し合うため、その両者に対処できる認知的介入でなければならない。また、この状況での異常な悲嘆反応の定義についても、再度議論がなされなければならない。抑うつと死別の悲しみとの関係は、臨床と非臨床の場の双方で十分に認められているが、多くの場合、臨床的側面の重視が死別の悲しみと抑うつを区別しづらくさせている。これは1つには、強度が異なるとはいえ、症状に類似性が見られることに起因しているからであろう。さらに、抑うつと死別の悲しみの構成概念は、ともに文化の影響を受けるため、これらを考慮する必要がある。文化的文脈におけるこのような悲嘆の表現の重要性は、死別の悲しみが異常であるか、あるいは精神病理であるか否かを判断する上で有用である。異常な悲嘆反応に関する危険因子には、過去の精神科既往歴、死者に対する両価性の感情、突然あるいは予期していなかった死、悲しむことを阻まれた状況などが含まれる。

　これらの要因に留意すると、文化的死別の進行において同様なプロセスが形成されていくのに気付くことができる。移住につながるトラウマ的体験、ある文化から別の文化へと突然、無計画に押し出されること、そして、新たな状況に対する両価性の感情も、この喪失感の一因となる。新しい文化に入った後に、自分の願望が叶えられないと気付いた場合、悲嘆反応の一因となる挫折感とさらなる両価性の感情が生まれる。いかなる文化変容と文化適応のモデルにおいても、これが考慮されなければならない。悲嘆反応と死別の悲しみは、不安、懸念、心細さ、見当識を失った感覚にかかわってくる。また、偽性幻覚が発現することがあるが、これには不慮の誤診やさまざまな問題の重複を引き起こしうる。それゆえ臨床医は、これらの症状を異常と診断する前に、「正常な」喪失と悲嘆の感情について認識しておく必要がある。また、個人の自信と自尊心が、適応段階とともに変化する可能性もある。

カルチャーショック

　Oberg（1960）はカルチャーショック（culture shock）を、移住者が別の文化へと移動する際に体験する「ショック」を説明する言葉として用いた。カルチャーショックは、新たな文化への移動ストレス、喪失感、役割期待と自己アイデンティティの混乱、新たな文化によって拒絶された感覚／感じ方、その結果起こる不安と、新たな文化の一員として受け入れられていないという無力感などの側面を研究するものとされている（Taft, 1977）。移住者が移動するとき、必然的に社会的サポートのレベルも移行して変化する。社会的サポートは、受容を含む多くのレベルで極めて重要である。サポートが血縁関係を基礎としている社会では、単身移住者の方が孤立感と弱さを感じやすい。

　PantelidonとCraig（2006）は、ロンドンで133人のギリシャ人学生を対象とした研究により、カルチャーショックがジェンダーとサポートの質に関連していることを見出した。また、カルチャーショックは時間とともに消滅したが、その強さに応じたレベルの身体違和感を引き起こしていたことを明らかにした。社会的サポートネットワークの多様性は、カルチャーショックへの理解とそれからの保護に極めて重要である。女性にはカルチャーショックの影響が強く表れやすく、ジェンダーの役割とそれへの期待が重大な役割を果たしていると考えられる。この研究は学生に焦点を合わせていたが、2つの文化（一方は個人的なレベルで、もう一方はより大規模なレベルではあるが）の一体化がもたらす影響を理解することの重要性を浮き彫りにしている。

文化的対立

　文化的対立（culture conflict）の概念は、個人とその個人が所属する文化、また、異なる2つの文化間の文化的要因の相互作用から生まれている（Bhugra, 2004a）。南アジア系の女性と思春期の若者による自傷に関する研究では、親が文化的アイデンティティにおいて伝統的な態度が強いのに対して、子どもはそれほど伝統的ではないため、相互に文化的対立という緊張が生まれていることが明らかになった。そのような対立を構成する要素は、文

化的アイデンティティと関連している（詳しくは Bhugra, 2004b を参照）。一部の事例では、文化的および民族的アイデンティティが、より硬直して解決困難な問題となることが避けられない。自分がもともと持っているアイデンティティに固執する者もおり、それがより大きな新たな社会との緊張をもたらすが、彼ら自身の内面には受け入れやすいということもあるだろう。また、これらの緊張は文化変容のレベルとも関連している。このように文化的対立には、同じ文化内で、個人とその文化に所属する他の構成員との間で発生するタイプもあれば、個人とより大きな新たな文化との間で発生するタイプもある。タイプが異なっても、これらの対立は、個人の文化変容そのものや精神疾患および精神障害にもさまざまに影響する。文化的対立は、両極端な価値観を有することのある 2 つの文化を統合しようとしている個人が直面するジレンマを、反映していると言われる（Harris and Kuba, 1997;Inman et al., 2001）。それは、新たな文化の価値観と期待を取り入れて同化しようとする試みから生じる、情緒的・認知的不協和として定義されるが（Inman et al., 2001）、個人が古い価値観にこだわりたがることもある。当然、これらは心理的・感情的苦悩を引き起こす。しかし、すべての人が対立を経験するわけではなく、防備する別の対処戦略を持つ者もいるかもしれない。

　故意の自傷（Biswas 1990; Bhugra et al., 1999a; 1999b; 2003）に加えて、抑うつおよび摂食障害などその他の病状（Reddy and Crowther, 2007）も、南アジア系女性を中心に見られる。

　研究からは、家庭内での高い感情表出（high expressed emotion: 高 EE）が、さまざまな精神障害および身体障害の再発をもたらすことが明らかになった（Bhugra and McKenzie, 2010 によるレビューを参照）。少数民族の家族では、文化的対立が高 EE の一因であると考えられるが、この見解については、さらなる研究が求められる。そのような研究は、文化的対立とその結果として生じる感情表出を緩和できる介入戦略につなげられるであろう。文化的対立を建設的な方法で管理することも、個人の自尊心や、新たな文化への移行を成し遂げるための対処戦略を向上させる。

　カルチャーショックと文化的対立を理解するには、文化変容の役割とこれに関連したプロセスが非常に重要となる。

文化変容／同化／疎外

　新たな文化への適応とは、個人が地域に根付き、社会的期待に反応して行動と態度を修正していくことである。Berry（1976）は、適応が「調整、反応、離脱」の3タイプに分けられると提唱している。これらは、刺激へと向かう動き、刺激に対応する動き、および刺激から離れる動きと見ることができる（Berry, 1980）。多数派側もしくは新たな文化が政策と実践を通じて、どのように移住者と彼らの態度に対処するかによって、調整しやすさが変化する。新たな社会と移住者との関係は、歓迎され、定着できている、もしくは拒絶されているという彼ら自身の感じ方に影響を与える。これらの関係はさまざまなレベルで作用する。マクロなレベルでは、新たな社会の政治的、経済的および社会的環境が、態度と信念に影響する。それよりミクロなレベルでは、個人が反応する場である移住者集団も同様に重要となる。両方のレベルでのより柔軟なアプローチが、調整に役立ちうる受容感と帰属感を強化する。集団、家族および個人によって異なる速さで起こる文化変容のレベルも重要であり、これらは臨床的介入に大きな影響を与える。新たな社会の中で個人があちこちで活動すると、文化変容のいくつかの側面が起こり始める。たとえば学校や大学へ通う学生は、一日中家にいて教育を受けない年長の女性に比べて、迅速に言語と社会習慣に対する文化変容が始まる。このように集団全体の中での文化変容のレベルも重要となる。

　文化変容（acculturation）は、異なる文化出身の個人と集団が、別の文化と継続的に接触するようになるプロセスと考えられており、これは一方の（ほとんどの場合少数派の）文化に変化をもたらす（Redfield et al., 1936）。Berry（1990）は、そのようなプロセスは、個人と集団の両方のレベルで理解されなければならないと指摘し、同化（assimilation）、統合（integration）、拒絶（rejection）および失文化（deculturation）という、文化変容のタイプを解説している。同化は、文化的要因の吸収と、文化的アイデンティティの変更によって、徐々に一体化した結果である。人類学者は文化変容という言葉を好み、社会学者は同化を好む傾向があるが、どちらの言葉も同様な意味を持つ。拒絶は、個人または集団が、主流の集団を避けることである。失文化は、アイデンティティの喪失と文化変容ストレスによって特徴付けられ

る（Berry, 1980）。多くの場合、失文化は、戦争または突然の侵略に対する反応において見られる。集団と個人のそれぞれの文化的アイデンティティの相互作用は、文化的対立につながるだけでなく、自分が所属する集団や、主流の集団からの疎外を生じさせる。アイデンティティにおける心理的要因には、言語、認知スタイル、パーソナリティ、自己概念、態度および文化変容ストレスが含まれる（Berry, 2007 参照）。先に論じたように、これらの一部が文化変容により変化し、認知的不協和が生じた場合、その一部がカルチャーショックの感覚をもたらすのは間違いない。文化がパーソナリティの発達と自己概念に与える影響は、非常に重要である。この文化と子どもの発達の相互作用、それに続くパーソナリティの発達は、文化的慣習が個人の反応とアイデンティティに影響している可能性を示すものである。移住後は、文化的死別、文化的対立およびカルチャーショックの発生という文脈の中で、パーソナリティと自己概念を理解する必要がある。

文化的適合性

いくつかの研究から、一部の移住者集団で精神疾患の率が高いことが明らかにされた（Bhugra, 2004b 参照）。その後の論文で Bhugra（2005）は、このことに文化的適合性（cultural congruity）が影響している可能性を示唆している。アイデンティティ構造の分析には、アイデンティティの評価とその現在の表現、同一化に加えて、アイデンティティの形成とさらなる発達が含まれる（Weinrich, 2003）。さまざまなタイプのアイデンティティが重要となる。

文化は個人と同様に、社会中心型と自己中心型に分けられると主張されてきた（Hofstede, 1980/2001; 1984）。自己中心型社会では、個人の絆は比較的緩く、各人が自分自身または身近な核家族の面倒を見るものとされている。集産主義型社会では、個人は生まれたときから血縁関係に基づく構造に統合され、非常に強力な内集団を持つ。自己中心型社会（個人が自主性、自立性、そして個人創意による娯楽の追求と、経済的な自立を示す）の「私」意識と、集産主義型社会で見られる「私たち」意識には、明確な違いがある。後者では、集団的なアイデンティティ、情緒的相互依存、集団の連帯感および義務が、個人より優先する。家族の相互依存性と集団のアイデンティティが、社

会中心型の個人において重要な構成要素となる。

　これにさらに踏み込めば、自己中心型社会と個人は、より伝統的な傾向が強い集産主義型社会と比較して、リベラリズムを重視していると考えられる。集産主義型社会では公共の利益を重視し、譲歩と妥協が役割作りに不可欠な要素であり、集団の利益とアイデンティティが重要となる。個人主義は、高い国民総生産（GNP）、犯罪率、離婚、児童虐待および身体・精神疾患と相関関係があることが明らかにされた（Hofstede, 1984）。Maercker（2001）は、伝統的な価値観が精神病の診断と負の関係にあることに注目した。そして、文化間で 15 〜 53％のばらつきがある精神病罹患率が、文化的価値観によって説明できると指摘している。

　ここで、社会中心型の人が、社会中心型社会から自己中心型社会へと移住すると想像してみよう。自己中心型の社会と人に囲まれれば、移住者は疎外感を感じ、周囲に背を向けるであろう。一方、社会中心型社会出身の自己中心的な人は、自己中心型社会に非常によく定着するであろう。しかし、社会中心型社会出身の自己中心的な人が自己中心型社会に定着しても、社会中心型のコミュニティに囲まれていれば、文化的対立が起こるかもしれない。このように、自己中心型社会における自己中心型の人は、別の種類のストレスを抱え、これが自己中心型の人々との関係に影響を与えることになる（図11.1 参照）。社会中心型社会の自己中心的な人々は、自己中心型社会の社会中心型の人々よりも、集団規範に従うことが少ないといえる。したがって、これらの相互作用は、個人と集団の両方のレベルで研究されなければならない。

　人種的および文化的な適合性は、個人がどこに定着するのかということと、主流な社会における個人とその所属集団がどのような反応をするかを理解する上で重要となる。社会による態度が個人の自尊心に与える影響はよく知られているが、社会的サポートや、疎外されているという認識あるいは実際の疎外によって、これらの態度の影響が緩和されるかどうかはあまり明確ではない。文化的環境もまた、個人の反応に影響を与える。

　カルチャーショック、文化的死別または文化的対立が複合した社会的疎外は、脆弱な人々に精神障害を発症させる促進要因となる。慢性的な孤立感と疎外感は、精神状態に影響を及ぼす慢性的な困難を生む可能性がある（図

第 11 章　文化的死別、カルチャーショックおよび文化的対立：適応と反応

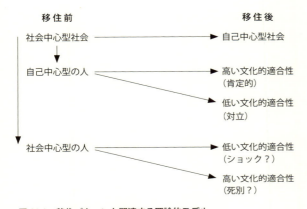

図 11.1　移住パターンと関連する理論的モデル

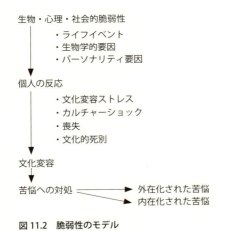

図 11.2　脆弱性のモデル

11.2)。本質的には二極的ではない二分法に基づき、誇張した主張をすることは提案しないが、臨床医と研究者がともにこれを検討することには価値がある。自己概念は、臨床的要因と文化的要因の影響を受ける。自己中心型社会または社会中心型社会を維持し、サポートする社会構造について、さらに研究する必要がある。グローバリゼーションと工業化に伴う社会の変化は避けられない。社会が分断されるのか、より自己中心的になるのか、認知的不協和が生み出されるのか、極端に国家主義的な見解をとるようになるのか

235

は、誰にもわからない。個人のパーソナリティ、民族的および文化的アイデンティティ、宗教的価値観と態度はすべて、正規の教育とともに、影響を及ぼすことになる。

おわりに

　文化的死別、文化的対立およびカルチャーショックの関係と相互作用について、さらなる研究が求められる。これらすべてにおいて、喪失と不安の体験という共通する特徴があるが、当然、詳細な分析が必要となる。移住者のメンタルヘルスは、大抵多数の要因に対して脆弱であり、一部の慢性的な要因が影響して、脆弱な人々を一般的な精神障害やその他の精神疾患にかかりやすくする。また、定性的・定量的研究を通じて、これらのプロセスの根底にある意味だけでなく、どのようにして介入を開発できるかが究明されるであろう。

　個人の自立と相互依存、出身文化および定着先の文化との関係から、臨床医は、文化的アイデンティティと文化的適合性に照らした苦悩と脆弱性を理解することが可能となる。文化変容それ自体は流動的で、個人に対するその影響を研究し、理解する必要がある。

【参考文献】

Berry, J. (1976). *Human Ecology and Cognitive Style*. New York: Sage.

Berry, J. (1980). Acculturation as varieties of adaptation. In A. M. Padilla, ed. *Acculturation*. Boulder, CO: Westview, 9–26.

Berry, J. (1990). Psychology of acculturation. In R. M. Brislin, ed. *Applied Cross-Cultural Psychology*. Newbury Park: Sage.

Berry, J. (2007). Acculturation and identity. In D. Bhugra and K. S. Bhui, eds. *Textbook of Cultural Psychiatry*. Cambridge: Cambridge University Press.

Bhugra, D. (2004a). *Culture and Self Harm: Attempted Suicide in South Asians in London*. Maudsley Monographs 46. London: Psychology Press.

Bhugra, D. (2004b). Migration and mental health. *Acta Psychiatrica Scandinavica*, **109**(4), 243–58.

Bhugra, D. (2005). Cultural identities and cultural congruency: a new model for evaluating mental distress in immigrants. *Acta Psychiatrica Scandinavica*, **111**(2), 84–93.

Bhugra, D., Becker, M. (2005). Migration, cultural bereavement and cultural identity. *World Psychiatry*, **4**(1), 18–24.

Bhugra, D., McKenzie, K. (2010). Expressed emotion across cultures. In R. Bhattacharya, S. Cross and D. Bhugra, eds. *Clinical Topics in Cultural Psychiatry*. London: RCPsych Publications.

Bhugra, D., Desai, M., Baldwin, D. S. (1999a). Attempted suicide in West London, I. Rates across ethnic communities. *Psychological Medicine*, **29**, 1125–30.

Bhugra, D., Baldwin, D. S., Desai, M., Jacob, K. S. (1999b). Attempted suicide in West London, II. Inter-group comparisons. *Psychological Medicine*, **29**, 1131–9.

Bhugra, D., Thompson, N., Singh, J., Fellow-Smith, E. (2003). Inception rates of deliberate self-harm among adolescents in West London. *International Journal of Social Psychiatry*, **49**(4), 247–50.

Biswas, S. (1990). Ethnic differences in selfpoisoning. *Journal of Adolescents*, **13**, 189–93.

Bowlby, J. (1980). *Attachment and Loss*. New York: Basic Books.

Davies, D., Bhugra, D. (2004). *Models of Psychopathology*. London: McGraw-Hill.

Eisenbruch, M. (1990). The cultural bereavement interview: a new clinical research approach for refugees. *Psychiatric Clinics of North America*, **13**, 715–35.

Eisenbruch, M. (1991). From post-traumatic stress disorder to cultural bereavement: diagnosis of Southeast Asian refugees. *Social Science and Medicine*, **33**, 673–80.

Freud, S. (1953). Mourning and melancholia. In *The Standard Edition of the Complete Psychological Works of Sigmund Freud*, Vol 14. London: Hogarth Press and Institute of Psycho-Analysis.

Harris, D. I., Kuba, S. A. (1997): Ethnocultural identity and eating disorders in women of colour. *Professional Psychology: Research and Practice*, **28**, 341–7.

Hofstede, G. (1980/2001). *Culture's Consequences: International Differences in Work-Related Values*. Newbury Park, CA: Sage.

Hofstede, G. (1984). *Culture's Consequences: International Differences in Work-Related Values* (abridged edition). Thousand Oaks, CA: Sage.

Inman, A.G., Ladany, N., Constantine, M.G., Morano, C.K. (2001). Development and preliminary validation of the Cultural Values Conflict Scale for South Asianwomen. *Journal of Counselling Psychology*, **48**, 17–27.

Kübler-Ross, E. (1969). *On Death and Dying*. New York: Macmillan.

Maercker, A. (2001). Association of cross cultural differences in psychiatric morbidity with cultural values: a secondary analysis. *German Journal of Psychiatry*, **4**, 17–23.

Oberg, K. (1960). Cultural shock: adjustment to new cultural environments. *Practical Anthropology*, **7**, 177–82.

Pantelidon, S., Craig, T. K. J. (2006). Culture shock and social support: a survey in Greek migrant students. *Social Psychiatry and Psychiatric Epidemiology*, **41**, 771–81.

Reddy, S., Crowther, H. (2007). Teasing, acculturation and cultural conflict: psychosocial correlates of body image and eating attitudes among South Asian women. *Cultural Diversity and Ethnic Minority Psychology*, **13**, 45–53.

Redfield, R., Linton, R., Herskovit, M. (1936). Memorandum for the study of acculturation. *American Anthropologist*, **38**, 149–52.

Taft, R. (1977). Coping with unfamiliar cultures. In N. Warren, ed. *Studies in Cross-Cultural Psychology*. London:

Academic Press.

Weinrich, P. (2003). Identity structure analysis. In P. Weinrich and W. Sanderson, eds. *Analysing Identity and Cross-Cultural Societal and Clinical Contexts*. Hove: Routledge, 9–76.

Wojcik, W., Bhugra, D. (2010). Loss and cultural bereavement. In D. Bhugra, T. K. J. Craig, and K. S. Bhui, eds. *Mental Health of Refugees and Asylum Seekers*. Oxford: Oxford University Press, 211–23.

第12章

集団的トラウマ

ダヤ・ソマスンダラム（Daya Somasundaram）

編者による本章の紹介

　個人が集団として移住する場合、特に移住が戦争や集団虐殺から逃亡する目的の場合は、個人的な体験と対処スキルおよび対処戦略と個人的反応が、集団的体験によっても形作られる可能性が高い。教育や経済的理由から移住する人々や自発的に移住する人々は、政治的要因から強制的に移住する人々とは異なった体験と、移住に対する反応を示す。この場合も移住者が示す反応はさまざまである。Somaundaram は集団的トラウマについて、「災害により引き起こされた多様で大規模なトラウマに対する、認識されていないが顕著な反応であり、集団レベルの社会的プロセスに対する悪影響に相当する」と説明する。このようなトラウマは、社会的なネットワークと関係性、制度、資本および社会経済的な資源に反映される。あったはずのコミュニティの喪失と居住地の移動にかかわる不安が、移住者が個人レベルと集団レベルの両方で体験するストレスを増大させる。その結果、集団的トラウマのために、疎外、不信と深い疑念から依存と習得した無力感まで、さまざまな形で個人が反応するようになる。こうして社会と移住者集団が残忍化し、子どもと思春期の若者の発達に病理的な影響を与えるといえる。臨床医は、家族の協力と伝統的なリラクゼーション手法を用いることで、このような体験に対処できるようになる。

Migration and Mental Health, ed. Dinesh Bhugra & Susham Gupta. Published by Cambridge University Press. © Cambridge University Press 2011.

はじめに

　家、土地、村との絆は非常に力強いものである。家は、保護と安心、そして聖域にいるという感覚をもたらし、家族のアイデンティティと親密さを強める。近隣とコミュニティは、評価基準と存在意義を提供する。人々やその家族を、家や慣れ親しんだ環境から強制的に離れて異質な環境での生活に押し出す力は、強大なものに違いない。一部の人にとっては、移住の理由はそれほど深刻なものではない。現代のグローバル化が進んだ「村」では、世界のある地域から別の地域への移動は、ある都会のライフスタイルから、いくらか似通っている別の環境への移行にすぎない。現在の海外旅行のための設備や、通信、自由主義経済の機会をもってすれば、別の都市、支店あるいは企業への転勤はたやすい移動であり、以前にも体験したことのある習慣的なパターンとさえ言えるだろう。これは熟練した移住者の部類に入り、「健全な移住効果」とも言える。強健な健康と人格を持つ人々と家族は、高い意欲を持ち、現代世界の生き方に熟練しており、経済的理由や自分自身を向上させるために、あるいは居心地のよい環境に落ち着くために移住する。このように熟練した移住者は、一般に地元民よりも健康的で幸福感が高いが、健康面での有利性は時間とともに損なわれていく。疾病パターンはホスト集団のパターンと一致していく傾向にあるといえる（Tse and Hoque, 2006）。裕福な国は、主として経済発展にプラスになる熟練労働者の移住に限定することに、こだわっている。難民、難民認定申請者および家族の呼び寄せに応じて来る人々は、はるかに健康状態が悪い。たとえば英国では、このような人々は栄養不良、結核、肝炎およびHIV／エイズなどの伝染性疾患、戦争や拷問による身体的負傷に加えて、うつ病、不安障害および心的外傷後ストレス障害（PTSD）に苦しんでいることが明らかになっている（Wilkinson, 2007）。オーストラリアでも同様な心理社会的問題が報告されている（Silove, 2007; Somasundaram, 2010）。

　少数の難民と難民認定申請者および家族の呼び寄せに応じて移住してきた者が、熟練した専門家、労働者および学生の自発的、計画的な移住に比べて、最も脆弱な集団を形成しているように思われるが、後者のカテゴリーには、迫害、脅し、暴力またはトラウマが移住の理由でありながら、一般的な

経路を通じて移住してきた者にも多く潜んでいる可能性がある。このように、移住のプロセスを引き起こしたと思われる背景因子を検討する場合、認識されていないが顕著な力を、**集団的トラウマ**と呼ぶことができる。特に、世界の中でもより貧しく、危険に満ちた国の多くのコミュニティは、人為的と自然の両方の災害の結果、さまざまなタイプの大規模なトラウマにさらされている。個人レベルで生じる PTSD、うつ病および不安障害などの後遺症に加えて（American Psychiatric Association, 1980; 1994）、集団的トラウマという言葉が、集団レベルにおける社会構造、すなわち、社会的なプロセス、ネットワーク、関係、制度、機能、力学、実践、資本および資源に対する損傷と損害への悪影響を表すために使われている。集団レベルにおける長期間にわたる影響は、社会構造のほころびと呼ばれることがあるが（Milroy, 2005）、その後、いわゆる集団的トラウマという社会病理的性質を帯びた社会的変質（Bloom, 1998）を引き起こす。集団的イベントとその結果は、個人主義型社会よりも集産主義型コミュニティにおいて、より重大な意味を持つ（Hofstede, 2005）。個人は家族とコミュニティに深く取り込まれるため、トラウマ的イベントが、より大きな単位を通じて体験され、その影響もそのレベルで現れるようになる。家族とコミュニティは、自己と自己アイデンティティおよび自己意識の一部となる。個人の自己と外部との区別または境界は曖昧になる。たとえば核家族と拡大家族は、その緊密で強い絆と結束のために、個人的な構成員としてではなく 1 つの単位として機能し、外部の脅威またはトラウマに反応する（Sumasundaram, 2007）。彼らは体験を共有し、イベントを特定の方法で認識する。トラウマ体験時には、家族はその脅威に一体となって立ち向かうために一致団結し、互いに支援し合う。やがて家族はトラウマ的イベントを定義し、解釈するために行動し、これを構造化し、共通の意味を割り当てると同時に、ストレスに対処する戦略を考案する。したがって、個人の人格よりも家族力学の観点で語る方が適切であろう。家族の中での責任と役割および性格に応じて、個人により発現にばらつきが見られるが、その後に続く家族力学においてスケープゴートになる者もいる。同様に、コミュニティ、村と村人、生活様式と環境も、有機的な生活基盤、持続的なサポートシステム、育成環境と人間関係のネットワークを提供する。村の伝統、構造および制度は、日常生活の基礎であり、枠組みである。個人お

よび家族のアイデンティティは、その大部分が出身の村または集団によって定義される。彼らの**集団的**アイデンティティは、多かれ少なかれ個人を特別な社会文化的マトリクスに位置付ける。集団的トラウマが家族や拡大家族、血縁集団、村およびコミュニティに与える影響には、トラウマ的な生態学的文脈から逃れようとする大移動のプロセスが含まれる。人々は、安全で機会に恵まれた新たな環境で生活を立て直そうとする。彼らは新たな場所へと移住し、家族として他の者を1人ずつ呼び寄せようと奮闘することもある。集産主義型社会の出身者（Hofstede, 2005）は、有機的な結び付きを通じて後に残してきた者とつながり続け、彼らの安否に責任を感じる。しかし、集団的トラウマという負の遺産は、新天地でも彼らを苦しめ続け、定着のプロセスに絶えずつきまとうものとなる。

　過去のフィールドワーカーたちは、災害が引き起こすコミュニティレベルの問題に注目してきた。Kai Erikson（Erikson, 1976, 1979）は、米国のバッファロークリークの災害に続く集団的トラウマを、「共同性の喪失」として写実的に描写している。Eriksonらは、北米インディアンに見られる、これまで住んでいた土地から保留地への強制退去と追い立て、分離、虐殺、生活様式と人間関係および霊的信仰の喪失を原因とする「破壊された文化」と「文化組織全体の破壊」について解説した（Erikson and Vecsey, 1980）。また、米国のインドシナ難民に見られる、文化的伝統と儀式の喪失によって引き起こされる「文化的死別」（Eisenbruch, 1991）（第11章参照）と戦争の慢性的な影響による集団的トラウマ（Somasundaram, 2007）に関する説明がなされた。Parker（1977）は、オーストラリアのダーウィン市におけるサイクロン・トレーシー（1974年12月）による災害後の心理社会的な「移転のストレッサー」について、「社会統合と安定のための社会文化的ニーズ」と結び付けて述べた。さらに最近では、この分野における洞察力を備えた多数の研究者が、災害後、家族（Ager, 2006; De Jong, 2002; Tribe, 2004; Tribe and Family Rehabilitation Centre Staff, 2004）と文化的次元（De Jong, 2002, 2004; Landau and Saul, 2004; Miller and Rasco, 2005; Silove et al., 2006）に注視することの重要性に注目している。最後にAbramowitz（2005）が、戦争の危機にさらされたギニアの6つのコミュニティにおける「集団的トラウマ」の生々しい姿を伝えた。本章では、集団的トラウマが移住とホスト国における定着に与える影響

と、そのような文脈において利用可能なさまざまな介入の説明を試みたい。

原因

　災害は、個人のみならず（Somasundaram, 1998）、その家族、拡大家族、民族集団、コミュニティ、村および広く社会にも影響を与える。大規模な破壊、死、けがおよびその結果として起こる混乱は、集団強制退去、慣れ親しんだ環境からの追放、あらゆる種類の剝奪、不安感と社会的断絶をもたらす。社会的な以下のもの、つまり制度、構造、リーダーシップ、つながりと人間関係、そして重要な地域資源と社会資本が、取り返しがつかないほど失われることがある。さらに内戦時には、恣意的な拘束、拷問、虐殺、法的手続き抜きの殺害、失踪、レイプ、強制退去、爆撃と砲撃が当たり前のことになる。コミュニティあるいは村全体が、その生活様式と環境も含めて全面破壊のターゲットとなるのだ（Summerfield, 1996）。今や現代の戦争は内戦と化し、紛争は、脅し、テロおよびテロ対策を通じた忠誠心の統制を目的とした心理戦となり、戦いは一般市民の間で発生し、負傷者の 90％ が一般人である（Machel, 1996）。完全な根絶（すなわち、集団虐殺）のための戦争を除けば、現代の戦争の目的はむしろ、ある支配的な文化と生活様式への吸収と同化である。マイノリティは独自の文化とアイデンティティを捨て、支配的な文化と融合すること、あるいはこれに従属することを要望される。そのプロセスに抵抗しようとするとき、民族紛争や内戦が勃発する。内戦は自然災害後とは異なり、蔓延する差し迫った脅威、テロ、全般的な不安状態、恐怖および社会構造の破壊をもたらす妨害行為に基づく「抑圧的な生態環境」の創出により、コミュニティのトラウマを引き起こす（Baykai *et al.*, 2004）。

　世界秩序、特に社会的正義に対する妄信も戦争における他の重大な損壊となる。戦争犯罪と呼ばれる最悪のタイプの人権侵害の責任を負う者は、ハーグの国際刑事裁判所における最近の数例と過去の裁決機関における例を除き、決して罰せられない。虐殺、失踪、拷問、レイプ、勾留中の死および大量死の数少ない事例が調査され、明らかにされた。しかし、大多数の事例において刑事免責がありふれたものになっている。犠牲者は通常、沈黙して耐えなければならず、多くの場合、個人的にも集団としても沈黙が守られる。

なぜ人々と家族およびコミュニティが、そのような致命的な生態学的文脈から逃れようとするのかは理解しやすい。

結　果

これらすべての破壊的なイベントと生態学的文脈がコミュニティに与える累積的影響は、集団的トラウマとして説明することができる。災害でトラウマを被ることについて広く知られている性質を考えれば、個人的なトラウマはそれ自体かなりの負担になりうる。しかしこれに加えて、社会的な力学、プロセスおよび構造と機能の組織的変化をもたらす、個人を超えた家族、コミュニティおよび社会の各レベルでの影響もある。実際には、個人の心理社会的反応は、人生における正常なこととして受け入れられるようになったといえる。したがって、緊張、絶え間ない警戒、驚きやすさ、怒りっぽさ、悪夢および不眠と複数の身体的愁訴の体験は、移住者が経てきた文脈を考慮すれば特別とは見なされない。しかし、コミュニティレベルでは、たとえば広く普及している対処戦略に、極端な体験の発現が認められる。人々は異常にストレスの多い状況下で生き延びることを学習した。しかし、激しい紛争時に生存を優先させてきた一部の対処戦略が、移住後のホストコミュニティに定着するための試みにおいては、不適切なものになりうる。たとえば、人々は沈黙し、かかわりを持たずに目立たないようにすることを学習したが、これは生き残るために役立つからである。彼らは民族集団の内部およびその間での激しい内紛で生き残るために必要とされる深い疑念と不信を身に付ける。同様な被害妄想的態度は、ニューヨークにおける9.11の襲撃後も認められた（Aber et al., 2004）。信頼は、コミュニティと社会とを結び付ける基本的な接着剤である。それは、自分は裏切られることはなく、他者はその義務、責任および約束を果たしてくれて、他者の意図には害がないという、人間関係に対する信頼であり、社会の構造、制度、正義、法律、価値観および文化的信念、未来に対する信頼でもある。そして最後に、自分自身、家族および血縁者に対する信頼である。これらの信頼は戦争によって徐々に蝕まれてしまう。この結束力は次第に弱まり、自己完結の悪循環を引き起こし、疑惑と不信の増悪という奈落に落ちていく。このような疑い深い態度と不信

は、移住者とともにホスト国へ、また、移住者が社会に適応するための試みへと持ち込まれてしまう。しかし、これらは移住者の人間関係と信頼の構築、移住者のためによかれと思って実施される取り組みとプログラムを妨げるものである。さらには、通常は移住者にとって保護的で、新たな環境への定着に有効な方法となる、彼らが所属するコミュニティとサブカルチャー的実践を困難にさせる。実際のところ、同一民族集団内の接触と人間関係は、通常は防御因子であり、移住者のメンタルヘルスを向上させ、彼らの文化変容ストレスに対処する有効な社会レベルの介入となる。しかし、移住者は社会的にひきこもり、孤立かつ周辺化し、自分が所属するコミュニティや、より広い社会と再びつながることに逆らうようになる。

　こうした人々は、ただ日々のニーズに対応し、翌日まで生き延びることを学ぶ。いかなる関与も参加も、特に権力者が頻繁に変わる場合には、相当な危険を伴う。度重なる強制退去と生活の混乱により、人々は施しや救援物資に依存するようになる。Seligman の「学習された無力感（learned helplessness）」（Seligman and Groves, 1970）と同様に、この依存が定着と文化変容を妨げる。彼らは向上、前進または改善の動機を失ってしまったのだ。運命だとあきらめる倦怠感が日常になってしまう。人々はもはや働く意欲も、運命をよい方へと変えようという意欲もない。社会福祉手当や障害年金、住宅、助成金を得ることと、語学の授業や職業訓練を避けることに、より多くの努力と関心を費やしているように見える。より安全な天国にたどりついたという安心感と、もっとよいことが起こるのではないかという期待を抱いた短い蜜月の後には、断ち切り難い深い沈滞に囚われるのである。

　現代の戦争によって引き起こされる、もう1つの際立つ集団的現象は、社会の残虐化である。生活のあらゆる側面の軍事化（検問所の遍在、武装した男たち、武器、検問、有刺鉄線など）と「銃文化」の蔓延に加えて、思考と行動パターンに対する長期的影響が挙げられる。描画や夢、詩から立証されているように、愛する者や友人、見知らぬ人の恐ろしい死（殺害を含む）を目撃し、多くの損傷死体やバラバラ死体、腐りかけ、膨れ上がった死体を見ることで、死に関する考えで頭が充満してしまう。同様に、自宅のような恒久的な建造物であったものの破壊の目撃や、やむをえない事情から自宅を捨てなければならないことは、安全で強固なものすべてが崩壊するという認識に

至らしめ、特に子どもは将来への希望を失う。時が経つにつれて、人々はそのような境遇に慣れてしまう。ある意味で、戦争の最悪の側面に免疫を付けながらも生き延びており、破壊と死の只中の日々で生き残るためのニーズに対応していることから、これは一種のレジリエンス（回復力）とも言える。集産主義型コミュニティ出身の移住者は、拡大家族および血縁集団との関係に縛られ続け、戻れない祖国や近隣の国または遠く離れた国に彼らを残してきたことに自責感と罪悪感を覚える。一方で、現代の科学技術によって、集団的トラウマは生活の中に息づき、内在し続ける。彼らは携帯電話を通じて緊密に連絡をとり続け、テレビやインターネット、その他のメディアと他の旅行者を通じて、最新のニュースを追い続ける。実際、彼らはホスト国で彼らを取り巻く現実ではなく、むしろ祖国のネットワークの中で生活し続けており、後に残された者の不安や危険、恐怖、苦しみとトラウマをすべて体験し続ける。祖国での悲惨な出来事はすぐに、彼らの家族に甚大な影響を及ぼす。電話口ですすり泣く親や兄弟姉妹あるいは子どもが、何週間も彼らにとりついて悩ませる。また彼らは、テレビに映し出される祖国での自爆攻撃が引き起こした場面を、あたかも目の前で起きているかのように体験する。彼らの時間とお金と努力はすべて、後に残された者をホスト国に呼び寄せる試みに費やされる。長引くビザの手続き、不親切な当局、そして申請の頻繁な拒絶により、集団的な無力感と徒労感が悪化する。ホスト国における移住者を対象とした個別でのトラウマ治療では、このような根強く存在する継続的トラウマへの効果は乏しい。

　ある発達面での懸念は、若い男性に見られる有害な人格の発達である。多くの人が親や兄弟姉妹を失っている。悲嘆はすぐに彼らを打ちのめすものと思われる。さらに、若者を対象とした継続的かつ建設的な活動やプログラムは、何も計画・実施されてこなかった。失業し、将来の目標もない彼らは、いつしか徒党を組み、反社会的な活動を始める。アルコールや薬物を乱用するようになる者もいる。集産主義型コミュニティで従来尊敬されていた親や高齢者にはもはや統制力がない。世代間の誤解、価値観のぶつかり合いと対立は熾烈になる。特に、大抵は戦死によるものだが、成人男性が不在の場合、家族内力学も悪影響を受ける。これらの若者は過激な暴力的雰囲気から生まれ、その多くが親族の恐ろしい死、自宅と社会施設の破壊を目撃してい

第12章　集団的トラウマ

る。彼らは戦争用の機器と道具に囲まれて育ち、個人的にも爆撃、砲撃、無法な殺戮と強制退去を体験している。彼らが建設的な活動と有意義な目標に献身しうることを考慮し、ホスト国において、若年移住者を対象とした綿密な計画に基づいた適切な専門プログラムを実施しなければならない。残念なことに、これは乏しく、主流のプログラムにも組み込まれていない。

　災害と紛争は、機能していた家族のシステムに重大な影響を与える。片方の親または両親を失うこと、分離、家族の一員におけるトラウマの発生や病的な家族力学は、家族構成員、特に子どもに悪影響を及ぼす。団結力と伝統的な家族関係は、もはやこれまでと同じではない。子どもが教師を含む年長者を尊敬したり、聞き入れたりすることをしなくなったというのは、よく聞かれる訴えである。これらの態度の変化は、ホスト社会においては正常であるが、移住者の出身コミュニティに多く見られる集産主義型コミュニティでは異常といえる。当局による高齢者とコミュニティ指導者に対する軽蔑的な扱いと、それに対する彼らの服従的な姿勢が、これに強く影響している。高齢者は、現代社会とその実践と同様に、戦争とそれがもたらす結果、そして移動および官僚への対処能力がなく、無能と見なされている。高齢者はまた、戦争のトラウマを抱えており、それが彼らの機能性、対人関係と育児スキルに影響を及ぼしている。戦争の特異性のために、男性の方が殺害の標的となることが多く、また、殺害、逮捕、勾留されるリスクや、失踪、あるいは戦闘部隊に参加するリスクも高い。かくして多くの移住者は、夫を戦争で失い、女性のための人道プログラムを利用して移住する未亡人ということになる。父親不在が、家族、未亡人および子どもに与える影響は計り知れない。家長の喪失は、家族力学に著しい影響を及ぼし、埋め難い空白を生み、家庭内の混乱と不調和を引き起こす。未亡人は不慣れな環境において、不十分な言語能力とソーシャルスキルをもって、男性の役割というさらなる重責を負わなければならない。そして、家族を導いて困難な移住と定着のプロセスを乗り越え、当局に対応し、故郷で通常得られる社会的サポートがないまま、日々の家族のニーズに配慮しなければならない。その結果として、しばしば母親の精神疾患および身体疾患と、子どもの発達曲線の異常が認められるようになる。

介入

　災害に続く集団的トラウマ化と「共同性の喪失」という広く認められる問題には、家族レベルとコミュニティレベルの介入を通じてアプローチすることが最も望ましい（Somasundaram, 1997; 2007）。しかし、祖国や近隣諸国に取り残されてそれらの影響を受けたコミュニティに、集団レベルでの介入を行うために接触することは困難である。介入に利用可能な基本的社会制度の1つが家族である。英国王立精神科医学会（Royal College of Psychiatrists）の出版物にある「文化に配慮したサービス（Culturally competent services）」の提供を推薦する文には、「家族は通常、介入地点として好まれる。家族の構造と力学を理解することは、サービスの提供に役立つ」（Patel and Stein, 2007）とある。家族は「集産主義型コミュニティ」の中心である。家族は1つの単位として思考し、行動する傾向があり、調和と困難な時期の相互支援を重視する、厳格な階層的役割と義務を負う。個人はそれぞれの「自己」を、核家族および拡大家族の力学の中に埋没させる。移住した家族は、西洋のホスト国の主流社会によく見られる家族からの解放をより重視する「個人主義的な」システムへの転換を図る必要がある。その結果、

　　移住した家族は、社会的および文化的孤立感を体験し、特にジェンダーの問題や世代間の要因、家族力学に関連する文化変容および同化のプロセスと向き合う際、家族というシステムとしての機能を必死で果たそうとする。その上で彼らは、家族というシステムの外部にある、教育や身体とメンタルヘルスにかかわるシステム、経済政治的システムを含む、さまざまな生態学的・社会的システム内で奮闘する。

　　　　　　　　　　　　　　　　　　　　　　（Kawamoto and Anguiano, 2006）

　家族は、患者の治療プロセスにおける支援と援助の源となりうるのと同様に、問題の原因にもなりうる。したがって、個人個人の患者を治療する際には、1つの単位としての家族にどのように対処することが最善なのかを検討しながら、彼らへの支援を探る必要がある。一方で注意すべきは、西洋の家族療法モデルが、必ずしも採用すべき効果的アプローチといえないことであ

第 12 章 集団的トラウマ

る。その代わりに、さまざまなニーズと人間関係に取り組み、家族力学を明確に理解し、サポートシステムを定めて活用する全体的に統合された方法の方が、より効果的かもしれない。協力的な家庭環境の下では、家族構成員はさらに回復しやすくなり、個別の治療をさほど必要としなくなるかもしれない。初期の病歴聴取時やアセスメント実施時などで、家族とのかかわりを得ながら彼らの視点も参考にすることは、多くの場合で有益である。家族は患者の診察に適宜同席するとよい。母親は幼い子どもを連れてくるよう勧められ、子どもたちは遊び、外の部屋へと行き来することができる。家族構成員に服薬管理などの特別な仕事を与えたり、彼らを共同治療者として活用したりすることもできる。ときにはこのような診療環境において、家族力学における困難の観察や評価がなされ、解決への取り組みがなされることもある。遠く離れても家族というシステムの一部となり続け、移住した家族に多様な経路で影響を与え続ける、祖国に残した拡大家族と血縁集団についての気付きが肝要である。機能不全に陥った家族のための社会的サポートを増やすために、数人の重要な家族メンバーのビザ申請を支援するなどして、治療プロセスに参与させる必要もある。家族は、ホスト国のさまざまな保健医療サービスおよび社会サービスを必死に利用しても、あまり利益を得られないことがある。その代わりに、成人した娘などの重要な家族メンバーが来ることで家族力学が安定し、高価だが非効率的なサービスのニーズを減らせるかもしれない。

移住者に対するもう 1 つの集団レベルでの介入として、伝統的なリラクゼーション方法の使用が挙げられる（Somasundaram, 2010）。ある国際的な著名専門家集団は、沈静感をもたらすことが、災害後の苦悩に対する、経験的に裏付けられた重要な介入原則であることを明らかにし、深い横隔膜呼吸と筋肉の弛緩や、ヨガおよびアジア文化に由来するマインドフルネスの手法と瞑想を推奨している（Hobfoll *et al.*, 2007）。もともとスピリチュアルな実践であったこれらの効能は、リラクゼーションを生み出すことに限られない。文化的に慣れ親しんだ方法である場合、過去の小児期、コミュニティおよび宗教にかかわるルーツがうまく引き出され、治療と癒しのプロセスに有益な関係を生み出す豊かな資源になりうることが明らかにされている。マインドフルネスと瞑想は、個人の内面にある隠れた資力を引き出しながら、スピリ

チュアルな幸福感を生み、起こった事象に意味付けを与えられる次元へと高める。伝統的なリラクゼーション方法は、個別でも、または家族、集団およびコミュニティなどのレベルでも実践できる。したがって、家族やコミュニティのサポートのような集団レベルの力学、イベントへの効果と意味の再定義、トラウマと語り、新たな意欲、願望と目的が、集団の場で伝統的手法を用いながら明らかにされる。さまざまな伝統に由来する従来のリラクゼーション方法（Somasundaram, 2002）は、患者の文化と宗教に応じて、全体医学的な治療法全般の補助として適切に用いられており（Somasundaram, 1997）、それらがこのような場において有効であるとされ、表12.1にまとめられている。それらの方法はまた、文化的結合感と文化的意義を回復させるため、第11章で説明された文化的死別という状況においても役立てられる。

　集団的トラウマを抱えている移住者は、最初は社会化（その社会にふさわしい行動様式や価値観を習得して、アイデンティティを確立すること）への試みに抵抗することもあるが、集団内および集団間の支援的な相互活動、会合、文化的儀式および実践を奨励し、企画することには意義がある。宗教的戒律の遵守や慣れ親しんだ儀式により、地に足がついている感覚と内面の安らぎを回復できる。似た背景、ジェンダーまたは目標を持つ自助集団、支援集団およびその他のタイプの集団は、集団的トラウマの影響の改善に役立ち、信頼、人間関係およびネットワークを回復させる。女性と未亡人は、特に集団の場でうまくやっていくものである。お互いに共有し、学び合うことで、彼らは集団内で助け合い、言語や職業訓練などの新たなスキルを学ぶことができる。早くに移住し、新たな文化にうまく適応している人々はよき手本となり、リーダーシップを発揮する。彼らはまた、新たに移住してきた者に、現地でうまくやっていくための実践的なアドバイスを示して援助することに満足を得られる。

　集団的トラウマに対処するために、その他の革新的で柔軟性のあるアプローチを採用しなければならないこともある。社会的正義感と世界に対する信頼を回復するためには、戦争犯罪、集団虐殺、大規模な人権侵害、拷問、レイプ、無法な殺害、失踪、民族浄化および災害に対する罪責などの問題に取り組まなければならない。移住者の中には、証人となり、証言し、正義を提唱することで恩恵を受ける者もいる。「記憶の治癒（Institute for Healing of

表12.1　伝統的なリラクゼーション方法（Somasundaram, 2002）

暗唱文の繰り返し
ヒンズー教徒——詠唱：プラナヴァマントラ、「オーム」
仏教徒——護呪または経：南無帰依仏
イスラム教徒——ズィクル、タクビール、タスビーフ：スブハーナッラー
カトリック教徒——ロザリオ、ビーズのネックレスを用いた祈り：イエスへの祈り
（イエス・キリスト、我を憐れみたまえ）
カンボジア——ギータ、アンカム、プスー；　ベトナム——モフィット
科学的——T. M. Benson のリラクゼーション反応
呼吸法
プラナヤマ呼吸法、アナパナサティ呼吸法または意識的な呼吸
筋肉の弛緩
心の平安（シャンティ）または屍のポーズ（シャヴァーサナ）、身体への意識の集中、太極拳
瞑想
ディヤーナム瞑想、沈思黙考、サマディ瞑想、ヴィパッサナー瞑想
マッサージ
アーユルヴェーダまたはシッダ派オイルマッサージおよびカンボジアのマッサージ（thveu saasay）

Memories: IHOM）」「真実委員会（Truth Commissions）」および「移行期正義のための国際センター（The International Center for Transitional Justice: ICTJ）」などのプログラムへの参加により、移住者は自身の不公正感や集団的トラウマへの対処を助ける建設的な活動に関与することができる。移住者の中には、世界規模や自身の出身国で実際に活動している平和団体、人道団体、権利擁護団体あるいは支援団体に参加する者もいる。また、自分自身の集団的および個人的な苦しみに意義を見出し、正義、平等、幸福および自由を求めての格闘を含む多様な方法を通じて、自身のみならず所属集団や、よりグローバルな集団の福祉に貢献することにより、共同性の感覚を取り戻す者もいる。

【参考文献】

Aber, J., Gershoff, E., Ware, A. *et al.* (2004). Estimating the effects of September 11th and other forms of violence on the mental health and social development of New York city's youth: a matter of context. *Applied Development Science*, **8**, 111–29.

Abramowitz, S. (2005). The poor have become rich, and the rich have become poor: collective trauma in the Guinean Languette. *Social Science and Medicine*, **61**, 2106–18.

Ager, A. (2006). What is family? In N. Boothby, A. Strang and M. Wessells, eds., *A World Turned Upside Down – Social Ecological Approaches to Children in War Zones*. Connecticut: Kumarian Press, 38–62.

American Psychiatric Association (1980, 1994). *Diagnostic and Statistical Manual of Mental Disorders* (3rd, DSM III; 4th, DSM IV edn). Washington: APA.

Baykai, T., Schlar, C., Kapken, E. (2004). *International Training Manual on Psychological Evidence of Torture*. Istanbul: Human Rights Foundation of Turkey.

Bloom, S. L. (1998). By the crowd they have been broken, by the crowd they shall be healed: the social transformation of trauma. In R.G. Tedeschi, C. L. Park and L.G. Calhoun, eds. *Posttraumatic Growth: Positive Changes in the Aftermath of Crisis*, Mahwoh, NJ: Lawrence Erlbaum Associates, Inc., 179–213.

De Jong, J. (2002). Public mental health, traumatic stress and human rights violations in low-income countries: a culturally appropriate model in times of conflict, disaster and peace. In J. De Jong, ed. *Trauma, War and Violence: Public Mental Health in Sociocultural Context*. New York: Plenum-Kluwer, 1–91.

De Jong, J. (2004). Public mental health and culture: disasters as a challenge to western mental health care models, the self, and PTSD. In J. Wilson and B. Drozdek, eds. *Broken Spirits: The Treatment of Asylum Seekers and Refugees with PTSD*. New York: Brunner/Routledge Press, 159–79.

Eisenbruch, M. (1991). From post-traumatic stress disorder to cultural bereavement: diagnosis of Southeast Asian refugees. *Social Science and Medicine*, **33**, 673–80.

Erikson, K. (1976). Disaster at Buffalo Creek. Loss of communality at Buffalo Creek. *American Journal of Psychiatry*, **133**, 302–5.

Erikson, K. (1979). *In the Wake of the Flood*. London: Allen Unwin.

Erikson, K., Vecsey, C. (1980). A report to the People of Grassy Narrows. In C. Vecsey and R. Venables, eds. *American Indian Environments – Ecological Issues in Native American History*. New York: Syracuse University Press, 152–61.

Hobfoll, S. E., Watson, P., Bell, C. C. *et al.* (2007). Five essential elements of immediate and mid-term mass trauma intervention: empirical evidence. *Psychiatry*, **70**, 283–315.

Hofstede, G. (2005). *Cultures and Organizations: Software of the Mind*, 2nd edn. New York: McGraw-Hill.

Kawamoto, W. T., Anguiano, R. V. (2006). Asian and Latino immigrant families. In B. B. Ingoldsby and S. D. Smith, eds. *Families in Global and Multicultural Perspective*. Thousand Oaks, California: Sage Publications, 209–30.

Landau, L., Saul, J. (2004). Facilitating family and community resilience in response to major disaster. In F. Walsh and M. McGoldrick, eds. *Living Beyond Loss*. New York: W. W. Norton & Company, 285–309.

Machel, G. (1996). *Impact of Armed Conflict on Children*. New York: United Nations.

Miller, K., Rasco, L. (2005). An ecological framework for addressing the mental health needs of refugee communities. In K. Miller and L. Rasco, eds. *The Mental Health of Refugees: Ecological Approaches to Refugee Mental Health*. New York:

Lawrence Erlbaum, 1–64.

Milroy, H. (2005). Australian Indigenous Doctors' Association (AIDA) submissions on the consultative document. *Preventative Healthcare and Strengthening Australia's Social and Economic Fabric.* http://www.nhmrc.gov.au/consult/submissions/_files/52.pdf (accessed July 2010).

Parker, G. (1977). Cyclone Tracy and Darwin evacuees: on the restoration of the species. *British Journal of Psychiatry*, **130**, 548–55.

Patel, V., Stein, G. (2007). Cultural and international psychiatry. In G. Stein and G. Wilkinson, eds. *General Adult Psychiatry*. London: Royal College of Psychiatrists, 782–810.

Seligman, M., Groves, D. (1970). Nontransient learnt helplessness. *Psychonomic Science*, **19**, 191–2.

Silove, D. (2007). Adaptation, ecosocial safety signals, and the trajectory of PTSD. In L. Kirmayer, R. Lemelson and M. Barad, eds. *Understanding Trauma: Integrating Biological, Clinical, and Cultural Perspectives*. Cambridge: Cambridge University Press, 242–58.

Silove, D., Steel, Z., Psychol, M. (2006). Understanding community psychosocial needs after disasters: implications for mental health services. *Journal of Postgraduate Medicine*, **52**, 121–5.

Somasundaram, D. (1997). Treatment of massive trauma. *Advances in Psychiatric Treatment*, **3**, 321–3.

Somasundaram, D. (1998). *Scarred Minds.* New Delhi: Sage Publications.

Somasundaram, D. J. (2002). Using traditional relaxation techniques in minor mental health disorders. *International Medical Journal*, **9**(3), 191–8.

Somasundaram, D. (2007). Collective trauma in northern Sri Lanka: a qualitative psychosocial–ecological study. *International Journal of Mental Health Systems*, **1**, 5.

Somasundaram, D. (2010). Using cultural relaxation methods in post trauma care among refugees in Australia. *International Journal of Culture and Mental Health*, **3**(1), 16–24.

Summerfield, D. (1996). The impact of war and atrocity on civilian populations: basic principles for NGO interventions and a critique of psychosocial trauma projects. *Relief and Rehabilitation Network, Network paper 14*. London: Overseas Development Institute.

Tribe, R. (2004). A critical review of the evolution of a multi-level community-based children's play activity programme run by the family rehabilitation centre (FRC) throughout Sri Lanka. *Journal of Refugee studies*, **17**, 114–35.

Tribe, R. and Family Rehabilitation Centre Staff (2004). Internally displaced Sri Lankan war widows: the women's empowerment programme. *The Mental Health of Refugees: Ecological Approaches to Healing and Adaption*, 161–8.

Tse, S., Hoque, M. E. (2006). Healthy immigrant effect – triumphs, transience and threats. In *Prevention, Protection and Promotion. Proceedings of the Second International Asian Health and Wellbeing Conference*. Auckland: University of Auckland, 9–18.

Wilkinson, G. (2007). Psychiatry in general practice. In G. Stein and G. Wilkinson, eds. *General Adult Psychiatry*. London: Royal College of Psychiatrists, 747–81.

第13章
移住者のメンタルヘルスに対する文化変容ストレスの影響

ペドロ・ルイズ（Pedro Ruiz）
I・キャロル・マギー（I. Carol Maggi）
アナ・ユシム（Anna Yusim）

編者による本章の紹介

　移住後の新たな社会と文化への適応には、一定の時間と努力が必要である。人はそれぞれ異なった反応をし、文化変容のプロセスはさまざまな形態をとりうる。これらの文化変容プロセスは早くには移住前段階から始まり、移住後も長期間にわたり継続しうる。移住者が多数派（マジョリティ）文化に影響を与えることもあるが、多数派文化が少数派（マイノリティ）文化に影響を与えることの方が多い。少数派出身者とその文化自体が、多数派文化にさらされながら反応し、変化していく。本章では Ruiz らが、移住にかかわる文化変容ストレスについて解説する。このストレスは文化的および心理的変化により発生し、メンタルヘルスの問題を引き起こしうる。多数派文化と少数派文化、そして移住者と多数派文化の接触は、何らかのストレスをもたらすことが多いが、そのレベルは多数の要因に左右される。新たな社会における多元主義と寛容の程度に加えて、年齢、ジェンダー、配偶者の有無と学歴、経済的状況が、文化変容ストレスに影響しうる個人的要因である。文化変容ストレスは脆弱な個人の薬物乱用も増加させる。Ruiz らは、ストレスの概念化と心理現象を総合的に関連させていくことを提言している。移住者を治療する臨床医は、文化変容ストレスが移住者と新たな文化に与えうる影響を認識しておかなければならない。

Migration and Mental Health, ed. Dinesh Bhugra & Susham Gupta. Published by Cambridge University Press. © Cambridge University Press 2011.

第13章　移住者のメンタルヘルスに対する文化変容ストレスの影響

はじめに

　人類の移住は何世紀もの間続いてきた。また、多くの農村人口が小都市に集まり定住する都市化のプロセスも、移住のプロセスに多大な影響を与えてきた。一般に、移住のプロセスの大部分は、農村部から都市部への人の移動というパターンを呈する。さらに、この移住のプロセスは大陸間でも生じていた。この大陸間の移住のプロセスは、必ずしも自発的なものではなかった。たとえば 1600 年代から 1800 年代にかけて、数百万人が奴隷としてアフリカから北米に強制移住させられている。戦争や、宗教と言語の違いによる紛争も、長期間にわたる国家間あるいは地域間の大移動を引き起こした。その他にも、貧困である社会経済的状況を改善したいために、貧しい国から富める国へと移動した。要するに、人類の移住のプロセスは、地球が創造されたときから現在に至るまで、まさに紀元前 4 万年から現在まで広く行われてきたのである。

　第二次世界大戦以来、米国への着実かつ継続的な移住が続いている。さらに、EU（欧州連合）の結成以来、EU 諸国への大規模な移住も続いており、EU 内でもこの動きが見られる。たとえば 2000 年から 2002 年までの世界における難民認定申請先上位 10 カ国は、表 13.1 に示されている国々であった（Ruiz, 2004a）。同様に、EU 内での 2000 年度の移住状況は表 13.2 に示されている（Ruiz, 2004a）。過去 20 年間で、全世界で広範なグローバリゼーションが発生した（Ruiz, 2010）。このグローバリゼーションのプロセスは「文化変容ストレス」としての役割を果たし、これらの多くの移住者のメンタルヘルスの状態に、何よりも大きな影響を及ぼしてきた。

文化変容ストレスに対する理解

　グローバリゼーションのプロセスは、近年、世界のあらゆる地域に影響を及ぼしているが、多くの移住者のメンタルヘルスにも同様であった。これは、主に文化変容ストレスを通じてもたらされた（Berry, 2001, 2005; Group for the Advance of Psychiatry, 1989）。出身国を捨てて別の国に移住する者は、社会経済的状況を改善したいという希望だけではなく、その言語、宗教、伝

255

表 13.1　2000 〜 2002 年の難民認定申請先（上位 10 カ国）

国	合法的な難民（難民認定申請者）
英国	300 000
ドイツ	240 000
米国	230 000
フランス	175 000
カナダ	120 000
オランダ	95 000
ベルギー	90 000
オーストリア	90 000
スウェーデン	70 000
スイス	60000

表 13.2　2000 年度の EU（欧州連合）内での移住

国	移住者
イタリア	181 300
英国	140 000
ドイツ	105 000
フランス	55 000
オランダ	53 000
スウェーデン	24 400
ギリシャ	23 900
スペイン	20 800
アイルランド	20 000
オーストリア	17 300
ベルギー	12 100
ポルトガル	11 000
デンマーク	10 100
ルクセンブルク	3 600
フィンランド	2 400

表 13.3 移住者に対するホスト社会の判断

国	賛成／受容（%）	反対／拒絶（%）
米国	22	74
英国	33	69
フランス	32	66
ドイツ	31	65
ロシア	26	72
トルコ	34	61

統および遺産、すなわち「文化」と「民族的」および「人種的」特性をも持ち込むのである（Gonzalez et al., 2001; Ruiz, 2004b）。

この文脈において文化とは、移住者がその独特の世界観を築くために用いる一連の意味、行動上の規範および価値観と定義することができる。これらの価値観には、言語、非言語性の思考表現および感情表現、宗教的信念、倫理原則と社会的関係が含まれる（Gonzalez et al., 2001）。民族性（エスニシティ）も、共通の出自を持ち、共通の社会的および文化的価値観と慣習を持つ集団への主観的な帰属感として説明できる。この文脈では、民族性とは個人または集団における「同一性（アイデンティティ）」の感覚の構成要素である（Gonzalez et al., 2001）。同様に、人種は一連の身体的、生物学的および遺伝的特徴として認識されることが多いが、人が主として外見に基づいて自身をグループに分類する考え方の基本となる、心理社会的概念としても一般的に用いられる（Gonzalez et al., 2001）。

移住と定着のプロセスの間、移住者の文化はホスト社会の文化と接触する。多くの場合、この接触が対立を招き、これらの対立が双方の構成員にストレスをもたらす。しかし、ストレスのレベルは移住者の方が高い。このストレスは「文化変容ストレス」として知られ、「文化変容プロセス」の一部を成している。移住者集団とホスト社会の構成員との文化の違いは、移住者集団に関するホスト社会構成員の意見や判断を通じて、明確に表現されてきた（Ruiz, 2004a; USA Today, 13 June 2007 も参照）。これは、ホスト社会の構成員が、新たに彼らの文化に参入した移住者をどのように判断し、受容もしくは拒絶するかに反映される（表 13.3）。

第 2 部　移住の影響

　この表で示されている国では、ホスト社会構成員の大多数が、異なる文化的、民族的あるいは人種的背景を持つ移住者集団の完全な社会的統合を拒絶する傾向にある（Ruiz, 2004b; *USA Today*, 13 June 2007 も参照）。これら一定の文化的差異は、移住の際に常に発現し、文化変容プロセスの一部として、ある程度の文化変容ストレスをもたらす。時間の経過とともに、移住者の文化はホスト社会や多数派の文化と相互に作用し、文化変容のプロセスが一連の結果を生む。文化変容プロセスは、2つ以上の文化的集団の間で発生する文化的および心理的変化の二面的なプロセスで、多数派と少数派双方の文化においても認められる。ただし大抵の場合、ホスト社会の文化が多数派文化を象徴もしくは代表している（Berry, 205; Group for the Advance of Psychiatry, 1989; Ruiz, 2005）。

　移住者集団の構成員と多数派／ホスト社会の構成員との間の文化的相互作用に関しては、4つのタイプが生じうる。それらは、統合（integration）、同化（assimilation）、分離（separation）または拒絶（rejection）、周辺化（marginalisation）である（Berry, 2005; Dansen *et al.*, 1988; Group for the Advance of Psychiatry, 1989）。これら4つのタイプはすべて、文化変容の各段階の結果と文化変容ストレスのレベルに特に関連している。また、これらは接触前の段階、つまり移住者が出身国を離れる前に始まる。その後、2つの国（出身国とホスト国）の接触期、2つの文化（少数派と多数派）が相互作用する対立期、文化変容ストレスが最高のレベルに達する危機期を経て、最後に多数派／ホスト社会に向かい合う適応期に至るまで継続する（Berry *et al.*, 1987; Group for the Advance of Psychiatry, 1989; Lazarus and Folkman, 1984; Ward *et al.*, 2001）。

　統合という結果は、移住者側からすれば最も健全な帰結となるが、これは移住者自身の文化を保持し、多数派／ホスト社会の構成員との接触および相互作用を促進するときに生じる。同化という結果は、移住者が自文化を拒絶あるいは否定し、多数派／ホスト社会の構成員との相互作用と接触を促進するときに生じる。分離または拒絶という結果は、移住者が自文化を保持すると同時に、多数派／ホスト社会との接触や相互作用を拒絶するときに生じる。ときには、この移住者とホスト社会の分離がホスト社会によって強制された結果、一種の人種差別を生むことがある。最後に、周辺化という結果は、移住者が自分自身の出身文化を拒否すると同時に、多数派／ホスト社会

との接触や相互作用の促進も行わないときに生じる。

　当然のことながら、文化変容のプロセス、ひいては文化変容ストレスのレベルに、重要な変数と些末な変数が存在する。それらは、社会的、集団関連、人口学的、社会学的、心理学的および行動学的変数である。社会的変数は、ホスト社会の多数派文化に代表される社会のタイプや、さらには移住者／移住者集団に代表される社会のタイプと関連している。それらはホスト社会（多数派文化）または移住者集団（少数派文化）において、「多元主義」「寛容」および「人種差別」という性質がどの程度流布しているかによる。集団関連の変数は、それらが主に多数派／ホスト社会の文化もしくは少数派／移住者の文化において見られるのかにかかわらず、旅行客変数、臨時労働者変数、短期宿泊客変数、移住者変数あるいは難民変数に関連している。人口学的変数は、年齢、ジェンダー、配偶者の有無、学歴、人種、民族性、宗教、気候、居住地が都市部か農村部か、外国生まれかホスト国生まれか、および経済的地位に左右される。一般に、若者とホスト国生まれの人々、女性、既婚者、高学歴者、富裕者に加えて、ホスト社会と移住者集団で人種、民族性、宗教、気候および地理が似通っている人々が、移住の影響によく耐えることができる。文化変容のプロセスに影響を与えるその他の変数には、家族（母性／父性剥奪、小児期のトラウマ／葛藤など）、ホームシックまたは分離葛藤、自己アイデンティティの問題、集団凝集性の状態、世代間格差（移住者の第一世代が最もリスクが高い）、ネットワークシステムの状態、権力意識や無力感、厳格性と柔軟性のレベル、偏見または否定的な態度などに関連した社会学的または心理学的変数がある。これらの社会学的および心理学的変数はすべて、ホスト社会よりも移住者により多く認められる。行動学的変数は移住者集団に、よりトラウマ的および否定的な影響を与える変数である。それらはアルコール・薬物の使用や乱用、事故、犯罪、殺人および自殺に関連している。

　行動学的変数の深刻さを考えれば、これらに焦点を合わせることが重要である。メンタルヘルス専門家がそれらの変数について検討し、優先的に適切かつ迅速な介入を適宜行えるようになることを願う。

表13.4 10万人当たりの自殺者数（自殺率）

メキシコ	1.7
スペイン	4.1
イングランド	8.2
米国	12.5
カナダ	14.8
日本	17.7
スウェーデン	19.0
ドイツ	27.0
オーストリア	24.8

文化変容と自殺

　一般に、スペイン系（ヒスパニック）集団の自殺率は、他の民族集団または人種集団における自殺率よりも低い傾向がある（Delgado and Ruiz, 1985; Ruiz, 1996a, b）。表13.4では、ヒスパニック系集団の10万人当たりの自殺者数（自殺率）と他の民族集団の自殺率のデータを国別に比較している（Group for the Advance of Psychiatry, 1989）。

　データは、メキシコおよびスペインなどのスペイン語圏諸国では、10万人当たりの自殺者数（自殺率）が非スペイン語圏諸国よりもはるかに低いことを明示している。また、表13.5（World Health Organization, 1973）および表13.6（US Bureau of the Census, 1987）にあるように、メキシコと米国における10万人当たりの自殺者数（自殺率）の比較からは、メキシコの自殺率が全体的に低いということだけでなく、男女の自殺率と年齢層別の自殺率にも同様の傾向が見られることがわかる。さらに、メキシコでは男女いずれについても自殺率に際立ったピークはなかったが、米国では20〜24歳（27.4）の年齢層で男性の自殺率が高くなり、その後再び55〜64歳（28.6）、65〜74歳（35.3）および75〜84歳（57.1）で高くなっている。女性の場合、米国におけるピークは45〜54歳（9.0）、55〜64歳（8.4）および75〜84歳（7.0）に見られる。さらに、テキサス州エル・パソおよびコロラド州デンバーのメキシコ系アメリカ人とアメリカ人集団の10万人当たりの自殺者数（自殺率）

表 13.5　メキシコにおける年齢層別／性別自殺率（人口 10 万人当たりの自殺者数）

年齢層	合　計	男　性	女　性
15～24	1.3	1.9	0.7
25～34	1.2	1.8	0.5
35～44	1.2	2.2	0.3
45～54	1.2	1.9	0.4
55～64	1.4	2.5	0.3
65～74	1.7	3.3	0.1
75歳以上	1.6	2.9	0.5
全年齢層	0.7	1.1	0.3

出典：世界保健機関（WHO），1973

表 13.6　米国における年齢層別／性別自殺率（人口 10 万人当たりの自殺者数）

年齢層	合　計	男　性	女　性
15～19	10.0	17.3	4.1
20～24	15.6	27.4	5.2
25～34	15.2	25.4	6.4
35～44	14.6	23.5	7.7
45～54	15.6	25.1	9.0
55～64	16.7	28.6	8.4
65～74	18.5	35.3	7.3
75～84	24.1	57.1	7.0
全年齢層	12.3	21.5	5.6

出典：米国国勢調査局（US Bureau of Cencus），1987

を比較した場合、表 13.7（Hatcher and Hatcher, 1975）および表 13.8 に示されているように、メキシコ系アメリカ人はデンバーに定住した結果、より多くの文化変容を受けたため、男女とも自殺率がアメリカ人全体の自殺率と同程度になっていた。これに対してエル・パソでは、メキシコ系アメリカ人の自殺率はメキシコ在住のメキシコ人の自殺率よりも高い（7.0 人対 0.7 人）。しかしエル・パソでは、一般のアメリカ人集団（白人）の自殺率が、アメリカ

表 13.7　テキサス州エル・パソにおける、1970 年から 1972 年までの自殺率（人口 10 万人当たりの自殺者数）

メキシコ系アメリカ人	7.0
白人	15.6
アメリカ人全体	11.7

出典：Hatcher and Hatcher, 1975

表 13.8　コロラド州デンバーにおける、1970 年から 1975 年までの自殺率
（人口 10 万人当たりの自殺者数）

	合計	男性	女性
メキシコ系アメリカ人	12.9	22.4	4.4
アメリカ人全体	12.7	18.9	6.8

出典：Loya, F. *Increases in Chicano Suicide, Denver, Colorado, 1960–1975 – What Can Be Done?* University of California, Los Angeles, California: Neuropsychiatric Institute

人全体の自殺率と比べてもはるかに高い（15.6 対 11.7）。これはおそらく、エル・パソでは多数派集団が一般のアメリカ人集団（白人）ではなく、メキシコ系アメリカ人であるという事実に起因すると思われる。つまりエル・パソでは、一般のアメリカ人集団（白人）の方がメキシコ系アメリカ人集団よりもはるかに小さいため、文化変容ストレスもしくは文化変容プロセスの影響が大きいということである。メキシコ系アメリカ人集団は、エル・パソの全人口のうち約 50 万人（77％）であり、エル・パソの一般のアメリカ人集団（白人）も含めた他のすべての民族集団は少数民族集団に相当するが、これは全人口のわずか 23％にすぎない（Hatcher and Hatcher, 1975; US Bureau of the Census, 2000）。

　先に論じたように、文化変容ストレスと文化変容の影響は、自殺行動が懸念される限りにおいて重要である。先に実証したように、これはメキシコ系アメリカ人集団または一般のアメリカ人集団（白人）のいずれかにあてはまるが、それは 2 つの集団のどちらが少数派集団の役割を果たすかに左右される。

　別の研究では、メキシコに近い南西部の 5 つの州（アリゾナ州、カリフォルニア州、コロラド州、ニューメキシコ州およびテキサス州）における 1976 〜

表 13.9 南西部の 5 つの州＊における 1976〜1980 年の自殺率（人口 10 万人当たりの自殺者数）

年齢層	白人			スペイン系		
	合計	男性	女性	合計	男性	女性
0〜14	0.5	0.7	0.2	0.2	0.3	0.1
15〜19	11.9	18.6	5.6	9.0	14.8	3.4
20〜24	23.3	37.4	9.7	18.7	33.1	5.4
25〜29	24.6	36.4	12.2	16.0	26.4	6.1
30〜39	22.6	30.7	14.4	14.7	23.8	6.2
40〜49	24.8	31.0	18.6	12.2	18.2	6.5
50〜59	26.4	34.4	18.9	11.8	19.8	4.7
60〜69	26.7	40.9	14.8	11.7	20.0	4.4
70 歳以上	32.8	63.2	13.7	14.2	28.0	3.0
合計	19.2	27.5	11.2	9.0	14.6	3.3
年齢補正後の合計	18.5	27.5	10.5	10.5	17.8	4.0

＊アリゾナ州、カリフォルニア州、コロラド州、ニューメキシコ州およびテキサス州
出典：Smith *et al.*, 1985

1980 年の自殺率を対象範囲としており、時間の経過とともに、文化変容のプロセスが移住者または少数派集団に影響を及ぼし、10 万人当たりの自殺者数（自殺率）と、自殺率のピークおよび男女別自殺率が、多数派／ホスト社会の率に接近し始めることが示されてきた（Smith *et al.*, 1985）。この研究も、文化変容のプロセスが米国に定住したスペイン系移住者集団に悪影響を与えることを実証している（表 13.9）。

文化変容と薬物使用／乱用

　薬物使用／乱用は、文化変容のプロセスに関連し、多数派／ホスト社会と接触して相互作用した移住者／少数派集団に文化変容ストレスが与える悪影響とに関連した、もう 1 つの行動学的変数である。薬物使用と乱用に焦点を合わせた比較研究（Pumariega *et al.*, 1992）では、11〜19 歳のメキシコ人集団における薬物使用／薬物乱用率は 1.79％であったのに対して、メキシ

コ系アメリカ人集団では11.69％であることが実証された。この研究では、メキシコ人集団の思春期の若者が、24〜37％の時間をテレビやラジオの視聴に、12.90％を友人との付き合いに費やしているのに対して、メキシコ系アメリカ人集団では、40.52％をテレビやラジオの視聴に、19.72％を友人との付き合いに費やしていることもわかった。メキシコの若者と米国の若者との間の文化様式の違いは、メキシコから米国に移住したメキシコ系アメリカ人集団の薬物の使用／乱用に、明らかに悪影響を与えているようだ。アルコール依存症については、日常的な飲酒傾向をメキシコ在住の男性と比較調査した研究において、第一世代のメキシコ系アメリカ人では20％、第二世代のメキシコ系アメリカ人では21％、第三世代のメキシコ系アメリカ人では38％であるのに対して、メキシコ在住のメキシコ人では13％であることが示された（Gilbert, 1989）。このような薬物（アルコール）の使用は、世代が進むにつれて増加し、メキシコ在住のメキシコ人と比較して高かった。この傾向は一般のアメリカ人集団（白人）と似ており、文化変容のプロセスが米国に定住したメキシコ系移住者集団に与える影響を表している。

　同様な傾向は、米国大陸に移住してきたプエルトリコ出身の若者、あるいはプエルトリコではなく米国大陸に住むプエルトリコ人の親を持ち、米国で生まれたプエルトリコ人の若者による違法薬物の使用においても見られる（Velez and Ungemack, 1995）。プエルトリコ在住の若者の違法薬物の使用は6％であったが、ニューヨークに移住した者では17％、プエルトリコ人の親を持ち、ニューヨークで生まれた者では26％であった。この研究からは、薬物非使用者の割合が、プエルトリコでは48％でありながらも、ニューヨークに移住したプエルトリコ人では25％で、米国で生まれたプエルトリコ人では19％であったことも明らかにされた。この研究も、米大陸へ移住する前に薬物を使用していたプエルトリコ人の若者と、プエルトリコに住んでいる間は全く薬物を使用していなかった集団に対する、文化変容のプロセスの悪影響と文化変容ストレスの影響を明確に実証するものである。

　文化精神医学および比較文化（cross-cultural）精神医学というテーマは、高度に発達した工業国、特に米国において、最近多くの注目を集めている（Johnson *et al.*, 2003; Munoz *et al.*, 2007; Ruiz, 2000）。これは一般的な精神医学のみならず、文化変容ストレスと文化変容のような文化関連の問題がかかわ

り、重要な精神医学のいくつかの分野において見られる動きである。たとえば、アルコール依存症（Johnson et al., 2003）、薬物乱用（Lowinson et al., 2005; Ruiz et al., 2007）、HIV／エイズ（Fernandez and Ruiz, 2006）、メンタルヘルスケアにかかわる格差（Ruiz and Primm, 2009）、包括的な教育（Sadock et al., 2009）および司法精神医学（Tseng et al., 2007）などの分野が挙げられる。

臨床的意義

　先に示唆されたように、文化精神医学の分野は急速に拡大しつつあり、現在では精神医学のすべての分野と下位の専門分野を網羅している（Fernandez and Ruiz, 2006; Johnson et al., 2003; Lowinson et al., 2005; Munoz et al., 2007; Ruiz et al., 2007; Ruiz and Primm, 2009; Sadock et al., 2009; Tseng et al., 2007）。このような状況においては、文化精神医学がすべての現代精神医学のカリキュラム、研修プログラム、レビューコースまたは継続的な医学教育活動の一部に組み込まれることが必須である。たとえば、日常の精神科診療における言語の違いの影響は、研究や臨床応用を通じて広く実証されてきた（Gomez et al., 1985; Lavel et al., 1983; Marcos et al., 1973a, b）。さらにそれは、特に治療遵守、ケア提供の質、適切な診断的考察、そして精神疾患の心理社会的側面とこれに対するアプローチなどの日常的な精神科診療にもかかわっている（Kamaldeep and Bhugra, 2007; Ruiz, 1995, 1998, 2007）。

　最近では、ストレスの概念化が生活のあらゆる側面（Dohrenwend and Dohrenwend, 1981）において、たとえば人間の健康全般（Elliot and Eisdorfer, 1982）、特に健康と疾患（Zales, 1985）において必要とされている。さらに、ストレスの理解とその概念化は、心理現象に加えて広く神経科学にも総合的に関連している（Andrews et al., 2009）。それゆえ、医療関係者とメンタルヘルスケア関係者、特に精神科医が、健康と疾患に対するストレスの役割と影響について知識を得ることが欠かせない（Albalustri, 2007）。

　健康、メンタルヘルスおよびストレスの多くの側面において文化が果たす中心的な役割に対する理解が進んだことから、医師への研修は、ますます文化を重視したものとなりつつある。米国での精神科医の研修においては、「多文化対応能力（cultural competencies）」にかかわる独自の特性が、重要で

中心的な核心適性になりつつある。この点に関連して精神科医研修機関は、メンタルヘルスケアの質の向上や、国内外の人種／民族格差の撤廃における多文化対応能力の重要性が高まっていることを受けて、文化・民族性・メンタルヘルスの複雑な関係を深く理解するための研修を、実施させる課題に直面している。

　米国および海外の保健医療制度とメンタルヘルスケア制度に民族的・人種的な偏見が存在し続けるために、時として少数派の患者の誤診が生じることがある（Alegria et al., 2008a; Elwy et al., 2008）。移住者と少数民族の人々に提供されるケアの質の低下は、多くの多数派に属する精神科医による、民族薬理学的差異と文化的に定義されたメンタルヘルス症候群に対する理解不足が原因で生じる（Alegria et al., 2008b; Horvitz-Lennon et al., 2009; Lewis-Fernandez and Kleinman, 2006; Ruiz et al., 1999; Tseng, 2004; Varner et al., 1998）。この理由から、精神科研修医の研修において多文化対応能力が欠かせない。しかし多文化対応能力の定義は、ヘルスケア全般、特に精神医学部門のグローバリゼーションの進展とともに、特定の民族集団または文化の独自の特徴に関するステレオタイプ化された数少ない結論に焦点を合わせることにとどまらなくなってきた。

　健康と疾患における文化の役割に関する知識の伝達は、双方向的に進められなければならない（Belkin and Fricchione, 2005）。この文脈において双方向性が意味することは次の通りである。つまり、ホスト国およびホスト文化における科学的分析、ケアの提供および疾患の診断方法が、移住者と移住者の文化におけるこれらの方法に影響を与え促進し、それが同等なレベルまで高めうるということである。このようなモデルでは、移住者とホストコミュニティは、健康と疾患、特に精神疾患に関する知識と理解の創造におけるパートナーとして協力し合う。双方向的な医療と精神医学のアプローチは臨床医に、疾病パラダイムと疾病分類学を見直させ、結果的に、文化の多様性、体験および他の国々の状況に基づいてこれを検証し、改善させる勇気を与える。このような双方向型の知識交流は、精神科診療を変革させ、さらには健康、疾患、ストレスおよびメンタルヘルスに及ぼす文化の影響の認識を、診療に付加する可能性を秘めている。

おわりに

　ストレスは、人間が世界の一員となったときから確かに存在している。さらに、何世紀もの間、動物もまたストレスを体験し、これに苦しんできたことが知られている。しかし、ストレスが健康と疾患に影響を与えるという理解は、比較的最近に認められるようになった現象である。この点に関して、ごく最近になって、文化が健康の保護と疾病マネジメントに重要な役割を果たしていることが知られてきた。過去30～40年間に、健康と疾患に対する文化変容ストレスの影響についての認識が進んだだけでなく、一層深く理解されるようになった。このような状況の下で、近年、メンタルヘルスと精神疾患についての大規模な調査研究が行われているが、これはメンタルヘルスの維持または精神疾患のマネジメントにおける文化変容ストレスの役割に関するものに限定されている。本章では、メンタルヘルスと精神疾患に対する文化変容ストレスの最も重要な側面を再検討した。本章が、臨床診療や研究の取り組みという視点および教育的見地から、文化変容ストレスへのさらなる重視を促すものとなることを願う。

【参考文献】

Albalustri, L. (2007). *Estres y Nuevas Perspectivas en Psicopatologia y Salud*. Buenos Aires, Argentina: Editorial Cientifica Interamericana, S.A.C.I.

Alegria, M., Nakash, O., Lapatin, S. *et al.* (2008a). How missing information in diagnosis can lead to disparities in the clinical encounter. *Journal of Public Health Management and Practice*, **14**(11), S26–S35.

Alegria, M., Chatterji, P., Wells, K. *et al.* (2008b). Disparity in depression among racial and ethnic minority populations in the United States. *Psychiatric Services*, **59**(11), 1264–72.

Andrews, G., Charney, D. S., Sirovalka, P. J., Regier, D. A., eds. (2009). *Stress-Induced and Fear Circuitry Disorders: Refining the Research Agenda for DSM-V*. Arlington, Virginia, American Psychiatric Association.

Belkin, G. S., Fricchione, G. L. (2005). Internationalism and the future of academic psychiatry. *Academic Psychiatry*, **29**(3), 240–3.

Berry, J. W. (2001). A psychology of immigration. *Journal of Social Issues*, **57**(3), 615–31.

Berry, J. W. (2005). Acculturation: living successfully in two cultures. *International Journal of Intercultural Relations*, **29**, 697–712.

Berry, J. W., Kim, U., Minde, T., Mok, D. (1987). Comparative studies of acculturative stress. *International*

Migration Review, **21**, 491–511.

Dansen, P., Berry, J. W., Sartorious, N., eds. (1988). *Health and Cross-Cultural Psychology: Toward Applications*. London: Sage Publications.

Delgado, A., Ruiz, P. (1985). Suicide and Hispanic Americans. In P. Pichet, P. Benner, R. Wolf, R. Thau, eds. *Proceedings of the VII World Congress of Psychiatry, Psychiatry: The State of the Art, Volume 8*. New York: Plenum Press, 433–7.

Dohrenwend, B. S., Dohrenwend, B. P. (1981). *Stressful Life Events and Their Contexts*. New York: Prodist, a Division of Neale Watson Academic Publication, Inc.

Elliot, G. R., Eisdorfer, C., eds. (1982). *Stress and Human Health: Analysis and Implications, A Study by the Institute of Medicine/National Academy of Sciences*. New York: Springer Publishing Company.

Elwy, A. R., Ranganathan, G., Eisen, S. V. (2008). Race-ethnicity and diagnosis as predictors of outpatient service use among treatment initiators. *Psychiatric Services*, **59**(11), 1285–91.

Fernandez, F., Ruiz, P., eds. (2006). *Psychiatric Aspects of HIV/AIDS*. Philadelphia, Pennsylvania: Lippincott Williams & Wilkins.

Gilbert, M. J. (1989). *Research Monograph No. 18, DHHS Publication No. (ADM) 89–1435*. Washington DC: Government Printing Office.

Gomez, R., Ruiz, P., Rumbaut, R. D. (1985). Hispanic patients: a linguo-cultural minority. *Hispanic Journal of Behavioral Sciences*, 7(2), 177–86.

Gonzalez, C. A., Griffith, E. E. H., Ruiz, P. (2001). Cross-cultural issues in psychiatric treatment. In G. O. Gabbard, ed. *Treatment of Psychiatric Disorders*, 3rd edn, Vol. 1. Washington, DC: American Psychiatric Press, Inc., 47–67.

Group for the Advance of Psychiatry. (1989). *Formulated by the Committee on Cultural Psychiatry: Suicide and Ethnicity in the United States*, Report No. 128. New York: Brunner/Mazel Publishers.

Hatcher, C., Hatcher, D. (1975). Ethnic group suicide: an analysis of Mexican-American and Anglo rates for El Paso, Texas. *Crisis Intervention*, **6**(1), 2–9.

Horvitz-Lennon, M., Frank, R. G., Thompson, W. *et al*. (2009). Investigation of racial and ethnic disparities in service utilization among homeless adults with severe mental illnesses. *Psychiatric Services*, **60**(8), 1032–8.

Johnson, B., Ruiz, P., Galanter, M., eds. (2003). *Handbook of Clinical Alcoholism Treatment*. Baltimore, Maryland: Lippincott Williams & Wilkins.

Kamaldeep, B., Bhugra, D., eds. (2007). *Culture and Mental Health: A Comprehensive Textbook*. London: Hodder Arnold.

Laval, R. A., Gomez, E. A., Ruiz, P. (1983). A language minority: Hispanic Americans and mental health. *The American Journal of Social Psychiatry*, **3**(2), 42–9.

Lazarus, R. S., Folkman, S. (1984). *Stress, Appraisal and Coping*. New York: Springer.

Lewis-Fernandez, R., Kleinman, A. (2006). Cultural psychiatry. Theoretical, clinical, and research issues. *Transcultural Psychiatry*, **43**(1), 126–44.

Lowinson, J. H., Ruiz, P., Millman, R. B., Langrod, J. G., eds. (2005). *Substance Abuse: A Comprehensive Textbook*, 4th edn. Baltimore, Maryland: Lippincott Williams & Wilkins.

Marcos, L. R., Alpert, M., Urcuyo, L.,

Kesselman, M. (1973a). The effect of interview language on the evaluation of psychopathology in Spanish-American schizophrenic patients. *American Journal of Psychiatry*, **130**(5), 549–53.

Marcos, L. R., Urcuyo, L., Kesselman, M., Alpert, M. (1973b). The language barrier in evaluating Spanish–American patients. *Archives of General Psychiatry*, **11**(29), 655–9.

Munoz, R. A., Primm, A., Ananth, J., Ruiz, P. (2007). Live in Color: *Culture in American Psychiatry*. Monster, Indiana: Hilton Publishing Company, Inc.

Pumariega, A. J., Swanson, J. W., Holzer, C. E., Linskey, A. O., Quintero-Salinas, R. (1992). Cultural context and substance abuse in Hispanic adolescents. *Journal of Child and Family Studies*, **1**(1), 75–92.

Ruiz, P. (1995). Assessing, diagnosing and treating culturally diverse individuals: a Hispanic perspective. *Psychiatric Quarterly*, **66**(4), 329–41.

Ruiz, P. (1996a). Aspectos culturales del suicidio entre los Mexico–Americanos. *Medico Interamericano*, **15**(1), 75–8.

Ruiz, P. (1996b). Suicide and acculturation: a Mexican–American perspective. *Psychline Inter-Transdisciplinary Journal of Mental Health*, **1**(2), 26–8.

Ruiz, P. (1998). The role of culture in psychiatric care. *The American Journal of Psychiatry*, **155**(12), 1763–5.

Ruiz, P. (2000). *Ethnicity and Psychopharmacology*, Vol. 19. Washington, DC: American Psychiatric Press, Inc.

Ruiz, P. (2004a). Psychopathology and migration. In *Psiquiatria 2004, III Symposium Almirall, Volume I*. Barcelona, Spain: Libros de Resumenes, 47–60.

Ruiz, P. (2004b). Addressing culture, race & ethnicity in psychiatric care. *Psychiatric Annals*, **34**(7), 527–32.

Ruiz, P. (2005). La psiquiatria en las minorias etnicas: el ejemplo de los Estados Unidos. In J. Vallejo Ruiloba, C. Leal Cercos, eds. *Tratado de Psiquiatria, Volumen II*. Barcelona, Spain: Ars Medica, 2273–80.

Ruiz, P. (2007). Spanish, English, and Mental Health Services. *American Journal of Psychiatry*, **1642**(8), 1113–35.

Ruiz, P. (2010). Therapeutic skills and therapeutic expectations. In D. Bhugra, T. Craig, K. S. Bhui, eds. *Mental Health of Refugees and Asylum Seekers*. Oxford: Oxford University Press.

Ruiz, P., Primm, A., eds. (2009). *Mental Health Disparities: Clinical and Cross-Cultural Perspectives*. Philadelphia, Pennsylvania: Lippincott Williams & Wilkins.

Ruiz, P., Varner, R. V., Small, D. R., Johnson, B. A. (1999). Ethnic difference in the neuroleptic treatment of schizophrenia. *Psychiatric Quarterly*, **70**(2), 163–72.

Ruiz, P., Strain, E. C., Langrod, J. G., eds. (2007). *The Substance Abuse Handbook*. Philadelphia, Pennsylvania: Lippincott Williams & Wilkins.

Sadock, B. J., Sadock, V. A., Ruiz, P., eds. (2009). *Kaplan & Sadock's Comprehensive Textbook of Psychiatry*, 9th edn. Philadelphia, Pennsylvania: Lippincott Williams & Wilkins.

Smith, J. C., Mercy, J. A., Warren, C. W. (1985). Hispanic suicide: report for five southwestern states for the years 1976–1980. *Suicide and Life Threatening Behavior*, **1**(1), 14–26.

Tseng, W. S. (2004). From peculiar psychiatric disorders through culture-bound syndromes to culture-related specific syndromes. *Transcultural Psychiatry*, **43**(4), 554–76.

Tseng, W.-S., Griffith, E., Ruiz, P., Buchanan, A. (2007). Culture and psychopathy in the forensic Context. In A. Felthous, H. Sab (eds) *The International Handbook of Psychopathic Disorders and the Law, Volume II: Laws and Policies*. West Sussex: John Wiley & Sons Ltd, 473–88.

US Bureau of the Census. (1987). *Statistical Abstract of the United States, Volume 108*. Washington DC: US Government.

US Bureau of the Census. (2000). *Current Populations Report Series*. Washington DC: US Government.

Varner, R. V., Ruiz, P., Small, D. R. (1998). Black and white patients response to antidepressant treatment for major depression. *Psychiatric Quarterly*, **69**(2), 117–25.

Velez, C. N., Ungemack, J. A. (1995). Psychosocial correlates of drug use among Puerto Rican youth: generational status differences. *Social Sciences and Medicine*, **40**(1), 91–103.

Ward, C., Bochner, S., Furnham, A. (2001). *The Psychology of Cultural Shock*. London: Routledge.

World Health Organization (WHO). (1973). *World Health Statistics Annual, Vital Statistics and Cause of Death*. Geneva: Switzerland.

Zales, M. R. (ed) (1985). *Stress in Health and Disease*. New York: Brunner/Mazel, Publishers.

第3部　特殊な集団

第3部 特殊な集団

第14章

高齢者の移住とメンタルヘルス

アジット・シャー（Ajit Shah）

編者による本章の紹介

　移住と移住後の定着は、ジェンダー、年齢および学歴に影響される。高齢者は、一次移住者の場合と、新たな国にいる子どもや孫に合流して移住する場合とがある。一次移住者と二次移住者のプレッシャーも、特に移住の理由、社会経済的地位および学歴によって異なる。本章ではShahが、高齢者に関する既存の疫学データを用いて、高齢移住者と地元民（ネイティブ）の差異を説明する。これらの差異は、説明モデルとケアへのアクセスが、これらの民族集団によって異なることを実証するものである。精神障害有病率が低いのにプライマリーケア受診率が高いことは興味深い。このことはつまり、家族要因（異なる説明、低い認識、スティグマ）、プライマリーケア要因（サービスに関する乏しい知識、異なる症状、文化的に不適切なスクリーニングツール）と二次医療要因のすべてが、不正確な診断をもたらし、その結果による精神医療サービスへの連携への影響を示唆している。Shahは、よりよい研修と教育キャンペーンにより、診断とアセスメントおよび精神医療サービスへの連携を改善できると提起している。

はじめに

　英国における高齢者の移住とメンタルヘルスの関係は、人口学、高齢者の精神障害と自殺に関する疫学、サービスへのアクセスとその改善方法に関す

Migration and Mental Health, ed. Dinesh Bhugra & Susham Gupta. Published by Cambridge University Press. © Cambridge University Press 2011.

る領域で研究されている。本章では英国を主たる基準として用いるが、移住者に関して同様の問題を抱えていると思われる他国の文献も検討した。

人口学的変化

英国では、移住者はしばしば、黒人および少数民族（Black and Minority Ethnic: BME）の人々と称される。イングランドとウェールズの国勢調査における 65 歳以上の BME の割合は、1981 年（1%）、1991 年（3%）、2001 年（8.2%）と、徐々に増加したのに対して（Shah et al., 2005a; Shah, 2007a）、65 歳以上の地元民はおおむね 17% であった。さらに、同じ 2001 年の国勢調査では、イングランドとウェールズのすべての高齢者の 7.1% が BME 集団出身であった。すべての BME 集団出身高齢者の合計人数は、53 万 1909 人であった。同様な人口学的変化は、米国（Markson, 2003; Mui et al., 2003）など他の国々でも認められている。推定で 9000 万人が出生国以外で生活している（Bohning and Oishi, 1995）。

疫 学

精神障害

英国の BME 高齢者の集団ベースの精神障害有障害率に関する研究は少ない。ロンドンにおける被験者数わずか 45 の小規模な試験研究では、地元のイギリス系白人集団の認知症有病率が 4% であるのと比較して、アフリカ系カリブ人集団では 34% であることが報告された（Richards et al., 2000）。ブラッドフォードにおけるインド亜大陸出身の高齢者に関する集団ベース研究では、認知症（7%）、うつ病（20%）および不安神経症（2%）という有病率が報告された（Bhatnagar and Frank, 1997）。

レスターのグジャラート人〔訳注：インド北西部のグジャラート州に住む人々〕高齢者に関する集団ベースの研究では、65 ～ 74 歳（0%）と 75 歳以上（20%）という認知症有病率が報告された（Lindesay et al., 1997a）。これらの有病率の数字は、地元のイギリス系白人高齢者と比較した場合、有意差はなかった。認知症診断の安定性は 27 カ月間の追跡調査で確認され、確認された症例に

おける最初の認知症診断の妥当性が裏付けられた（Shah *et al.*, 1998）。この研究では、広場恐怖症（22％）、単純恐怖症（simple phobia）（1％）およびパニック発作（4％）の有病率も報告された（Lindesay *et al.*, 1997a）。単純恐怖症は、グジャラート人にはさほど蔓延していなかった。うつ病の有病率は測定されなかったが、うつ病のスコアは、グジャラート人と地元高齢者とで有意差はなかった。

リバプールにおける集団ベース研究（McCracken *et al.*, 1997）の認知症有病率は、英語を話すアフリカ系黒人（8％）、カリブ系黒人（8％）、その他の黒人（2％）、中国人（5％）およびアジア出身者（9％）となり、地元のイギリス系白人集団（3％）とほぼ同じであることが報告された。英語を話さないアフリカ系黒人と中国人の有病率は、それぞれ27％と21％で、これらの英語を話さない人々に見られる高い有病率は、コミュニケーションと通訳の難しさによる誤差かもしれない。アフリカ系黒人（19％）、カリブ系黒人（16％）、中国人（13％）およびアジア系集団（15％）のうつ病有病率も報告され（McCracken *et al.*, 1997）、これらは地元民高齢者と同等である（Shah, 1992a）。社会的接触の欠如が、うつ病の重要な危険因子と考えられた（McCracken *et al.*, 1997）。

イズリントンにおける集団ベース研究からは、英国（10％）、アイルランド（3.6％）、キプロス（11.3％）、アフリカおよびカリブ諸国生まれの人々（17％）の認知症有病率が報告された（Livingston *et al.*, 2001）。老人ホーム入居者であること、年齢、アフリカ系またはカリブ系であることと就学年数が、認知症の重要な予測因子であった。うつ病有病率は英国（18％）、アイルランド（16.5％）、キプロス（28％）、アフリカおよびカリブ諸国生まれの人々（14％）であり、ロジスティック回帰分析によれば、生活機能に支援が必要であること、女性、不健康の自覚がうつ病の重要な予測因子であった。

慢性的な健康問題、生活力低下、住宅環境、家族サポートの乏しさ、低所得およびコミュニティサービスに対するニーズの報告が、ロンドンのグジャラート人、ベンガル人およびソマリア人高齢者の利便的サンプル〔訳注：サンプルを募集して集める方法など〕対象におけるうつ病の危険因子であった（Silveira and Ebrahim, 1995, 1998a, b）。

BME高齢者集団における遅発性統合失調症に関する集団ベースの研究

はないが、アフリカ系カリブ人高齢者による高齢者精神医療サービス（Old Age Psychiatry Services: OAPSs）の初診率の増加がロンドンで報告され、男女別の初診率は、人口10万人当たり、それぞれ172人と323人であった（Reeves *et al.*, 2001）。

英国におけるさまざまなBME集団出身高齢者の認知症有病率は、一般に地元高齢者と同等かこれより高かった。また、民族集団の高齢者のうつ病有病率は、一般に地元高齢者と同等であった。主な例外は、キプロス生まれの人々が英国生まれの人々と比較して有病率が高いことであった。

自　殺

BME高齢者集団の自殺について調査した研究は、わずか5件であったが（Dennis *et al.*, 2009; McKenzie *et al.*, 2008; Neeleman *et al.*, 1997; Raleigh *et al.*, 1990; Shah *et al.*, 2009）、そのうち3件は（McKenzie *et al.*, 2008; Neeleman *et al.*, 1997; Raleigh *et al.*, 1990）、全年齢層の自殺に関する大規模研究の一部に含まれていた。従来、インド亜大陸からイングランドおよびウェールズへの移住者では、高齢化に伴う自殺率の増加はなく、この集団における高齢者の自殺率は低いと考えられていた（Raleigh *et al.*, 1990）。さらに、同じ研究者らによる最近の未公開研究では、イングランドとウェールズの、インド亜大陸出身の男性移住者とアフリカおよび中国出身の女性移住者について、高齢化に伴い自殺率の増加が認められた。1993年から2003年までに、インド亜大陸出身の高齢女性移住者の自殺率が増加したと考えられるエビデンスがある（McKenzie *et al.*, 2008）。

イングランドおよびウェールズの高齢移住者による自殺方法を調査した研究では、縊首、絞首による窒息、薬物による服毒、入水による溺死が、移住者集団の高齢男女に最も多い自殺方法であった。煙や火および炎による自殺は、インド亜大陸で生まれた高齢女性で有意に多く、不特定の手段による自殺は、アイルランド、インド亜大陸および西欧で生まれた高齢男性で有意に多かった（Dennis *et al.*, 2009）。インド亜大陸で生まれた高齢女性に煙や火および炎による自殺（焼身自殺）が多く見られることは、イングランドおよびウェールズにおけるインド亜大陸出身の若い女性（Hunt *et al.*, 2003; Prosser, 1996; Raleigh and Balarajan, 1992; Raleigh *et al.*, 1990）、インドの若い女性

(Adityanjee, 1986; Bhatia et al., 1987)、およびイスラエルへ移住したインド人女性（Modan et al., 1970）についての過去の報告と一致している。焼身自殺の過多は若い女性に見られるという過去の報告とは対照的に、高齢女性にのみ認められた。これは、最近の研究における高齢犠牲者が、1970年代および1980年代の初期研究における若年犠牲者と同じコホートに所属している可能性に起因する、コホート効果と考えられる。このようなコホート効果は、伝統的な文化的慣習を守っている現在の高齢世代を通じてもたらされるといえる。さらに、出生国での自殺方法への固執は、新たな環境への移住のプレッシャーによって強化される可能性はあるが、自殺方法が移住に直接起因するものではないことを示唆している（Raleigh and Balarajan, 1992）。アイルランド、インド亜大陸および西欧生まれの高齢男性に見られる、不特定の手段による自殺の過多は懸念される。自殺予防の方法が、未確認の自殺方法の背後に隠されているかもしれない。ほとんどの出生国別高齢男女集団において最も頻度の高い自殺方法は、イングランドおよびウェールズの高齢成人集団（Cattell, 1988; Cattell and Jolley, 1995; Dennis et al., 2009; Harwood et al., 2000）およびイングランドおよびウェールズにおける若年BME自殺者に関する過去の研究（Raleigh and Balarajan, 1992; Raleigh et al., 1990; Hunt et al., 2003）で認められる自殺方法と類似していた。これらの結果は、出生国別集団の大多数において広く見られる自殺方法が、イングランドおよびウェールズの集団と同様であるため、地元民集団に提案される予防戦略と同じ戦略を、高齢成人を含むBME集団にも適用するべきであることを示している。しかし、その実施は文化に配慮して適切に行わなければならず、また、移住、同化および文化変容の程度、英語の流暢さ、宗教および文化に関する要因が慎重に検討されなければならない。

　イングランドとウェールズの高齢移住者の自殺率を、彼らの出身国のものと比較する研究では、出身国の異なる移住者の間において、イングランドとウェールズで生まれた高齢者および移住者の出身国の高齢者と比較すると、標準化された死亡率比に大きなばらつきが認められた（Shah et al., 2009）。さらに、移住者集団の自殺率は、イングランドおよびウェールズの高齢者自殺率と一致する方向に向かうか、これから外れていくかのいずれかであり、一部の移住者集団では有意な逸脱が認められた。これに加えて、ほとんどの

移住者集団において、75歳以上の男性はイングランドとウェールズ生まれの男性よりも自殺率が高かった。さまざまな移住者集団による自殺率の全体的な不均一性は、オーストラリア（Burvill, 1995）では高齢者において認められたが、オーストラリア、カナダ、イングランドおよびウェールズ、米国（Burvill, 1998; Burvill et al., 1982; Kleiwer, 1991; Kleiwer and Ward, 1988; Raleigh and Balarajan, 1992）では、全年齢層でも認められた。

　一部の移住者集団では高齢者自殺率の収束が見られるが、別の集団では見られないことと、さまざまな移住者集団における全体的な不均一性には、いくつかの説明が考えられる。第一に、自殺に関する疫学研究ではよく知られている方法論的困難が、この文脈において重要となる（Shah and Ganesvaran, 1994）。第二に、ほとんどの初期の研究では、高齢者集団の研究はあまり行われなかった。第三に、ほとんどの過去の研究は10年以上も前のもので、それ以降移住のパターンが劇的に変化している。第四に、高齢者の自殺に関する国際研究で認められてきたように、これら研究結果は年齢と性別が、さまざまな移住者集団の高齢者自殺率に差動効果をもたらしている可能性を総合的に示唆している（Shah et al., 2008）。第五に、移住者集団によって平均余命が異なる可能性があり、高齢者自殺率の増加は、長い平均余命に関連している（Shah et al., 2008）。第六に、移住の理由、プロセスおよびその影響と、文化変容およびホスト文化との同化の程度が、移住者集団によって異なる可能性がある（Burvill, 1998; Johansson et al., 1997; Kleiwer, 1991; Kleiwer and Ward, 1988; Shah, 2004）。さらに、移住後のホスト国での滞在期間が移住者集団によって異なり、これが文化変容と同化に影響を及ぼしている可能性がある（Burvill, 1998; Shah, 2004）。第七に、高齢者の精神疾患、特にうつ病の有病率が、イングランドとウェールズのさまざまな移住者集団によって異なる（Bhatnagar and Frank, 1997; Livingston et al., 2001; McCracken et al., 1997）。さらに、一部の高齢移住者集団（特にインド人、パキスタン人、バングラデシュ人およびスリランカ人集団などの南アジア系）は、イングランドおよびウェールズにおける高齢者精神医療サービス（OAPSs）へのアクセスが乏しい（Jagger, 1998; Lindesay et al., 1997b; Rait and Burns, 1997; Shah and Dighe-Deo, 1998）。高齢自殺者の63〜82％がうつ病であること（Harwood et al., 2001; Waern et al., 2002）を考えると、一部の集団の高齢移住者は、そのような病状の確認と治

療の機会を閉ざされている可能性がある。第八に、拡大家族での生活、大きな世帯規模、高齢者に対する敬意と高評価などはすべて、自殺につながりやすい孤独と絶望からの保護となりうるが（Shah, 2009）、これらを含む文化的要因が、移住者集団によって異なる可能性がある。同様な仮説は、高齢者が伝統的な家庭での役割を失ってしまった日本（Shimizu, 1990; Watanabe et al., 1995）、香港（Yip and Tan, 1998）、中国（Yip et al., 2000, 2005）および台湾（Liu et al., 2006）における高齢者の高い自殺率の説明にも用いられてきた。最後に、社会経済的地位と所得の格差が移住者集団によって異なっており、この変数が高齢者の自殺に関連している（Gunnell et al., 2003; Shah et al., 2008）。移住者集団における前述のすべての変数の影響を、イングランドおよびウェールズ生まれの高齢者の自殺率への収束の有無という点から、比較する必要がある。

問題の規模

高齢者に最も頻繁に見られる 2 つの精神障害は認知症とうつ病である。認知症の有病率は、60 歳以降、5.1 歳ごとに倍増し（Hofman et al., 1991; Jorm et al., 1987）、高齢者のうつ病については、最高 15％の有病率が報告されてきた（Shah, 1992a）。これらの所見と人口学的変化、そして BME（黒人および少数民族）高齢者における認知症およびうつ病の有病率が地元の高齢者と同等かそれ以上であることは、認知症とうつ病の症例の絶対数が BME 集団で有意に高いことを示唆している。ある研究では、2004 年の英国 BME 集団における認知症症例の絶対数は、1 万 1860 例と推定された（Kings College London and London School of Economics, 2007）。別の研究では、すべての集団を合わせた BME 高齢者における認知症症例は 7270 〜 1 万 786 例、うつ病症例は 3 万 3559 〜 5 万 2980 例と推定された（Shah, 2008a）。このような精神病罹患率の増加の予想は、BME 高齢者のための、文化的に対応可能で適切かつ配慮のある高齢者精神医療サービス（OAPSs）の計画、開発および提供に大きく影響を与える。

ケアを受けるまでの経路

　OAPSs の二次医療を受けるまでの経路には、何段階かが含まれる。すなわち、地域における疾患の発症、家庭医への受診、家庭医による疾患の診断とマネジメント、二次医療への紹介、および二次医療における診断とマネジメントである（Goldberg and Huxley, 1991）。アフリカ系カリブ人、アジア系、中国人およびベトナム人集団を含む、いくつかの異なる BME 集団出身の高齢者とその家族は、家庭医が提供するサービスについて十分認識しており（Barker, 1984; Bhalia and Blakemore, 1981; McCallum, 1990）、家庭医への受診率が高い（Balarajan et al., 1989; Donaldson, 1986; Gillam et al., 1989; Lindesay et al., 1997b; Livingston et al., 2002）。たとえば、レスターのグジャラート人高齢者の 70％は前月に家庭医を受診していた（Lindesay et al., 1997b）。しかし、OAPSs を利用している BME 高齢者の有病率は一般に低く（Blakemore and Boneham, 1994; Jagger, 1998; Lindesay et al., 1997b; Rait and Burns, 1997; Shah and Dighe-Deo, 1998）、これはオーストラリアなど他の国々でも認められてきた（Hassett and George, 2002）。

この格差の理由として考えられること

　地域の精神疾患有病率が、BME 高齢者と同等かそれ以上であるにもかかわらず、BME 高齢者の家庭医受診率は高いが OAPSs における有病率は低い。この格差は、患者とその家族、一般診療および二次医療に関連した要因の影響が理由であろう（Shah et al., 2005b）。以下にそれぞれを順に検討するが、最も可能性の高い説明については、これまでの調査研究において掘り下げた検討はなされていない。

患者および家族に関する要因

　従来、BME 高齢者が高齢に達するまで生きることはまれであったため（Manthorpe and Hettiaratchy, 1993; Rait and Burns, 1997）、患者とその家族は高齢者の精神疾患症状に詳しくないことが多い（Adamson, 2001; Bowes and Wilkinson, 2003; Marwaha and Livingston, 2002; Purandare et al., 2007; Wai Yin Chinese Women Society, 2007）。その結果、精神疾患の症状に気付かず、年齢

相応のものとして見過ごされる場合がある（Shah et al., 2005b）。これは、認知症診断基準における機能低下の要件によって、さらに判断しづらくなることがある。その理由は、文化によって高齢者に課せられた社会的役割と認知面の要求が異なり、機能低下していると見なされる閾値が異なりうるからである（Pollit, 1996; Zhang et al., 1990）。これらの理由は、適切な語彙もしくは英語力の欠如により、患者が精神疾患の症状を家族と家庭医に伝えられない場合、さらに強まる（George and Young, 1991; Thomas et al., 2009; Thornton et al., 2009; Shah, 1992b, 1997a, b, 1999; Wai Yin Chinese Women Society, 2007）。また、同じ理由で、家族が懸念を家庭医に伝えることができない場合がある。患者と家族に関するその他の要因には、何もできないという思い込み、利用可能なサービスに対する無知（Age Concern/Help the Aged Housing Trust, 1984; Barker, 1984; Bhalia and Blakemore, 1981; Lindesay et al., 1997b; McCallum, 1990）と、それへのアクセスの手続きに対する無知（Lindesay et al., 1997b）、利用可能とされるサービスは役に立たず、不便で、文化的な配慮がないという先入観（Hopkins and Bahl, 1993; Lawrence et al., 2006; Lindesay et al., 1997b）、過去の不十分なサービス体験（Bowes and Wilkinson, 2003; Lindesay et al., 1997b）および精神疾患に伴うスティグマに対する恐れ（Barker, 1984; Livingston et al., 2002; Manthorpe and Hettiaratchy, 1993; Marwaha and Livingston, 2002; Wai Yin Chinese Women Society, 2007）がある。さらに、患者が自らの精神疾患に関して、家庭医ではなく伝統的治療者に相談する可能性もある（Bhatnagar, 1997）。

一般診療に関する要因

　一般診療サービスに対する高い認識度、家庭医（多くの場合、同じ民族的背景を持つ家庭医）への高い登録率と、一般診療の高い受診率により、診断とOAPSs（高齢者精神医療サービス）へのアクセスが理論的にはたやすくなるはずである。また、75歳以上の人々を対象とした理学的検査およびメンタルステート検査を毎年行う制度（Secretaries of State for Health, Wales, Northern Ireland and Scotland, 1989）と、高齢者に関する全国サービス機構（Department of Health, 2001）における認知症とうつ病に関する単一アセスメントプロセスと共通のケアプロトコルの重視は、さらにこれを促進する。しかし、理学的検査およびメンタルステート検査を毎年受けているBME高齢者は比較的少

なく（Lindesay *et al.*, 1997b）、75 歳以上の BME 高齢者の数も少ない。

　いくつかの理由から、定期的な家庭医の受診では、BME 高齢者における精神疾患を確認されないことがある（Shah *et al.*, 2005b）。第一に、家庭医受診者の精神疾患有病率が低い可能性がある。この理由は、前述の「患者と家族に関する要因」のセクションでいくつか論じられた。第二に、家庭医受診者の精神疾患の程度が軽いのかもしれない。第三に、家庭医を受診する BME 高齢者の方が地元の高齢者よりも、精神疾患の症状（臨床症状を悪化させることが多い行動面および心理面の兆候と認知症の症状を含む）の頻度が少なく、程度が軽い、あるいは異なる可能性がある（Shah, 2007b）。第四に、BME 高齢者の精神疾患について、臨床症状、診断上の特徴および自然経過に関するデータが少なく（Haider and Shah, 2004; Patel, 2000; Patel *et al.*, 1998; Shah, 2007b）、それぞれの家庭医が精神疾患を伴う BME 高齢者を診察することが比較的まれなのかもしれない。それゆえ、家庭医は、BME 高齢者に必要な臨床経験と専門知識および診断技術が不十分な可能性があり、精神科医でさえもこの困難を体験する（Lindesay, 1998; Shah, 1999）。第五に、これらの困難は、言語とコミュニケーションの困難（Patel, 2000）、評価者の年齢およびジェンダー、アセスメントの状況と環境、患者とその家族の態度と期待（Lindesay, 1998）により、増大する可能性がある。第六に、BME 高齢者向けの精神疾患のスクリーニングおよび診断手法の不足が挙げられる（Shah and Mackenzie, 2007）。BME 高齢者の精神疾患を対象とした既存のスクリーニング手法は、一般に被験者の言語で開発されてきた。翻訳版では、被験者の言語で質問がなされるので、臨床医は当該言語に流暢でない限り、その手法を直接実施することができない。さらに、臨床医はその手法の正確な実施を通訳者に任せきることもできない。なぜなら、臨床医はこのような実施形態の正確性を確認することができないからである。臨床医が英語で実施できる手法はなく、その代わりに通訳者が、あらかじめ定められ、標準化された一連の翻訳済みの質問を患者にすることができる。第七に、臨床医の先入観と偏見も、診療を複雑にさせてしまう（Solomon, 1992）。最後に、患者を「不利な状況」におくことになると家族が感じた場合、善意から情報提供をためらうことがある（Shah, 1997a, b, 1999）。

　精神疾患が家庭医によって確認されても、治療が行われる場合と、行われ

ない場合がある。行われない理由はいくつかあり、何もできないという思い込み、民族に配慮した二次医療と社会サービスは利用できないという思い込み、二次医療および社会サービスへの紹介に対する不十分な対応を過去に体験したこと、二次医療サービスへのアクセスの手続きへの無知が挙げられる（Shah et al., 2005b）。家庭医に提示される精神疾患がそれほど重症ではない場合、あるいは認知症であっても、認知症の問題行動と心理的兆候および症状が認められない場合、家庭医は二次医療への紹介は不要と考えることがある（Shah et al., 2005b）。また家庭医は、特に患者と同じ民族的背景を持つ場合、よりうまくコミュニケーションを図ることができると考えるかもしれない。英国のアジア系のうち、最高70％がアジア系の家庭医に登録している（Johnson et al., 1983）。さらに、家庭医が患者を二次医療に紹介したいと考えていても、患者や家族が先の「患者と家族に関する要因」のセクションで論じられた理由からこれを渋る可能性もある（Shah et al., 2005b）。

二次医療に関する要因

OAPSsを利用している精神疾患のあるBME高齢者について調査した研究は少なく、公表されている研究はわずか3件にすぎない（Bhatkal and Shah, 2004; Odutoye and Shah, 1999; Redelinghuys and Shah, 1997）。しかし、先の「一般診療にかかわる要因」のセクションで説明された要因は、すべて二次医療にも等しくあてはまる（Shah et al., 2005b）。

憂慮すべき状況が変革する可能性

BME高齢者によるOAPSsへのアクセスが不十分であるというこの憂慮すべき状況は、英国の一部のサービスにおいて変わりつつある。西ロンドンにおける2つのOAPSsに関する3件の横断的評価研究によれば、インド亜大陸出身（Odutoye and Shah, 1999; Redlinghuys and Shah, 1997）およびポーランド人（Bhatkal and Shah, 2004）の高齢者が、地元の高齢者と同じ頻度で保健医療サービスおよび社会サービスを等しい内容で受けており、OAPSsにおける有病率は地元民集団の人口動態と一致していて、OAPSsへの平等なアクセスを示唆していた。イズリントンにおけるBME高齢者の混合集団を対象とした集団ベース研究からも、プライマリーケア、二次医療および社会サー

ビスの資源の利用に関して同様な結果が報告されたが、OAPSs はこれに含まれていなかった（Livingston *et al.*, 2002）。

インド亜大陸出身の高齢者の場合、OAPSs への平等なアクセスは、地元の高齢者に比べて世帯人数が多いことや子どもの数がはるかに多いこととは関係なかった。後者の所見は、オーストラリアでも認められた（LoGiudice *et al.*, 2001）。これは、BME 高齢者は拡大家族の世話を受けているのでサービスを利用しないという従来の考え方が変化しつつあり、誤りであることを示唆している。この理由としては、若い家族構成員が高齢者よりも長く英国で暮らしている可能性があり（Barker, 1984）、若い家族構成員は文化的に異なるライフスタイルを持ち、地元文化に同化し、その文化的慣習を取り入れた可能性があること（Shah *et al.*, 2005b）、若い家族構成員は長時間労働で多忙である可能性や（Barker, 1984）、高齢者が若い家族構成員あるいは自分自身の意思に反して移住してきた可能性があること（Silveira and Ebrahim, 1995）、家族内の緊張や（Boneham, 1989; Silveira and Ebrahim, 1995）、経済的困難の可能性があることが挙げられる。これらの要因により、拡大家族による支援の提供が難しくなることがあり、その結果、サービスへの紹介が促されるのである（Redelinghuys and Shah, 1997）。

これら 3 件の研究においてサービスへのアクセスが改善されたもう 1 つの理由としては、OAPSs の設計、開発および提供が、文化に対応可能な、適切で配慮のあるものであったということが考えられる。これには、職員（秘書から精神科医に至るまで）の民族性が地元民集団の民族性を反映していたこと、病棟と外来病院におけるバイリンガルな看護師の採用、特にインド亜大陸出身患者の世話をするインド人コミュニティ出身の精神科看護師の採用、およびインド亜大陸出身者の高齢者とポーランド人高齢者の集団に近接した地域の中心部に 2 つの認知症外来病院を配備したことが含まれる（Hoxey *et al.*, 1999）。他にも、ケアサービス改善パートナーシップ（Care Services Improvement Partnership: CSIP）の高齢者メンタルヘルスプログラム（Older People's Mental Health Programme）によって報告されたグッドプラクティスの例がある。

「カウント・ミー・イン（Count Me In）」調査

　2008年の精神科入院患者に関する「カウント・ミー・イン」調査の結果は、65歳以上のさまざまなBME集団（約1万人）における年齢標準化済み入院率（age-standardized admission）を、詳しく報告するものであった（Commission for Healthcare Audit and Inspection, 2008）。イングランドおよびウェールズの全高齢者人口を標準集団とすると、65歳以上のさまざまな民族集団における標準化済み入院率比は、アイルランド系白人、その他の白人、白人とカリブ系黒人の混血、中国人以外のアジア系、カリブ系黒人、アフリカ系黒人およびその他の黒人集団で高く、イギリス系白人および中国人集団において低く、白人とアフリカ系黒人の混血、白人とアジア系の混血、インド人、パキスタン人およびバングラデシュ人集団では、標準集団との差はなかった。しかし、この全国調査には懸念がある。「カウント・ミー・イン」調査は1日で実施されたため、入院率を測定しておらず、病床利用率（つまり、特定の調査日に入院患者用ベッドを占有していた患者の記録）を測定していた。調査報告書は、入院率と標準化された入院率比に言及しているが、それらは実際には、病床利用率と標準化された病床利用率比である。これは、すべての入院患者（入院ではない）に関するデータが特定の調査日に収集されたことが理由である。病床利用率は、入院率の数字および入院後の病院滞在期間および利用可能な病床数の関数である。病床利用率は、高い入院率、長い滞在期間、過小なベッド数などから高まる。また、需要のレベルも利用率のレベルを押し上げる。利用可能なベッド数が少なくても、「一時退院」中の患者のベッドが新たな入院患者に使用された場合には病床利用率の増加をもたらすが、利用可能なベッドがないために患者の入院がない場合は、ベッドに対するニーズが登録されない可能性がある。

　BME高齢者の入院率には、いくつかの要因が影響を与えていると考えられる。第一に、BME高齢者の精神疾患有病率が地元民集団よりも高い可能性がある。認知症有病率は、リバプールのカリブ系黒人およびアフリカ系黒人の高齢者において高く、特に、英語が流暢ではない人々にこの傾向が見られる（McCracken *et al.*, 1997）。また、うつ病の有病率は、キプロス生まれの人々で非常に高かったが（Livingston *et al.*, 2002）、このことがこれらの集団の高い入院率を一部説明するといえるかもしれない。第二に、精神疾患の

重症度とその結果としての障害が、BME集団で高い可能性がある。ミニメンタルステート検査（MMSE）のスコアは、アフリカ系カリブ人高齢者のコミュニティ標本で一般集団に比べて低かったが（Stewart *et al.*, 2002）、これは認知機能障害が重いことを示唆している。ある小規模な地域研究では、回答拒否率は高かったが、アフリカ系カリブ人高齢者が地元の高齢者に比べて機能障害を持つ傾向が強いと報告された（Richards *et al.*, 1998）。便宜的標本では、ソマリア人高齢者について、抑うつの高いスコアが報告された（Silveira and Ebrahim, 1995）。総合すると、これらの所見は、部分的にではあるが、カリブ系黒人およびアフリカ系黒人集団における高い入院率を説明しているといえる。第三に、精神疾患の結果としての潜在的リスクが、一部のBME高齢者集団において高い可能性があるが、これを裏付けるデータはない。第四に、患者が自宅にとどまれるようにするために立案されたサービス要素が、文化的に不適切であるか配慮がなければ、その不履行によって入院を促されてしまうかもしれない。第五に、多くのBME高齢者が、英語を話さないこと、また、かなりの数が母国語でも読み書きができないことが挙げられる。この結果、診断が困難になり（Shah, 2007b）、アセスメント目的の入院率が高くなりうるが、もしこれが真実ならば、英会話が流暢でないすべてのBME集団に等しく平等にあてはまるはずである。最後に、BME高齢者が話す一部の言語に精神病症状に即した語彙がなく（Shah, 2007b; Shah and Mackenzie, 2007）、これもまた診断の困難をもたらし、アセスメント目的の入院につながりうる。

　入院後も、いくつかの要因が病院での滞在期間に影響を与えるかもしれない。第一に、言語の障壁のために病棟臨床チームと患者とのコミュニケーションが困難になり、アセスメントが長引く場合がある（Shah, 2007b）。第二に、よくある専門通訳者の確保の難しさが、アセスメントの完了と治療計画の策定の遅れをさらにもたらす原因となりうる。第三に、BME高齢者が話す一部の言語に精神病症状に即した語彙がなく（Shah, 2007b）、これもまた診断の困難をもたらし、結果的に入院期間が長期化する。第四に、文化的に適切かつ配慮のある病棟環境、食事および治療活動の欠如も、回復の遅れにつながる。第五に、臨床的には退院できるほど患者が健康であるにもかかわらず、文化的に適切かつ配慮のある地域サービス（デイセンターなど）

の不足により、滞在期間がさらに長期化する場合がある。最後に、一部のBME集団出身の高齢者が、治療に対して生まれつき反応が遅い可能性がある。しかし、BME集団を対象とした介入に関する研究は少なく、また、地元の高齢者集団を対象とした介入に関する研究では、BME集団が一般に排除されていることから（Shah *et al.*, 2008）、この点を裏付けるデータも否定するデータも存在しない。

調査で測定された「標準化済み病床利用率比」は、入院サービスの利用が真に増加したというよりも、むしろ入院期間増加の誤差かもしれないので、慎重に解釈する必要がある。それは総合的なOAPSsの1つの構成内容を示しているにすぎず、患者の大多数は地域でケアを受けている。

政策状況

過去10年間で、BME集団のメンタルヘルスは英国の国家的優先課題となった。この結果、多数の詳細な政府報告書、ガイドラインおよび政策が発表された。これらは、BMEのメンタルヘルス全般に関する出版物と、特にBME集団に言及した高齢者のメンタルヘルスに関する出版物とに大きく分けられる。最も影響の大きい文書は、保健省またはイングランド国立精神保健機構（National Institute for Mental Health in England: NIMHE）、国立医療技術評価機構（National Institute for Health and Clinical Excellence: NICE）、ヘルスケア委員会、ケアサービス改善パートナーシップ（CSIP）などの関連公共団体が直接発行したものである。同様な政策は他の国々でも開発されている（Shah, 2008b）。

メンタルヘルスに関する全国サービス機構（National Service Framework: NSF; Department of Health, 1999）は、主に労働年齢（16～65歳）の成人を対象とした、メンタルヘルスサービスの提供における民族格差を認めた最初の政府政策文書の1つであった。高齢者に関するNSF（Department of Health, 2001）では、高齢者の保健医療および社会ケアの基準を定めていた。この文書は、「BMEコミュニティ出身の高齢者は、アクセス可能で適切なメンタルヘルスサービスを必要としている」こと、アセスメントは「文化的バイアスを伴う」可能性があることを認めている。そして、ときおり家族が高齢の身

内の主たる介護者としての役割を進んで果たそうとする意欲についての思い込みが生じること、サービスに関する情報が、アクセス可能な形ですぐに利用できない場合があること、また、そのような情報は翻訳されたパンフレットやポスターに頼る傾向が強いことも認めた。この文書ではメンタルヘルスサービスにおいて「回復と支援に影響を与える社会的・文化的要因を考慮」しなければならないことが強調されたが、メンタルヘルスと社会ケアの専門家の間で文化的認識が改善されたかどうかについて、具体的に示されることはほとんどなかった。

『私を忘れないで（Forget Me Not）』と題された、イングランドとウェールズの高齢者向けメンタルヘルスサービスに対する監査委員会による分析（Audit Commission, 2000, 2002）では、BME家族が「自分たち自身で身の回りの世話をする」ので、サービスのニーズは少ないという、よくある誤った思い込みに異議が唱えられた。そして、サービスについては「文化的規範に配慮しておらず、介助者の役割を適切な方法で強化しなければ、介助者の幸福を脅かしうる」と認めた。この報告書における広範な提言にもかかわらず、利用者と介助者への情報を「地域の人が容易に理解できる言語およびフォーマットで」配布するべきであるという提案を除けば、これらの問題への取り組みはほとんど見られない。

サービス開発ガイドである『すべての人の問題（Everybody's Business）』（Department of Health, 2005a）は、高齢者に関するNSFにまとめられているサービスモデルを基礎にしようとしている。このガイドでは、若年性認知症、学習障害の人々および高齢の囚人を含む、多数の特別な集団のニーズが浮き彫りにされたが、BME高齢者への言及は、サービス提供時に宗教および文化的ニーズを考慮するべきであるということ以外、特になかった。

『インサイド・アウトサイド・レポート（Inside Outside report）』（National Institute of Mental Health England, 2003）では、サービスの内（inside）と外（outside）の両方における民族によるメンタルヘルスの格差と、それらが既存のメンタルヘルス主導団体（メンタルヘルスに関するNSFや高齢者に関するNSF）によって適切に対処されていないことが認められた。この報告書では、メンタルヘルスの格差を撤廃するための重要な構成内容、すなわちBMEコミュニティにかかわる説明責任と所有権の確保、文化に対応可能なサービス

の開発、アクセス、ケア体験および転帰の改善のための全国的な基準の設定、研究開発の文化的妥当性の強化について、まとめられている。

『メンタルヘルスケアにおける人種平等の表明（*Delivering Race Equality in Mental Health Care*）』は、イングランドのメンタルヘルスサービスにおける人種平等と差別克服の達成に向けた5年間の行動計画である（Department of Health, 2005b）。それは3つの構成要素、すなわち、より適切で反応のよいサービス（特に高齢者、難民認定申請者および子どもを含む集団を対象とした臨床サービスの改善に言及）、地域の連携（サービスの計画立案への地域連携が目的）、よりよい情報（民族性のモニタリングの改善、情報と有益な実践のさらなる普及およびメンタルヘルス患者に対する新たな定期調査）を提言している。この文書では、BMEコミュニティ出身の高齢者が、高齢と少数民族という地位の二重の危険に直面していること、社会において追いやられる可能性があり、特別なニーズを持つことを認めた。さらにコミュニケーション、特に書き言葉が流暢ではない可能性が、適切な通訳の便宜を提供するサービスへのニーズとともに浮き彫りにされた。

NICE認知症臨床ガイダンスにまとめられたケアに関する重要な原則の1つは、多様性（性別、民族性、年齢または宗教）に関するもので、「人中心のケア」が非常に重視されていた（NICE, 2006）。このガイダンスでは、具体的なBME集団への言及はなかったが、認知症患者の多様性にかかわるニーズと優先傾向を明らかにし、可能であればこれに対応しなければならないとされた。また、言語がケアを阻みうる障壁とされ、いつでも通訳者を利用できるようにすること、文字で書かれた情報を、希望する言語と利用可能な体裁で提供することが提言された。認知症の治療に使用される、コリンエステラーゼ阻害薬に分類される薬物に関するNICEの技術的評価（NICE, 2007）は、人種差別法に違反していたために違法であることが明らかにされた。それは英語で開発されたアセスメントツールに大きく依存していたため、さまざまな民族的背景出身の人々、特に、第一言語が英語ではない人々に差別待遇をしていたのである。

最近公表されたイングランド国家認知症戦略でも、認知症を対象としたサービスの系統的な開発における民族性、文化および宗教の重要性が認められている。

第14章　高齢者の移住とメンタルヘルス

　これらの政策文書では、BME 高齢者が特殊な課題に直面しており、メンタルヘルスの促進とメンタルヘルスサービスへのアクセスにおける排除、周辺化および格差に、特に脆弱であることが明確に認識されている。BME 高齢者による精神面の健康と不健康に対する意味付け、彼らの援助探索の好み、さらにはメンタルヘルスサービスへの不十分なアクセスの理由をより深く理解することによって、これらの政策の実施が一層可能となり、今後の政策開発に関する情報が得られるであろう。

サービスへのアクセスの促進：今後の方法

　BME 集団による OAPSs（高齢者精神医療サービス）へのアクセスを改善するために、何ができるであろうか？　この集団のために、文化に対応可能な適切で配慮のある OAPSs の設計、開発および提供を促進するには、何ができるであろうか？　これはどのようにして達成できるか？　以下にいくつかの戦略を説明する。

サービスの提供とアクセスを促進する要因の特定

　有益な実践例の特定と普及は、『メンタルヘルスケアにおける人種平等の表明：行動計画（*Delivering Race Equality in Mental Health Care: An Action Plan*）』（Department of Health, 2005b）などの政府の主導によって強く提唱されている。地元の高齢者と比べて平等なアクセスを BME 高齢者に提供している OAPSs を含む、有益な実践の事例を明らかにすることが急いで求められている。すべての保健医療および社会サービス提供者は、現在、定期的にサービス利用者の民族性に関するデータを収集することを義務付けられているため、理論上これは可能である（Department of Health, 2005b）。次に、BME 高齢者による平等なアクセスを伴うのと伴わない OAPSs の違いを批判的に調査し、有益であるのと有益ではない実践例、サービス格差および平等なアクセスを促進する要因を特定するということも急いで求められている。

　特定されたサービス全体とサービスの各構成内容に関連のある有益な実践例は、次に一次・二次医療サービスおよび社会サービスの政策立案者、サービスコミッショナー、サービス提供者に、広く速やかに普及されなければな

らない。保健省とイングランド国立精神保健機構（NIMHE）は、この達成を理想として設置されている。有益な実践が乏しく、サービス格差が認められるOAPSsでは、サービスコミッショナーは、特定された有益な実践モデルを地域での修正を加えながらも緊急に実施することを検討する必要がある。

　地方自治体と一次・二次医療サービス機関によって定期的に収集された民族性に関するデータ（Department of Health, 2005b）と、毎年行われる精神科入院患者に関する全国調査のデータ（Commission for Healthcare Audit and Inspection, 2008）も、BME高齢者によるOAPSsへのアクセスの平等性、OAPSsの差別的慣習および文化的対応力、文化的適切性と感受性を調査するために、継続的に活用されるべきである。振り返ってこれが、既存のサービスの改善と新たなサービスの開発を進める指針にもなるはずである。

サービスの開発

　BME高齢者を対象としたOAPSs（高齢者精神医療サービス）が、高齢者に関するNSF（Department of Health, 2001）および認知症国家戦略（Department of Health, 2009）に従い、開発されなければならない。BME高齢者は、地元の高齢者が利用できるサービスの各要素すべてにアクセスできなければならない。BME高齢者を対象としたサービスは、既存の民族中心型サービスと統合されなければならない。なぜなら分離されたサービスは周辺化や分断化をもたらし、乏しい資金を競い求めることができなくなるからである。サービスは、利用しやすく、アクセス可能で、受け入れやすく、文化的に対応可能で、適切かつ配慮があり、柔軟なものでなければならない。

　政策立案者、コミッショナーおよびOAPSsの提供者と地方自治体は、さまざまなBME高齢者集団の人口学的変化に対して注意を払い、かつ、その警戒感を維持していかなければならない。そしてその結果として生じる精神病罹患率の増加についても、はっきりと認識していなければならない。そして、地域のBME高齢利用者およびその介助者、彼らを代表する地域のボランティア部門団体、さらには広くBMEコミュニティと連携して、精神疾患のあるBME高齢者が何を求めているのかを明らかにしなければならない。このような連携では、文化的に対応可能で適切、かつ配慮のあるOAPSsの委託、設計、開発および提供も重視しなければならない。これらの念願の成

就に役立てられる、地域による関与の効果的なモデルの説明がなされてきた（Department of Health, 2005b）。これは、ヘルスケア委員会が毎年実施している患者の満足度に関する調査にBME高齢者を適切に含めることにより、さらに促進することができる。

人材育成

メンタルヘルスサービスに従事している臨床医と管理職は、知識、技能および態度を向上させるために、文化的対応力、気付き、適切性と感受性に関する、厳しい正規の定期研修を受けなければならない（Department of Health, 2005b）。さらに臨床医と管理職は、人種的ハラスメントと人種差別にかかわる地域の政策に関する研修を受け、これらについてよく理解し、人種差別関連の法制に関する実用的な知識を身に付けなければならない（Centre for Ethnicity & Health, University of Central Lancashire [CEHUCLAN] et al., 2003; Department of Health, 2005b）。これに加えて臨床医と管理職は、民族性の確認、記録およびモニタリングに関する研修と、差別的慣習、ニーズおよび新たなサービス開発を同定するために重要な民族性のデータ使用に関する研修を受けなければならない（CEHUCLAN et al., 2003; Commission for Healthcare Audit and Inspection, 2008）。また、臨床医と管理職は、地域でよく見かけるBME集団にかかわりのある文化的側面を理解するための取り組みをしなければならない。これは、地域のボランティア部門の少数民族集団や宗教指導者との友好関係を築くことで達成できる（Department of Health, 2005b）。

アセスメントとコミュニケーションの方法

病歴の聴取、心理検査、身体検査および特殊な調査など、従来の臨床的原則は細心の注意を払って実施されなければならない。さらに、親類などその他の情報提供者から、並行して詳細な病歴を慎重に聴取し、これらのアセスメントを補完しなければならない（Lindesay, 1998）。正確なアセスメントを促進する基本的なルールには、感覚障害の補正、アセスメントの特性、目的および期間を説明すること、明確でわかりやすい簡潔な指示を用いること、落ち着いて安心感を与えながら忍耐強くアプローチすること、守秘義務の保証が含まれる（Lindesay, 1998）。

アセスメントは、臨床医、患者および介助者の間で十分なコミュニケーションがとれることを条件とするが（Jones and Gill, 1998; Shah, 1999）、これは特に、多くのBME高齢者が英語を話さないこと（Barker, 1984; Lindesay et al., 1997b; Manthorpe and Hettiaratchy, 1993）が理由である。BME高齢者のアセスメントを行う臨床医は、同じ民族集団に所属するか、患者の言語を話せることが理想であるが、現実にはできないことが多い。バイリンガルのヘルスワーカーがこれを達成するために利用されてきたが（Hoxey et al., 1999）、そのようなヘルスワーカーは珍しい（Phelan and Parkman, 1995）。それゆえ、通常は通訳サービスが必要となり（Phelan and Parkman, 1995; Shah, 1997a, b）、このようなサービスは、アセスメント、レビュー、ケースカンファレンス、介助者との話し合いなど、重要なイベントにおいて常に活用されるべきである（CEHUCLAN et al., 2003）。これまでは、親戚、非臨床スタッフ、臨床スタッフおよび専門の通訳者（メンタルヘルスに関する特別な研修の有無は問わない）が使われてきた（Phelan and Parkman, 1995; Shah, 1997a, b）。しかし、緊急の場合を除き、専門の通訳者を利用することが望ましく（CEHUCLAN et al., 2003）、これによって偏見（バイアス）が減らされ、秘密も守られる。サービス提供者は、通訳サービスがいつでも利用できるようにしなければならない（CEHUCLAN et al., 2003; Department of Health, 2005b）。

　通訳サービスを利用している臨床医は、それらのサービス利用に関する正規の研修を受けなければならない（CEHUCLAN et al., 2003）。バイリンガルのワーカーを含む専門の通訳者は、メンタルヘルスの問題に関する正規の通訳研修を受けなければならない（CEHUCLAN et al., 2003）。患者と介助者は、通訳を利用することの特性と目的を知らされなければならない。通訳者は、聴取の特性と目的、尋ねられる質問のタイプについて、手短な説明を受けなければならない。通訳者のジェンダー、厳密な方言および民族性は、慎重に配慮されるべきである（CEHUCLAN et al., 2003）。通訳者のジェンダーは、高齢のグジャラート人女性など一部の少数民族集団においては、ラポール（共感に基づいた信頼関係）を確立し、正確かつ完全な病歴を確認しやすくするために重要となりうる。ほとんどの少数民族集団において、年齢の増加とともに性比が減少することから、これが重要となる。同じ言語でも異なる方言が話されている場合があり（ギリシャ本土出身のギリシャ人被験者とキプロス

出身のギリシャ人被験者とでは方言が異なる)、通訳者は正確な方言を話せなければならない。通訳者の民族性もこの文脈において重要となる。たとえば、アフガニスタン人の通訳者は、ペルシア語とパシュトゥ語の両方を話す場合があるが、通訳者の厳密な民族性がアフガニスタン人集団の患者の民族性と一致していない場合、問題が発生する可能性がある。臨床医が患者の文化になじみがない場合、臨床的特徴と臨床症状に関する情報を確認するために文献調査を行うことには価値があるといえる。

マネジメントとサービス関連の問題に関する情報を提供する、音声テープ、ビデオ、CDおよび数字を伴う図表は、通訳サービスの利用を補完することができ、特に読み書きのできない患者と介助者に役立つと考えられる (Lindesay et al., 1997b)。認知症に関する教育ビデオが開発されてきたが、それらは国際的には国際アルツハイマー病協会 (Alzheimer's Disease International) によって、国内では高齢化と民族性に関する政策研究所およびアルツハイマー病協会 (the Policy Research Institute into Ageing and Ethnicity and Alzheimers Society) によって、地域ではアルツハイマーズ・コンサーン・イーリング (Alzheimer's Concern Ealing) によるものだった。さらに、母国語が読める患者と介助者が、すべての情報冊子の翻訳版を利用できるようにしなければならない。

病棟、外来病院、デイセンター、老人ホームおよび介護施設における日常のコミュニケーションでは、通訳者を介することが実践的ではない場合があり、バイリンガルのワーカーもあまりいない。そのため、よく使われる重要な表現 (「朝食を食べに来て下さい」「薬を飲みに来て下さい」「散歩に行きたいですか」など) を翻訳し、これに英語での読み仮名を付けたマニュアルを開発することがすぐに求められている。これにより、患者は職員の要求を読むことができ、患者が自国語を読めない場合は、職員が患者に英語の読み仮名を使って読み上げることができる。

スクリーニングと診断の手法の開発

BME高齢者に使用される、認知症、うつ病およびその他の精神障害のスクリーニングと診断の手法は不足している。

英国では、ミニメンタルステート検査 (MMSE; Folstein et al., 1975) が、グ

ジャラート語、ベンガル語、パンジャブ語、ヒンディー語およびウルドゥ語で開発された（Lindesay et al., 1997a; Rait et al., 2000a, b）。簡易心理テストスコア（Abbreviated Mental Test Score; Quereshi and Hodkinson, 1974）は、グジャラート人およびパキスタン人高齢者向けにはアジア系言語数カ国語で、また、英国のアフリカ系カリブ人高齢者向けには英語で開発された（Rait et al., 1997, 2000a, b）。MMSE、アルツハイマー病登録制度設立コンソーシアム（Consortium to Establish a Registry for Alzheimer's Disease: CERAD）による神経心理検査バッテリーの主要項目（Morris et al., 1989）、およびケンブリッジ高齢者精神障害検査（Cambridge Mental Disorders of the Elderly Examination: CAMDEX）の聞き取り調査の認知アセスメント（Cambridge Cognitive Assessment: CAMCOG）の構成要素（Roth et al., 1986）が、英国のアフリカ系カリブ人高齢者において評価された（Richards and Brayne, 1996; Richards et al., 2000）。また、MMSEの見当識項目、CERADバッテリーの主要項目、時計描画テストが、英国のアフリカ系カリブ人高齢者において評価され、基準となるデータが利用可能となった（Stewart et al., 2001）。

15項目から成る老年期うつ病評価尺度（GDS-15; Sheikh and Yesavage, 1986）が、英国のアフリカ系カリブ人高齢者を対象に使用され、評価が行われた（Abas et al., 1996, 1998; Rait et al., 1999）。GDS-15、うつ病簡易アセスメント調査カード（Brief assessment schedule cards; Adshead et al., 1992）およびカリブ文化専門スクリーニング（Caribbean Culture Specific Screen: CCSS; Abas et al., 1998）という3種のうつ病スクリーニング手法が、老年期メンタルステート検査（Geriatric Mental State examination: GMS; Copeland et al., 1987）に基づくうつ病の「究極の診断基準」に照らして、英国のアフリカ系カリブ人高齢者（Rait et al., 1999）においてうまく評価された。3種の手法はすべて、ジャマイカ人高齢者におけるうつ病の検出に十分な感度と特異性を示し、それらの尺度にほとんど差はなかった。全般的に、英国におけるアフリカ系カリブ人高齢者を対象としたGDSなど一部の尺度で、カットオフスコアが低いことが指摘された（Abas et al., 1998）。CCSSは、精神的苦悩の説明に使用される専門用語を確認することにより、先験的に開発された（Abas et al., 1996）。これはアフリカ系カリブ人高齢者が、精神的苦悩の説明に「悲しい」や「不幸な」という言葉をほとんど使用せず、「意気消沈した」「うんざりしている」

および「参っている」などの別の言葉を使用することが理由である（Abas, 1996; Abas *et al.*, 1996, 1998）。

ロンドンのグジャラート人、ソマリア人およびベンガル人高齢者のうつ病診断手法としては、不安症状とうつ病の尺度（the symptoms of anxiety and depression scale; Bedford *et al.*, 1976）が用いられたが（Ebrahim *et al.*, 1991; Silveira and Ebrahim, 1995）、これらの集団における精神測定学的特性に関するデータは入手できない。イズリントン在住のキプロス、アフリカおよびカリブ諸国生まれの高齢者におけるうつ病と認知症の診断手法としては、短期ケア面接法（the short care interview; Gurland *et al.*, 1984）が用いられたが（Livingstone *et al.*, 2002）、これらの集団における精神測定学的特性に関するデータも入手できない。ブラッドフォードのインド亜大陸出身高齢者における、ヒンディー語による精神疾患の診断には老年期メンタルステート検査（GMS）が使用されたが（Bhatnagar and Frank, 1997）、その精神測定学的特性に関するデータも入手できない。しかし、GMSと臨床診断との一致度は高かった（Bhatnagar and Frank, 1997）。

少数民族高齢者に対する既存の精神疾患のスクリーニング手法および診断手法はすべて、一般に被験者の言語で開発されてきた。各手法の翻訳版では、被験者の言語で質問がなされるので、臨床医は当該言語に流暢でない限り、その手法を直接実施することはできない。さらに、臨床医はその手法の正確な実施を通訳者に任せきることもできない。なぜなら、臨床医はこのような実施形態の正確性を確認することができないからである。臨床医が英語で実施できる手法はなく、その代わりに通訳者が、あらかじめ定められ、標準化された、一連の翻訳済みの質問を患者にすることができる。日常の臨床診療において、このような方法で使用できる手法の開発が緊急に求められている。さらに、老年期うつ病評価尺度のような自己評価スクリーニング検査の開発には、母国語を読めない被験者の問題があり、この集団のために面接者が実施する手法を開発する必要がある。

調査研究

　移住のプロセス、英語の流暢さ、ホスト文化への同化と文化変容の程度、その他の環境の変化が、英国における調査結果に影響を与えている可能性が

高いため、少数民族の高齢者の出身国における疫学研究の結果を英国の状況に適用できるという思い込みはしないことが重要である。公開されている多くの国の研究の大部分は、調査対象に少数民族集団を含めていないと思われる（Shah *et al.*, 2008）。

　BME 集団出身の高齢者における精神疾患の有病率に関する集団ベース研究はごくわずかしかなく、発症率研究は何もない。また、精神疾患の重症度とその結果として生じる障害、危険因子、精神疾患の自然史、精神疾患の臨床的特徴と臨床症状、介助者に関する問題を調査した研究も少ない。臨床症状につながることが多い、認知症の行動・心理症状に関する少数民族の高齢者を対象とした研究は、十分ではないが（Shah and Mukherjee, 2000）徐々になされ始めている（Haider and Shah, 2004）。

　それゆえ、さまざまな BME 集団における有病率と発症率に関する、さらに多くの集団ベース疫学研究が求められていることは明らかである。これらの研究目的は、精神疾患の重症度とその結果として生じる障害、危険因子、精神疾患の自然史、精神疾患の臨床的特徴と臨床症状、介助者に関する問題（ストレスと緊張を含む）の調査などとなろう。また、ケアを受けるまでの経路の Goldberg と Huxley のモデル（1991）を用いて、二次医療への経路を阻む、患者とその家族、一次医療および二次医療に関する障壁を明らかにすることも緊急に求められている。これらの障壁を明らかにすることで、障壁を軽減する介入戦略を開発することができるが、今度はその戦略を形式的に評価しなければならない。

　一般に、集団ベース疫学研究と精神疾患に関する介入の有効性を評価する研究では、BME 高齢者集団が排除されている。それゆえ、これらの研究結果は、必ずしも BME 高齢者集団にあてはめられるわけではない。そのような研究では、民族性を理由に被験者を排除すべきではないということが提言されてきた（Department of Health, 2005b）。

一般の人々に対する啓発キャンペーン

　地域レベル、地方および国家レベルでの一般の人々への啓発キャンペーンが緊急に求められているが、それは以下の分野を対象としている。すなわち、高齢者の精神疾患症状を早期発見することの重要性、転帰改善のため早

期に援助を探索することの重要性、効果的な治療の可用性、利用可能なサービスに関する認識の向上、スティグマを軽減する戦略。そして一部のBME集団によく見られ、血管性認知症の一次予防に役立つ、高血圧 (Balarajan, 1996; Ritch et al., 1996)、循環器疾患 (Balarajan, 1996; Ritch et al., 1996) および糖尿病 (Mather and Keen, 1985; Samanta et al., 1987) など、精神障害の危険因子に対する治療の改善である。これらのキャンペーンは以下の者を対象とすべきである。すなわち、BMEの全年齢層の人々 (サービス利用者とその介助者を含む)、ボランティア部門の各機関 (少数民族集団のための機関を含む)、伝統的治療師、臨床医および一次・二次医療と社会サービスの管理職、サービス委員、政策立案者などである。

地域レベルでのこのようなキャンペーンは、一次・二次医療と社会サービスおよび地方自治体、ボランティア部門の各機関 (BME集団を対象とした機関を含む)、BME集団出身のサービス利用者とその介助者が連携して実施しなければならない。国家レベルでのこのようなキャンペーンは、王立精神科医学会 (Royal College of Psychiatrists)、王立家庭医学会 (Royal College of General Practitioners)、英国老年医学会 (British Geriatric Society)、メンタルヘルス法委員会 (Mental Health Act Commission)、保健省、アルツハイマーの会 (Alzheimer's society) とエイジ・コンサーン (Age Concern) を含むボランティア部門の各機関など、重要な関係者が連携して実施しなければならない。このような多面的な連携の取り組みは、王立精神科医学会と王立家庭医学会によるうつ病撲滅キャンペーンなど、一般の人々を対象としたメンタルヘルスに関する他の啓発キャンペーンにおいて成功を収めてきた。イングランド国立精神保健機構 (NIMHE) も、メンタルヘルスにおけるスティグマと差別に立ち向かう5年間の行動計画を調整している (Department of Health, 2005b)。

おわりに

BME (黒人および少数民族) 高齢者における認知症およびうつ病有病率が地元の高齢者と同等以上であることを考慮すれば、BME高齢者集団が増加するということは、認知症とうつ病症例の絶対数が、BME集団でともに有意に高まっていくことを示唆している。しかし、一般診療の高い受診率にも

かかわらず、少数民族の高齢者はOAPSs（高齢者精神医療サービス）を十分に利用していない。この所見は、患者とその家族、一般診療および二次医療といった要因に関連のある、ケアを受けるまでの経路を阻む障壁によって説明できる。それゆえ、BME 高齢者による OAPSs へのアクセス改善に向けて、文化に対応可能な、適切で配慮のあるサービスの委託、設計、開発および提供が実際に行われることを確保するために、前のセクションで説明された多面的なアプローチが必要となる。そうしなければ、この脆弱な集団は隠れた未治療の精神病に、人知れず罹患し続けることになるであろう。

【参考文献】

Abas, M. (1996). Depression and anxiety among older Caribbean people in the UK: screening, unmet need and the provision of appropriate services. *International Journal of Geriatric Psychiatry*, **11**, 377–82.

Abas, M., Phillips, C., Richards, M., Carter, J., Levy, R. (1996). Initial development of a new culture-specific screen for emotional distress in older Caribbean people. *International Journal of Geriatric Psychiatry*, **11**, 1097–103.

Abas, M., Phillips, C., Carter, J., Walker, S., Banerjee, S., Levy, R. (1998). Culturally sensitive validation of instruments in older African-Caribbean people living in South London. *British Journal of Psychiatry*, **17**, 249–54.

Adamson, J. (2001). Awareness and understanding of dementia in African/Caribbean and south Asian families. *Health and Social Care in the Community*, **9**, 391–6.

Adityanjee, D. R. (1986). Suicide attempts and suicide in India: cross-cultural aspects. *International Journal of Social Psychiatry*, **32**, 64–73.

Adshead, G., Cody, D., Pitt, B. (1992). BASDEC: a novel screening instrument for depression in elderly medical inpatients. *British Medical Journal*, **305**, 397.

Age Concern/Help the Aged Housing Trust (1984). *Housing for Ethnic Elders*. London: Age Concern.

Audit Commission (2000). *Forget-Me-Not, Mental Health Services for Older People*. London: Audit Commission.

Audit Commission (2002). *Forget-Me-Not*. London: Audit Commission.

Balarajan, R. (1996). Ethnicity and variation in mortality from cardiovascular disease. *British Medical Journal*, **299**, 958–60.

Balarajan, R., Yuen, P., Raleigh, V. S. (1989). Ethnic differences in general practice consultation rates. *British Medical Journal*, **299**, 958–60.

Barker, J. (1984). *Research Perspectives on Ageing: Black and Asian Old People in Britain*, 1st edn. London: Age Concern Research Unit.

Bedford, A., Foulds, G. A., Sheffield, B. F. (1976). A new personal disturbance scale. *British Journal of Social and Clinical Psychology*, **15**, 387–94.

Bhalia, A., Blakemore, K. (1981). *Elders of the Minority Ethnic Groups*. Birmingham: AFFOR.

Bhatia, S. C., Kahn, M. H., Medirrata, R. P. (1987). High risk suicide factors across cultures. *International Journal of Social Psychiatry*, **33**, 226–36.

Bhatkal, S., Shah, A. K. (2004). Clinical and demographic characteristics of elderly Poles referred to a psychogeriatric service. *International Psychogeriatrics*, 2004, **16**, 351–60.

Bhatnagar, K. S. (1997). Depression in South Asian elders. *Geriatric Medicine*, February, 55–6.

Bhatnagar, K. S., Frank, J. (1997). Psychiatric disorders in elderly from the Indian subcontinent living in Bradford. *International Journal of Geriatric Psychiatry*, **12**, 907–12.

Blakemore, K., Boneham, M. (1994). *Age, Race, and Ethnicity: a Comparative Approach*. Buckingham: Open University Press.

Bohning, W., Oishi, N. (1995). Is international migration spreading? *Migration Review*, **29**, 3.

Boneham, M. (1989). Ageing and ethnicity in Britain: the case of elderly Sikh women in a Midlands town. *New Community*, **15**, 447–59.

Bowes, A., Wilkinson, H. (2003). 'We didn't know it would get so bad': South Asian experiences of dementia and service response. *Health and Social Care in the Community*, **11**, 387–96.

Burvill, P. (1995). Suicide in the multiethnic population of Australia, 1979–1990. *International Psychogeriatrics*, **7**, 319–33.

Burvill, P. (1998). Migrant suicide rates in Australia and in the country of birth. *Psychological Medicine*, **28**, 201–8.

Burvill, P., Woodings, T. L., Stenhouse, N. S., McCall, N. S. (1982). Suicide during 1961–1970 of migrants in Australia. *Psychological Medicine*, **12**, 295–308.

Cattell, H. R. (1988). Elderly suicides in London: an analysis of coroner's inquest. *International Journal of Geriatric Psychiatry*, **3**, 251–61.

Cattell, H. R., Jolley, D. (1995). One hundred cases of suicide in elderly people. *British Journal of Psychiatry*, **166**, 451–7.

CEHUCLAN (Centre for Ethnicity & Health, University of Central Lancashire), Mental Health Act Commission and NIMHE (2003). *Engaging and Changing: Developing Effective Policy for Care and Treatment of Black and Minority Ethnic Detained Patients*. www.kc.nimhe.org.uk/index.cfm?fuseactionItem.viewResources.intItemID=12939

Commission for Healthcare Audit and Inspection (2008). *Count Me In 2008*. Results of the 2008 national census of inpatients in mental health and learning disability services in England and Wales. London: Commission for Healthcare Audit and Inspection.

Copeland, J. R. M., Kelleher, M. J., Kellett, J. M. et al. (1976). A semi-structured interview for the assessment of diagnosis and mental state in the elderly. The Geriatric Mental State Schedule. 1. Development and reliability. *Psychological Medicine*, **6**, 439–49.

Dennis, M. S., Shah, A. K., Lindesay, J. (2009). Methods of elderly suicides in England and Wales by country of birth groupings. *International Journal of Geriatric Psychiatry*, **24**(11), 1311–13.

Department of Health. National Service Framework for Mental Health (1999). *National Service Frameworks*. London: Department of Health.

Department of Health. National Service Framework for Older people (2001).

National Service Frameworks. London: Department of Health.

Department of Health. Everybody's Business (2005a). *Integrated Mental Health Services for Older Adults: A Service Development Guide*. London: Department of Health.

Department of Health. Delivering Race Equality in Mental Health Care. (2005b). *An Action Plan for Reform Inside and Outside Services and the Government's Response to the Independent Inquiry into the* Death of David Bennett. www.dh.gov.UK/assetroot/04/10/07/75/04100775.pdf

Department of Health (2009). *Living Well With Dementia: A National Dementia Strategy*. http://www.dh.gov.uk/en/Publicationsandstatistics/Publications/PublicationsPolicyAndGuidance/DH_094058

Donaldson, L. J. (1986). Health and social status of elderly Asians. A community survey. *British Medical Journal*, **293**, 1079–82.

Ebrahim, S., Patel, N., Coats, M. *et al.* (1991). Prevalence and severity of morbidity among Gujarati Asian elders: a controlled comparison. *Family Practice*, **8**, 57–62.

Folstein, M. F., Folstein, S. E., McHugh, P. R. (1975). 'Mini Mental State': a practical method for grading the cognitive state of patients for the clinician. *Journal of Psychiatric Research*, **12**, 189–98.

George, J., Young, J. (1991). *The Physician In Multicultural Health Care and Rehabilitation of Older People*. In A. J. Squires, ed. London: Edward Arnold.

Gillam, S., Jarman, B., White, P. *et al.* (1989). Ethnic differences in consultation rates in urban general practice. *British Medical Journal*, **299**, 953–8.

Goldberg, D., Huxley, P. (1991). *Common Mental Disorders: A Biosocial Model*. London & New York: Tavistock & Routledge.

Gunnell, D., Middleston, N., Whitley, E., Dorling, D., Frankel, S. (2003). Why are suicide rates rising in young men but falling in the elderly? – a time–series analysis of trends in England and Wales 1950–1998. *Social Science and Medicine*, **57**, 595–611.

Gurland, B., Golden, R., Teresi, J. A. *et al.* (1984). The short-care. An efficient instrument for the assessment of depression and dementia. *Journal of Gerontology*, **39**, 166–9.

Haider, I., Shah, A. (2004). A pilot study of behavioural and psychological signs of dementia in patients of Indian subcontinent origin admitted to a dementia day hospital in the United Kingdom. *International Journal of Geriatric Psychiatry*, **19**(12), 1195–204.

Harwood, D. M. J., Hawton, K., Hope, T., Jacoby, R. (2000). Suicide in older people: mode of death, demographic factors, and medical contact before death. *International Journal of Geriatric Psychiatry*, **15**, 736–43.

Harwood, D., Hawton, K., Hope, T., Jacoby, R. (2001). Psychiatric disorder and personality factors associated with suicide in older people: a descriptive and case-control study. *International Journal of Geriatric Psychiatry*, **16**, 155–65.

Hassett, A. George, K. (2002). Access to a community old age psychiatry service by elderly from non-English speaking background. *International Journal of Geriatric Psychiatry*, **17**, 623–8.

Hofman, A., Rocca, W. A., Brayne, C. *et al.* (1991). The prevalence of dementia in Europe: a collaborative study of 1980–1990 findings. *International Journal of Epidemiology*, **20**, 736–48.

Hopkins, A., Bahl, V. (1993). *Access to Care for People from Black and Ethnic Minorities*. London: Royal College of Physicians.

Hoxey, K., Mukherjee, S., Shah, A. K. (1999). Psychiatric services for ethnic elders. *CPD Bulletin: Old Age Psychiatry*, **1**, 44–6.

Hunt, I.M., Robinson, J., Bickley, H. *et al.* (2003). Suicides in ethnicminority within 12months of contact withmental health services. *British Journal of Psychiatry*, **183**, 155–60.

Jagger, C. (1998). Asian elders. An under studied and growing population. *Old Age Psychiatrist*, March (**10**), 8.

Johansson, L. M., Sundquist, J., Johansson, S. E. *et al.* (1997). Suicide among foreign-born minorities and native Swedes: an epidemiological follow-up study of a defined population. *Social Science and Medicine*, **44**, 181–7.

Johnson, M. R. D., Cross, M., Cardew, S. (1983). Inner city residents, ethnic minorities and primary health care. *Postgraduate Medical Journal*, **59**, 664–7.

Jones, D., Gill, P. (1998). Breaking down language barriers. The NHS needs to provide accessible interpreting services for all. *British Medical Journal*, **316**, 1476.

Jorm, A. F., Korten, A. E., Henderson, A. S. (1987). The prevalence of dementia: a quantitative integration of the literature. *Acta Scandinavica Psychiatrica*, **76**, 465–79.

Kings College London and London School of Economics (2007). *Dementia UK. The Full Report*. www.alzheimers.org.uk/News_and_Campaigns/Campaigning/PDF/Dementia_UK_Full_Report.pdf

Kleiwer, E. V. (1991). Immigrant suicide in Australia, Canada, England and Wales, and the United States. *Journal of the Australian Population Association*, **8**, 111–28.

Kleiwer, E. V, Ward, R. H. (1988). Convergence of immigrant suicide rates to those in the destination country. *American Journal of Epidemiology*, **127**, 640–53.

Lawrence, V., Banerjee, S., Bhugra, D. *et al.* (2006). Coping with depression in later life: a qualitative study of help-seeking in three ethnic groups. *Psychological Medicine*, **36**, 1375–83.

Lindesay, J. (1998). The diagnosis of mental illness in elderly people from ethnic minorities. *Advances in Psychiatric Treatment*, **4**, 219–26.

Lindesay, J., Jagger, C., Mlynik-Szmid, A. *et al.* (1997a). The mini-mental state examination (MMSE) in an elderly immigrant Gujarati population in the United Kingdom. *International Journal of Geriatric Psychiatry*, **12**, 1155–67.

Lindesay, J., Jagger, C., Hibbert, M. J. *et al.* (1997b). Knowledge, uptake and availability of health and social services among Asian Gujarati and white elders. *Ethnicity & Health*, **2**, 59–69.

Liu, H., Wang, H., Yang, M. (2006). Factors associated with an unusual increase in elderly suicide rate in Taiwan. *International Journal of Geriatric Psychiatry*, **21**, 1219–21.

Livingston, G., Leavey, G., Kitchen, G. *et al.* (2001). Mental health of migrant elders – the Islington study. *British Journal of Psychiatry*, **179**, 361–6.

Livingston, G., Leavey, G., Kitchen, G. *et al.* (2002). Accessibility of health and social services to immigrant elders: the Islington study. *British Journal of Psychiatry*, **180**, 369–74.

LoGiudice, D., Hassett, A., Cook, R., Flicker, L., Ames, D. (2001). Equity of access to a memory clinic in Melbourne? Non-English speaking background attenders are more severely demented and have increased rates of dementia. *International Journal of Geriatric Psychiatry*, **16**, 327–34.

Manthorpe, J., Hettiaratchy, P. (1993). Ethnic minority elders in Britain. *International Review of Psychiatry*, **5**, 173–80.

Markson, E. W. (2003). *Social Gerontology Today. An Introduction*. Los Angeles: Roxbury Publishing.

Marwaha, S., Livingston, G. (2002). Stigma, racism or choice. Why do depressed ethnic elders avoid psychiatrists. *Journal of Affective Disorders*, **72**, 257–65.

Mather, H., Keen, M. (1985). The Southall diabetes survey: prevalence of known diabetes in Asians and Europeans. *British Medical Journal*, **291**, 1081–4.

McCallum, J. A. (1990). *The Forgotten People: Carers in Three Minority Commmunities in Southwark*. London: Kings Fund Centre.

McCracken, C. F. M., Boneham, M. A., Copeland, J. R. M. *et al.* (1997). Prevalence of dementia and depression among elderly people in black and ethnic groups. *British Journal of Psychiatry*, **171**, 269–73.

McKenzie, K., Bhui, K., Nanchahal, K., Blizard, B. (2008). Suicide rates in people of South Asian origin in England and Wales: 1993–2003. *British Journal of Psychiatry*, **193**, 406–9.

Modan, B., Nissenkorn, I., Lewkowski, S. R. (1970). Comparative epidemiological aspects of suicide and attempted suicide in Israel. *American Journal of Epidemiology*, **91**, 393–9.

Morris, J., Heyman, A., Mohs, R. *et al.* (1989). The consortium to establish a registry for Alzheimer's disease (CERAD). Part 1. Clinical and neuropsychological assessment of Alzheimer's disease. *Neurology*, **39**, 1159–65.

Mui, A. C., Kang, S., Chen, L. M., Domanski, M. D. (2003). Reliability of the GDS for use among elderly Asian immigrants to the USA. *International Psychogeriatrics*, **15**, 253–71.

National Institute of Clinical Excellence (2006). *Dementia*. London: NICE Guidelines.

National Institute of Clinical Excellence (2007). Donepezil, galantamine, rivastigmine and memantine for the treatment of Alzheimer's disease. NICE technological appraisal guidance 2 (amended). London: NICE.

National Institute of Mental Health England (2003). *Inside Outside- Improving mental health Services for Black and Minority Ethnic Communities in England*. London: NIMHE.

Neeleman, J., Mak, V., Wessely, S. (1997). Suicide by age, ethnic group, coroner's verdict and country of birth. A three-year survey in inner London. *Bristish Journal of Psychiatry*, **181**, 463–7.

Odutoye, K., Shah, A. K. (1999). The clinical and demographic characteristics of ethnic elders from the Indian sub-continent newly referred to a psychogeriatric service. *International Journal of Geriatric Psychiatry*, **14**, 446–53.

Patel, N. (2000). Care for ethnic minorities: the professionals' views. *Journal of Dementia Care*, Jan/Feb, 26–27.

Patel, N., Mirza, N. R., Lindblad, P., Amstrup, K., Samaoli, O. (1998). *Dementia and Minority Ethnic Older People. Managing Care in the UK, Denmark and France*. Lyme Regis: Russel House Publishing Limited.

Phelan, M., Parkman, S. (1995). Work with an interpreter. *British Medical Journal*, **311**, 555–7.

Pollit, P. (1996). Dementia in old age: an anthropological perspective. *Psychological Medicine*, **26**, 1061–74.

Prosser, D. (1996). Suicide by burning in England and Wales. *British Journal of*

Psychiatry, **168**, 175–82.

Purandare, N., Luthra, V., Swarbrick, C., Burns, A. (2007). Knowledge of dementia among South Asian (Indian) older people in Manchester, UK. *International Journal of Geriatric Psychiatry*, **22**, 777–81.

Qureshi, K.N., Hodkinson, H. M. (1974). Evaluation of a ten-question mental test in institutionalised elderly. *Age & Ageing*, **3**, 152–7.

Rait, G., Burns, A. (1997). Appreciating background and culture: the south Asian elderly and Mental Health. *International Journal of Geriatric Psychiatry*, **12**, 973–7.

Rait, G., Morley, M., Lambat, I., Burns, A. (1997). Modification of brief cognitive assessments for use with elderly people from the South Asian sub-continent. *Ageing & Mental Health*, **1**, 356–63.

Rait, G., Burns, A., Baldwin, R. *et al.* (1999). Screening for depression in African-Caribbean elders. *Family Practice*, **16**, 591–5.

Rait, G., Burns, A., Baldwin, R. *et al.* (2000a). Validating screening instruments for cognitive impairment in older south Asians in the United Kingdom. *International Journal of Geriatric Psychiatry*, **15**, 54–62.

Rait, G., Morley, M., Burns, A. *et al.* (2000b). Screening for cognitive impairment in older African-Caribbeans. *Psychological Medicine*, **30**, 957–63.

Raleigh, V. S., Balarajan, R. (1992). Suicide and self burning among Indians and west Indians in England and Wales. *British Journal of Psychiatry*, **161**, 365–8.

Raleigh, V. S., Bulusu, L., Balarajan, R. (1990). Suicides among immigrants from the Indian subcontinent. *British Journal of Psychiatry*, **156**, 46–50.

Redelinghuys, J., Shah, A. K. (1997). The characteristics of ethnic elders from the Indian subcontinent using a geriatric psychiatry service in west London. *Ageing & Mental Health*, **1**, 243–7.

Reeves, S. J., Sauer, J., Stewart, R., Granger, A., Howard, R. (2001). Increased first contact rates for very late onset schizophrenia-like psychosis in African and Caribbean born elders. *British Journal of Psychiatry*, **179**, 172–4.

Richards, M., Brayne, C. (1996). Cross-cultural research into cognitive impairment and dementia: some practical experiences. *International Journal of Geriatric Psychiatry*, **11**, 383–7.

Richards, M., Abas, M., Carter, J. *et al.* (1998). Social support and activities of daily living in older Afro-Caribbean and white UK residents. *Age & Ageing*, **27**, 252–3.

Richards, M., Brayne, C., Dening, T. *et al.* (2000). Cognitive function in UK community dwelling African Caribbean and white elders: a pilot study. *International Journal of Geriatric Psychiatry*, **15**, 621–30.

Ritch, A. E. S., Ehtisham, M., Guthrie, S. *et al.* (1996). Ethnic influence on health and dependency of elderly inner city residents. *Journal of the Royal College of Physicians London*, **30**, 215–20.

Roth, M., Tym, E., Mountjoy, C. Q. *et al.* (1986). CAMDEX: a standardised instrument for diagnosis of mental disorder in the elderly with special reference to the early detection of dementia. *British Journal of Psychiatry*, **149**, 698–709.

Samanta, A., Burden, A. C., Fent, B. (1987). Comparative prevalence of non-insulin dependent diabetes mellitus in Asian and White Caucasian adults. *Diabetes Research and Clinical Practice*, **4**, 1–6.

Secretaries of State for Health, Wales, Northern Ireland and Scotland (1989). *Working for*

Patients. London, HMSO.

Shah, A. K. (1992a). *The Prevalence and Burden of Psychiatric Disorders. A Report to the Department of Health*. London: Institute of Psychiatry.

Shah, A. K. (1992b). The burden of psychiatric disorders in primary care. *International Review of Psychiatry*, **4**, 243–50.

Shah, A. K. (1997a). Interviewing mentally ill ethnic minority elders with interpreters. *Australian Journal on Ageing*, **16**, 220–1.

Shah, A. K. (1997b). Straight talk. Overcoming language barriers in diagnosis. *Geriatric Medicine*, **27**, 45–6.

Shah, A. K. (1999). Difficulties experienced by a Gujarati psychiatrist in interviewing elderly Gujaratis in Gujarati. *International Journal of Geriatric Psychiatry*, **14**, 1072–4.

Shah, A. K. (2004). Ethnicity and common mental disorders. In D. Meltzer, T. Fryers, R. Jenkins, eds. *Social Inequalities in the Epidemiology of Common Mental Disorders. Maudsley Monograph 44*. East Sussex: Psychology Press 171–223.

Shah, A. K. (2007a). Demographic changes among ethnic minority elders in England and Wales. Implications for development and delivery of old age psychiatry services. *International Journal of Migration, Health and Social Care*, **3**, 22–32.

Shah, A. K. (2007b). Can the recognition of clinical features of mental illness at clinical presentation in ethnic elders be improved? *International Journal of Geriatric Psychiatry*, **22**, 277–82.

Shah, A. K. (2008a). Estimating the absolute number of cases of dementia and depression in the black and minority ethnic elderly population in the UK. *International Journal of Migration, Health and Social Care*, **4**, 4–15.

Shah, A. K. (2008b). Do socio-economic factors, elderly population size and service development factors influence development of specialist mental health programme for older people. *International Psychogeriatrics*, **20**, 1238–44.

Shah, A. K. (2009). The relationship between elderly suicide rates, household size and family structure: a cross-national study. *International Journal of Psychiatry in Clinical Practice*, **13**(4), 253–8.

Shah, A. K., Dighe-Deo, D. (1998). Elderly Gujaratis and psychogeriatrics in a London psychogeriatric service. *Bulletin of the International Psychogeriatric Association*, **14**, 12–13.

Shah, A. K., Ganesvaran, T. (1994). Suicide in the elderly. In E. Chiu, D. Ames, eds. *Functional Psychiatric Disorders of the Elderly*. Cambridge: Cambridge University Press, 221–44.

Shah, A. K., MacKenzie, S. (2007). Disorders of ageing across cultures. In D. Bhugra, K. Bhui, eds. *Textbook of Cultural Psychiatry*. Cambridge: Cambridge University Press, 323–44.

Shah, A. K., Mukherjee, S. (2000). Cross-cultural issues in the measurement of behavioural and psychological signs and symptoms of dementia (BPSD). *Ageing & Mental Health*, **4**, 244–52.

Shah, A. K., Lindesay, J., Jagger, C. (1998). Is the diagnosis of dementia stable over time among elderly immigrant Gujaratis in the United Kingdom (Leicester)? *International Journal of Geriatric Psychiatry*, **13**, 440–4.

Shah, A. K., Oommen, G., Wuntakal, B. (2005a). Cultural aspects of dementia. *Psychiatry*, **4**, 103–6.

Shah, A. K., Lindesay, J., Nnatu, I. (2005b). Cross-cultural issues in the assessment of cognitive impairment. In A. Burns,

J. O'Brien, D. Ames, eds. *Dementia*. London: Hodder Arnold. 147–64.

Shah, A. K., Doe, P., Deverill, K. (2008). Ethnic minority elders: are they neglected in published geriatric psychiatry literature. *International Psychogeriatrics*, **20**, 1041–45.

Shah, A. K., Dennis, M., Lindesay, J. (2009). Comparison of elderly suicide rates amongst migrants in England and Wales with their country of origin. *International Journal of Geriatric Psychiatry*, **24**, 292–9.

Sheikh, J. A., Yesavage, J. (1986). Geriatric Depression Scale (GDS). Recent findings and development of a shorter version. *Clinical Gerontologist*, **5**, 165–73.

Shimuzu, M. (1990). Depression and suicide in late life. In K. Hasegawa, A. Homma, eds. *Psychogeriatrics: Biomedical and Social Advances*. Amsterdam: Excerpta Medica, 330–4.

Silveira, E., Ebrahim, S. (1995). Mental health and health status of elderly Bengalis and Somalis in London. *Age & Ageing*, **24**, 474–80.

Silveira, E., Ebrahim, S. (1998a). Social determinants of psychiatric morbidity and well-being in immigrant elders and whites in east London. *International Journal of Geriatric Psychiatry*, **13**, 801–12.

Silveira, E., Ebrahim, S. (1998b). A comparison of mental health among minority ethnic elders and whites in east and north London. *Age & Ageing*, **27**, 375–83.

Solomon, A. (1992). Clinical diagnosis among diverse populations: a multicultural perspective. *Family in Society: The Journal of Contemporary Human Services*, June, 371–7.

Stewart, R., Richards, M., Brayne, C. *et al.* (2001). Cognitive function in UK communitydwelling African Caribbean elders: normative data for a test battery. *International Journal of Geriatric Psychiatry*, **16**, 518–27.

Stewart, R., Johnson, J., Richards, M., Brayne, C., Mann, A. and Medical Research Council Cognitive Function and Ageing Study (2002). The distribution of Mini-Mental State Examination scores in older UK African-Caribbean population compared to MRC CFA study norms. *International Journal of Geriatric Psychiatry*, **17**, 745–51.

Thomas, P., Thornton, T., Shah, A. K. (2009). Language, games and interpretation in psychiatric diagnosis: a Wittgensteinian thought experiment. *Journal of Medical Humanities*. **35**, 13–18.

Thornton, T., Shah, A. K., Thomas, P. (2009). Understanding, testimony and interpretation in psychiatric diagnosis. *Medicine, Healthcare and Philosophy*. **12**, 49–55.

Waern, M., Runeson, B. S., Allebeck, P., *et al.* (2002). Mental disorders in elderly suicides: a case control study. *American Journal of Psychiatry*, **159**, 450–5.

Wai Yin Chinese Women Society (2007). *Report of the Community Led Research Project Focussing on: The needs of Chinese Older People with Dementia and their Carers*. Preston: University of Central Lancashire.

Watanabe, N., Hasegawa, K., Yoshinaga, Y. (1995). Suicide in later life in Japan: urban and rural differences. *International Psychogeriatrics*, **7**, 253–61.

Yip, P. S. F., Tan, R. C. E. (1998). Suicides in Hong Kong and Singapore: a tale of two cities. *International Journal of Social Psychiatry*, **44**, 267–79.

Yip, P. S. F., Callanan, C., Yuen, H. P. (2000). Urban/rural and gender differentials in suicide rates: East & West. *Journal of Affective Disorders*, **57**, 99–106.

Yip, P. S. F., Liu, K. Y., Hu, J., Song, X. M. (2005). Suicide rates in China during a decade of rapid social change. *Social Psychiatry and Psychiatric Epidemiology*, **40**, 792–8.

Zhang, M., Katzman, R., Salmon, D. *et al.* (1990). The prevalence of dementia and Alzheimer's disease in Shanghai, China: impact of age, gender, and education. *Annals of Neurology*, **27**, 428–37.

第15章

子どものメンタルヘルスへの移住の影響

ニシャ・ドグラ（Nisha Dogra）
カリッド・カリム（Khalid Karim）
パブロ・ロンゾニ（Pablo Ronzoni）

編者による本章の紹介

　子どもは特に、戦争などの状況から逃れるか、人身売買されるときに、一次移住者となりうる。同伴者のいない子どもは、年齢を証明しなければならない余計な重荷を負うことがあり、これがさらなるストレスを生む。子どもと思春期の若者は、家族とともに被扶養者として移動することで、移住を新しい刺激的な冒険としてこれに反応し、年長の移住者よりも迅速にうまく適応しうる。移住が子どもの適応と社会化に影響を与えることは言うまでもない。移住という文脈の中で、家族構成と期待感の変化に関連したさらなる追加要因が現れる。本章において、Dograらが子どもと家族に対する移住の影響を概説する理由は、特に小児期が社会的に構築され、文化的に影響されるからである。子どもの価値と役割は文化によって異なり、子どもの発達段階は彼らの移住体験に大いに影響する。さらに、それぞれの家族構成員の文化変容のペースが異なる場合、家族におけるストレスが悪化しうる。子どもが新たな言語に堪能になると、言語能力の低い年長の家族構成員のために翻訳や通訳を求められる場合もある。教育や適応における要因が、子どもと思春期の若者に偏った影響を与えうる。物事の定義やサービス利用および教育方針に関する合意が、子どもとその家族、さらにはサービス提供者にとって有益であることが本章で示される。

Migration and Mental Health, ed. Dinesh Bhugra & Susham Gupta. Published by Cambridge University Press. © Cambridge University Press 2011.

はじめに

　本章では、子どものメンタルヘルスに対する移住の影響を考察する。初めに、本章で専門用語がどのように使用されるのか、そして本章における焦点を明らかにしたい。本章の目的は、移住者にはさまざまなタイプ（経済移民、難民および難民認定申請者など）があり、その誰もがさまざまな形で病むことを認め、子どものメンタルヘルスにかかわるこれらの状況を概説することである。本章では、子どものメンタルヘルスにかかわる特別な問題を明示すること以外は、移住に関する社会学的または歴史的視点を示すことはない。子どものメンタルヘルスへの影響を考えるにあたり、小児期の意義など留意すべき要因を明示するが、その詳細は論じない。子どものメンタルヘルス、学業成績および社会化に対する移住の影響を検討する目的は、これら3つの問題が、互いに影響し合うことが多いためである。子どものメンタルヘルスについて考察するにあたり、育児と、それが移住によってどのような影響を受ける可能性があるかを検討する。育児と家族生活が、子どものメンタルヘルスにおいて重要な要因であることはよく知られている。ここでは主に1つの国から別の国への移住に注目するが、農村部から都市部への移住は多くの開発途上国の重要な問題であるため、これについても論じる。本章の締めくくりとして、今後の活動をいくつか提案する。

子どもの移住に関する定義

　子どもの移住者について厳密に定めた唯一無二の定義はない。本章で論じられる文献の一部で証明されているように、移住者という言葉は、経済的理由から移動する者、強制されて移動する者（難民認定申請者）や難民（移住の理由は、政治的ではなく、自然災害や戦争の犠牲者など、現実的な場合もある）という意味として用いられることが多い。子どもの移住者は、通常、成人に伴われているが、同伴者のいない未成年の難民の数はますます増えつつある。これらの子どもたちはより脆弱であるため、ホスト国にさらなる負担をもたらしている。本章では、定義をめぐる議論に焦点を合わせることはせず、前述したように概要を示す。

子どものメンタルヘルスについて考察する際に検討すべき関連要因

　本章では、子どもと社会における子どもの地位については論じないが、小児期の概念そのものが社会的に構築され、文化に影響されることは強調しておく。したがって、子どもの価値と扱いは社会によって異なるが、移住体験における子どもの選択と関与の程度も社会によって異なる。

　子どもに関するもう1つの問題として、子どもの発達段階が、その移住体験に大いに影響を与えうることを強調したい。ある意味、幼い子どもが家族とともに移住する場合、思春期の若者に比べて適応しやすいのは、自分の社会生活を放棄することが少ないためである。しかし、幼い子どもは親への依存度も高く、親が苦しめば自分も苦しむことがある。子どもは親の苦悩に敏感になることも多く、それを悪化させまいと必死に苦悩を共有しようとすることもある。Huemer ら（2009）は、幼い子どもがより脆弱であることを一部の研究から見出したが、彼らの大人への依存度を考慮すれば意外なことではない。発達も、子どもが自分の体験とそれが自分にもたらす変化をどれだけ理解できるかを決定する要因となる。

　トラウマや（家族などとの）分離を体験した就学前の子どもは、不安型愛着の問題を示しうる。学齢期の子どもはひきこもりになり、思春期の若者は破壊的行動を示す場合がある。Vuorenkoski ら（1998）は移住について、当初は短期間のストレス要因であるが、有効な対処メカニズムと移住の特徴によっては、子どもの精神面の健康に好影響もしくは悪影響を与えうると論じた。新たな状況への適応の悪さが、身体的健康とメンタルヘルスを悪化させることがある。Vuorenkoski ら（1998）は、思春期前に移住した少年は、初めて移住したときも、家族が出身国に戻ったときも、ともに対照群よりも精神病症状が多く見られることを見出した。思春期前に移住した少女は最もうまく適応していた。思春期の移住は、出身国に戻る者にとってより困難であった。移住は思春期により困難な課題となるようである。これは、思春期の若者が対処しなければならない文化的な期待と、仲間関係の破綻に関連しているかもしれない。出身国に戻りたいという親の希望を、子どもが共有しないこともある。

メンタルヘルスの概念化

　メンタルヘルスの概念化は文化によって異なり、文化以外の要因（教育および社会経済的要因など）も、メンタルヘルスと精神疾患の理解に影響を与えることがある。文脈によっては、精神的苦悩の身体化がより多く見られる。しかし、各集団はほとんど均質ではないことに留意することが重要である。ホスト国言語を話さない移住者の場合、サービスの活用は通訳者の利用次第になりえるし、このことが相応の問題を引き起こす。人々のメンタルヘルスについての考え方も、どのサービスを利用するか、どのタイプの治療を受け入れやすくなるかに影響する。これについては本章では詳細に議論しない。

移住体験は、ある文脈から別の文脈へと一般化することができるか？

　移住のプロセスを論じる前に、ある文脈における移住体験を別の文脈へと一般化することができるかを検討する必要がある。ホスト国が移住者の定着支援のために負う責任をどう考えるかについては、歴史的文脈が重要であろう。この問題は、特定の状況または文脈に極めて特有なものになりうるため、文献のレビューとそれに基づく一般化は困難となろう。たとえば、米国の文献の多くは、米国へのメキシコ系移住者に言及している。彼らの問題は、欧州への旧植民地からの移住や、欧州からカナダ、オーストラリア、ニュージーランド、さらには米国への移住などの他の文脈にはあまり一致しない。これらの文脈はそれぞれ独自の問題をもたらしている。

　移住者とホスト国の関係は極めて多様なものとなりうる。また、移住のパターンもさまざまである。たとえば英国とフランスには、旧植民地から移住してきたさまざまな集団がいるが、ドイツは大規模なトルコ人コミュニティを受け入れてきた。また、西欧諸国も東欧からの移住者コミュニティを受け入れてきた。一般の人々にとって、移住者はしばしば外見が違う人々を意味するが、この見方は移住問題を伝えるメディアの影響を受けているのかもしれない。移住は、特に経済的困難があると激しい感情を引き起こすが、そのときに移住者は敵意と差別という危険の高まりにぶちあたるかもしれない。

また、不法移民の強制勾留に関する政策を扱ったオーストラリアの文献が、非常に多く存在するが、これは国内外の懸念を呼んだ（Mares and Jureidini, 204）。さらに、オーストラリアで1970年代前半に見られた「白豪主義」の移住政策を意識せずにはいられない。ある意味でオーストラリアは機会均等の法制に関してのパイオニアだが、これを与えられた文脈の中でどのように実践に移すかは不明確である。このため、移住が子どものメンタルヘルスに与える影響を考察するにあたっては、歴史的および社会的文脈に留意する必要がある。

移住のプロセス

CarballoとMboup（2005）は、20世紀に各国の相互関係のあり方に根本的な変化が見られたこと、この変化の一部としての移住が、健康関連の問題を含む多数の難題をもたらしていることを強調した。

移住は通常、成人または家族の積極的な選択により行われる場合と経済的理由もしくはその他の経済関連の理由（就職への有利など）により強制的に行われる場合がある。自分の状況をコントロールすることがさらに難しい難民認定申請者や難民の立場とは対照的に、移住にはある程度の選択が伴う。

移住は本来、家族または家族の一部が、故郷であるなじみ深い場所を離れ、異なっており（したがって「異質な」）、敵意に満ちているかもしれない場所へと移動することを意味する。それゆえ、主要な文化的問題を検討することの重要性は当然とも言える。

すべての移住者は、自分自身と子どもおよび家族のためによりよい生活を築くことができるように、莫大なものを後に残して移住する。それゆえ、子どもに対するプレッシャーは相当大きなものとなりうる。子どもは以下の場合に移住の影響を受ける。

- 片方の親あるいは両親が移住し、子どもを他の家族構成員とともにおいていくことで、家族が離れ離れになるとき
- 子どもが片方の親または両親と移住するとき
- 子どもが他の家族構成員と移住するとき

- 子どもが単身で移住し、同伴者がいないとき
- 子どもが、多くの移住とそれによる問題が存在する地域に住んでいるとき

　これらの文脈がいずれも難民にもあてはまるのは、彼らが家族を伴ったり、単身だったりする点による。
　定住して新たな生活を始めようという覚悟で移住する者もいる。帰郷前に、十分な資金を稼ぐために必要な期間のみ滞在するつもりで移住する者もいる。違法な移住のために雇用支援を受けられない者もいる。子どもが新たな国を故郷であると考えていることに移住者が気付き、帰国の計画が実現しえないことがある。移住者が新たな環境で苦労している場合は特に、出身国が過度に理想化されることがある。
　PottingerとWilliams Brown（2009）は、カリブ系の人々の移住（主に米国またはカナダへの移住）について論じる中で、さまざまな移住のタイプを以下のように説明した。

- 季節移住（親がホスト国で働くために、1回につき何カ月間か移住する場合）
- 連続的な移住（片方の親または両親が、後から残りの家族を呼び寄せるつもりで移住する場合）
- 親の移住（親が一定の期間または永久に移住するが、その長期的な計画に子どもが祖国を離れることは含まれていない場合）
- 家族移住（家族が一緒に移住する場合）

　もう1つの移住のタイプは、子どもが教育を目的として、他国に住む親類と生活するために送り出されるものである。これらは難民にはあまりあてはまらない文脈だが、たとえ難民であっても、状況によっては、家族が他の構成員よりも先に、特定の構成員を選んで送り出すこともある。
　経済的要因が移住のタイプを決定することもある。家族移住は、これを実行するための財源がある場合のみ可能であろう。家族が一緒に移住する場合、新たな国に到着した親は、育児サポートを受ける機会が出身国よりも少

ない可能性がある。

　子どもは、自分や自分の愛する人が直接トラウマを体験しない限り、比較的迅速に適応する傾向がある。逆境の前かその結果により、認識力および育児力などの重要な適応システムが損なわれない限り、逆境が適応行動に持続的に影響するとは考えられない（Masten, 2001）。

　CarballoとMboup（2005）は、健康と移住の相互作用は複雑で、移住者の社会経済的および文化的背景、過去の病歴および移住前の医療へのアクセスの特徴と質の影響を受けると主張している。さらにそれは、状況と移住そのもののプロセス、新たな環境にかかわる要因からも影響される。

家族に対する移住の影響

　家族全体に与える移住による影響を評価することは困難である。これは家族機能自体が、移住者の子どもが移住のプロセスにどう適応するかにかかわる変数となっているためである。たとえば、Patinoら（2005）は、子どもと思春期の若者の精神病発症における、家族の機能不全と移住との関係を見出した。著者らが指摘するように、精神病それ自体が、家族の機能不全を引き起こした可能性がある。移住が家族のストレスを増し、機能不全や精神病につながった可能性もある。機能不全が「西洋の」視点を用いて評価された点に留意することも重要である。このシナリオでは、家族の機能不全、移住への適応および精神病というそれぞれの要因が、その他の要因と別の多数の要因との複雑な相互作用に影響された可能性が高い。そのため、それぞれの要因を切り離すことは極めて困難といえる。

　BeckermanとCorbett（2008）は、移住のプロセスそれ自体、親と子どもが最低2つの文化（出身国のと新たなもの）を行き来することを意味すると強調している。親と子それぞれの出身文化に対する帰属意識の差異が、家族の対立や、適応度および期待感の違いの原因となりうる。親子間の不一致はストレスを増し、家族の団結を失わせる（Farver et al., 2002）。

　移住は、特に子どもが親よりも言語能力が堪能になれば、家族内において力関係の逆転を生じさせる。子どもは広くコミュニティとのコミュニケーションを図るために、より高い地位と強い権限を得るが、このような責務

は過剰になりうる。家族もまた、新たな環境に合わせて役割を分担し直すと、家族機能に影響する変化が生じる場合がある。農村から都市への環境変化でも、これまで以上に危ういかもしれない環境を受け入れようと苦労する中で、親が自らの育児力の低下を自覚するとき、家族がストレスに直面しうる。さらに、拡大家族と地域サポートも失われることがある。これは、親が支援を受けられず、非公式なシステムがほとんど存在しないため、正規のサポートシステムを利用しなければならないことを意味する。

また、親子がお互いに相手を保護できていないことを知られたくないがために、家族でその葛藤を隠すことがある。家族の機能不全を理由に移住した家族は、移住体験を通じてその他のストレス要因が軽減されない限り、新たな環境での成功は困難となる。

しかし、家族が新たな環境への適応に向けて協力する場合、一体となって一層団結することもある。これを適切に行う家族は、外の地域社会への相互依存や、そこからの孤立が減少する。移住の理由と社会・経済的地位は、移住がもたらすストレスにおける重要な要因であると思われる。

家族から引き離された子どもの生活に対する移住の影響

興味深いことに、この分野における研究はほとんどなく、以下のセクションの大半は若者の臨床経験に基づいている。このことは、これらのタイプの移住者があまり目につかないか、あまり典型的ではない移住ということを示しているとも言える。子どもを連れずに移住する親は、通常、代理の介助者（大抵の場合、拡大家族）を手配する。これらの介助者は、子どもがよく知っている者である場合と、そうではない場合がある。うまく適切な代理育児を行う者もいれば、そうではない者もいる。しかし、子どもは親がいなくなった理由を理解せず、親に捨てられたと感じることがある。このような感情を根本的に整理する機会がないと、成人期まで尾を引くことがある。特に子どもが幼い頃に置きざりにされると、有意義なつながりを維持し、適切な関係を育むことは困難となる。長兄と長姉は年少の兄弟姉妹に対し、責任を感じることがある。子どもたちはこうした状況を明確に説明されなくても、たとえ説明されたとしても、すぐに親と再会できるという誤った期待を抱きなが

ら、必死に現実の生活を送り続けることがある。やっと親に合流するときには既に、親のいない生活に慣れ切ってしまっており、捨てられたという怒りをあらわにする場合がある。これは、代理人による世話に問題が多いときによく見られるケースである。十分に世話を受けていた子どもでさえ再会に苦しむし、特に自分が何者であるかを理解しようとする思春期前後に再会した場合は、適応に苦しむことがある。出身国では裕福な地域で生まれた子どもが、新たな国で不釣り合いな公営住宅地に住まわされることがある。このような子どもたちは家族内の適応に加えて、新たな環境への参入に対処しなければならず、独自の困難な問題が生じる。親と子が相手に対して理想を膨らませていたために、再会が期待に応えられなければ葛藤が起こりやすい。

　子どもを置き去りにすることは親にも影響し、子どもに有益だからそうしたと理性ではわかっていても、罪意識に苦しむことがある。親は子と再会するとき、罪意識と別れを埋め合わせたいという願いが育児力を低め、甘やかすことがある。

　子どもがその長期的な利益のために別の国に送り出され、親から引き離された場合も、問題は同様である。どちらの状況においても、子どもは身の危険を恐れ、親を失望させたと考えたくないがために、虐待を隠し続けることがある。そして成人に達するか、自分自身の子どもを持つまで、これらの問題の一部は確認や解決がなされない可能性がある。

研究結果の概観

　Stevens と Vollebergh（2008）は、この分野における研究の質が、いくつかの理由から多様であることを強調している。多くの場合、使用される専門用語が不明確で、調査対象となっている標本集団には著しいばらつきがある。また、米国の見解に大きく主導される形で、民族集団または人種集団の構成員であるという自己同一意識がメンタルヘルスに与える影響が、非常に重視されていた。著者らは、少数民族に自己同一意識を示す者が皆移住者であるというわけではなく、すべての移住者が出身の民族的背景に自己同一意識を持ち続けるわけではないと主張した。そして、高レベルと低レベルの問題行動が見出されたが、確固たる結論を下すことは難しいと締めくくった。

ここでは一部のデータを紹介するが、調査の比較も難しいことに留意することが重要である。CarballoとMboup（2005）も、質が高く比較可能なデータが少ないことについてコメントしている。

移住者集団と非移住者集団で違いはない

Volleberghら（2005）は、移住者の子どもにメンタルヘルスの問題がより高率で認められるということは見出さなかった。しかし、移住してきた親は非移住者に比べて、娘に問題があると報告することが多かった。教師は移住者の女子について、内在的な問題、社会的問題と思考の問題は少ないが、外在化の問題は多いことを認めた。しかし、調査はオランダで行われ、移住者の子どもの大半がイスラム教徒であったため、親子の文化的な不一致が子どもへの期待に影響を与えている可能性がある。

移住者集団に多い問題

Hollingら（2008）はドイツ国内における大規模な調査を実施し、移住の状況が、年齢、ジェンダーおよび社会経済的地位とともに重要な変数であることを見出した。全体的な有病率は他の調査と同等であったが、年少の子どもであることと低い社会経済的地位および移住が、精神病理の問題の増加に関連していた。移住者の標本では、外在化の問題が主な課題であるように思われた。移住の状況による情緒的問題の軽減は見られなかった。これはこのような違いが実際にないためか、あるいは報告をしないという、文化的観点からのアセスメント上のバイアスがあるためと考えられる。非移住者と移住者のそれぞれの標本の間には、疑似的な同質性が認められる。

Hovery（2001）は、移住労働者の子どもの59％が1つまたは複数の精神障害を持つと報告した。最も頻繁に見られる障害は不安関連の障害であったが、それが移住に関係しているのか、あるいは別の問題との関連をしているのかを確認することは困難だった。Hoveyはまた、移住者の子どもに虐待が多く見られることを報告し、それを以下の要因に関連付けた。

- 経済的な不満と苦悩がもたらす家族の対立の増加
- 社会的および物理的な孤立がもたらす社会的サポートとネットワークの減少
- 不十分な妊婦へのケアによるリスクの増加

　Hovey はさらに、移住してきた親の多くが子どもの頃に虐待を受けており、攻撃的な育児スタイルになりやすい傾向があると述べている。しかし、これが移住してきた多くの親の育児スタイルであると考えるのは飛躍しすぎている。

　Van Oort ら（2007）は、内面化の問題が、トルコ人移住者の家族の学歴において民族格差が発生することに対する強力な予測因子であったことを見出した。彼らは、トルコ人の少女における内面化の問題の予防または治療が、おそらく学歴格差の予防に貢献するであろうと主張している。西側諸国では、移住労働者の第一世代は、地元民よりも社会経済的地位が低い。Crul と Vermeulen（2003）の主張では、移住者の子どもは貧しい家庭で育ち、成長しても社会経済的不利は変わらない。これは移住者の場合、世代が変わってもほとんど進展はなく、しばらくは同じレベルのまま継承していくと考えられる。しかし、教育への姿勢とそれを享受する機会が鍵となりうる。移住してきた親は、特に英国のインド人および南アジア系の親の場合、子どもに対して教育熱心であるのが典型的である。Georgiades ら（2007）が指摘するように、教育は社会経済的不利を軽減する上で重要となりうる。

　Von Oort ら（2007）は、トルコ人移住者の思春期の若者が、オランダの子どもよりも多くの問題を報告していることを見出した。2001 年（テロ）以降、欧州でイスラム教徒であるという文脈は無視できない。

　Von Lersner ら（2008）は、戦争と避難中のトラウマ体験が犠牲者を脆弱にし、逃亡生活を対処困難にさせたことを見出した。彼らは（通常は移住当局の圧力を受けて）帰還した後も、相当なストレスを受け続けた。これは成人に関する調査であったが、結果は子どもにも適用できるであろう。

　Huemer ら（2009）は、難民で同伴者のいない未成年者のメンタルヘルスの問題を再検討し、「通常の」集団および同伴者のいる未成年者と比較して、心的外傷後ストレス障害が高率で認められることを見出した。かなりの数の

難民が 18 歳以下であり（44％で、このうち 10％は 5 歳未満であった）、これは、この集団に対するサービスを考慮する際の関連因子となる。同伴者のいない未成年は多様な集団と言われているにもかかわらず、著者らは文化に十分に配慮した基準の開発を語っており、これはむしろ矛盾する立場のように思われる。一部の調査では、少女が性的虐待を受けるリスクが高いとされていた（同伴者のいない少年は、一般の少年よりも性的虐待を多く体験していたが、少女よりは少なかった）。

移住者集団において少ないメンタルヘルスの問題

Alati ら（2003）は、オーストラリアの標本において、移住者の子どもはオーストラリア生まれの親の子どもと比較しても、メンタルヘルスの点で違いはないと結論付けた。移住後最初の数年間は、移住者の子どもは行動面の問題にかかわる症状をほとんど示さなかったが、時間の経過とともに、これはオーストラリア人の平均的なレベルにまで増加した。

Georgiades ら（2007）は、深刻な社会経済的不利にもかかわらず、最近移住してきた家族と生活している子どもは情緒面・行動面の問題が少なく、学業成績が高いことを見出した。移住者が集中している地域に居住していることは、移住者の子どもに問題が少ないことと関係していたが、非移住者の子どもの場合は逆の結果となった。移住者が多い地域に移住者として住むことはサポートが豊富であることを意味するが、別の集団にとってその地域に住むことは、社会経済的不利を示しているにすぎないといえる。Xue ら（2005）の研究からは、この結果は得られなかった。

子どもが直面する問題と関連しやすい、新たな移住後環境への定着に影響を与える要因

政治的傾向と移住者に対する態度

Montgomery（2008）は冒頭の段落に、「第三世界からの出身者の移住は、西側社会に対する巨大な社会的、経済的、文化的および倫理的挑戦を意味し、これは当面の間続くであろう」と記している。労働力を「輸入」する必

要性とは裏腹に、移住者の適応支援に投資することには強いためらいが伴う。これはおそらく、移住者に関する政治的視点の文脈を設定することに一役買うであろう。それはまさに「必要悪」として見られているようだ。

Silove ら（2007）は、近年見られる、全般的に貧しい非西側諸国から先進国への難民認定申請者の流入が、移住反対を声高に唱えている少数派の極端な反応を引き起こしたとまとめている。これは、欧州（たとえばオランダと英国）における極右派の台頭を見るだけでわかることである。Silove ら（2007）は、肌の色の問題には言及していないが、それは明らかに論点となっており、人種差別（レイシズム）の問題は無視できない。

テロ（現実のテロ、テロと認識されたもの）の脅威の高まりにより、問題は悪化しており、潜在的に異質な人々に対する敵意が強まっている。経済的な困難は状況を悪化させる傾向がある。これは、あまり定着の進んでいない移住者が、そのような困難の影響をより受けやすいためであると考えられる。失業は、このような移住者を特に脆弱にさせうる。

居住権

居住権に関する不安は独自のストレスを引き起こしうる。若者は、家族関係を強化するためにどうしたら永住をとれるかの話を聞き、意識するにせよ、意識しないにせよプレッシャーをかけられることがある。片方の親が初めに移住した場合、家族は再会できるまで長らく不安を味わう。

勾留がメンタルヘルスに与える影響に関するオーストラリアの調査によれば、勾留中の難民認定申請者に、さまざまな精神的苦悩が頻繁に見られる。彼らが成人の場合、苦悩に加えて勾留されているという状況では子どもと別れ子育てができなくなる。彼らが逃げてきた故郷よりも勾留センターが安全だとしても、勾留は、過去の拷問と迫害の体験を抱えている脆弱な集団に、独自のプレッシャーを与えうる。また、勾留期間が長ければ長いほど、子どものメンタルヘルスに対する影響が増す。勾留は子どもの発達に影響を与えやすく、長引けば長引くほど、ホスト国は探し求めていた安全な場所でありそうだという自信が、失われる。調査からは、子どもが勾留センターに収容されてから、不安や苦悩、夜尿症および自己破壊的行動に苦しんでいたこと

がわかった。居住権に関する不安が長引くことも悪く働く。

　難民になりやすい女性と子どもは、勾留センターでは解決できそうにない深刻な虐待に苦しんできた可能性がある。両親が移住した場合、拡大家族による世話を受けてきた子どもは、自分が体験した虐待を明らかにしない場合があることも注意すべきである。

定着

社会的ネットワークおよびサポート

　移住者は、日々の問題の解決を支援してくれる家族と社会的ネットワークがないために、不利な立場におかれることがある。多くの場合、移住者コミュニティは目的を焦点化した専門のサービスを必要としているが、既存の保健医療サービスおよびメンタルヘルスサービスに関する知識が欠けているようだ（McDonald and Steel, 1997）。移住者が地域のサービスをあまり利用しないのは、それらを必要と感じないからなのか、よく知らないからなのかは明らかでない。

　移住者は多くの場合、仕事があるところに強制的に移され、家族が落ち着き先を選ぶことはほとんどできない。移住者は最終的に孤立した農村部のコミュニティにたどり着き、自分たちの異質さのために一層孤立してしまう。英国では北ウェールズおよびノーフォークなど農村部の人気の高い病院で、非地元民集団のみが、地位の保障されない医療と保健関係の職員となっていることは珍しくない。これらの人々は、それほど遠隔地ではない地域に住む人々に比べて、地域のサポートがさらに乏しい。

　子どもの場合、学校が社会的逆境の防御因子になることがある。しかし、言語的困難と差別のため、子どもがカリキュラムをあまり利用することができない場合は特に、学校が重大なストレス要因になりうる。1人だけ外形が異なるために注目の的となっている子どもにとっては、特に深刻であろう。さらに、親と学校が若者に寄せる期待が対立することもある。重大な学習面の問題が生じていたとしても、学校や教育サービスに対し、子どものために社会資源や支援の確保を求めて異議を申し立てる力が、親にはない可能性がある。

子どもが成長すれば、家庭内と広い外界での体験との間に不一致が起こることがあり、これが家族間の対立を生む可能性となる。空襲や爆撃よりも、家族からの分離と慣れ親しんだ人々の喪失の方が、はるかに大きな苦悩をもたらすリスクとなりうる（Barnes, 2003）。これは、空襲や爆撃も大きなストレスであるが、家族からの分離により愛する者の安否の不明になることが、より一層大きなストレスとなりうるからである。

社会経済的不利

ほとんどの国の移住者は社会的に不利な立場にある。家族がどう適応しているかは重要な要因といえる。Georgiades ら（2007）は、「非移住者家族と比較して、最近の移住者に家族の機能不全が多く見られる。このことから親が情緒面／行動面の制御や学業成績に対してサポートすることで、レジリエンス（回復力）が身に付くと思われる」と述べた。

移住者の子どもが、出身国では比較的裕福だった家族の出身である場合、同世代集団と広いコミュニティの中でどういう位置を占めるかという適応が、必要となる。移住者の子どもは、ときには対立する 2 つ以上の文化的環境の下で成長する。これが子どもをストレスにさらすことになる。メンタルヘルスの問題を持った子どもは社会的不利を持つこととなる。

家族も新たな環境において、社会的地位の喪失を体験することがある。親は出身国では地位の高い仕事に就いていても、新たな国ではその資格に同じ価値がないために、地位の低い仕事をせざるをえないことがある。また、気が付けば労働時間が長くなり、拡大家族や社会的サポートもなく、育児時間が少なくなることもある。親が子どものために払っている犠牲を子どもが十分理解できない場合、家族の対立は大きくなる。

差別と偏見への対処

差別と偏見は重要な問題であるが、文献ではあまり触れられていない。移住者はしばしば、自分たちが敵意の対象となっていることに気付くが、これは移住者の数が多い地域では減少するかもしれない。しかし、これは彼らが

地元のホストコミュニティとあまりうまく統合できないことを意味していると考えられる。

ホスト国の言語が話せないことは、適切なサービスの利用に問題が生じる可能性がある。通学している子どもは新しい言語をどんどん学べる立場にあるため、親のために通訳しなければならないという厄介な立場におかれたことに、後になって気付く場合がある。

悪化要因

難民認定申請者や難民である子どもは、移住前の紛争体験に苦しんでいる可能性があり、それがその後の難民認定手続きによって悪化する。Nielsenら（2008）は、デンマークで教師が報告したデータを用いて、1年以上難民を申請していた子どもが、精神的な問題を持つリスクが高いことを見出した。難民認定申請制度の下での4回以上の転居が、高いリスクと関連があった。これは、転居を繰り返して地方自治体のケアを受けている子どもに、メンタルヘルスの問題が高率で見られることにも似通っている。

デンマークのデータはSteelら（2004）のデータを裏付けるものであった。勾留の状況は国ごとに異なるが、どちらの研究からも、長期にわたる勾留がメンタルヘルスに悪影響を及ぼすことが明らかになった。これは施設収容の増加と、おそらくは信頼感の喪失に関連している可能性が高い。難民認定申請に対するこのような対応は、うまくいかない。

子どもの心理的健康は親のメンタルヘルスにも関連している。親が不安を感じていたり、ホームシックであったりする場合、これが慢性的になると、子どもが新しい環境に適応できず、定着できなくなる可能性がある。

親の懸念

親は子どもの社会化について思い悩むことがある。たとえば、子どもが主流社会のさまざまな道徳的価値観に遭遇すること、家族の価値観が崩壊すること、そして、親の権威への異議申し立てなどが挙げられる。このような親の懸念は、特に女児に対してはっきりしている。これは、女児の方がより脆

弱であると受け止められているためであろう。

また、特に両親が長時間働いており、子どもの身体面・情緒面をサポートできない場合、親は適切な監督について不安を感じることがある。

さらに、親は子どもの学力向上について心配しても、親自身の学歴が不十分なために子どもを支援できないこともある。

子どもが体験する問題

移住者あるいは難民である子どもは他の子どもと同じ領域のメンタルヘルスの問題を体験する。本来極めて神経発達的な障害（注意欠陥多動性障害や自閉症スペクトラム障害）の率が、他のいずれの標本よりも高いと予測する理由はない（しかし、国によってこれらの診断にばらつきがあることには留意する）。トラウマのある子どもは情緒障害（emotional disorder）に苦しみやすいが、行動面の問題を示すこともある。これは特に、子どもが自分の苦悩をうまく伝えられない場合に起こりやすい。

これらのエビデンスは具体的なことを強く示唆するものではない。そのため実際の診療では、子どもの移住者としての立場を認識することは有効であるが、彼らが体験するすべての問題が移住を原因としているとか、逆に移住者としての境遇は無関係であるなどと決め付けないことが肝要である。

Kinzieら（2006）は、難民の子どもを個人として扱いながら、彼らが皆同様に扱われる必要があるという考えを改めた事例を紹介している。この主張は、すべての移住者集団に容易に適用できる。子どものメンタルヘルスの問題には、ほとんどの場合、多面的な病因があることを想起し、移住（およびその影響）を全体像と考えるよりも、全体像の一部と見なせば、子どもと彼らを取り巻く文脈とをより深く理解することができるであろう。これにより、いかなる介入も、確実に子どもの具体的なニーズに即して行われるようになる。

今後の方向性

さまざまな集団とさまざまな文脈における移住がうまく比較できるよう

に、使用される専門用語に関して、ある程度の合意が必要である。文献では、定量的研究が優勢な傾向があり、子どもや若者の体験はほとんど注目されてこなかった。メンタルヘルスの問題が高率で認められる移住者において、移住という要因がどの程度影響しているのかを確かめることは難しい。これらの子どもは、他のさまざまな要因のためにハイリスク集団となった可能性がある。子どもと養育者が語る体験談とその後の課題への対処方法は、彼らの問題と適切な介入に対する私たちの理解を、より有意義に改善できる豊富なデータを提供するであろう。

【参考文献】

Alati, R., Najman, J. M., Shuttlewood, G. J., Williams, G. M., Bor, W. (2003). Changes in mental health status amongst children of migrants to Australia: a longitudinal study. *Sociology of Health & Illness*, **25**, 7, 866–88.

Barnes, D. (2003). *Asylum Seekers and Refugees in Australia: Issues of Mental Health and Well Being*. Sydney: Transcultural Mental health Centre.

Beckerman, N. L., Corbett, L. (2008). Immigration and families: treating acculturative stress from a systemic framework family therapy. *Journal of the California Graduate School of Family Psychology*, **35**(2), 63–81.

Carballo, M., Mboup, M. (2005). *International Migration and Health*: a paper prepared for the Policy Analysis and Research Programme of the Global Commission on International Migration. Global Commission on International Migration. (http://www.gcim.org/attachments/TP13.pdf, accessed 26 June 2009).

Crul, M., Vermeulen, H. (2003). The second generation in Europe. *International Migration Review*, **37**(4), 965–86.

Farver, J. M., Narang, S. K., Bhadha, B. R. (2002). East meets west: ethnic identity, acculturation, and conflict in Asian Indian families. *Journal of Family Psychology*, **16**(3), 338–50.

Georgiades, K., Boyle, M. H., Duku, E. (2007). Contextual influences on children's mental health and school performance: the moderating effects of family immigrant status. *Child Development*, **78**(5), 1572–91.

Holling, H., Kurth, B. M., Rothenberger, A., Becker, A., Schlack, R. (2008). Assessing psychopathological problems of children and adolescents from 3 to 17 years in a nationwide representative sample: results of the German health interview and examination survey for children and adolescents (KiGGS). *European Child & Adolescent Psychiatry*, **17**(Suppl. 1), 34–41.

Hovey, J. D. (2001). Mental health and substance abuse. *Migrant Health Issues Monograph Series*. Buda, Texas: National Center for Farmworker Health, Inc.

Huemer, J., Karnik, N. S., Voelkl-Kernstock, S. et al. (2009). Mental health issues in unaccompanied refugee minors. *Child and Adolescent Psychiatry and Mental Health*,

3, 13.

Kinzie, J. D., Cheng, K., Tsai, J., Riley, C. (2006). Traumatised refugee children: the case for individualised diagnosis and treatment. *Journal of Nervous and Mental Disease*, **194**(7), 534–7.

Mares, S., Jureidini, J. (2004). Psychiatric assessment of children and families in immigration detention – clinical, administrative and ethical issues. *Australian and New Zealand Journal of Public Health*, **28**(6), 520–6.

Masten, A. S. (2001). Ordinary magic Resilience processes in development. *American Psychologist*, **56**(3), 227–38.

McDonald, B., Steel, S. (1997). *Immigrants and Mental Health: an Epidemiological Analysis*. Sydney: Transcultural Mental Health Centre.

Montgomery, E. (2008). Long term effects of organised violence on young Middle Eastern refugees' mental health. *Social Science and Medicine*, **67**, 1596–603.

Nielsen, S. S., Norredam, M., Christiansen, K. L. *et al*. (2008). Mental health among children seeking asylum in Denmark – the effect of length of stay and number of relocations: a cross sectional study. *BMC Public Health*, **8**, 293.

Patino, L. R., Selten, J. P., Van Engeland, H. *et al*. (2005). Migration, family dysfunction and psychotic symptoms in children and adolescents. *British Journal of Psychiatry*, **186**, 442–3.

Pottinger, A. M., Williams Brown, S. (2009). Understanding the impact of parental migration on children: implications for counselling families from the Caribbean. (www.counselingoutfitters.com/Pottinger.htm, accessed 10 June 2009).

Silove, D., Austin, P., Steel, Z. (2007). No refuge from terror: the impact of detention on the mental health of trauma affected refugees seeking asylum in Australia. *Transcultural Psychiatry*, **44**, 359–93.

Steel, Z., Momartin, S., Bateman, C. *et al*. (2004). Psychiatric status of asylum seeker families held for a protracted period in a remote detention centre in Australia. *Australian and New Zealand Journal of Public Health*, **28**, 527–36.

Stevens, G. W. J. M., Vollebergh, W. A. M. (2008). Mental health in migrant children. *Journal of Child Psychology and Psychiatry*, **49**(3), 276–94.

Vollebergh, W. A. M., Ten Have, M., Dekovic, M. *et al*. (2005). Mental health in immigrant children in the Netherlands. *Social Psychiatry and Psychiatric Epidemiology*, **40**, 489–96.

Van Oort, F. V. A., Van der Ende, J., Crijnen, A. A. M. *et al*. (2007). Ethnic disparities in mental health and educational attainment: comparing migrant and native children. *International Journal of Social Psychiatry*, **53**, 514–25.

Von Lersner, U., Wiens, U., Elbert, T., Neuner, F. (2008). Mental health of returnees: refugees in Germany prior to their state-sponsored repatriation. *BMC International Health and Human Rights*, **8**, 8.

Vuorenkoski, L., Moilanen, I., Myhrman, A. *et al*. (1998). Long term mental health outcome of returning migrant children and adolescents. *European Child and Adolescent Psychiatry*, **7**, 219–24.

Xue, Y., Leventhal, T., Brooks-Gunn, J., Earls, F. (2005). Neighbourhood residence and mental health problems of 5–11 year olds. *Archives General Psychiatry*, **62**, 554–63.

第3部　特殊な集団

第16章

女性の移住に関連したメンタルヘルスの問題

プラバ・S・チャンドラ（Prabha S. Chandra）

編者による本章の紹介

　移住は必然的に、異なるジェンダーの人々にさまざまな形で影響を与える。女性は一次移住者や二次移住者になりうるし、移住後の体験もそれぞれ異なったものとなる傾向がある。また、女性は家族の一員として移住することもあり、その場合の課題と対処戦略は大きく異なるものとなるであろう。さらに、女性に対して、これまでと変わらず同じ様に行動することを家族が期待する一方で、新たな社会や状況の下での家族構成員までもが、それまでと異なるジェンダーの役割を期待することがある。このようなジェンダーの役割と役割に対する期待との不一致が、個人にさらなる負担を課す。Chandraは移住のプロセスにおけるジェンダーの重要性を中心に説明する。Chandraが移住の女性化を取り上げたのは、ある特定の状況における女性の数の増加を示すためである。これは男女差別という意味ではないし、そう見るべきではない。女性移住者のメンタルヘルスの決定因子には、好ましくない社会経済的要因とともに、ジェンダーに関する危険因子も含まれる。家事労働には女性のメンタルヘルスにかかわる特定の問題がある。臨床医は女性に対して、精神障害が高率で認められることと、ケアギバーになりやすいことでの余計なストレスを体験することを認識しておかなければならない。

Migration and Mental Health, ed. Dinesh Bhugra & Susham Gupta. Published by Cambridge University Press. © Cambridge University Press 2011.

移住の女性化

　最近まで、移住に関する問題にジェンダーの違いはないと考えられていた。しかし、国家間の移動が激しくなり、世界中の経済政策に目立った変化が見られるようになり、10年前に比べて移住する女性が増えたため、移住者の健康はジェンダーによる特徴を示すようになってきた。

　国連人口部（United Nations, 2005）は、1965〜2005年は、女性移住者の数は男性移住者とほぼ同じで、1960年の47％から2005年の50％へとわずかに上昇しただけであると推定している。移住者人口の3分の2近くは先進国に定住しているが、先進国における移住の女性化（52％）は開発途上国地域（46％）よりもわずかに高い。

　移住が男女に異なる影響を与えることは知られているが、一部の問題は両者に共通している。男女はさまざまな理由で移住し、移住の方法も異なり、移住体験にも大きなばらつきがある。

　女性の移住には3通りある。一次移住者として、つまり、労働や勉強のために移住する場合と、二次移住者として、つまり、一次移住者である配偶者に同伴して移住する場合、そして第三に、家族合流の一環として、つまり、ある国の女性が別の国の人と結婚し、その国に移る場合である。

　ジェンダーという次元は移住体験において重要であるが、大半の移住が経済的なニーズが理由であること、また、開発途上国からより裕福な国へと発生することを覚えておかなければならない。この意味において、移住者はよりよい生活を求めなければ祖国を離れることはなかったわけで、本質的に不利な状態にある。

　移住が発生するほとんどの国において、ジェンダーが以下のこと、つまり家庭内での役割と関係性、地域社会で果たさなければならない女性の役割に、影響を与えていることを理解する必要がある。このようなジェンダーによる役割の境界設定が、さまざまな健康リスクを引き起こすのである。出身国と移住先の国における女性の役割とアイデンティティの差異が、健康と援助探索行動に影響することは重要である（Bhugra, 2004a）。これは健康のあらゆる側面にあてはまるが、特にメンタルヘルスに関連がある。上記に加えて、国家間の移住では、移住先の国で女性が少数民族となることが多い。

最近の移住者は、ホスト国の集団よりも健康状態がよいと報告されている。この現象は、「健康な移住者効果」として知られ、移住労働者が移住先に到着する前に経験するさまざまな選考プロセスに起因している（Razum et al., 2000）。しかし、移住後しばらくすると、移住者と地元民との健康のパターンは収束し、自己評価による一部の健康状態については移住者の方が悪化する。Alicia Lla'cer ら（2007）は、移住時とその数年後のこのような健康状態の差異は、ジェンダーの視点からは調査されてこなかったと報告している。また、移住プロセスのさまざまな段階での「健康な移住者」現象におけるメンタルヘルスの良好さ、ジェンダーにかかわる差異についての情報は、それほど明らかにされていない。

女性移住者のメンタルヘルス決定因子

新たな国への適応は文化変容を基礎としている。多くの研究において、文化変容戦略とさまざまな健康関連の転帰との関係が調査されてきた（Berry and Sam, 1997）。John W. Berry が開発した文化変容戦略の概念的枠組みでは、4種類の態度「統合、同化、分離と周辺化」が示されている（Berry, 1997）。研究からは、これらの戦略とメンタルヘルスとの関係が、文化的集団とホスト社会の特徴によってある程度緩和されることが明らかになった。一部の研究では、統合と同化が、分離と周辺化に比べて、メンタルヘルスの悪化に関係が深いことが示されたが、これらの理由は明白ではない。別の文化へと移住するほとんどの女性が同化は難しいと感じる理由は、働いていないことかもしれない。文化的規範が彼女たちに社会交流を奨励しないか、そのような機会がないのであろう。これらの戦略の影響も、一次移住者の女性と二次移住者の女性では異なる可能性がある。

移住者のメンタルヘルスに関する予測因子には、トラウマ的特徴を持つ変数と非トラウマ的特徴を持つ変数がともに含まれる。いくつかの研究からは、不十分な社会的サポート、経済的困難、女性というジェンダー、失業、不十分な社会文化的適応、移住後の逆境的ライフイベントと移住前のトラウマ的エピソードが精神面の不健康に関連していることが明らかになった（Knipscheer and Kleber, 2006; Schweitzer et al., 2006; Sundquist et al., 2000）。民族

差別を受けているという認識も、移住者の精神疾患を予測するものであることが、一部の研究からわかった（Noh et al., 1999）。しかし、これらの結果は必ずしも一様ではなく、国によってばらつきが見られる。

移住者のメンタルヘルスが、いくつかの状況的特性および個人特性に左右されることが研究を通じて明らかにされたが、その中でもジェンダーが重要な部分を担っていた。Tinghög ら（2010）は、これらの要因を大きく 3 つのグループに分類している。

1. 移住者に特有ではない、持続的な危険因子（例：女性というジェンダー、好ましくない社会経済的状況）
2. 移住者に特有ではない、突発的およびトラウマ的特性のある危険因子（例：特定のタイプのトラウマ的エピソード、多数のトラウマ的エピソードの体験）
3. 移住者に特有の危険因子（例：民族差別、不十分な社会文化的適応）

Bhugra（2005）は、移住のプロセスの中で、移住前段階、準備段階、個人の人格、そして社会的サポートと社会的ネットワークおよび移住のプロセスに向けた準備などの総量を研究することが重要としている。女性移住者のメンタルヘルスの問題にかかわる予測因子を評価する、先見性のある研究は不足している。

スウェーデンの分野横断的な研究はこの問題に取り組み、フィンランド人とイラク人およびイラン人移住者のメンタルヘルスを比較したが、イラク人とイラン人の方がフィンランド人に比べて、不安症状と抑うつの有病率がはるかに高いことが明らかになった（Tinghög et al., 2010）。低い健康状態と抑うつ／不安症状の平均値は、イラク人集団で最も高く、イラン人集団がこれに続いた。同じ研究では、精神面の不健康の予測因子には、移住者に特有ではない要因（乏しい経済保障、女性であること、離婚していること／未亡人であること／寡夫であること、不十分な社会的ネットワーク）と、移住者に特有ではない、トラウマ的性格を持つ体験（多数のトラウマタイプのエピソード）、および移住者に特有の要因（不十分な社会文化的適応）が含まれるという結論も出された。これらの要因はともに、イラク人およびイラン人移住者集団における

精神面の不健康の際立って高い有病率の大部分を「説明付けた」。イラク出身で女性であることは、それ自体危険因子であると思われた。これは、移住前と後の2つの社会における従来のジェンダーの役割について、一部の女性移住者が特に高い不一致を体験したためであると推測されている。

アジアにおける家事労働者のメンタルヘルス

アジアにおける女性の家事労働者（domestic workers）は、精神保健専門家による配慮が必要な特別な集団である。多くのアジアおよびアラブの都市と国々（香港、シンガポール、マレーシア、クウェート、ドバイおよびサウジアラビアなど）における急速な経済成長は、外国人家事労働者（Foreign Domestic Workers: FDWs）の需要をもたらした。これらの大部分は女性で、FDWs の需要は過去数十年にわたり、主としてフィリピン、インドネシアおよびスリランカによって満たされてきたが、これはこれらの国々の劣悪な社会経済状況を反映している。FDWs はほとんどの場合、家族のために高い収入とよりよい未来を確保しようと、富裕国で賃金の低い仕事に就くために家族の元を離れる女性である。これらの FDWs は、多くの点で社会から疎外されていることが多い。ジェンダー、宗教、言語および肌の色と異国の地での雇用状況を理由に、性的、人種的および社会的な差別を受ける可能性がある。さらに、しばしば搾取され、虐待されるために、精神医学的問題を抱えやすくなる（Abu-Habib, 1998; Cox, 1997）。現在クウェート（El-Hilu *et al.*, 1990; Zahid *et al.*, 2004）および香港（Lau *et al.*, 2009）から、この集団における独特なメンタルヘルスの問題に関する数少ない系統的研究が入手できる。

クウェートの El-Hilu ら（1990）は、FDWs が地元の女性と比較して精神病院に入院する傾向が5倍高いと報告した。これらの女性のほとんどは急性の反応性精神障害で入院していた。さらに最近では、同じ状況の下では、FDWs はクウェート人女性患者よりも1.86倍入院率が高いことが明らかになった（Zahid *et al.*, 2004）。14年経った後でも、ストレス関連の精神障害がやはり優勢であり、「深刻なストレスに対する反応」が最も頻繁に認められる診断となっている。クウェートの研究では、FDWs たちの精神病罹患の重要な危険因子として、過去の内科疾患および精神疾患、低い学歴と言語能

力、非イスラム教徒、スリランカ国籍であることが指摘されてきた（Zahid *et al.*, 2003）。Zahid らの研究によれば、患者の 75%がインド亜大陸出身者で、その学歴も比較的低く、4 分の 1 は読み書きができず、40%がわずか 4 年以下の教育しか受けていなかった。患者の半数は英語もアラビア語も話さなかった。

　クウェートのエチオピア人家事労働者に関する質的研究からは、これらの移住者のメンタルヘルスに関する重要な側面がいくつか明らかにされた（Anbesse *et al.*, 2009）。家事労働者として中東諸国に移住したエチオピア人女性の体験を、深刻な精神疾患を発症した者と精神面の健康を保っている者とで比較研究するために、フォーカスグループ・ディスカッションが用いられた。メンタルヘルスへの最大の脅威として患者が自覚したものには、搾取的な待遇、強制的な文化的孤立、文化的アイデンティティの弱体化と、期待を達成できないという失望があった。参加者らは、自らの文化的アイデンティティを肯定し、社会文化的サポートを確立することにより、これらのリスクに対抗しようとしていると報告した。

　以下は、メンタルヘルスに悪影響をもたらすと認識された、これら 4 つの要因の説明である（Anbesse *et al.*, 2009）。

搾　取

　ほとんどすべての女性が、非人道的な労働条件、身体的および性的虐待、基本的な自由の剝奪について語った。女性たちは、新たな雇用の場に到着してすぐに、限度を超えた大量の仕事と長時間労働、不十分な休憩をあてがわれたと訴えた。一度ある家庭に雇われると、家族で共有されるため、多くの責任が増えてしまう。女性たちは求められた仕事をこなすことに疲労困憊したと語り、これを精神面の不健康の発生とに関連付けた。

強制的な文化的孤立

　女性たちは、家族と離れ、エチオピアとの絆を失うことで大変苦しんでいると報告した。この状況は、雇用主が自由に出歩くことや他のエチオピア人との交流、礼拝参加を制限したために悪化した。その一方で、女性たちのほとんどが、新たな国の文化的慣習と言語には容易に適応できると報告した。

文化的アイデンティティの弱体化

女性たちはエチオピアとその文化アイデンティティの弱体化に対して激しく訴えたが、このことは祖国との絆の重要性を示すものであった。

期待に対する失望

多くの女性が、自分自身に抱いていた高い期待と、生活を改善できるとして家族が彼女たちに抱いていた期待について報告した。女性たちは、祖国の家族を失望させてはならないという強いプレッシャーを感じていたことで、しばしば精神的苦悩が引き起こされた。

外国人家事労働者（FDWs）のメンタルヘルス悪化の決定因子

Zahidら（2003）は、精神病の問題により入院したクウェートの家事労働者について研究し、その25％以上が到着から1カ月以内に精神病の問題があると診断されていたことを見出した。移住の早い段階で、女性がより多くの問題を抱える可能性がある理由は、いくつか考えられる。以前から存在していたメンタルヘルスの問題、言語および文化的課題、あるいは、新たな国に移住してきた結果、社会的サポートが不十分になったことにかかわるストレスなどである。

153人のフィリピン人FDWsに対する詳細な社会心理学的調査からは、限られた中国語能力と不適切な二文化併存型（bicultural）アイデンティティの統合が、高い文化変容ストレスと不十分な心理学的適応につながることが明らかにされた（Chen et al., 2008）。症候学的には、インドネシア人FDWsは自殺念慮に結び付きやすく、フィリピン人は緘黙症を呈しやすかったが、統計学的に有意ではなかった。また、インドネシア人FDWsはフィリピン人FDWsよりも早い時期にメンタルヘルスの問題で入院していることがわかった。精神疾患の経過では、インドネシア人FDWsはフィリピン人FDWsに比べて、治療が長引き、入院期間が長期化する傾向がある。これは、インドネシア人は通常若く、経験が少なく、教育水準が低く、英語でのコミュニケーションができにくいという事実によって説明できる。この結

表 16.1　女性家事労働者のメンタルヘルス悪化の予測因子

低い教育水準
移住して間もないこと
ある特定の地域に属していること
過去の精神疾患の病歴
過去の身体疾患
過去の入院歴
新たな国の宗教とは異なる宗教の信仰
新たな言語が学べないこと
社会的サポートの不足
不十分な社会的ネットワーク

果、臨床管理が一層困難になる。

　さらに彼らは、エージェントや雇用主からのサポートが最小限しか得られないことが多く、権利を主張できないことがしばしばある。このように、インドネシア人FDWs、特にそのうち単身者または独身者は、より脆弱である。

　香港の家事労働者に関する研究からも、同様な結果が報告された（Lau et al., 2009）。心理社会的ストレス要因の分析によれば、仕事の困難よりも家庭・家族の問題が最も重要であった。メディアは虐待や搾取などの仕事関係の問題の方を頻繁に報道している。しかし、仕事そのものよりも家庭・家族の課題の方が、ストレス要因の第二位に入った人間関係の問題とともに、女性移住労働者を悩ませているようである（表16.1）。

文化的疎外とメンタルヘルス
―― 英国における南アジア系女性のメンタルヘルス

　文化的疎外（cultural alienation）は、個人がその文化から切り離されていることに気付くプロセスであるが、これはメンタルヘルスの問題にかかわる、頻繁に見られる危険因子と考えられている。女性は社会化の機会が不十分であるために、新たな文化において疎外感を感じやすい傾向がある。新たな文化に完全に同化する機会が限られている一方で、女性は出身国の（より伝統

的であることが多い）と、新たな国の（よりジェンダーの平等に根差した）2つの価値体系にまたがり、並行した生活を送る傾向がある。英国では、南アジア系女性の自殺率が白人女性の2倍近くであると報告されてきた（Neeleman et al., 1997; Raleigh and Balarajan, 1992）。自殺企図については、英国の南アジア系女性は白人女性の1.6倍、南アジア系男性の2.5倍の率を示している（Bhugra et al., 1999）。

この高い自殺率をもたらす原因の中には、結婚とライフスタイルをめぐる家庭内不和、夫婦間の葛藤、義理の両親との問題、スティグマ、不幸な政略結婚、男性と高齢者に対して女性が服従することへの期待および文化的対立が含まれる（Bhugra et al., 1999）。フォーカスグループの研究においてBhugraとHicks（2000）は、夫婦間の暴力、家族関係における不幸と抑うつが、南アジア系女性の自殺企図に関連する最も頻繁に見られる要因であると報告した。

南アジア系女性で自殺を図った者と図らなかった者を比較した研究（Bhugra et al., 1999）では、自殺を図った者は過去に精神障害を患った病歴を持つ傾向が有意に強く、自殺企図を繰り返しやすく、異人種同士で付き合う傾向が強いことが見出された。また彼らは、子どもが異人種同士で付き合うことや、結婚相手を自ら選ぶことを望んだ場合、これらを承認する傾向があった。しかし、これらの集団間では、人種葛藤的な体験にあまり違いはなく、体験それ自体が自傷につながる可能性は低いことを示していた。自殺を図った者は、改宗者や家族と過ごす時間が少ない者に多い傾向が見られた。BhugraとHicks（2004）は、自文化および多数派集団からの文化的疎外がともに女性移住者にとって危険因子となりうると報告している。

移住してきた母親の産後うつ病と援助探索を阻む障壁

カナダにおける約600人の新たに母親となった者を対象とした研究では、移住してきた母親（過去5年以内に移住してきた者）はカナダ生まれの女性と比較して、うつ症状を示すリスクが5倍高いことが示された（Dennis et al., 2004）。新たに母親となった者の心理社会的ニーズの調査からは、移住して間もない女性は、産後期に打ちのめされた感じや社会的孤立感を頻繁に経験

することが明らかにされた（Katz and Gagnon, 2002）。出身文化と新たな文化の不一致、移住の状況によって左右されるが、母親としての身体的、心理的および情緒的緊張が、彼女たちを特に打ちのめすものと思われる。なぜなら、不慣れな医療制度を試行錯誤しながら利用し、伝統的な産後の慣習やサポートネットワークの快適性からしばしば引き離されるからである（Barclay and Kent, 1998）。医療提供者を対象としたこの集団のケアを阻む障壁を明らかにするための研究からは、援助探索を阻むいくつかの重要な障壁が明らかになった。これらには実践的な障壁と文化的な障壁が認められた（Teng et al., 2007）。実践的な障壁は、どこでどのようにサービスにアクセスしたらよいかを知らないことと、言語の問題が含まれていた。文化的障壁には、スティグマへの恐れと、家族と社会がうつ症状をきちんと捉えていないという問題が含まれていた。産後うつ病に関する文化的認識とオープンな議論が欠けていることは、移住して間もない多くの女性が自らの苦悩を開示することを避けたり、否認することに結び付いているのかもしれない。研究者らは、精神疾患へのスティグマがケアを阻む多面的な壁となり、移住して間もない女性がサービスの利用し始めることを妨げたと考えている。その理由には、自分の信念や価値観と合わないということだけではなく、他者から避けられることや家族の恥になることへの恐れもあった。

Ahmed ら（2009）は、うつ病と診断されている、新たに母親となった移住者 10 人に聞き取り調査を行った。調査の目的は、新たに母親となったうつ病の者について、以下をより深く理解することであった。すなわち、(a)うつ症状の体験と原因、(b)医療提供者およびサポートサービス機関との体験、(c)援助探索を促進または阻害した要因、(d)回復を助けた要因、または、(e)女性のうつ症状体験の継続と関連のあった要因、である。多くの女性は自分のうつ症状を、社会的孤立、身体面の変化、打ちのめされた感じ、経済的不安のせいであるとした。彼女たちは地域のサービスについての知識が乏しかった。ケアを阻む障壁には、スティグマ、羞恥心、言語、母親にふさわしくないというレッテルを貼られることへの恐怖、または一部の職員の冷淡な態度などがあった。回復を促進する要因には、友人、パートナーおよび家族からの社会的サポート、地域のサポートグループ、自宅から外へ出ること、あるいは個人の心理的適応などがあった。

医療提供者と女性移住者

　カナダとオランダで実施された医療提供者を対象とした調査からは、女性移住者が同一文化出身の医療従事者を好むか、好まないかに関する興味深い報告が得られた。理論上は同一文化出身の医療従事者が好ましいと考えられるが、患者は自分の仲間によって評価を下されることを懸念し、さらに驚くことには、特に医療提供者が同じ社会コミュニティに所属している場合、彼らが守秘義務を破るかもしれないと感じているようであった。この懸念は、結束の強い小規模な移住者コミュニティで最も強く起こる。そこでは、いろいろな社会的側面が共有され、相互関係が強固であるからである。メンタルヘルス提供者の中には、女性移住者には、自分が所属する文化的集団以外の提供者から治療を受けたいと希望する者もいると報告するものもいた。それゆえ「本人と同じ文化および国の出身者に治療してもらうことを望むだろう」という思い込みはなくして、文化が同じであることが好きかどうか彼女たちと可能な限り話し合うべきであろう。

アセスメントと理解

　医療提供者が女性移住者のメンタルヘルス体験について理解する方法は、修正する必要がある。うつ病が西洋医学の考え方と同様には認識されていない可能性があり、女性が自身の体験を理解するための、より文化的に受け入れやすい方法があるかもしれない。また、これが過小報告や誤認識につながっている可能性もある。研究からは、援助探索を阻むいくつかの障壁が明らかになった。(a)女性移住者は、不十分な言語能力、サービスへの不慣れと知識不足、低い社会経済的地位のために、メンタルヘルスケアのアクセスにおいて多くの困難に直面する。(b)医療提供者らは、構造的障壁とジェンダーの役割を、利用可能なメンタルヘルスサービスへのアクセスを阻む障壁として認めた。(c)医療提供者と女性たちとの医療関係が、女性移住者がメンタルヘルスの問題に関して援助を求めるかどうかに重大な影響を与えていた（O'Mahony and Donnelly, 2007）。

　オランダの研究も、女性移住者によるメンタルヘルスサービスの探索を阻む障壁があることと、スリナム人、オランダ領アンティル人、トルコ人およ

びモロッコ人女性が、オランダ生まれの女性に比べて、メンタルヘルスケアサービスの利用が著しく少ないことを示唆していた。一方、女性移住者は、社会福祉施設と女性危機介入センターを、より頻繁に利用していた（Ten Have and Bijl, 1999）。

女性移住者に対する親密なパートナーによる暴力は、英国とカナダの南アジア系女性のうつ病にかかわるもう1つの重要な危険因子であることが明らかにされた。Ahmedら（2009）は、配偶者の暴力という文脈で、女性移住者が報告せず、援助探索を求めない理由を論じている。その多くの理由は、スティグマ、利用可能な支援に関する知識不足、沈黙をよしとすることを含む厳格なジェンダーの役割と、社会的サポートの喪失である。

女性のための介入と予防サービス

本章でレビューされた文献の多くから、女性移住者が、自身を精神的苦悩に対して脆弱にさせる独自の問題を持っていることがわかる。独自の問題とは、以前から存在していた精神障害、出身国でのトラウマ的体験、移住が引き起こす変化への準備不足、同化における困難、移住する前には存在していたであろう社会的構造およびネットワークからの孤立、医療の場で苦悩について明確に語れないこと、既存のサービスに関する知識不足と不十分なアクセスなどである。

だから、予防は移住前段階から始めなければならないということは明らかである。多くの状況において、女性に移住する以外選択肢がない場合（二次移住または家族の再統合）、可能な限り、メンタルヘルスの問題に関する適切なスクリーニングと治療を準備プロセスの一部に組み込むべきである。一次移住者については、以下の内容が少なくとも一部のメンタルヘルスの問題の予防に効果的といえる。つまり、予測できる変化に対する適切なオリエンテーション、（特に外国人家事労働者に対する）言語と文化的スキルの支援、そして援助を求めることができる機関に関する情報などである。

米国、英国およびカナダには、女性移住者のための機関と団体がいくつか存在するが、女性がこれらに関する知識を得るのは、問題を抱えている場合に限られるのが常である。危機のさなかには（家庭内暴力がエスカレートしたときや、女性が産後うつ病になった場合など）、女性はこれらの機関に効果的に

アクセスすることができない可能性がある。これらの機関に関する情報が自由に利用できることが理想であり、これらの利用は（社会保障番号や健康保険証を得るのと同じように）文化変容プロセスの一部に組み込むべきである。

　幼い少女と思春期の若者については、十代とその親を対象とした学校や大学のプログラムが、移住後の体験を改善し、自尊心を維持する1つの方法として使用されてきた（Khanlou et al., 2002）。劇とダンスも、アイデンティティ、文化的な誇りおよび伝統の問題を語ることを若者に促すために活用されている。支援的かつ教育的な環境における新たな文化への同化促進に、劇とダンスがどのように利用できるかが示された（McCarthy, 2006）。

　さらに、HussainとCochrane（2004）は、サービス全体における代替的かつ伝統的な治療の役割を考慮し、文化に十分配慮したサービスの必要性を論じている。Moodley（1993）は、「分離型」サービスと「配慮型」サービスを区別し、それぞれのモデルが移住者コミュニティのニーズを満たすために果たせる貢献について次のように検討している。「分離型」サービスは法定サービスによって放置されている格差を埋め、メンタルヘルスサービスで「独自の」ケアを提供する貢献がなされているとのことである。一方の「配慮型」サービスでは、英国国営医療サービス（National Health Service: NHS）のような既存の一枚岩的な組織文化を根本的な変化させる必要がある。しかしMoodleyは、サービスの方向を転換しようとするいかなる試みも、適切なレベルの資金によって支えられなければならないと述べている。民族性に一層配慮したサービスが開発され、サービスを通じて少数民族集団のニーズを理解し、これを満たそうと試みたところでは、サービスに対する理解と治療の遵守に顕著な改善が認められた。Bhugra（2004b）は、うつ病と自殺傾向に関する教育冊子などシンプルな手段により、英国の南アジア系女性の治療と援助探索に対する認識と態度をいかに変えられるかを論じている。

おわりに

　グローバリゼーションと労働の機会の拡大に伴い、移住の女性化が進んでいる。移住は女性にとって、肯定的な体験にも苦悩に満ちた体験にもなりうる。メンタルヘルスの問題は移住前から存在し、リスクの増大をもたらす可

能性がある。出身国と移住先の国の文化的価値観と伝統の違いも、女性移住者のメンタルヘルスに影響を与えることがある。社会的サポートとネットワークが、メンタルヘルスにかかわる最も重要な防御因子の1つであることが明らかにされたが、移住はしばしばネットワーク不足などの悪影響を与える可能性がある。パートナーによる暴力や産後期の状況により、女性がメンタルヘルスの問題に対してより一層脆弱になることがある。教育水準が低く貧困状況にある一次移住者（外国人家事労働者など）には、さらにリスクが高まる。

　援助探索行動は、いくつかの要因のために遅れることが多い。その要因には、サービスに関する知識不足、言語の問題、精神的苦悩に対する文化的説明、見知らぬ土地で精神障害があると診断されるというスティグマが含まれる。さらに、上記の要因に関する医療提供者の知識と配慮の不足が、さらなる疎外を生む可能性がある。

　女性にとって、移住プロセスの前から予防をはじめ、新たな文化への移動の初期段階まで継続することが理想的である。サービスに関する情報を利用できるようにしなければならない。また、配慮のある医療提供者によるメンタルヘルスの問題の早期発見が必要とされている。

【参考文献】

Abu-Habib, L. (1998). The use and abuse of female domestic workers from Sri Lanka in Lebanon. *Gender and Development*, **6**, 52–6.

Ahmed, F., Druver, N., McNally, M. J., Stewart, D. (2009). Why doesn't she seek help for partner abuse? An exploratory study with South Asian immigrant women. *Social Science and Medicine*, **69**, 613–22.

Anbesse, B., Hanlon, C., Alem, A., Packer, S., Whitley, R. (2009). Migration and mental health: a study of low-income Ethiopian women working in Middle Eastern countries. *International Journal of Social Psychiatry*, **55**, 557–63.

Barclay, L., Kent, D. (1998). Recent immigration and the misery of motherhood: a discussion of pertinent issues. *Midwifery*, **14**, 4–9.

Berry, J. W. (1997). Immigration, acculturation and adaptation. *Applied Psychology: an International Review*, **46**, 5–68.

Berry, J. W., Sam, D. (1997). Acculturation and adaptation. In J. W. Berry, M. H. Segall and C. Kagitcibasi, eds. *Handbook of Cross-Cultural Psychology*, Vol. 3, *Social Behavior and Applications*. Boston: Allyn and Bacon.

Bhugra, D. (2004a). Migration and mental health. *Acta Psychiatrica Scandinavica*, **109**, 243–58.

Bhugra, D. (2004b). Migration, distress and cultural identity. *British Medical Bulletin*, **69**, 129–41.

Bhugra, D. (2005). Cultural identities and cultural congruency: a new model for evaluating mental distress in immigrants. *Acta Psychiatrica Scandinavica*, **111**, 84–93.

Bhugra, D., Desai, M. (2002). Attempted suicide in South Asian women. *Advances in Psychiatric Treatment*, **8**, 418–23.

Bhugra, D., Hicks, M. H. (2000). *Deliberate Self-Harm in Asian Women: An Intervention Study*. London: Report to the Department of Health.

Bhugra, D., Hicks, M. H. (2004). Effect of an educational pamphlet on help-seeking attitudes for depression among British South Asian women. *Psychiatric Services*, **55**, 827–9.

Bhugra, D., Baldwin, D. S., Desai, M., Jacob, K. S. (1999). Attempted suicide in west London. II. Inter-group comparisons. *Psychological Medicine*, **29**, 1131–9.

Chen, S. X., Benet-Martinez, V., Bond, M. H. (2008). Bicultural identity, bilingualism, and psychological adjustment in multicultural societies: immigration-based and globalization-based acculturation. *Journal of Personality*, **76**, 803–38.

Cox, D. (1997). The vulnerability of Asian women migrant workers to a lack of protection and to violence. *Asian and Pacific Migration Journal*, **6**, 59–75.

Dennis, C-L. E., Janssen, P. A., Singer, J. (2004). Identifying women at-risk for postpartum depression in the immediate postpartum period. *Acta Psychiatrica Scandinavica*, **110**, 338–46.

El-Hilu, S. M., Mousa, R., Abdulmalek, H. *et al.* (1990). Psychiatric morbidity among foreign housemaids in Kuwait. *International Journal of Social Psychiatry*, **36**, 291–9.

Hicks, M. H., Bhugra, D. (2003). Perceived causes of suicide attempts by UK South Asian Women. *American Journal of Orthopsychiatry*, **73**(4), 455–62

Hussain, F., Cochrane, R. (2004). Depression in South Asian Women living in the UK: a review of literature with implications for service provision. *Transcultural Psychiatry*, **41**, 253–60.

Katz, D., Gagnon, A. J. (2002). Evidence of adequacy of postpartum care for immigrant women. *Canadian Journal of Nursing Research*, **34**, 71–81.

Khanlou, N., Beiser, M., Cole, E. *et al.* (2002). *Mental Health Promotion Among Newcomer Female Youth: Post-Migration Experiences and Self-Esteem*. Report. Ottawa, ON: Status of Women Canada.

Knipscheer, J. W., Kleber, R. J. (2006). The relative contribution of post-traumatic and acculturative stress to subjective mental health among Bosnian refugees. *Journal of Clinical Psychology*, **62**, 339–53.

Lau, P. W. L., Cheng, J. G. Y., Chow, D. L. Y., Ungvari, G. S., Leung, C. M. (2009). Acute psychiatric disorder in foreign domestic workers in Hong Kong: a pilot study. *International Journal of Social Psychiatry*, **55**, 569–76.

Lla'Cer, A., Zunzunegui, M. V., del Amo, J., Mazarrasa, L., Bolumer, F. (2007). The contribution of a gender perspective to the understanding of migrants' health. *Journal of Epidemiology and Community Health*, **61**, 4–10.

McCarthy, P. (2006). *Education Resource Guide. Beneath the Banyan Tree*. Canada: Theatredirect.

Moodley, P. (1993). Setting up services. In

D. Bhugra and J. Leff, eds. *Principles of Social Psychiatry*. Oxford: Blackwell, 490–501.

Neeleman, J., Mak, V., Wessely, S. (1997). Suicide by age, ethnic group, coroners' verdicts and country of birth: a three-year survey in inner London. *British Journal of Psychiatry*, **171**, 463–7.

Noh, S., Beiser, M., Kaspar, V., Hou, F., Rummens, J. (1999). Perceived racial discrimination, depression and coping: a study of Southeast Asian refugees in Canada. *Journal of Health and Social Behaviour*, **40**, 193–207.

O'Mahony, J. M., Donnelly, T. (2007). Health care providers' perspective of the gender influences on immigrant women's mental health care experiences. *Issues in Mental Health Nursing*, **28**(10), 1171–88.

Raleigh, V. S., Balarajan, R. (1992). Suicide and self-burning among Indians and West Indians in England and Wales. *British Journal of Psychiatry*, **161**, 365–8.

Raleigh, V. S., Bulusu, L., Balarajan, R. (1990). Suicides among immigrants from the Indian subcontinent. *British Journal of Psychiatry*, **156**, 46–50.

Razum, O., Zeeb, H., Rohrmann, S. (2000). The 'healthy migrant effect' – not merely a fallacy of inaccurate denominator figures. *International Journal of Epidemiology*, **29**, 191–2.

Schweitzer, R., Melville, F., Steel, Z., Lacherez, P. (2006). Trauma, post-migration living difficulties and social support as predictors of psychological adjustment in resettled Sudanese refugees. *Australian and New Zealand Journal of Psychiatry*, **40**, 179–87.

Silove, D., Sinnerbrink, I., Field, A., Manicavasagar, V., Steel, Z. (1997). Anxiety, depression and PTSD in asylum seekers: associations with pre-migration trauma and post-migration stressors. *British Journal of Psychiatry*, **170**, 351–7.

Sundquist, J., Bayard-Burfield, L., Johansson, L. M., Johansson, S.-E. (2000). Impact of ethnicity, violence and acculturation on displaced migrants: psychological distress and psychosomatic complaints among refugees in Sweden. *Journal of Nervous and Mental Disease*, **188**, 357–65.

Ten Have, M., Bijl, R. (1999). Inequalities in mental health care and social services utilisation by immigrant women. *The European Journal of Public Health*, **9**(1), 45–51.

Teng, L., Blackmore, E. R., Stewart, D. E. (2007). Healthcare worker's perceptions of barriers to care by immigrant women with postpartum depression: an exploratory qualitative study. *Archives of Women's Mental Health*, **10**, 93–101.

Tinghög, P., Al-Saffar, S., Carstensen, J., Nordenfelt L. (2010). The association of immigrant- and non-immigrantspecific factors with mental health among immigrants in Sweden. *International Journal of Social Psychiatry*, **56**, 74–9.

United Nations. (2005). Department of Economic and Social Affairs. *Trends in Total Migrant Stock: The (2005) Revision CD-Rom Documentation*. Population Division United Nations, February, 2006. http://www.un.org/esa/population/publications/migration/UN_Migrant_Stock_Documentation_(2005).pdf.

Zahid, M. A., Fido, A. A., Alowaish, R., Mohsen, M. A. M. , Razik, M. A. (2003). Psychiatric morbidity among housemaids in Kuwait. III: Vulnerability factors. *International Journal of Social Psychiatry*, **49**, 87–96.

Zahid, M. A., Fido, A. A., Razik, M. A., Mohsen, M. A. M., El-Sayed, A. A. (2004). Psychiatric morbidity among housemaids in Kuwait. *Medical Principles and Practice*, **13**, 249–54.

第17章

移住とLGBT集団

ディネッシュ・ブグラ（Dinesh Bhugra）
スシャム・グプタ（Susham Gupta）
グルヴィンダー・カルラ（Gurvinder Kalra）
スティーブン・ターナー（Stephen Turner）

編者による本章の紹介

　LGBT（レズビアン、ゲイ、両性愛者およびトランスジェンダー）集団は、時として見えざる少数派と説明される。彼らは他の者と同じ理由から都市部や他の国々へと移住するが、ヘテロセクシズム（同性愛者に対する差別：heterosexism）、ホモフォビア（同性愛嫌悪：homophobia）、バイ・ネガティヴィティ（両性愛者に対する拒絶：bi-negativity）、迫害、または治療的介入の探求など、別の特別な理由から移住する可能性も高い。ほとんどの場合、彼らの健康とメンタルヘルスにかかわるニーズは無視されている。移住に加えて、主流から外れた性的指向および性的アイデンティティに対する新たな社会の否定的な態度は、LGBTである移住者に二重の危機的状況をもたらす。本章では筆者らが、ヘテロセクシズム、ホモフォビア、バイ・ネガティヴィティに関する状況を説明する。その後、LGBTの移住者にかかわる特別な問題、特にカミングアウトと、これに関連して生じうる困難への捉え方について論じる。カミングアウトをめぐる本人の葛藤と、家族、異世代および親族との対立がストレスとなり、移住に至ることもある。新たな国への定着にはさらに支援が必要となる。同性愛と同性愛的行動が違法で罰せられうる国の出身者は、移住の原因となったトラウマを解決する必要がある。新たな国の法律がLGBTに共感的でない場合、ストレス体験をさらに悪化させることになる。

Migration and Mental Health, ed. Dinesh Bhugra & Susham Gupta. Published by Cambridge University Press. © Cambridge University Press 2011.

第 3 部　特殊な集団

はじめに

　LGBT（レズビアン、ゲイ、両性愛者およびトランスジェンダー）の人々は、移住、適応および文化変容にかかわる特別な問題を持っている。彼らは単一の集団として論じられているが、彼らが直面する困難は均一ではないようだ。多くの場合、彼らはその性的アイデンティティを原因とする迫害から逃れるために、避難場所を求めて移住していた。LGBT の人々は他の人々と同様に、移住に関する「プッシュ（押し出し）」要因と「プル（引き入れ）」要因の両方を体験する。これらの事例におけるプッシュ要因には、家族、親類または社会の否定的態度と孤立、順応への期待などがある。プル要因は、パートナー探し、受容、大都市における匿名性、リベラルな態度があるであろうことへの期待に関連がある。インターネットへ容易にアクセスし、人間関係を築くことができるこの時代に、人々は同じ国内であるにもかかわらず、大都市に移住することがある。トランスジェンダーの人々にとっては、主要なプル要因が、外科的および医学的介入の探求である場合もある。これらは彼らの出身地域または出身国では利用できない場合があるからだ。否定的な態度については、4つの集団でばらつきが見られる。ホモフォビアやバイ・ネガティヴィティは移住の理由となりうるが、新たな国に移住しても、これらの態度に再び直面する可能性はあるだろう。

　本章では、カミングアウトのプロセスとこれにかかわる問題、ホモフォビアおよびヘテロセクシズムとバイ・ネガティヴィティを特に取り上げる。これらの態度を移住および移住後の体験と結び付け、LGBT の人々への対応における特有の論点を探ろうと思う。

対象範囲

　移住して避難や亡命を求めている LGBT の人々の数は、多数の要因に左右される。

　ある特定の時期における LGBT の移住者の正確な人数を知ることは困難であるが、いくつかのデータから推定により割り出すことができる。Kinsey ら（1948, 1953）は、旧知の画期的な研究において、男性の4％と女性の1〜2％が同性のみを愛する者であると実証することができた（詳しい

議論は Michaels, 1996 を参照）。その方法と標本選出に重大な問題があったにもかかわらず、控えめに見積もっても、世界中の移住者、難民および難民認定申請者 2 億人のうち、1000 万人が LGBT 集団に所属する可能性があることが示された。LGBT の人々は、他の者と同じ理由で移住することもあるが、特にその性的アイデンティティを理由に、移住したり、避難場所を求めたりする集団もいると推定される。性的アイデンティティに関しては、文化的態度、信念、価値観およびジェンダーの役割への期待など特別な要因が存在する。個人が積極的または受動的に自らのアイデンティティを隠すか、そしてこれを移住や難民認定を求めるプロセスで利用するかは、これらの要因によって決定される。自分自身や周囲の人々へのカミングアウトが、自身の移住や難民認定の機会を損なったり促進したりすると思い込んでいる場合は、特にその時期を選ぶであろう。さらに複雑な要因は、特に移住が集団で行われた場合、周囲の人々が彼らの性的アイデンティティを認識しているかどうかということである。これまで論じられてきたように、それぞれの文化的態度には違いがあり、たとえばブラジルでは、同性愛者、異性愛者、両性愛者の区別は最近のものである（Parker, 1987）。

特別な問題

移住に影響を与える通常の要因に加えて、性的アイデンティティに関する特に複雑な要因がある。これらが出身文化におけるジェンダーの役割とその役割に対する期待、新たな文化における異なる期待が絡み合うと、さらなるストレスを生み出す。LGBT の人はそれぞれ、新たな文化に包囲されている自文化という文脈の中で認識されなければならず、いかなるアセスメントあるいはマネジメントにおいても、文化間の相互作用が考慮されなければならない。

個人的態度

LGBT の人々は、自己の性的アイデンティティに満足していることもあれば満足していないこともあり、これは社会的、生物学的および文化的要因に影響される。しかし、自分自身の中で性的関心を感じられるようになるまでには時間がかかることがあり、これと折り合いを付けるにはさらに長くか

かることがある。宗教的価値観は、これらの感情を処理する方法に影響を与えるであろう。同性に魅力を感じていても、コミュニティの反応と態度を理由にそれを行動に移せず、ゲイであると自認できない者もいる。多くの場合、自分自身をゲイだと思うことは戦略的な受容であり、ゲイであると認めることは、カミングアウトの最終段階である。その段階に至るまで、自分がゲイであることを認めず、自分の性的行動は実験的なものだと考える場合がある。性的な関心、空想そして行動はそれぞれ区別する必要がある。性的空想は隠されたり文化の影響を受けたりすることがある。性的行動は明確で観察可能である。個人の信念と態度は、空想、関心および行動によって変化し、心理的分離が起こりうる。

カミングアウト

カミングアウトは、ゲイとして生きるための文化的プロセスとして説明され、これによってゲイの人々は、同性愛者というレッテルに対する（他者と彼ら自身に起因する）否定的な含みを拒否し、自らの性的指向の肯定と承認を得る。このプロセスは、まず彼ら自身に対して、その後は他者に対して、非伝統的な性的指向（通常ゲイまたはレズビアン）の承認を求める、1つまたは一連のイベントを意味する（Hanley-Hackenbruck, 1989）。CohenとStein（1986）は、カミングアウトのプロセスを、心理的なレベルにおける同性愛の思想と感情に対する個人の認識と承認を含む、複雑な発達過程であると定義している。

カミングアウトの段階

Coleman（1985）は、カミングアウトの5段階を解説し、各段階で本人自身の心の安らぎを得てから次の段階に進む必要があると示唆した。各段階でさまざまな社会的および文化的要因がプロセスに影響を与えるのは当然だが、これらの段階が完全に順序を追って進むものなのか、互いに重複しているのかについては、議論の余地がある。Coleman（1985）はこれらの段階を、「カミングアウト前の段階、カミングアウト、探究、最初の恋愛関係、アイデンティティの統合」であるとしている。カミングアウト前の段階は、出身文化の態度によっては長期間続く場合がある。その後、カミングアウト

の段階となるが、これは自分の性的指向を他者に認めてもらう段階で、認知（Hencken and O'Dowd, 1977）、表明（Lee, 1977; Plummer, 1975）または同一化（Dank, 1971）とも言われる。このプロセスの平均年齢は 13 〜 18 歳であると指摘され（Jay and Young, 1979; Weinberg and Williams, 1973）、この段階における、家族や親しい友人による受容は、見知らぬ人による認知よりも個人的なレベルで重要な意味を持つ。探究段階は、社会的スキルと対人関係スキルが発達し始めることで性的能力の自信につながり、性的征服感が自尊心を高めるわけではないことを学ぶ。最初の恋愛関係の段階は、その見習うべきモデルがなく、自信が低いままであればさらに問題が生じうる。統合は、関係が落ち着き、相互不信と独占欲から解放される段階である。Trenchard と Warren（1984）は、カミングアウトの物語について、彼らの標本集団に共通のテーマがあることを見出した。彼らはまず友人、続いて他の者に打ち明けるが、家族はほぼ最後であった。Bhugra（1997）は、南アジア系ゲイ男性の小規模な標本において、カミングアウトのプロセスに家族と宗教が重要な役割を果たしていることを見出し、それは特にイスラム教徒の場合に顕著であった。親と職場の同僚には最後に打ち明けることが多く、各人が自分の性的関心を隠すために異なるモデルを用いていた。男性の場合は、男らしさの定義とそのパターン、息子と親の関係が、カミングアウトのプロセスに重要な役割を果たす。

　同性愛者のアイデンティティの発達は、同性愛の概念と同性愛者であることにどのように特別な意味を持たせるかに左右される（Dank, 1971）。同性愛者のアイデンティティに対する強い関心は、同性愛という認知カテゴリーが存在しない環境では生じないのかもしれない（Davenport-Hines, 1990）。このような場合、その個人やその他の人々は代替説明を用いることがある。

　移住とカミングアウトの対立：Tremble ら（1989）は、カナダの移住者の小規模な標本において、すべての若者がカミングアウトに伴い対立を体験したと指摘した。親の反応は、困惑、ショック、自責、新たな文化に対する非難、そのような性的関心を西洋の病と見なすなど、さまざまであった。Tremble らはまた、これらの人々は家族に対するカミングアウトで困難を体験したが、人種差別のためにゲイのコミュニティにも、定着することの難しさを感じていることを指摘した。しかも、彼らはその性的指向を、民族的ま

たは人種的アイデンティティと一致させることにも難しいと感じていた。移住者の親を持つ子どもにとって、反同性愛といえる文化的期待と道徳観に反してカミングアウトのプロセスをたどるのは複雑で困難なものであろう。

　一方、性的アイデンティティに基づき、自分自身の文化をすべて拒絶する者もいる。日系アメリカ人の小規模な標本においてWoodenら（1983）は、2つのアイデンティティを持つことが重要であり、多くが並行して保持しえたと述べた。しかしChan（1989）は、彼女の研究対象において、レズビアンとゲイが、民族的アイデンティティよりも性的アイデンティティと同一化しており、それが家族との間に緊張をもたらすもう1つの原因と考えられると述べた。民族的アイデンティティからの人種差別と、性的アイデンティティからのホモフォビアに直面し、二重の危機を感じた者もいる。ゲイの黒人男性は、多くの場合、黒人コミュニティとゲイコミュニティのどちらに同一化するかを選ばなければならない（Beame, 1982）。役割期待が対立することもあり、あるアイデンティティが別のアイデンティティよりも政治的に利用されることがある。Icard（1986）は、ゲイの黒人男性（他集団にもあてはまる場合があろう）は、社会全体と、黒人コミュニティおよびゲイコミュニティの影響から、心理的な三重の危機におかれると指摘している。これらの要因と関連のあるストレスにどれだけうまく対処できるかは、さまざまなアイデンティティの適切な成長と発達、そして統合に影響されている。

　Bandura（1977）は、行動変容の分析において、自己効力感が中心的な役割を果たしていると説明している。個人の行動は、その行為の効力予期と結果予期に影響される。たとえば行動学的には、我々の行為は結果予期に関連している。

　効力予期には、遂行行動の達成、代理経験、言語的説得と情動的喚起など、さまざまな情報源が含まれる。これらはすべて、さまざまな社会的期待の影響を受ける。そのため、これらが黒人のアイデンティティと性的アイデンティティに適用されると、さらに複雑になる（Bandura, 1977）。

　中核となるジェンダー・アイデンティティとは、個人による男性または女性としての一次的同一化で、通常は小児期に決定される恒久的な特性であると定義される。これは臨床面接や自己報告によって評価される（Pillard, 1991）。ジェンダーの役割とは、男女の役割分担がどうすればうまくいくの

表17.1 男性らしさ／女性らしさの項目 (Pillard, 1991 を修正)

ときどき、誰かとケンカをしたくなる [1]
……ダンスよりもゲームをしに行きたい [2]
……結果が疑わしい場合は、いちかばちか1人でやってみる [2]
……自立している [3]
……強い個性 [3]
暴風は恐ろしい [1]
……看護師になりたい [1]
……すぐ泣く [2]
……従順である [3]
……お世辞が言える [3]
……傷ついた心を慰めたくてたまらない [3]

質問は、[1] Gough (1957) California psychological inventory、[2] Guilford *et al.*, (1978) Guilford-Zimmerman survey、[3] Bem (1981) Bem sex role inventory より引用。

か、また、これらの役割がどのように発展し、実施されるのかに関する一連の期待である。Pillard (1991) によれば、これらはいずれの時点においても文化的に決定される。Pillard (1991) は性的指向を、いずれかの性別に対する性的関心(同性愛、異性愛または両性愛)として説明している。しかし、両性愛は同性愛と異性愛との中間に自動的に収まるものではないことを、臨床医と研究者は認識しておく必要がある。個人的価値観を探るために、男らしさと女らしさの尺度が使用されてきた(表17.1)。

同性愛は、すべての歴史と文化において報告されてきたが(Bullough, 1976, 1979; Weinrich and Williams, 1991; Whitam and Mathy, 1986)、両性愛とトランスジェンダーにかかわる行動も、あらゆる時代と国において報告されてきた(Bullough, 1974)。Bullough (1974) は、文化には性を肯定するものと否定するものとがあると説明している。性を肯定する文化では性行為を快楽と見なすが、性を否定する文化では性行為を生殖行為としてしか見ない。

ホモフォビア

ホモフォビア(同性愛嫌悪)は、ゲイやレズビアンに反対する人々が表明

する偏見と否定的な態度に満ちた反同性愛感情の説明に使用される用語である。文献レビューの中でBhugra（1987）は、同性愛はほとんどの社会において、常に強い感情を呼び起こしてきたと指摘した。年齢、ジェンダー、宗教、教育および個人的接触によって、態度は変化する（Ahmed and Bhugra, 2010 参照）。

Weinberg（1972）は、ホモフォビアという言葉を、同性愛者の間近にいることに異性愛者が感じる恐怖と、同性愛者の自己嫌悪を特徴付けるために使用した。Herek（1996）はヘテロセクシズム（同性愛者に対する差別）とホモフォビアを、同性愛行動とゲイおよびレズビアンの人々の両方に対する敵意と偏見として定義した。ホモフォビアは他の病的なフォビアと同じではなく、文化的イデオロギーと集団間の関係に根ざした社会的な現象ではなく、反ゲイという偏見からくる、個人的な病型を意味するものである（Herek, 1996）。しかし、ヘテロセクシズム的な見解の中心となっているのはこのような集団間の関係であり、ゲイの移住者はすぐにこれを読み取り、二重の危機に直面することになる。

Herek（1996）は、ヘテロセクシズムが、文化的レベルと個人的レベルの両方で見られると主張している。そして制度的人種差別および性差別と同様に、不可視性と攻撃という2つのプロセスを通じて、社会的慣習と制度に浸透していくと述べている。つまり、人種や肌の色とは異なり、同性愛とその行動は一般に目に見えない状態が続く限り、社会によるうわべだけの寛容が維持される。その一方で、同性愛者と同性愛主義が目に見えるようになると、他の移住者までもが彼らを攻撃するようになる。

Bernd（2008）は、ドイツにおける移住者のうち、思春期の若者が同性愛に否定的な態度を示すことが多いこと、これは伝統的な男らしさの基準と信心深さ、同性愛者との個人的接触に関連していることを見出した。トルコ出身の思春期の若者の移住者も否定的な態度を示したが、これは宗教の影響であると言われている。

心理的なヘテロセクシズムは、個人的な敵意と、主流から外れた性的関心に対する非難という形で、態度と行動に反映されるが、これらの行動が罪深いと見なされることがある。異性愛者の男性は同性愛者の男性に脅威を感じ、社会は男らしさへの挑戦に対処することが難しいと考える可能性があ

る。ヘテロセクシズムの結果、ゲイとレズビアンは言語的にも身体的にも、怒り、暴力および虐待のターゲットとなる場合がある。世界の大半の国では、そのような攻撃はホモフォビアやヘテロセクシズム的行動の一部とは見なされず、認識されもしない。Berrill（1992）によれば、回答者の44％が性的指向を理由に暴力を受けたと報告している。ゲイとレズビアンに対する態度は、年齢、ジェンダー、学歴、社会経済的地位、宗教、農村部在住などと関連がある。移住者に対する反感も、年齢、ジェンダー、学歴と経済的地位に結び付いている。これらの要因が重なることにより、移住してきたゲイとレズビアンに対して一層否定的な感情を生むかもしれない。また、ゲイとレズビアンが、自分の出身文化の中で生きることで、内在化された同性愛嫌悪の感情を抱き、それによって、移住のプロセスと移住後の適応の構図がともに、さらに複雑化する可能性も高い。自らの性的指向を隠すことは、公的なアイデンティティと私的なアイデンティティとの間に痛ましい不一致を引き起こしえよう（Herek, 1996）。

　Hidalgo（2010）は、米国では移住と同性間の恋愛関係に対する態度がますます二極化しており、これらは相関していると指摘する。同性間の結婚が現実となれば、両方の問題における二極化は、相互に強め合う可能性が高いと言う。

新たな社会の態度

　ゲイとレズビアンが同意の上で性行為ができる年齢と権利を、異性愛者と平等に定めている少数の国以外のほとんどの文化では、同性愛と同性愛的行動に反対するさまざまな態度が認められる。ヘテロセクシズムとホモフォビアは、今なお一般によく見られる特徴だが、これらの態度は社会政策と医療へのアクセスに影響を与えている。ゲイとレズビアンに対する態度は、両性愛者に比べて否定的になりやすい。BhugraとdeSilva（1998）は、ロンドンの両性愛者の集団において、彼らが情動的にも性的にも男女ともに魅力を感じているが、性的よりも情動的魅力の方が優先されることを見出した。興味深いことに、参加者の性的行動は、より異性愛者的であったが、自己認識にはばらつきが見られた。

　ゲイ、レズビアンおよび両性愛者は、多くの場合、より末端の集団に対し

てカミングアウトすることに非常に慎重になる。このプロセスは、受容的に応じてもらえそうな他者から肯定的に承認されることに影響されやすい。情報の利便性の高まりや、社会的および経済的地位の変化から（英国およびその他の地域で、政府の大臣が数人、ゲイやレズビアンであることを公表するなど）、一部ながらより肯定的かつ受容的な文化になった。レズビアンとゲイがますます可視化されつつあることや、多数派の異性愛者と主流から外れた性的指向を持つ人々との接触が、否定的な態度と偏見を低めることは必然であろう。この肯定的な態度が移住者に対する態度より勝るものとなるかを確認することは難しい。LGBTの人々が、自らの性的アイデンティティを理由にどこか楽園を求めようとするとき、受け入れて欲しいこととそこが安全であることを願っている。

　ホモフォビアやヘテロセクシズムは、両性愛者嫌いと対になってバイ・ネガティヴィティ（両性愛者に対する拒絶）を内包している。両性愛に対する文化的態度と受容は、問題となっているその両性愛者が男性であるか女性であるかによって異なる。主流から外れた男らしさと女らしさに対する反感と相まって、否定的な固定観念が入り込み、両性愛者の性的悦楽を脅かす。両性愛者を割り切れない者、二股をかける者として見なすだけではなく、彼らへの否定的な態度は、当然、性的アイデンティティを隠すことを余儀なくする。移住者の中には、非常に弱気になって自分の性的指向や好みを公にすることを望まない者もいる。性と性行為をプライベートな活動と見なす文化では、個人の性的アイデンティティと性行為に、より慎重になることが促される。この2つの文化の「対立」が、個人にさらなるストレスを加えうる。Eliasonは、バイ・ネガティヴィティが両性愛者の男性が直面するスティグマとして定義されるとし、その要因がホモフォビアにかかわる要因と類似していると主張している（Eliason, 2001）。否定的な態度と関連するものには以下のもの、つまり年齢、ジェンダー、学歴および社会経済的地位、ジェンダーに関する伝統的価値観を保持している人々、両性愛者との親密性、宗教および居所などがある。かくして両性愛者の自己認識は、その世界観に影響する。Eliason（2001）は、異性愛者であると自認している学生229人のうち、76％は両性愛者の知人がいなかったと報告した。この対象のうち、両性愛者の男性、同性愛者の男性、レズビアンを受け入れられないと考える者

は、それぞれ、24％、21％および14％であったが、3.5％は両性愛の体験があった。異性愛者の男性は、より敵対的な態度を示したが、これは彼らが男らしさについて、より強硬な（おそらくは伝統的）価値観を保持していることを示唆しているかもしれない。

　両性愛者は自分たち自身を受け入れやすい存在であると考えているようだが、そうではなく、異性愛者の男性に拒絶され、異性愛者の女性にも、それほどひどくはないが拒絶されている。より伝統的な環境に同調することを期待され、場合によっては迫害、孤立、疎外化された両性愛者は、匿名性を得やすい都市化の進んだ地域へと移動することがある。一部の都市はゲイにやさしいとの評判を得て、主流から外れた性的アイデンティティを持つ多くの人々を魅了し続ける。EliasonとRaheim（1996）は、レズビアン、ゲイおよび両性愛者に対する態度を評価するツールを開発した。多くの両性愛者の女性は、異性愛者よりもレズビアンからより深刻な偏見を受けていると訴えている（Bisexual Anthology Collective, 1995; Weise, 1992）。MohrとRochlem（1999）は、異性愛者の男性が両性愛者の男性をより否定的に評価する態度は、人種、宗教儀式への参加および政治的イデオロギーと相関していると指摘した。この否定的な態度の一部は、両性愛者（および同性愛者）が一夫一婦制となる可能性が低く、性感染症になりやすく、パートナーを性的に満足させることができにくいという固定観念と関連付けられる（Spalding and Paplau, 1997）。Eliason（1997）はこれを研究で確認し、その結果は偏見を裏付け、人々が性的少数者について保持している固定観念を示すものである。SuligoiとGiuliani（1997）によれば、HIVを含む性感染症は、移住者においてより頻繁に見られる。1990年代初めから半ばまでの4年半にわたるイタリアにおける研究で、これらの著者は、北アフリカ系の男性に非特異的尿道炎と陰部疣贅がよく見られること、また女性には非特異的膣炎と潜伏梅毒がよく見られることを見出した。この標本における全体的なHIV感染有病率50％と比較して、中南米出身の同性愛者の有病率は低く、39％であった。このように、移住者の間でも出身国によって有病率が変化しうる。

　MaiとKing（2009）による論文は、移動性、帰属性および（個人的および集団的）アイデンティティという文脈における、愛と性に関するナラティブ、慣習および理解の研究が不十分であると強調している点で興味深い。愛は欲

望を理解する鍵と説明されているが、時として人は、特に不特定多数との性行為が含まれる場合、愛を性的欲望とを切り離すことができる。単身での移住は、「移住の新たな地図」を構成する重要な要素として説明されている（King, 2002, pp. 99～100）。インターネットは、性的魅力と、異なる複数のアイデンティティとの性的関係の様相を変え、おそらくは、人々の移動の潜在的な前兆として機能している（Constable, 2003; Johnson, 2007）。さらなる研究が必要な別の興味深い問題は、ある国に滞在するための偽装結婚、国家間あるいは異人種間の結婚と、それらが個人のアイデンティティに与える影響である。MaiとKing（2009）は、アジア系の移住の文脈における異性愛の非規範的体験が検討されるようになったのは、比較的最近であると指摘している（Huang and Yeoh, 2008; Walsh et al., 2008）。移住はそれ自体、ジェンダーの役割の期待に影響を与えるが、やがてはこれが、主流から外れた性的アイデンティティに影響しうる。

MaiとKing（2009）による注目すべきもう1つの所見は、性、愛および情動が相互に関係しており、これらの要素がいずれも移住の影響を受けるということであり、移住に関する研究では、情動よりも感情面および認知面に焦点が絞られていると指摘している。

愛、セクシャリティと、情動、性および愛が集団社会の形成に果たす役割を理解することは重要である（Mai and King, 2009）。ドバイへのイギリス人移住者を対象とした研究では、それぞれがさまざまな方法で（情動的に）たどる道筋をうまく切り抜けていること（Walsh, 2009）、LGBTの人々も、当然、多様な集団にさまざまな方法でかかわりを持ちうることを指摘している。ベネズエラからは「女装男性」が、時として外科的介入の資金調達のために風俗店従業員となるべくヨーロッパに移住することがしばしばある（Vogel, 2009）。これが必然的に、トランスジェンダーのすべての人々にあてはまるということではない。同一国内あるいは国家間においてであろうとも、移住者の情動的・性的生活は相応の注目を受けていないが、最近では一部の研究者がこれらに注目し始めている（Ahmad, 2009; Moukarbel, 2009）。宗教ネットワークのような社会的サポートのシステムに頼ることで、LGBTの移住者は定着できるのかもしれない（Howe, 2007）。しかし、愛、情動、性的行動、性的関心と性的空想の関係は複雑で、さらなる研究が必要である。

LGBT集団に対する暴力

　グローバル化の進行にもかかわらず、あるいはそれが理由かもしれないが、一部の事例では国と文化がより伝統的な考え方や行動様式へと回帰することがある。これが性的少数派に対する心身への攻撃へとつながることで、これらの人々が移住を選択し、新たな国でさらなる虐待に直面しうる。性を理由とした移住は、出身文化からの分離につながり、移住者が期待していた新たな文化による性的アイデンティティの受容がない場合、さらなる疎外を生む可能性がある。これがさらに自尊心の低下と疎外化の原因となり、迫害をももたらす。特に、性的およびジェンダー・アイデンティティ、文化的、政治的アイデンティティなど、複数の要因がかかわっており、それらが緊張を生みさらなる問題が生じる。期待していた安心安全は幻想に終わり、移住者は混乱に陥るであろう。家族が疎外の原因となりうる一方で、社会と文化から逃れられる安全な避難場所を提供することもある。LGBTの移住者の可視性は、新たな社会と文化の態度と信念に影響を与える。逆に、LGBTではない移住者は、移住後に性に関する見方を変えることがある（Ahmad, 2003）。LGBTの移住者に対する態度は、大歓迎の受容または嫌々ながらの受容、全く中立的な反応または否定的な反応を引き起こしうる。LGBTの移住者と新たな文化の反応は、両方の集団に多くの問題を提起する。臨床医は、それら移住者と主流の集団におけるそれぞれの感じ方を認識しておく必要がある。

おわりに

　LGBTの移住者は、移住者としても、性的少数派の一員としての両方の問題に直面しうる。しかし、すべてのLGBTの移住者がこれに該当するわけではなく、大多数は何の問題もなく定着していく。確かに、移住者の適応や定着を可能にするには、サポートネットワークとボランティア機関の方が、法定サービスよりも役立つことがわかる。社会とメンタルヘルスサービスにおけるホモフォビアとバイ・ネガティヴィティ（両性愛者に対する拒絶）という要因は、臨床医の対応方法と、LGBTの人々のこれらのサービスの受け方に影響を与える。政策立案者と関係者は、LGBTの患者のニーズを把握し、適切で配慮のある、利用しやすいサービスを提供する必要がある。

【参考文献】

Ahmad, N. (2003). Migration challenges views on sexuality. *Ethnic and Racial Studies*, **26**, 684–706.

Ahmad, A. N. (2009). Bodies that (don't) matter: desire, eroticism and melancholia in Pakistani labour migration. *Mobilities*, **4**, 309–27.

Ahmed, S., Bhugra, D. (2010). Homophobia: a review. *Sex and Relationship Therapy* (in press).

Bandura, A. (1977). Self efficacy: towards a unifying theory of behavioural change. *Psychological Review*, **84**, 191–215.

Beame, T. (1982). Young, gifted, black and gay: Dr Julius Johnson. *Advocate*, **346**, 25–57.

Bem, S. (1981). *The Sex Role Inventory*. Palo Alto, CA: Consulting Psychologists Press.

Bernd, S. (2008). Attitudes towards homosexuality: levels and psychological correlates among adolescents without and with migration background (former USSR and Turkey). *Zeitschrift für Entwicklungspsychologie und Pädagogische Psychologie*, 40, 87–99.

Berrill, K. T. (1992). Antigay violence and victimization in the US: an overview. In G. M. Herek and K. T. Berrill, eds. *Hate Crimes: Continuing Violence Against Lesbians and Gay Men*. Newbury Park, CA: Sage, 19–45.

Bhugra, D. (1987). Homophobia: a review of the literature. *Sexual and Marital Therapy*, **2**(2), 169–77.

Bhugra, D. (1997). Coming out by Asian gay men in the United Kingdom. *Archives of Sexual Behaviour*, **26**(5), 547–57.

Bhugra, D., de Silva, P. (1998). Dimensions of bisexuality: an exploratory study using focus groups of male and female bisexuals. *Sexual and Marital Therapy*, **13**(2), 145–57.

Bisexual Anthology Collective (1995). *Plural Desires: Writing Bisexual Women's Realities*. Toronto: Sister Vision: Black Women and Women of Color Press.

Bullough, V. (1976). *Sexual Variance in Society and History*. Chicago: University of Chicago Press.

Bullough, V. (1979). *Homosexuality: A History*. NY: New American Library.

Chan, C. S. (1989). Issues of identity development among Asian-American lesbians and gay men. *Journal of Counseling & Development*, **68**, 16–20.

Cohen, C., Stein, T. (1986). Reconceptualizing individual psychotherapy with gay men and lesbians. In J. Gonsiorek, ed. *A Guide to Psychotherapy with Gay and Lesbian Clients*. NY: Plenum.

Coleman, E. (1985). Developmental stages of the coming out process. In W. Paul *et al.* (eds) *Homosexuality: Social, Psychological and Biological Issues*. BeverlyHills: Sage, 149–58.

Constable, N. (2003). *Romance on a Global Stage: Pen Pals, Virtual Ethnography and Mail-Order Marriages*. Berkeley, CA: University of California Press.

Dank, B. M. (1971). Coming out in the gay world. *Psychiatry*, **34**, 180–97.

Davenport-Hines, R. (1990). *Sex, Death and Punishment*. London: Collins, 114–16.

Eliason, M. J. (1997). Prevalence and value of biphobia in heterosexual undergraduate students. *Archives of Sexual Behavour*, **26**, 317–26.

Eliason, M. J. (2001). Binegativity: the stigma facing bisexual men. In B. Beenyu and E. Steinman, eds. *Bisexuality in the Lives of Men: Facts and Fiction.* NY: Harrington Park Press, 137–54.

Eliason, M. J., Raheim, S. (1996). Categorical measurement of attitudes about lesbian, gay and bisexual people. *Journal of Gay and Lesbian Social Services*, **4**, 51–65.

Gough, H. G. (1957). *Manual for the California Psychological Inventory.* Palo Alto, CA: Consulting Psychologists Press.

Guilford, J. P., Guilford, J. S., Zimmerman, W. S. (1978). *The Guilford–Zimmerman Temperament Survey.* Orange, NJ: Sheridan Psychological Services.

Hanley-Hackenbruck, P. (1989). Psychotherapy and 'coming out' process. *Journal of Gay and Lesbian Psychotherapy*, **1**(1), 21–40.

Hencken, J. D., O'Dowd, W. T. (1977). Coming out as an aspect of identity formation. *Gay Academic Union Journal: Gai Saber*, **1**, 18–22.

Herek, G. (1990). The context of antigay violence: notes on cultural and psychological heterosexism. *Journal of Interpersonal Violence*, **5**, 316–33.

Herek, G. (1996). Heterosexism and homophobia. In R. P. Cabaj and T. S. Stein (eds) *Textbook of Homosexuality and Mental Health.* Washington DC: APPI.

Hidalgo, D. A. (2010).
Reinforcing polarisations:
US immigration and the prospect of gay marriage. *Sociological Spectrum*, **30**, 4–29.

Howe, C. (2007). Sexual borderlands: lesbian and gay migration, human rights and the Metropolitan Community Church. *Sexuality Research and Social Policy*, **4**, 88–106.

Huang, S., Yeoh, B. (2008). Heterosexualities and the global(ising) city in Asia. *Asian Studies Review*, **32**, 1–6.

Icard, L. (1986). Black gay men and conflicting social identifies: sexual orientation versus racial identity. *Journal of Social Work and Human Sexuality*, **4**, 83–93.

Jay, K., Young, A. (1979).
The Gay Report. NY: Summit.

Johnson, E. (2007). *Dreaming of a Mail Order Husband: Russian–American Internet Romance.* Durham, NC: Duke University Press.

King, R. (2002). Towards a new map of European migration. *International Journal of Population Geography*, **8**, 89–106.

Kinsey, A. C., Pomeroy, W. B., Martin, C. E. (1948). *Sexual Behaviour in the Human Male. Philadelphia*, PA: W. B. Saunders.

Kinsey, A. C., Pomeroy, W. B., Martin, C. E. et al. (1953). *Sexual Behaviour in the Human Female.* Philadelphia, PA: W. B. Saunders.

Lee, J. A. (1977). Going public: a study in the sociology of homosexual liberation. *Journal of Homosexuality*, **3**, 49–78.

Mai, N., King, R. (2009). Love, sexuality and migration: mapping the issue(s). *Mobilities*, **4**, 295–307.

Michaels, S. (1996). The prevalence of homosexuality in the US. In R. P. Cabaj and T. S. Stein, eds. *Textbook of Homosexuality and Mental Health.* Washington DC: APPI.

Mohr, J. J. and Rochlem, A. B. (1999). Measuring attitudes regarding bisexuality in lesbians, gay male and heterosexual populations. *Journal of Counselling Psychology*, **46**, 353–69.

Moukarbel, N. (2009). Not allowed to love? Sri Lankan maids in Lebanon. *Mobilities*, **4**, 329–47.

Parker, R. (1987). Acquired immuno deficiency syndrome in urban Brazil. *Medical Anthropology Quarterly*, **1**(2), 155–75.

Pillard, R. C. (1991). Masculinity and femininity in homosexuality: inversion revisited. In J. C. Gonsiorek and J. D.

Weinrich, eds. *Homosexuality: Research Implications for Public Policy*. Newbury Park, CA: Sage.

Plummer, K. (1975). Homosexual categories: some research problems in the labelling perspective of homosexualitiy. In K. Plummer, ed. *The Making of a Modern Homosexual*. London: Hutchinson, 53–75.

Spalding, L. R., Paplau, L. A. (1997). The unfaithful lover: heterosexuals' perceptions of bisexuals and their relationships. *Psychology of Women Quarterly*, **21**, 611–25.

Suligoi, B., Giuliani, M. (1997). Sexually transmitted diseases among foreigners in Italy. *Epidemiology and Infection*, **118**, 235–41.

Tremble, B., Schneider, M., Appathurai, C. (1989). Growing up gay or lesbian in a multicultural context. In G. H. Herdt, ed. *Gay and Lesbian Youth*. New York: Haworth Press, 253–66.

Trenchard, L., Warren, H. (1984). *Something to Tell You*. London: London Gay Teenage Group.

Vogel, K. (2009). The mother, the daughter and the cow: Venezuelan transformistas: migration to Europe. *Mobilities*, **4**, 367–87.

Walsh, K. (2009). Geographies of the heart in transnational spaces: love and intimate lives of British migrants in Dubai. *Mobilities*, **4**, 427–45.

Walsh, K., Shen, H., Willis, K. (2008). Heterosexuality and migration in Asia. *Gender Place and Culture*, **15**, 575–9.

Weinberg, G. (1972). *Society and the Healthy Homosexual*. New York: St Martin's Press.

Weinberg, M. S., Williams, C. J. (1973). *Male Homosexuals: Their Problems and Adaptation*. Oxford: Oxford University Press.

Weinrich, J. D., Williams, W. L. (1991). Strange customs: familiar lives: homosexualities in other cultures. In J. C. Gonsiorek and J. D. Weinrich, eds. *Homosexuality: Research Implications for Public Policy*. Newbury Park, CA: Sage.

Weise, E. R. (1992). *Closer to Home: Bisexuality and Feminism*. Seattle: Seal.

Whitam, F. L., Mathy, R. M. (1986). *Male Homosexuality in Four Societies*. New York: Praeger.

Wooden, W. S., Kawasaki, H., Mayeda, R. (1983). Lifestyles and identity maintenance among gay Japanese–American males. *Alternative Lifestyles*, **5**(4), 236–43.

第4部　マネジメント、サービスおよび研修

第4部　マネジメント、サービスおよび研修

第18章

移住者と少数民族集団のニーズに合わせたメンタルヘルスサービスの改善

デイビッド・イングルビー（David Inglevy）

編者による本章の紹介

　大多数の人々はメンタルヘルスの症状にかかわらず、彼ら自身が社会的、個人的および民族的につながっている集団の中で支援を求める。専門家にアプローチをするのはごく少数の人々にすぎない。それを実行するためには移住者は医療制度、サービス利用までの流れ、サービスがどの程度利用しやすいかについて知っておいた方がいい。患者と臨床医が一緒に問題解決に取り組むためには、互いに敬意を持ちそれぞれの立場の強みと弱みを認識することが条件となる。しばしばメンタルヘルスケアサービスはバラバラと断片化されているように思われており、多くの理由から患者とその家族や世話をする人にとって正しい利用方法を模索することが難しいものとなっている。本章で、Ingleby は人々がどこでどのように支援を求めるかに影響を及ぼしている要因の一部に焦点を当てる。サービスの利用しやすさというものはそれらを利用する権利をどう捉えているかによるが、それは文化によって異なる。さらに物理的な利用しやすさと、心理的な利用しやすさは分けて考える必要がある。サービスの利用はその国に移住している期間が長くなるにつれて増加する傾向があり、特に新たな言語の習得と文化変容に関連している。援助探索行動は抱えている問題の認識や支援への欲求、サービス利用を妨げると思われているもの、もしくは実際に妨げるものによって決まってくる。またサービス提供者の認識、健康リテラシー（健康分野に関する知識やそれを

Migration and Mental Health, ed. Dinesh Bhugra & Susham Gupta. Published by Cambridge University Press. © Cambridge University Press 2011.

第 18 章　移住者と少数民族集団のニーズに合わせたメンタルヘルスサービスの改善

活用する力）、および文化間の衝突を折衝する力など、その他の要因も影響する。生活の質やケア負担、それらの評価基準も考慮されなければならない。

はじめに

　第二次世界大戦以降、世界各地で国際的な移住が着実に増加したことにより文化的、民族的および言語的な多様性が高まっており、現在母国を離れて暮らしている人々は 2 億人を超える。移住は健康に大きく影響をもたらすが、これについて調査を行う際は第一世代に加えて、移住者ではなく少数民族集団と分類されるその子孫の世代も検討することが重要である（実際、一部の健康問題は第一世代よりも後の世代に認められがちである）。このため本章では移住者と少数民族集団を略して MEMs（Migrants and Ethnic Minorities）と呼ぶこととする。

　移住者の地位と民族性は、しばしばメンタルヘルスのレベルや提供されるサービスの利用のしやすさと質における不均衡に関連付けられる。それゆえこの分野における 2 つの重要な問題は、第一に MEMs（移住者と少数民族集団）の精神疾患の特性と有病率、第二にこれらの集団に対して適切かつ利用しやすいメンタルヘルスサービスを提供することの難しさ、である。

　本章は第二の問題に焦点を合わせているが、精神疾患の特性と有病率に関する問題は、サービス提供に重要な影響を与える可能性があるため、第一の問題も完全に無視することはできない。さらに不適切なサービスの提供により、有病率が高まる可能性も否定できない。しかし本章では、MEMs に特別な注意を払う主な理由は移住者が他の集団よりもメンタルヘルスの問題を多く抱えているからである、というこれまでしばしば報告されていた議論は推し進めない。第一にそのような一般化は不可能であり、第二に移住者が精神疾患に対してより高い脆弱性を持つか否かにかかわらず、彼らは適切かつ効果的なサービスを受ける権利があるからである。ただし重度の精神疾患が見つかった場合、保健医療サービスで迅速に対応するべきである。しかし、MEMs を対象としたサービスの提供においては、単なる既存のサービスの量的拡充ではなく、その提供方法を質的に見直すことが何より必要である。私の意見では同じことが、「グローバルメンタルヘルス」の分野にもあては

まるといえるが、この問題は本章の対象範囲外である。

　本章の表題はメンタルヘルスサービスに言及しており、単なるケアではないことに注目しなければならない。文化を超えたメンタルヘルスケアの分野では、世話をする人と患者の関係に多くの注意が払われてきた。しかし新たな課題に適応しなければならないのは、お世話をする個人だけでなく彼らが所属する組織も同様である。すなわち「組織全体によるアプローチ」が必要である（HSE, 2008）。さらに保健医療制度はケアだけにかかわるものではなく、予防や健康増進そして健康教育にもかかわりがあり、これらそれぞれの改善の必要性はさらに高いといえる。

　本章で焦点となるのは、過去半世紀にわたり、MEMs の健康に対する注目が高まってきた先進国からの報告である。その先駆的な研究の大部分は、移民大国であるカナダ、米国、オーストラリアおよびニュージーランドで実施されてきた。しかし 1950 年以降、欧州諸国への移住者の流入が増加し始め、このテーマは欧米でも注目を集めるようになった。初期の研究は、旧植民地からの移住者と、1973 年のオイルショックまでの戦後の欧州の経済発展に力を貸した外国人労働者に関するものであった。1973 年以降、外国人労働者は大幅に移住を制限された。以降の移住者の大半は難民や家族構成員の呼び寄せ、または配偶者である。この間に移住者の子孫の数も着実に増加した。

　1983 年、欧州における移住者の健康に関する初めての国際会議が開催された（Colledge et al., 1986）。1980 年代と 1990 年代には、欧州 7 〜 8 カ国の熱心な研究者と実践家から成る小さなグループが、中央政府からの支援をほとんど受けることなく、この分野における最先端の研究を続けていた。英国ではとりわけ Littlewood と Lipsedge（1982）、そして Fernando（1991）、または Fernando と Keating（1995）による影響力の強い著書が出版された。「文化的感受性」や「多文化対応能力」など米国で生まれた概念が欧州の保険医療制度に初めて起用されたのはメンタルヘルスの分野においてであった。

　2000 年以降は欧州をはじめ世界全体で MEMs の健康のあらゆる側面に対する注意が劇的に高まった。その後、ますます多くの国でこのテーマが取り上げられ、政府機関の取り組みにより国家政策への起用が促進された。これらの政策策定については、本章の最後で再び取り上げる。

最近の研究では2つの基礎的概念が問題となった。第一は、保健医療制度の各所に構造的に組み込まれた持続可能な変化だけが、必要な改革をもたらすことができるという考えである。かつては継続的ではない単発の独創的な提案もあったが、歴史はそれを否定した。第二の重要な概念は、新たに生み出される変化に利用者が携わらなければならないというものである。MEMsコミュニティと保健医療サービスとの間で、これまでよりはるかに緊密な関係を築く必要があり、そこでMEMsコミュニティはパートナーとしての積極的な役割を果たすことになる。

「適切な」サービスとは何を意味するのか？

「適切な」サービスの提供、つまり、医療者のニーズにサービスを合わせることが本章の主な焦点である。時として「適合性」という概念が用いられる。PechanskkyとThomas（1981）は保健医療サービスとその利用者の「適合性の度合い」について語った。逆に言えば、利用者の多様性を無視することは、多くの研究者や実践者から「単一サイズ」アプローチとして嘲笑された。差別とは同じニーズを持つ人々が異なる扱いを受けるときだけ発生するのではない。それは多様なニーズを持つ人々が画一的な扱いを受けるときにも発生するのである。

保健医療サービスを利用者に合わせて改善するという考え方は、歴史的には比較的新しい。従来、サービスに合わせて変わることを期待されてきたのは利用者の方であった。結局のところ、医療専門家とは利用者にとって何が最善なのかを理解している人々なのだから。しかし1960年代以降、治療への参加と患者の権利が一層重視されるようになったこと、1980年代と1990年代には消費者主義と「管理型医療（Managed care）」〔訳注：医療サービスの提供を保険者側がコントロールすることによって効率的に医療サービスを供給するシステム〕が台頭し、「患者中心のケア」の重視が着実に増加したことを受け、サービスの見直しに関する概念が留め置かれることとなった。消費者主義では人々を回復させるだけでは十分ではなく、サービスに対して満足させなければならないと説き、満足度が高ければ回復が容易となると説いた。管理的医療は急増する医療費を統制しようと、特にメンタルヘルス分野に導入された。こ

のアプローチではサービスは「ニーズ主導」または「需要者主導」でなければならず、すなわちサービス提供者が提供することに慣れているケアではなく、患者が必要とするケアに基づくものを提供しなければならない。患者中心のケアは1969年に初めてその言葉が導入されて以来、着実に支持者を増やしていった（Saha *et al*., 2008）。

MEMs（移住者と少数民族集団）のメンタルヘルスに限られることではなく保健医療制度全体において、利用者が必要とする支援とその望ましい提供方法に関して、利用者の見解を真摯に考慮することは重視されている。この結果、サービスとその利用者との「適合性」の向上に著しい進展が見られた。問題は、この場合の利用者は、圧倒的に白人中流階級が多かったことである。他の集団のニーズはほとんど取り上げられなかった。

「トップダウン型」アプローチからの移行は、国際的人道支援と開発活動の根底にある規範にも認められる。これまでは西洋の機関は人々が何を必要としているかをわかっているので、彼らが支払ってくれる金額に見合う支援をただ提供すればいいものと考えられてきた。しかし現在では支援は受け入れ国の価値観と文化に対応し、持続可能であり、サービス受給者との協議に基づくものではなければならない。また受給者の参加を得て支援は実施されなければならないとされている。ここでの画期的なテキストが「災害・紛争等緊急時における精神保健・心理社会的支援に関するIASCガイドライン（*Inter-Agency Standing Committee Guideline on Mental Health and Psychosocial Support in Emergency Setting*）」である（IASC, 2007）。これらのガイドラインは民主主義的原則に基づいているだけでなく、できるだけ効果的に資源を使用するという実務上のニーズにも基づいている。本章をひと言でまとめると、遠く離れた土地におけるメンタルヘルスだけでなく、身近な地域のメンタルヘルスについてもこれらのガイドラインを適用して欲しいという願いである。

なぜメンタルヘルスケアには連携が重要なのだろうか？

ある種の支援においては、受給者の積極的な参加が、他の種類の支援よりも重要となる。水道水へのフッ素添加などの介入は、ターゲット集団の最小

限の協力を以て「トップダウン」方式で実施することができる。人々がその処置を受けていることに気付いていなくてもそれは成功するだろう。専門家の中には精神疾患も同様に克服できると考えている者もいるようである。そして実際に、もし治療が単に脳の化学的なアンバランスの修正という問題であれば、患者と専門家の関係の質は服薬の意思に影響を与えることがあるかもしれないが、治療結果にはそれほど大きな差異を生まないだろう。しかし、メンタルヘルスケア分野は常に、生化学的還元主義から包括的もしくは「生物・心理・社会的」アプローチに至るまで、さまざまな理論的アプローチによって特徴付けられてきた。さらに、患者自身が回復のために努力しなければならないという考え方が、19世紀初頭の「モラール・トリートメント（moral treatment）」〔訳注：道徳療法。精神障害者と職員の温かな人間関係構築をベースにした治療〕と19世紀末の精神療法の導入以来、メンタルヘルスケアにおいては優勢だった。

別の言い方をすれば、専門家が「疾病（Disease）」ではなく「病い（Illness）」を重視すればするほど、患者との関係に重きをおくようになり、単に疾病を診ているのではなく疾病を持つ者を診ているのだと考えるようになる。この区別は1977年にLeon Eisenbergによって最初に紹介された。

> 平たく言えば、患者は「病い」を患うが、医師は「疾病」を診断し、治療するのである。私が言わんとする区別を明確にしよう。病いとは身体状況と社会機能における好ましくない変化の体験である。疾病とは現代医療の科学的パラダイムでは、身体器官および身体組織の構造と機能の異常を指す。(Eisenberg, 1977, p. 11)

病いとは人が体験するものなので、その形態は患者の状況と文化の影響を受ける。このことが文化を超えて医療問題の中核を形成している。西洋の保健医療サービスは、西洋人が体験する病いに対処するべく開発されてきたため、他の文化的文脈において生ずる病いに立ち向かうには適切ではない可能性がある。実際、サービスの適応を改善するための策を何ら講じなければ、文化的文脈において生ずる病いには立ち向かうことができない。これは個人による直接的な差別と区別するために「構造的差別」と言われ、それが持続

していることに人々が気付かない限り誰の責任でもないといえる。しかし、医療における不均衡が明るみに出れば状況は変化する。それらを修正するための行動がとられなければ、事態は「積極的な」差別へと転じる。残念ながら、西洋では多くの主流の医療サービスにこのような状況が認められる。

さまざまな国の出身者が病いをいかに体験するか、そこには大きな違いがあるのは当たり前のことである。実際、自らの問題を健康と病いという観点から捉えて考えようとする姿勢が全く異なる。そもそも西洋は保健医療サービスの開発水準の点で、世界の他の地域を大きく引き離している。米国の1人当たりの医療費に比べると欧州のそれは（WHOのデータベースによれば）約50％であり、アフリカ諸国はほとんどが1％未満である。さらに、過去50年間で支出水準は大幅に増加した。米国の数値はインフレ要素を考慮してもこの間に8倍に増加している（Reinhardt, 2002）。サービス提供におけるこの目覚ましい増加は、これに比例する健康の概念の拡大と、病いの治療に対する閾値の低下を伴っていた。これを「医療帝国主義」「医療化」「心理学化」と見なすべきか、あるいは止めることができない進展にすぎないと考えるべきかは当然、異論のある問題として残されるべきである（BMJ, 2002）。

メンタルヘルス部門ほどこれらの変化が顕著に現れている領域はない。世界のほとんどの地域で存在するメンタルヘルスサービスは、収容型のものであり、しかもこれは通常、未発達なものである。これに対して西洋諸国における外来でのメンタルヘルスサービスは、20世紀の間に劇的に拡大した。そして、1952年のDSMの著者らは精神的病いの全範囲を60のカテゴリーで網羅できたのに、1994年の改定の際には著者は410以上のカテゴリーを必要とした。それゆえ、非西洋諸国における「精神疾患」の概念が、主に極端な障害に限られているのを見出しても驚くことはない。実際、100年前の西洋ではそうだったのである。だが英国においてさえ、精神疾患に対する態度はこれらの劇的な歴史的変化と歩調を合わせて変わることはなかった。たとえば法律では今なお、人生のいずれかの時点で精神疾患を患った経験がある人が国会議員になることを禁じている。ただしこれは現在再検討されている。

このように「精神疾患」の概念が世界各地で大きく異なっていることは、グローバルメンタルヘルスや、移住者とその子孫を対象としたサービスの両

方において考慮されなければならない。移住者とその子孫の態度は、患者向けの情報冊子を読んだだけですぐ変わるとは考えられない。さらに精神疾患について理解するために用いられる枠組み、すなわち「説明モデル」にも著しい違いが見られる（Kleinman *et al.*, 1978）。これらのモデルは病因に関する見解だけでなく、病の重症度、予後および社会的または心理的影響に関する観点で構成されている。

精神疾患に関する考え方の多様性に直面した多くの西洋の専門家の反応は、自分自身の考え方が正しく、他はすべて間違っていると単純に思い込むことである。よく言われることだが、結局のところ西洋医学は科学に基づいているが他のすべてのアプローチは前科学的な時代遅れなのだ、と。それゆえ他の文化出身の人々が示す、問題のある体験と行動を理解するためのさまざまな方法を極めて深刻に考えることはない。この視点からするとメンタルヘルスサービスに関して唯一改善すべき点は、言語の障壁と異文化間コミュニケーションの機微に関連した問題ということになる。

この態度は 1977 年に Kleinman が発表した「New Cross Cultural Psychiatry」が頭角を現すまで、多文化にかかわるメンタルヘルスケアを支配していた。残念ながらこれは現在でも驚くほど一般的に受け入れられている。しかし、西洋の考え方を優位と見なすことへの反論は、それが単に傲慢で正当な根拠を持たないということだけでなく、サービスと利用者との間の溝をさらに拡大するといえる。仮にあらゆる議論と科学的観点の変化はさておき、西洋精神医学は客観的真実を尊重する素晴らしいものと見なそう。しかし、メンタルヘルスに関して違う考えを持っている人々に利用しやすく適切なサービスを提供するのであれば、多文化的観点に注意を払うことは必要なのである。

移住者と少数民族集団のニーズに合わせたメンタルヘルスサービスの改善には何が含まれるのか？

ここではまずサービスの利用しやすさについて検討し、次にサービスの質について検討する。

サービスの利用しやすさ

「利用性」は複雑な概念であり、それは支援を必要としている人がそれを実際に得ることの容易さを指す（Dixon-Woods *et al.*, 2006; Gulliford, 2009; Gulliford *et al.*, 2002）。その最も基本となる構成要素は、保健医療サービスを利用する際の身分、つまり健康保険に加入しているかどうかが問われる。MEMs（移住者と少数民族集団）が特に健康保健に加入していない傾向が強い米国では、これが大きな問題となっている。本稿執筆時点で、この状況が間もなく変化するという希望はある。ワシントンの移住政策研究所の数字（Ku, 2006）によれば、市民権を持たない移住者の保険未加入率は、地元の市民（13％）の3倍（44％）と見込まれる。米国以外では事実上すべての先進国が、国家による保険医療制度や社会保険制度を施行しており、欧州ではMEMsは通常国民と同水準の資格を持つ。例外は主に不法滞在の移住者と難民認定申請者に関する身分で、これらの人々の身分には大きなばらつきがある。在留資格がなく医療保健サービスが利用できない場合、メンタルヘルスサービスは非政府機関（NGO）によって提供されることが多い。

しかし身分以外にもアクセスに関する問題は多い。移住者または民族集団において、ケアを受ける割合が集団の規模から予測される割合よりも低いことが明らかになると、サービスの利用しやすさの問題が表面化する。当然、そのような「利用不足」は単にその集団における問題の発生率が比較的低いことが理由とも言えるが、その集団におけるケアのニーズは他の集団と同様に高いと確信することにも一理ある。実際、多くの国において特定のMEMs集団が期待されるほどサービスを利用していないことが発見されている。おおむね、サービスの利用はその国に移住した機関の長期化とともに増加すること、特に言語習得および文化変容と相関があることはわかっている。

また特定の集団に属する人々が症状より深刻化した遅い段階でケアを受け始める傾向が強いことが見出された場合、それは利用性の問題を表しているといえよう。メンタルヘルス領域では、この状況は英国において精神病と診断されるアフリカ系カリブ人男性の間に認められる。オランダにおけるモロッコ人、オランダ領アンティル人およびスリナム人にも同様の状況が認められてきた（レビューはIngleby, 2008を参照）。多くの場合、問題となっている人物は警察による介入の結果、初めて治療を受けることになる。これらの

第 18 章　移住者と少数民族集団のニーズに合わせたメンタルヘルスサービスの改善

集団にとって、鍵のかかった病棟〔訳注：閉鎖病棟〕とクッション壁の個室〔訳注：保護室〕の利用性は大変高いといえるが、もっと早い段階、つまりより効果を上げられる段階でサービスを求めない。

　最近の多くの研究結果が、MEMs コミュニティのためのメンタルヘルスサービスにおける最も重要な課題は提供される内容自体ではなくその利用しやすさにあることを示唆している。それゆえ、サービスの利用性を構成する異なる要素をさらに詳しく検討したい。

援助探索行動

　最初に克服すべき障壁は、支援が必要であることを本人（あるいはその周囲の人々）が認知しなければならないということである。しかし前述のように、いつ誰の支援を求めているかという点に関しては、民族集団によって大きく異なる考えを持っている可能性がある。利用できるサービスがほとんどない状況の下で観念が出来上がった人々は、より深刻な、遅い段階になってからでないと支援を求めないことが多い。さらに支援が利用できると考えていない場合は、自分がニーズを持っていたとしても援助探索行動はとらないだろう。このため有病率の推定においては、そういったサービスがどれくらい利用可能だと思われているかを常に考慮する必要がある。

　必要とする支援の種類については、人々は基本的に異なる考えを持っているようで、それは彼らが支持する説明モデルの種類によって決まる。過去、50 年から 100 年にわたり、西洋人は情緒の問題、人間関係の困難、慣例行為や職場での問題から疾患の兆候を見出し、医療専門家に対して支援を求めるという考え方におおいに慣れ親しんできた。しかし、多くの年長の西洋人と、発展途上国で暮らしている人々はこれらを道徳的、宗教的、社会的または政治的問題と考える傾向が強い。

　実際、メンタルヘルスサービスへのアクセスを阻む最大の障壁が生じる可能性があるのは、問題を認識し、支援を求める段階においてである。サービスと MEMs（移住者と少数民族集団）の利用者との間には、それぞれが想定する説明モデルに大きな隔たりがあるといえる。最近の研究の多くは、MEMs 集団の健康探索行動と信仰の関係に注目している。たとえば、中国コミュニティは他集団よりもメンタルヘルスサービスの利用が少ないと報告されるこ

とが多い（Chen and Kazanjian, 2005; Chen et al., 2010; Kung, 2003 参照）。その理由は複雑で、そこには現実的な利用しにくさも含まれるが、健康と病、心と身体に関する異なった信念も重要な役割を果たしているようである。

とはいえ、「文化」は人々が捕らわれた閉ざされた箱だと考えるべきではない。文化を静的な概念を以て捉え、そこにおいて健康に関する考え方とは固定的であり互換性がないものと見なしてしまうと、文化間の「溝をうめること」は不可能な課題であると考えられてしまう。しかし文化を動的な概念を以て見ると、これは Clifford Geertz（1973）が他に先駆けて見出し今日の人類学者の大多数が採用しているものであるが、健康に関する考えは他の考えと同様に変更可能であり、同じ人物が一見互換性がないように思われる複数の考えを持つことがある。実際、「説明モデル」という概念が導入された瞬間から、これらのモデルは融通がきき、かつ複雑であると研究者は指摘してきた。「医療多元論主義」においては、主流の西洋医学が伝統的な「代替」医療システムと併用し利用されるが、これは発展途上国と先進諸国の両方においてごく普通のことである。Williams と Healy（2001）は「説明モデル」ではなく、「説明図表」の方が人々の考え方の流動性をより詳しく表現することになるという説を示している。その意味するところは、「説明モデル」をめぐる対立は無視できるということではない。むしろ、文化の違いを超え医療を提供する場合、そういった対立を克服不可能な障壁と見なすべきではないということである。

この時点で Berry（1977）によって開発された文化変容のモデルを健康に関する考え方に適用することが役立つだろう。健康に関する独自の考え方を、ホスト社会で流行している考えに合わせる移住者は同化している。自分の考えを保持し、主流の考えを拒絶するものは分離を選ぶ。周辺化は健康に関する明確な考えが全くない者の立場を説明するものである。統合は自分自身の伝統的慣習と受け入れ国の健康に関する考え方と実践を結び付ける「二文化併存」という多文化の理想形を言う。広い意味の文化変容の観点から言えば、これらの可能性は社会環境によって大幅に制限される。主流の医療しか利用できない場合、移住者はそれを利用できるようにならなければならず、さもなければ治療を受けないままになる。一方、そのようなケアへのアクセスが難しい場合は、自分のコミュニティの祈禱師など治療者に頼るか、

第 18 章　移住者と少数民族集団のニーズに合わせたメンタルヘルスサービスの改善

治療を受けないであろう。「統合」すなわち、両方のリソースを同時に利用することは、ほとんどの医療保健サービスにおいて奨励されない。しかし、本章で伝えたいのは、同化を強制してもサービスの最適な利用がもたらされない場合があるということである。溝を埋める最善の方法は提供する側、される側、双方が働きかけを始めることである。これはコミュニティにおける健康に関する知識やそれを活用する力を促進すると同時に、サービスにおける「多文化対応能力」の促進も行うことを意味する。

アクセスを阻む言語の障壁

　身分の次に言語の障壁がアクセスを阻む手ごわい障害物となりうる。サービスに関する情報は、想定される利用者にこれを届けるため、必要なあらゆる言語で提供されなければならず、質の高い通訳の便宜も図るべきである。移住者に対して、その国の公用語に流暢になるよう義務付けることに熱心であり、それゆえ言語面の支援について態度を決めかねている国家も存在する。しかし、移住者の語学教室への参加を促すことになると期待して、健康に関する情報を公表しないという考え方は納得がいかず、また賢明なことではない。

　専門の通訳は、電話や対面でのサービスを通じて提供することができる。しかし保健医療サービス提供者は、「非公式の」通訳者（患者の家族や友人、求めている言語をたまたま話すことができる医療機関で働く調理師、清掃員など）に大きく依存していることが多い。これは短期的には時間とお金の節約になるが、長期的には治療の質を低下させる可能性があり、悲惨な結果を引き起こすことさえある。しかし専門の通訳者であっても、単純に「翻訳機械」と見なすことはできない。翻訳しなければならないのは、言葉だけではなくその意味であり、このためには一方では相当な医学知識が、他方では患者の社会的かつ文化的な背景に関する詳細な知識が必要となる。

「文化の仲介者」の役割

　通訳者の役割と関連があるが、それと異なるのが MEMs（移住者と少数民族集団）コミュニティの構成員を「（母国文化と受け入れ国の）文化の仲介者」または「コンサルタント」として採用することである。欧州では、この実践

の利用は主に特定の国（特に英国、オランダ、ベルギー、スペイン、フランス、イタリア）に限られている。

　文化の仲介者はさまざまな形で採用される可能性がある。彼らは自分たちのコミュニティ内で情報を普及させる、治療の案内をする、さらにはインテークの実施など「アウトリーチ」のような機能を遂行するために独立して活動するかもしれない。彼らは通訳者としての役割を果たすと同時に、治療現場において支援者として利用されることもある。具体的には、患者に医学的概念を説明し、患者の文化的および社会的背景を医療専門家により深く理解してもらうといったかかわりを行う。このような文化の仲介者は医療へのアクセスを改善し、治療を促進する上で重要な役割を果たすことができるが、さまざまな仲介の方法については、まだ十分に練られておらず、育成のための研修や、専門家としての地位の問題については今も解決されていない。

健康リテラシー：健康に関する知識とそれを活用する力
　アクセスのもう1つの側面は保健医療制度に関する知識と、それを利用する能力に関連している。人は自分が支援を必要としていることを自覚しなければならないだけでなく、どのような支援が利用可能で、それを手に入れるためにはどのようにすればいいのかについても知っておく必要がある。これには、保健医療制度がどのように機能しているのか、またそれを最も効果的に利用する方法についての知識が必要である。

　「健康リテラシー」という言葉が、これらのスキルと知識を指してしばしば用いられる。ホスト社会の公用語で読み書きする力、つまり文字通りリテラシーがない人々に対する医療の提供は明らかに深刻な問題である。しかし「健康リテラシー」の概念はこれよりはるかに広い範囲の能力を網羅していると考えられる。サービスの利用不足が、長期間その国に居住している移住者にはあまり見られないという事実があり、このような能力の獲得が広く文化変容のプロセスの一部であることを示唆している。移住者を対象とした統合プログラムは「健康リテラシー」を高めるきっかけとなる、彼らの生活背景にまで目を配るべきである。

　しかしこのようなきっかけは、すべての健康教育および健康増進活動と同様に、想定される利用者が健康問題についてさまざまな形で考えていること

を認識し、尊重しなければならない。この点で「健康リテラシー」という言葉の選択は不適当である。なぜならそれは受け入れ国の医療と考え方についての情報を十分に得ていない人を、全く何も知らない人と同等と見なしているからである。しかし健康に関して異なる考えを持つ人々が必ずしも「無知」であるわけではない。彼らは単に異なる「テキスト」[1]を読んでいるだけかもしれない。彼らが病と健康を異なる枠組みで解釈しているのなら、それは彼らの頭の中が空っぽであるという意味ではない。その理解が単純に異なっているだけである。1960年代、民族中心主義的な考え方が広まり、白人中流階級の文化を共有しない集団を説明するために、「文化的剝奪」という言葉が使用されたことが記憶に新しい。

　サービスを利用するには知識のみならず社会的スキルも必要であり、社会から取り残された利用者（そして同時にケアに対する最大のニーズを持つ可能性がある利用者）は、サービスにかかわる障壁を乗り越える能力が十分ではない。彼らは必要な情報を見つける力、電話での会話や対面での診察、「ゲートキーパー（公費や保健で支払われる二次医療を受けるための紹介が必要な患者に、プライマリーケアを提供する医療専門職）」を通じて二次医療への道を切り開くことが難しい。このような利用者はしばしば、「支援しにくい」というレッテルが貼られるが、これは単に制度の不備を利用者のせいにしているだけである。概して、彼らに届くようなサービスの設計には、ほとんど努力がなされてこなかった。したがって、MEMs利用者を対象としたサービスの利用しやすさの向上には「こちらから手を差しのばす」活動が不可欠なのである。

サービス提供者の視点

　メンタルヘルスの問題があると感じ、専門的な治療を受けたいと考えている人でも、利用可能なサービスを信頼し前向きな期待を抱いていなければ、治療を求めることはないだろう。サービス提供者は「利用者にやさしい」、

---

[1] 同じことが「治療遵守」という概念にもあてはまる。処方された治療が自分の信念と対立するとしてこれに従わない場合、「ルールを無視している」のではなく、単に異なるルールに従っているにすぎない（Tripp-Reimer *et al.*, 2001）。

特に「移住者と少数民族集団にやさしい」と認識されなければならない。利用者は自分が尊重され、理解されていると感じられなければならない。

　欧州基本権利機関（FRA, 2009）の年次報告書を信じるなら、移民や少数民族集団の個々人が直接的な差別に遭遇することは、保健医療サービスにおいては比較的まれである。しかし、サービス提供者も含めたコミュニティの無神経さから生じる微妙な行動や言動によって、MEMs（移住者と少数民族集団）らが真の意味では「自分はどこにも属していない」という気持ちを抱かせてしまうことはとても多い。これらの問題の中には、サービス提供者が移民や少数民族集団の多様性に対応できる職員を雇用するといった方針を採用すれば解決できるものもある。しかし、これだけでは十分ではない。組織全体のMEMsを受け入れる態度について検討しなければならない。

　受け入れ国のコミュニティと少数民族コミュニティの構成員との関係だが、次の点に注目しなければならない。たとえば、植民地主義の遺産といった、より深い政治的あるいは歴史的要因のために、サービス提供者とMEMsとの間に信頼を築くことが難しい可能性もある。近年、欧州における文化的多様性に対する多数派の態度が、寛容を失いつつあるように思われる。しかし広く社会におけるMEMsコミュニティと多数派との間の緊張が、サービス提供者のところでとどまることはない、と理解すべきである。

　オランダの移住者に対する態度の硬化に、移住者の患者が同じ経歴を持つ人の支援を受ける、隔離型のメンタルヘルスサービスに対する人気上昇が伴われていたのは偶然ではない（May and Ingleby, 2008）。このような背景に対抗して、主流の保健医療サービスにおいて、サービス提供先のコミュニティとの緊密な協力関係を積極的に育んでいかなければならないということは、かつてないほど重要となっている。

　コミュニティとの緊密な協力は、目新しい考えではない。それは1960年代以降導入された「コミュニティメンタルヘルス」型アプローチの主な目的であり、同時に、世界保健機関（WHO）が1978年のアルマ・アタ宣言で促進したプライマリーケアの概念の中核を成す要素であった。この原則は、US Office of Minority Health（米国少数民族集団保健局）によって2000年に発行された、『文化的および言語学的に適切なサービスに関するCLAS基準（CLAS Standards on Culturally and Linguistically Appropriate Services）』（OMH,

第 18 章 移住者と少数民族集団のニーズに合わせたメンタルヘルスサービスの改善

2000）にも盛り込まれた。基準 12 では、以下のように規定している。

> 医療機関は、コミュニティおよび患者／消費者による、CLAS 関連活動の計画と実施への参加を促進するために、コミュニティとの間に参加型の協力的な連携を築き、さまざまな公式・非公式のメカニズムを活用しなければならない。

　サービスとサービス提供先のコミュニティとの間の溝を埋めるということは、これらのコミュニティの参加を促進させることを意味する。しかし、メンタルヘルスにおいては、参加という概念は、主としてコミュニティをその独自のサービスの計画立案に参加させるということではなく、利用者を自分自身の治療に参加させることとして解釈される。さらに、「利用者」とは通常、コミュニティ全体ではなく、治療を受けている者または治療を受けたことがある者と見なされる。実際のところ、主流のサービスを利用していない者の参加を得ることの方が、利用している者の参加を得ることよりも、さらに重要である。
　NGO と自助グループは、サービスとその利用者との間の溝を埋める際に、重要な役割を果たす可能性がある。とはいえ、これらの組織を主流のケアに代わるものとは考えないことが重要である。さらに、これらの機関は、自らが代表していると主張するコミュニティを真に代表するものでなければならない。

サービスの質

　ここでは、ケアの質だけでなく、予防、メンタルヘルスの増進と、教育、さらにはサービス提供機関のすべての側面にも関心が寄せられていることに留意しなければならない。メンタルヘルスシステムは全体として、特に MEMs（移住者と少数民族集団）利用者のための目的の達成に、どれだけ効果を上げられるのだろうか？
　サービスの質を評価できる方法は 3 つある。

1. **成果尺度**は、ある手続きが、その目的（たとえば、患者の状態の改善）の達成にどれだけ成功しているかを評価する。ここでの最善は、無作為化二重盲検法による臨床試験であるが、実用的・民族的理由から、この試験水準を達成できないことが多い。
2. **主観的尺度**とは、患者と介助者の満足度を調査するものである。これは、アンケート方式や聞き取り調査によって評価できる。
3. **手続き評価**は、意図された介入が、どの程度徹底的に実行されたかを検討するものである。ドロップアウトや「治療遵守」不足は、ここでの問題の明らかな兆候である。

　上記のすべての点で、しばしばMEMs利用者を対象としたサービスの質が水準よりも低いことが見出される。したがって、次の段階はこの理由を発見することとなる。これらの集団にサービスを提供する上で、落とし穴となるのは何か？　これに続いて、これらの欠点を克服するために最善策を考案する必要がある。そして最後に、これらの介入が真の改善であることを確かめるために、介入自体を評価しなければならない。

　これらすべての問題について何らかの知識は既存しているものの、長年にわたり、この分野に対する投資が不足しているため、その知識はまだ著しく不十分である。結果的に、多数派集団を対象としたサービスの大部分は、現在「エビデンスベース」であるといえるのに対して、MEMsを対象としたサービスについては、同じことはあてはまらない。現時点で、この種の最も完全な評価は米国から得られる。764ページに及ぶ、米国医学研究所（IOM）による報告、『不平等な治療（*Unequal Treatment*）』（2003）では、治療の格差、「最善策」、教育および研修に関する幅広いデータの調査が行われた。同じ年に、FortierとBishop（2003）による重要な報告書も出版され、「多文化対応能力」の向上を目的とした数百件の報告のうち、評価されているものはほんの一握りにすぎないことが明らかにされた。しかし、メンタルヘルス分野では、GrinerとSmith（2006）が76件の関連のある評価研究を発見し、メタ分析の手法を用いて介入の効果を測定したところ、「多文化対応能力」の向上は有意性が高いことが実証された。

　MEMsを対象としたサービスの質の低下にかかわる最も一般的な理由は

何だろうか？　最も重要な要因の一部は、既にサービスとサービスの利用しやすさとの関連において説明されたが、特に、問題の性質と最善の対処法に関する患者と専門家の見解の相違、言語と文化という障壁、サービスにおける信頼の不足が挙げられる。しかし、十分なコミュニケーションと信頼がある限り、大抵の場合、多岐にわたる「説明モデル」に対処できるという点で同意が得られつつあるようだ。

診　断

すべての文化に共通するメンタルヘルスケアにかかわる長年の問題は、標準的な（西洋の）診断の概念と手続きの、文化の違いを超えた妥当性である。標準化に対する批判が正しければ、MEMs（移住者と少数民族集団）におけるメンタルヘルスの問題の診断は、多数派集団と比較して正確性と有効性が低くなる可能性が高く、これが（ほとんど当然といえるが）サービスの質を低下させる。

診断の妥当性をめぐる対立では、2つの問題を区別することが重要である（Van de Vijver and Leung, 1997）。

1. **構成概念妥当性**：障害の症状プロフィール（問題のまとめ方）に関連。
2. **評価妥当性**：症状を伝えるさまざまな方法に関連。

特定の診断カテゴリーが、すべての文化に適合する（つまり、文化の違いを超えて構成概念妥当性が高い）と信じていても、患者の不満を適切に解釈できること（評価妥当性）は、やはり重要である。人々が使用するさまざまな「苦悩の慣用表現」を理解するには、現地の知識と人々の日々の生活状況に対する理解が相当必要であるといえる。

1977年にKleinmanによって発表された「新文化精神医学（new cross-cultural psychiatry）」が、今や30年以上も続いているという事実にもかかわらず、残念ながらこの分野における進展はない。文化の問題は、DSM-IVの巻末付録に格下げされてしまったように、主流の精神医学において、日々の生活にほとんど関係のない、珍しい特殊なものとして扱われることが多い。

しかし、たとえばうつ病の診断に関する問題など、多くの問題が未回答の

まま残されている。多くの国と文化においてうつ病と不安障害が同時に見出されるのに、これらを完全に切り離すことは妥当なのであろうか？　特定の文化において、身体化した「苦悩の慣用表現」が広く普及していることを医療専門家が理解していないがために、うつ病の症例の多くが見過ごされているということはありうるだろうか？

　この分野における最も激しい議論は、文化の違いを超えた統合失調症診断の妥当性に関連している。前述のように、多くの研究で特定の移住者集団において統合失調症発症率の劇的な増加が認められた。しかし、英国の黒人と少数民族（BME）集団は、これらの結果を説明付けるものとして、診断上の偏見が最も有力であるという意見が長年、保持されてきた。それは高い強制入院率比と、より強力な薬物治療と抑圧的な手段の利用は、制度的人種差別のさらなる兆しと考えられていたためであるが、これらの主張は Singh と Burns（2006）によって強く否定された。2 人はその違いを純粋に症候学的な違いの反映と見なし、「制度的人種差別」だけに罪をなすりつけることは不信をもたらすと主張している。

　しかし、どちらの側も、その主張は誤った推論に基づいている。Burns と Singh の主張の誤りは、黒人男性における統合失調症の高い発症率が真実であるならば、制度的人種差別の罪が誤りであることを証明することになる点である。BME 集団に関する主張の誤りは、診断と手続きにおいて制度的人種差別が認められるのなら、統合失調症の高い発症率は虚構に違いないという点である。どちらの側も、双方の主張がある程度、正しいという可能性を考慮しているようには思えない。精神医学において制度的人種差別の存在を否定することは、欧州全土と米国からの増加しつつあるエビデンスを無視することである。しかし、統合失調症の高い発症率は、単に偏見の産物であると主張することも多種多様な情報源からのエビデンスが認められるため、同様に受け入れられない。

　さらに、精神病を社会的逆境と結び付ける多くの研究は、実際には人種差別反対主義者にとって役立つものであり、いかなる点においても、少数派コミュニティによって「敵対するエビデンス」と見なされるべきではない。多くの人々は、1970 年代以降、統合失調症に関する考え方として優勢となっている生物学的決定論に対して異議を唱えるにあたり、これらの結果がいか

第18章　移住者と少数民族集団のニーズに合わせたメンタルヘルスサービスの改善

に画期的であるかを理解していないと思われる。

　診断における偏見が現実と現象であると示唆する多くの研究がある。たとえばZandiら（2007）は、この文化に詳しい精神科医を採用した結果、モロッコ人患者の統合失調症の診断数が減少したことを明らかにした。偏見の存在の反証として頻繁に引用される調査研究がAESOP研究である（Fearon *et al.*, 2006）。しかし、この研究で偏見を統制するために用いられた手法は、実際には極めて不十分であった。民族性について盲検化された臨床情報を臨床医集団に提示することによって診断が行われ、その後、臨床医らは*ICD-10*の基準（ibid., p. 1543）に従って統一診断を下した。しかし、臨床情報を書き留めた者は盲検化されていなかったので、偏見が存在するなら、その後の診断過程とともに、この段階でも生じる可能性がある。臨床記述は客観的な写真のような記録ではない。それは人間が下す判断で、本質的に思い込みと解釈に基づくものである。

　高い強制入院率に関しては、Bhui（2003）がレビューした研究から、黒人患者は病状がそれほど深刻ではなくても、より危険であると判断されることが明らかになった。実際、Lorantら（2007）による研究では、少数派の患者が強制入院させられる主な理由は極めて単純で、他に代替策がないからであることが見出された。重度精神疾患を伴う患者のマネジメントに関するGAMIANガイドライン（Agius *et al.*, 2005）は、コミュニティのより緊密な関与が、このような危機的状況の予測と予防にいかに役立てられるかを示している。コミュニティと保健医療サービスとの関係が、前述の英国の事例が示唆するように二極化しているとき、この種の効果的な連携は不利な条件の下に始まっているのである。

さまざまな集団を対象とした治療の適切性

　このトピックに関する研究は比較的遅れている。それぞれの集団が特定の種類の治療に対し異なる反応を示すこと、また必要と思われる最善策について、知っておくべきであることを我々は知らない。現在注目を集めている1つの分野として、精神薬理学に関する分野がある。薬物の効果と最適な用量が、民族によって異なることを示すエビデンスがある（Pi and Simpson, 2005）。

さらによく知られている問題は、さまざまな集団で好まれる治療の種類である。英国では、既に検討したように、黒人男性患者に対して、強制拘束と隔離がより頻繁に使用される。これらの患者は（より高用量の）薬物治療を受ける可能性も高いが、精神療法を受ける可能性は低い（McKenzie *et al*., 2001; SCMH, 2002）。少数派集団が精神療法から利益を得る可能性は低いという考えが広く普及しているが、経験的に正当な理由はない。これを一種の制度的差別と見なす十分な論拠はある。

多文化対応能力

この言葉は、使用される特別な治療手段ではなく、それらが使用される方法に着目するものである。過去30年間に、「多文化対応能力」という概念はいくつかの変化を経てきた。

- 第一に、重点が**知識**（特に、他の文化に関する教科書的知識）からスキルおよび態度へと変化した。
- 第二に、現在では、**自分自身**の文化によって決定付けられた前提と偏見に気付くことの方が、他の人々に関する情報を蓄えることよりもはるかに重要と考えられている。いかなる場合でも、現代の移住の計り知れない多様性のために、他の人々に関する情報を蓄えることはほとんど不可能な目的となっている。2001年には、ある調査で、ロンドンの学童が話す300を超える言語が登録された（Baker and Eversley, 2000）。
- 第三に、「組織全体によるアプローチ」への移行において、多文化対応能力は、今や単なる個別のヘルスワーカーの特性ではなく、組織全体、ひいては保健医療制度全体の特性と考えられている。

しかし同時に、「文化的相違」の重視から、患者の社会的環境という、はるかに広い視点への移行も見られた。これは、MEMs（移住者と少数民族集団）が出身国から持ち込んだと思われる「文化的な重荷」ではなく、現在の社会的地位の方が、彼らの健康問題により関連しているといえるエビデンスとなっている。

おわりに

　MEMs（移住者と少数民族集団）を対象としたメンタルヘルスサービスの改善は、ダイナミックな、かつ、急速に成長しつつある分野で、長年おざなりにされてきた後、多くの国で優先課題として認められるようになってきている。世界保健機関（WHO）、国際移住機関（IOM）、欧州評議会（COE）および欧州連合（EU）などの政府間機関による、移住者と少数派の健康を政策課題に載せる取り組みは、現在、勢いを強めつつある。世界保健機関と欧州評議会によって、重要な政策文書が発行される予定である。EUが現在行っている「健康の平等」を促進する取り組みの主要な目的は、社会経済的格差の軽減であり、英国政府の政策でもこれが同様に重視されていることが見出される。社会経済的次元はMEMsの健康を理解するために重要であるが、その一方で、移住と民族性それ自体を引き続き重要な問題と見なされなければならないという点も重要である。

【参考文献】

Agius, M., Biočina S.M., Alptekin, K. *et al.* (2005). Basic standards for management of patients with seriousmental illness in the community. *Psychiatria Danubina*, **17**, 42–57.

Baker, P., Eversley, J., eds. (2000). *Multilingual Capital*. London: Battlebridge.

Berry, J. (1997). Immigration, acculturation, adaptation. *Applied Psychology: An International Review*, **46**, 5–68.

Bhui, K. (2003). Over-representation of black people in secure psychiatric facilities. *British Journal of Psychiatry*, **178**, 575.

BMJ (2002). Theme issue 'Too much medicine?' *British Medical Journal*, **324** (7342).

Chen A. W., Kazanjian, A. (2005). Rate of mental health service utilization by Chinese immigrants in British Columbia. *Canadian Journal of Public Health*, **96**, 49–51.

Chen, A. W., Kazanjian, A., Wong, H. *et al.* (2010). Mental health service use by Chinese immigrants with severe and persistent mental illness. *Canadian Journal of Psychiatry*, **55**, 35–42.

Colledge, M., van Geuns, H. A. & Svensson, P. G, eds. (1986). *Migration and Health: Towards an Understanding of the Health Care Needs of Ethnic Minorities*. Proceedings of a Consultative Group on Ethnic Minorities (The Hague, Netherlands, November 28–30, 1983). Copenhagen (Denmark), Regional Office for Europe: World Health Organization.

Dixon-Woods, M., Cavers, D., Agarwal, S. *et al.* (2006). Conducting a critical interpretive synthesis of the literature on access to healthcare by vulnerable groups. *BMC Medical Research Methodology*, **6**, 35.

Eisenberg, L. (1977). Disease and illness. Distinctions between professional and popular ideas of sickness. *Culture, Medicine and Psychiatry*, **1**, 9–23.

Fearon, P., Kirkbride, J. B., Morgan, C. *et al.* (2006). Incidence of schizophrenia and other psychoses in ethnic minority groups: results from the MRC AESOP Study. *Psychological Medicine*, **36**, 1541–50.

Fernando, S. (1991). *Mental Health, Race and Culture*. New York: St Martin's Press.

Fernando, S., Keating, F. (1995). *Mental Health in a Multi-Ethnic Society*. London: Routledge.

Fortier, J. P., Bishop, D. (2003). *Setting the Agenda for Research on Cultural Competence in Health Care: Final Report*. Edited by C. Brach. Rockville, MD: US Department of Health and Human Services Office of Minority Health and Agency for Healthcare Research and Quality.

FRA (2009). *Annual Report 2008*. Vienna: European Agency for Fundamental Human Rights. http://fra.europa.eu/fra/index.php

Geertz, C. (1973). *The Interpretation of Cultures*. New York: Basic Books.

Griner, D., Smith, T. (2006). Culturally adapted mental health intervention: a meta-analytic review. *Psychotherapy: Theory, Research, Practice, Training*, **43**, 531–48.

Gulliford, M. (2009). Modernizing concepts of access and equity. *Health Economics, Policy and Law*, **4**, 223–30.

Gulliford, M., Figueroa-Munoz, J., Morgan, M. *et al.* (2002). What does 'access to health care' mean? J*ournal of Health Services Research and Policy*, **7**, 186–8.

HSE (2008). *National Intercultural Health Strategy 2007–2012*. Dublin: Health Service Executive (Ireland).

IASC (2007). *IASC Guidelines on Mental Health and Psychosocial Support in Emergency Settings*. Geneva: Inter-Agency Standing Committee (IASC).

Ingleby, D. (2008). *New Perspectives on Migration, Ethnicity and Schizophrenia*. Willy Brandt Series of Working Papers in International Migration and Ethnic Relations 1/08, IMER/MIM, Malmö University, Sweden.

IOM (2003). *Unequal Treatment: Confronting Racial and Ethnic Disparities in Health Care*. Washington: Institute of Medicine.

Kleinman, A. (1977). Depression, somatisation and the new 'cross cultural psychiatry'. *Social Science and Medicine*, **11**, 3–10.

Kleinman, A., Eisenberg, L., Good, B. (1978). Culture, illness, and care: clinical lessons from anthropologic and cross-cultural research. *Internal Medicine*, **88**, 251–8.

Ku, L. (2006). *Why Immigrants Lack Adequate Access to Health Care and Health Insurance*. Washington: Migration Policy Institute. http://www.migrationinformation.org/Feature/display.cfm?id=417

Kung, W. W. (2003). Chinese American's help seeking for emotional distress. *Social Service Review*, **77**, 110–34.

Littlewood, R., Lipsedge, M. (1982). Aliens and Alienists: Ethnic Minorities and Psychiatry. Harmondsworth: Penguin Books.

Lorant, V., Depuydt, C., Gillain, B. *et al.* (2007). Involuntary commitment in psychiatric care: what drives the decision? *Social Psychiatry and Psychiatric Epidemiology*, **42**, 360–5.

May, R., Ingleby, D. (2008). Samen of apart? Geestelijke gezondheidszorg voor allochtonen. [Together or apart? Mental health care for migrants and ethnic minorities.] *Phaxx: kwartaalblad vluchtelingen en gezondheid*, **4**/08, 11–13.

McKenzie, K., Samele, C., Van Horn, E. *et al.*

(2001). A comparison of the course and treatment of psychosis in patients of Caribbean origin and British whites. *British Journal of Psychiatry*, **178**, 160–5.

OMH (2000). *National Standards on Culturally and Linguistically Appropriate Services (CLAS)*. Washington: US Department of Health and Health Services, Office of Minority Health. www.omhrc.gov/CLAS.

Pechansky, R., Thomas, J. W. (1981). The concept of access: definitions and relationship to consumer satisfaction. *Medical Care*, **19**, 127–40.

Pi, E. H., Simpson, G. M. (2005). Cross-cultural psychopharmacology: a current clinical perspective. *Psychiatric Services*, **56**, 31.

Reinhardt, U. (2002). How healthy is our health care? *Princeton Alumni Weekly*, April 10 2002. http://www.princeton.edu/~paw/web_exclusives/plus/plus_041002Reinhardt.html

Saha, S., Beach, M. C., Cooper, L. A. (2008). Patient centeredness, cultural competence, and healthcare quality. *Journal of the National Medical Association*, **100**, 1275–85.

SCMH (2002). *Breaking the Circles of Fear. A Review of the Relationship Between Mental Health Services and African and Caribbean Communities*. London: Sainsbury Centre for Mental Health.

Singh, S. P., Burns, T. (2006). Race and mental health: there is more to race than racism. *British Medical Journal*, **333**, 648–51.

Tripp-Reimer, T., Choi, E., Kelley, L. S. *et al.* (2001). Cultural barriers to care: inverting the problem. *Diabetes Spectrum*, **14**, 13–22.

Van de Vijver, F. J. R., Leung, K. (1997). *Methods and Data Analysis for Cross-cultural Research*. Newbury Park, CA: Sage.

Williams, B., Healy, D. (2001). Perceptions of illness causation among new referrals to a community mental health team: 'explanatory model' or 'exploratory map'? *Social Science and Medicine*, **53**, 465–76.

Zandi, T., Havenaar, J. M., Limburg-Okken, A. G. *et al.* (2007). The need for culture sensitive diagnostic procedures. A study among psychotic patients in Morocco. *Social Psychiatry and Psychiatric Epidemiology*, **43**, 244–50.

第4部 マネジメント、サービスおよび研修

第19章

多文化間の仲介：エルメスの再生
―― メッセンジャーが発言権を得るとき

アディル・クレシ（Adil Qureshi）／ヒルダ ワラ・レヴォロ（Hilda-Wara Revollo）
フランシスコ・コラゾス（Francisco Collazos）／ジャネット・エル・ハラック（Jannat el Harrak）
クリスティナ・ヴィジエア（Cristina Visiers）／マリア・デル・マル・ラモス（María del Mar Ramos）
ミゲル・カサス（Miguel Casas）

▍編者による本章の紹介

　多文化対応能力の研修では、臨床医に、アセスメントや病歴の聴取、治療計画を作成する際に、文化的要因を考慮する必要性を認識させる。優れた臨床実践は、文化的に適切で、多様性を作っている文化、宗教、ジェンダーおよび性的指向などの要因を考慮したものでなければならない。文化を認識させるための研修の重要な1つのプログラムに、通訳者の使い方に対するトレーニングがある。ときには文化仲介者が使用される。文化仲介者とは、特定の文化的集団に所属し、その集団とメンタルヘルスサービスとの連絡役を務める者である。Qureshi らは、臨床医に多文化間の仲介者の育成について説明し、特定の文化的集団へのメンタルヘルスサービスにおいて可能な限りベストな効果を引き出すためには彼らをどのように利用したらよいか助言している。多文化コミュニケーションは文化的差異の影響を受ける可能性があるが、医師と患者の出会いに別の人物が存在する場合、さらに複雑になる。コミュニケーションは言語レベルと非言語レベルなど、言語と感情表現において、さまざまなレベルで発生する。多文化間の仲介には、それらのメッセージを文字通りに変換するにとどまらない役割と文化の明確化や文脈化が含まれる。したがって臨床医は、患者との出会いにおける多文化の仲介者の

Migration and Mental Health, ed. Dinesh Bhugra & Susham Gupta. Published by Cambridge University Press. © Cambridge University Press 2011.

影響を認識し、適切に彼らを利用しなければならない。

はじめに

　メンタルヘルス専門家が異文化の患者に働きかけるには準備が必要であるという認識が高まってきている。しかし、ほとんどの専門的な準備プログラムにおいて、多文化対応能力の研修は、一般的に現状に対応しているとは言い難く、依然として、目的を掲げ続けているだけのようにも見える（Bhui et al., 2007）。個人の多文化対応能力は、適切な研修を受けたとしても、臨床医と患者のコミュニケーションにすぐさま効果が出るなど、実践に役立つということを保証するものではない。一般の人々の異文化に対する認識、知識およびスキルは必ずしも十分ではなく、臨床医には、特別な文化的洞察と言語能力が欠けていることがある。

　コミュニケーションを促進する訓練を受けた第三者、つまり医療通訳者や、異文化間仲介者、それに類似した者であれ彼らの治療への参加ニーズが高まってきていることは間違いない。一部異なる場合もあるが、彼らは皆、「言語的および文化的な隔たりを埋め」、暗にあるいは明確に、治療的関係を促進するために依頼を受ける（Bolton, 2002; Miller et al., 2005）。それぞれの役割の具体的な違いは不明瞭で、言語的解釈と文化的解釈を重視する度合いも異なっている[1]。彼らの具体的な役割として、治療目標を最大限実現する、その現状がこの本論文の焦点となる。多文化間の仲介者を「不在の存在」あるいは臨床医と患者のパイプ役とする従来の考えは、現状から見ても、また、組織的な理由からも受け入れられない。むしろ、この「第三の存在」は、臨床医の指導に従って協働する一種の補佐的な共同治療者として、「実在する存在」と考えるのが最善であると考える。

　本論文の見解は、既存の文献のレビューと、SURT（Associació de donnes

---

[1] 本論文では、一部相違が存在することを認めつつも、医療通訳者と多文化間調停者という2つの言葉を、別段の指示がない限り同じ意味で使用する。簡潔を目的として、「調停者」という言葉を「多文化間調停者」の代わりに使用するが、これは従来の調停者の役割（紛争当事者間への介入に関連のあるもの）と、いかなる点においても混同されるべきではない。

per la inserció laboral）というNGOと連携した職業リハビリテーション訓練、具体的には"CAIXA（ブラジル連邦貯蓄銀行）"社会的・文化的アウトリーチプロジェクトと、カタロニア保健省によるプロジェクト（多文化間仲介者の活動と彼らに対する研修）といった臨床経験を基礎としている。当初我々はパイプ役モデルを支持していたが、そのようなモデルを用いてメンタルヘルスの文脈に取り組むことは困難である。研修者および管理者としての立場から、我々は多文化間仲介者と多くの議論を重ねてきた。その中で彼らは「不在の存在」あるいは臨床医と患者のパイプ役という現状に重大な異議を唱える正当な質問をいくつか投げかけてきた。我々は臨床医として、不在の存在というモデルを実現することを試みてきたが、これが全くうまくいかないことを、おそらく誰よりも仲介者は辛辣に見出していた。患者は仲介者に注意深く目を向ける。仲介者の存在が、治療的関係とセッションの力学との両方に、根本的に影響を与えていたことは明らかである。このようなことは、十分訓練を受けた最もベテランの仲介者においても見られたため、単なる専門能力不足の問題ではなかった。そのとき我々は、現状において変化を求められていることを悟った。以下に、こうして変更された多文化間仲介者モデルの開発について紹介する。これは最新文献だけでなく、臨床の現実とも一致していると我々は感じている。

多文化コミュニケーションの困難

患者が語る内容だけでなく、どのように、誰に対して、どのような状況の下で、どんな人がいるときに語るかということが、実際の意味に影響を与える。ミスコミュニケーションは、各参加者が相手を理解していると信じているが、実際はそうでない場合、容易に起こりうるが、これはまさに、各参加者の文化的文脈の枠組みの中でメッセージが解釈されたからである。これが診断と治療に与えうる影響は計り知れない。メンタルヘルス専門家が患者を正確に理解したと信じているなら、その診断は不正確である可能性があり、結果的にその治療は、よくても不適切、最悪の場合は禁忌である。

現地語が流暢ではない移住者の患者にとって、ただ、母国語による自由で自発的な表現を用いられればよいというものではない。自我の形成は特定の

言語、文化的文脈および環境において発達すると考えられているが、湧いてくる記憶と表現は使用される言語によって、暗黙の了解の意味、豊かさおよび態度の点で異なるといえる。言語能力が限られている人は、言語面だけでなく、概念的にも情緒的にも抑圧されていると感じることがある。臨床医が使う言語を患者が流暢に話せても、湧いてくる記憶、イメージおよび考えが言語学的に異なる可能性がある。治療を実施するときに使用言語を選べれば、治療の三者関係、つまり、多文化間仲介者と臨床医と患者との関係において、安心感と自信をさらに注入できる。精神療法活動の中心となる部分は、まさに言語と治療的関係を通じて発展していくことを考えれば、これぞメンタルヘルスケアといってよい。

臨床医の多文化対応能力が治療の質に大いに貢献しうることは明らかであるが、最も多文化対応能力の高い臨床医でさえ、大抵の場合、その能力の範囲を超えた多くの課題が存在し、ここに多文化間仲介者の重要性を認めることができる。

医療通訳は、単にある言語から別の言語へと、メッセージを文字通りに変換することにとどまらないという理解が、次第に進んでいる（Hsieh, 2007; Messent, 2003; Tribe and Lane, 2009; Verrept, 2008; および第20章も参照）。コミュニケーション自体、はるかに複雑で、多数の異なるレベルで機能する。まとめると、コミュニケーションには、つぶやかれる言葉の辞書的な意味よりもはるかに多くの意味が含まれており、「単純な変換」ではコミュニケーションを確実に行うに足りない。コミュニケーションは、非言語レベル、感情レベルおよび文脈レベルで機能し、かつ、通訳と同様に、「コミュニケーションの文字的、隠喩的、文化的および非言語的レベルでの変換の、高度な技術と科学を含む」（Raval and Smith, 2003, p. 8）。

メンタルヘルスにおける多文化間の仲介

多文化間仲介者の役割は、従来、文化間の「橋」としての役割であると言われ、これにより、コミュニケーション、すなわち文化的に異なる参加者同士の理解が深まり、お互いの差異における過度な反応が減少する。サービス利用者に対する医療制度の利用方法に関する情報の提供と、サービス提供者

に対する文化的オリエンテーションの提供という仕事に加え、三者面談における言語的通訳および文化的通訳が、多文化間仲介者の重要な機能を構成する（Beltran, 2001; Collazos et al., 2005; Verrept, 2008）。今で言う医療通訳者、文化的通訳および言語的通訳はもともと、単なるメッセージに焦点を合わせた「郵便配達員」もしくは「パイプ役」モデルに基づいて概念化されたが、これらの仲介者の仕事は、非言語レベル、感情レベルおよび文脈レベルでのメッセージが確実に届けられるようにすることである（Hsieh, 2007; Messent, 2003）。このようなモデルは、複雑かつダイナミックなプロセスを単純化し、まさに具体化したものである。同時に、このモデルは、メンタルヘルスケアにおける多文化間仲介者の基本的な機能を理解する基礎となりうる。

　最も頻繁に利用を求められる基本的な機能は、メッセージの変換、すなわち言語的通訳である。ひと言で言えば、仲介者は単にある言語から別の言語へとメッセージを変換するために要請されるのだ。しかし、これでは十分ではない場合があると理解されつつある。つまり、時として文字通りの通訳では十分ではなく、メッセージに特別な意味合いがある場合は、単にある言語から別の言語にメッセージを変換することは逆効果となってしまう場合もある。仲介者はメッセージを明確にする者として機能する場合があり、文字通りの通訳だけでなく、その文化的文脈に照らしたメッセージの意味も明らかにすることが期待される。隠喩の使用は、おそらく最もわかりやすい例であろう。たとえば、「ブルーな気分だ（I feel blue）」と患者が言ったとき、仲介者が 'me siento azul'（私はブルーと感じる）といえば、ほとんど役に立たないであろう。なぜなら、「ブルー」は、スペイン語では何の感情的意味合いも持たないからである。また、仲介者が文字通りの変換をせずに、'me siento triste'（私は悲しい）と、隠喩だけを通訳する場合は、患者の言葉の背後に、何らかの独特の意味や、本当に精神病を示す意味があるというケースも考えられることから、重要な臨床情報が失われてしまう可能性がある。したがって、仲介者が「私はブルーと感じる、これは悲しい気持ちを表す隠喩である」といえば、臨床医による臨床的解釈が可能となるので、最も適切であろう。

　最後に、患者が伝えようとしていることの理解に文化的文脈の認識が必要なことがあり、また、文化の明確化や文脈化が必要なことがある。言葉は1つの意味を伝えると考えられる。その隠喩という側面が理解されても、文脈

第 19 章　多文化間の仲介：エルメスの再生

によって具体的な意味が変化する可能性がある。したがって、「わかりますか？」という質問に患者が「はい」と答えても、「はい」の具体的な意味が、さまざまな状況的手がかりや関係的手がかりによって異なる場合がある。また、患者が臨床医の文化的文脈とは一致しない状況について説明することもあるだろう。たとえば、離婚したばかりのモロッコ人女性は、親が住む村に帰るという選択肢は絶対にないと言い張る。女性の文化的文脈を考えれば、そのような帰郷は、まさに受け入れられないことなのである。このような場合、仲介者は、臨床医が理解できるように文脈情報を提供する必要がある。仲介者は、モロッコのより保守的な地域では、離婚した女性は社会から疎外された者と見なされ、家族と、ひいてはコミュニティに恥をもたらす可能性があるとして、陰に陽に拒絶される可能性が非常に高いと説明することができるだろう。

　コミュニケーション、さらに言うならば、行動、価値観、認知および情動は、文脈に大きく左右される。ある人が何を語るか、どのように語るか、言及される内容、表現される行動または感情とその意図と欲求はすべて、文化と文脈によって一部制限される。仲介者は患者のメッセージを明確にすることはできるが、これ自体は臨床医による患者の正確な理解を必ずしも可能にするものではない。コミュニケーションの非常に多くの部分が言語以外の面で行われることを考えれば、言語的通訳と意味の明確化だけでは十分とは言えない。

　語られている言葉と文脈との関係に臨床医が気付かないために、患者が語る内容が意味を成さないことや、間違った解釈がなされることがある。たとえば、アフリカ人患者が、精霊のいたずらや亡くなった先祖との活発な会話について繰り返し言及するために、精神病症状を示しているように見える場合がある。しかし、実際には、このような行動は文化的規範にのっとっているのである。時に患者が社会的スキルや洞察力または計画力に欠けているように見えることもあるだろう。しかし、これらの認識は、患者側の「客観的な」問題ではなく、臨床医の解釈のフィルターと臨床医を取り巻く医療事情を語っている可能性がある。ただし、臨床的な解釈が正しい可能性もある。いずれにせよ、仲介者はそのような状況において、患者が提供する臨床情報を臨床医がより深く解釈できるように、状況を文脈化するために文化の明確

化を行う者としての機能が期待される。仲介者は患者の文化を説明することはせず（それ自体、かなり一貫性に欠けている概念である）、特定の行動が精神病理を示しているかどうかを判断することもしない。たとえば、お腹に動物がいると訴えるサハラ以南アフリカ出身の患者について、仲介者は、「サハラ以南アフリカ出身の悩みのある人々は、体の中に動物がいると感じることがある」と言うことがあるだろう。しかし、仲介者は、「この患者は精神症状を身体症状に転換しているが、精神病ではない」とは言わない。

Rachel Tribe（Tribe and Morrisey, 2004）は、やや異なる視点から、この議論と密接な関係のある4つの通訳モデルをまとめている。第一は、言語的様式で、これはメッセージの変換者としての役割である。第二は精神療法様式または解釈者様式だが、文字通りのメッセージが、その言葉が示す意味と感情の背景を表しているとする点で、メッセージを明確化する者としての役割と似ている。第三の権利擁護者またはコミュニティ通訳者は、患者の利益を代表し、その権利を保護する役割を果たす。最後の文化仲介者（二文化併存型ワーカー）は、文化を明確化する役割と似ている（p. 423 参照）。

治療的関係と多文化間仲介者の役割

多文化間仲介者の従来の役割は、コミュニケーションの促進、または、いわゆる文化間の溝を埋めることである。メンタルヘルスケアの文脈においては、その特別な役割と機能は、より要求の大きい複雑なものとなる（Bolton, 2002; Collazos et al., 2005; Drennan and Swartz, 2002; Miller et al., 2005; Raval and Smith, 2003）。その複雑性は、主として多文化間仲介者が精神病治療または精神療法のプロセスに与える影響に関連している。多文化間仲介者の適切な機能とは、メンタルヘルスの診断と治療における治療的関係の重要性を考慮すること（Joe et al., 2001; Martin et al., 2000; Norcross, 2002）、また、治療的関係の発達が多文化間の文脈において、より複雑であることを考慮することであり（Blue and Gonzalez, 1992; Paris et al., 2005; Qureshi, 2005）、そしておそらく最も重要な機能とは、治療的関係の促進である。

メンタルヘルスケア、特に精神療法における多文化間仲介者の存在は、治療的関係に影響を与える可能性がある。仲介者の存在が治療的関係の促進で

第 19 章　多文化間の仲介：エルメスの再生

はなく、むしろそれを損なわせる存在となることもある。たとえば患者が仲介者を自分の支持者や引き合い対象、あるいは自分が同一視できる者として「当てにする」ことは珍しくない（Bolton, 2002; Bot, 2005; Miller *et al.*, 2005）。多くの場合、患者が理解する言語を話すのは仲介者なので、臨床医が患者とアイコンタクトを維持し、直接語りかけても、仲介者が臨床医を見るよう患者に指示しても、少なくとも最初の段階では（Bolton, 2002 参照）肝要な絆は患者と仲介者の間に築かれる。まさにこの理由から、仲介者が治療の中心人物となることを最小限に抑えるべく、すべての参加者が治療に関与できるというパイプ役モデルが推奨される（Razban, 2003）。

　一般に認められている見識によれば、仲介者の最適な役割は「不在の存在」であり、これはパイプ役、ブラックボックス、あるいはロボット、「考えず、感じず、しかし高度な技能を備えた、通訳機械」の役割であるとされてきた（Hsieh, 2008, p. 1367）。この考え方は、最適な文化間仲介は、言わば仲介者が治療者と患者に声を貸すこと以外何もしないというものである。このように考えれば、仲介者の役割は極めて制限され、あたかも診察室には2人の人間しかいないかのようになる。

　このようなモデルが促進されるのは、まさに治療関係とは理論上は二者間で行われるべきであり、その関係の変更を最小限に留めることを意味する。臨床医と患者は声が変わるだけで治療的活動は継続して行われる。問題となるのは仲介者の技術の正確な適用だけである。仲介者が正確に仕事を実行する場合、仲介者の存在は感じられない（Razban, 2003）。

　このようなモデルは最適と思われるが、研究と経験ではこれが受け入れられないことを示唆している。これには2つの理由が考えられる。1つは、仲介者と通訳者が、一般に「共同診断者の役割」を持つことで説明され、そのような受動的な役割を拒否するためであり（Dysart-Gale, 2005; Hsieh, 2008; Miller *et al.*, 2005）、もう1つは、システム理論と文脈主義的理論で明らかにされているように、それが人間関係とコミュニケーションのパターンに反するものであるためである。

共同診断者としての役割

Hsieh（2007, 2008）は、まさにこの問題について広範囲にわたって記し、Davidson（2002）の「共同診断者」という概念を発展させた。これは、言語的・文化的差異の橋渡しにおいて、通訳者がその機能を超えたスキームを取り入れることと定義され、医療提供者の責任および機能と重複している（Hsieh, 2007, p. 925）。Bot（2003）はこれを「多文化交差（boundary crossings）」と呼んでいる。

Hsieh（2008）は詳細な聞き取り調査と臨床観察から、医療通訳者の業務はパイプ役という役割を一貫して超えており、ときには医療スタッフのような責任を担うほどであることを見出した。さらに実際の診療では、仲介者はパイプ役モデルで定められた役割よりも積極的な役割を引き受けているようであり、そのために治療のプロセスを損ない、あるいは脱線させることがしばしばある。

混乱させる要素の1つとして、ほとんどの臨床医が仲介者とともに活動する訓練を受けていないことが挙げられ、臨床医は必ずしも仲介者に期待できる役割と機能について、明確な考えを持っているわけではないとも言える（Tribe and Lane, 2009）。さらに、臨床医が仲介者に対し、実際に代理を務めるよう要求することも珍しくない（患者に治療について説明する、患者から現在の問題を聞き出す、臨床医および／あるいは治療を信頼するべきだと患者を「説得する」など）。共同診断者の役割を取り入れた背景については、移住者である患者の明確なニーズと隠れたニーズへの対応の一部であることも仲介者によって明らかにされた。実際、状況を複雑にしているのは、主に役割の曖昧さであり、それは臨床医側の認識の欠如だけでなく、仲介者側の研修不足や、仲介者の専門的な役割に対する正式な認識と定義不足に端を発している。これらすべてが、仲介者がしばしば善意からの共同診断者としての役割を担う傾向を強めるのだ。

「文化的差異」に対処する多文化間仲介者の役割は複雑である。表向きは文化的配慮として仲介者がメッセージの内容を変更することがあるが、共同診断者としての役割へと容易に陥っている可能性がある。Hsiehは、ある通訳者とのインタビューを引用している。この通訳者は、「あなたには何人の性的パートナーがいますか？」という臨床医の質問について、次のように意

見を述べた。

> （医療提供者は）婚外の性的接触について尋ねているが、これは実にまずい質問である。しかし、私は彼女たちに尋ねる。それはとても無礼である……私はこう言った。「あなたの夫は別の女性と付き合っていますか？」……そう聞くことで、責任を夫に課すのだ。なぜなら、イスラム教徒の女性は夫に対して非常に忠実であるからだ。
>
> （Hsieh, 2008, p. 1378）

ここでは通訳者が聞き取り調査の実権を握っており、元の質問の意味と目的を危うくしている。つまり、通訳者は精神療法者の役割をある程度引き受けており、文字通りの変換よりもまず先にその意味に重みをおいており、それと同時に文化仲介者の役割も担い、文化的変数に関心が向けられているのではないかといえる（Tribe and Morrisey, 2004）。残念ながらこのプロセスにおいては、患者がイスラム教徒であるという理由だけで婚外の性的接触に関する質問が無礼になるという思い込みと、イスラム教徒の妻は忠実であるという思い込みにより、通訳者は文化的還元主義に走っている。さらに問題となるのは、臨床医が受け取る回答が、質問に対する患者の回答の意味を仲介者が解釈したものとなれば、それはもともとの回答とはかなり違ったものになるということである。真の危険は、仲介者がこのような「支配」権を握り、臨床医に明確に伝えることなく意味を変更しているときに生じる。ここで問題となるのは次の3点で、共同診断者の役割において発生する多文化交差（boundary crossings）に密接な関係があると思われる。すなわち、(1)仲介者が実質的にセッションを支配し、(2)内容を変更すること、(3)その内容は臨床医に伝えられず、個々に、または組み合わされることによって特に、治療的関係とプロセスに悪影響を与える可能性があるという点である。

プロセスの問題も、仲介者が参加するメンタルヘルス治療に影響を及ぼす可能性がある。仲介者の役割がいかなるものであろうと（パイプ役の場合は特に）、仲介者が患者の感情表現の矢面に立つことは（Miller *et al.*, 2005; Raval and Smith, 2003）、仲介者が悪影響を受ける可能性、実質的に臨床医が三者関係から「取り残されて」しまう点で、治療の流れにも影響を与える。さら

に、仲介者は結局のところ、トレーニングを受けたメンタルヘルスの専門家ではないため、感情の高まりに対して非専門的な方法で対応する場合があり、励ましの言葉やそれと似たような言葉(「ほらほら、事態はよくなりますよ、今にわかります」など)をかけてしまうことがある。それは治療の流れを止め、臨床医との治療的関係の発展を妨げるだけでなく、患者に対し、仲介者の手によって改善するという誤った期待を与える可能性がある。その後、患者は現実的とは言えない期待を持つだけでなく、仲介者に変化の所在をおくようにもなる。

多文化間仲介者の課題の1つは、時として言語的通訳が治療的関係と対立する場合があるということだ。多くの患者は主流の文化において初歩的な言語能力を持っているので、治療面談の一部は仲介者の介入なしに理解できる。言語面での制約がかなり明白にあるとしても、いつの時点で臨床医と患者間の治療的関係が最重要となるのか、いつの時点で仲介者が引き下がり、患者が臨床医と直接かかわれるようにするべきか、まさにこの点で仲介者は判断する力を持たなければならない。たとえば、臨床医と患者との人間関係を重視したやりとりが重要となる、あるいは仲介の入らないプロセスを必要とする、感情表現の瞬間があるかもしれない。そのようなプロセスに配慮のない仲介者が、善意に従って通訳し続け、治療的プロセスを妨げる可能性がある。

文脈主義的理論とシステム理論

パイプ役モデルが受け入れられないもう1つの理由は、システム理論が明らかにしているように、多文化間仲介者の言動1つが治療構造を根本的に変えてしまう可能性があるためである(von Bertalanffy, 1968)。システムは、その構成要素のダイナミックな相互作用と、それらの相互作用の非直線性によって特徴付けられる。システムの構成員の変化や追加は、いずれも他の構成員に影響を与える。システムのすべての構成員の間には、循環性と相互接続性が存在する。それゆえ、三者面談における多文化間仲介者は、システムのすべての参加者に影響を与え、他者を条件付ける。さらに仲介者は、コミュニケーションの最前線に立ち、ある批評家は仲介者を「門番」と呼ぶほどである(Davidson, 2000)。仲介者が、単に両者を結び付けるだけではな

く、1つの三角形を形作る対等な第三の頂点というよりも、2人の参加者のコミュニケーションの流れを統制するメカニズムそのものとして存在する限りにおいて、「橋」という隠喩は正しい。

さまざまな哲学的および心理的アプローチにおいて、対人関係は文脈的かつ相補的であると理解されている (Jacobs, 1992; Orange et al., 2001)。一方では、いかなる相互作用も、その特別な文脈が影響を与える。したがって、特定の治療者と特定の患者および特定の多文化間仲介者が、特定の瞬間に特定の場所で結び付くと、独自の関係力学が生まれる。これは、仲介者が何をするか、あるいは何をしないかとは無関係に、その存在が関係力学に影響を与えることを示唆している。相互依存という概念によって、これはさらに一歩進められる。それぞれの参加者の存在がこの力学に影響を与えるだけでなく、それぞれの参加者が、お互いに影響を与え合うのである。たとえば、患者がどのようにその姿を示すかは、特定の時間と場所、そして臨床医と仲介者の両方に対する患者の反応によって決まる関数なのである。

これらすべてが仄めかしていることは、メンタルヘルスケアにおける仲介者の役割を再検討しなければならないということである。不在の存在という理想像は非現実的であり、実質的にそれは、ことわざにある「部屋の中の象〔訳注：誰もが認識しているが口にはしたくない重要な問題〕」を否定し、いつものように治療が行えると示唆しているようなものである。危険なのは、認識されていない関係力学が治療プロセスに影響を及ぼす可能性があるということである。認識されていないため、実質的に、適切な多文化交差 (boundary crossings) と不適切な多文化交差 (boundary crossings) をコントロールすることができず、状況を変えるために何もできない。臨床医がこれらの力学に対して責任を果たすために用いるメカニズムは何もない。適切な多文化交差 (boundary crossings) とは、文化的文脈が異なるために、参加者の1人がもう1人の参加者の言動を誤解していると仲介者が認識することであるが、このような状況において、患者が精神的苦悩を訴えているときに、仲介者が患者を落ち着かせようとすることは不適切であろう (Bot, 2003)。これらの問題は、臨床医の指示の下での積極的な参加者としての仲介者の役割を概念化することで阻止できる。

提案された補佐的な共同治療者のモデルは、Botによって詳しく説明され

ている三者関係心理学モデル（Bot, 2003; Bot and Wadensjö, 2004）と一致している。一者型アプローチでは、患者の心理的プロセスにのみ焦点を合わせることが特徴で、二者型アプローチでは、精神分析における関係性の転換において実証されているように、人間関係は基本的に相関的であるという考えを基礎とし、治療者の人格を治療のプロセスに組み込む。そして三者型アプローチでは、仲介者を治療的文脈の一部として公に認める。本論文の見解の根底を形作るシステムアプローチと文脈主義的アプローチは、「今、この場に即した」という強い方向性を示すもので、治療的介入において、たとえば仲介者に対する患者の反応など、関係性に基づく転移を伴うプロセスに、必要に応じて焦点を合わせることを意味している。同時に、治療の方向性と精神医学面接も、このアプローチからメリットを得ることができる。これについては、仲介者がメッセージを明確化するために、あるいは、ある状況を文脈化するために介入する際、最も明らかになる。

　多文化間仲介者とは、パイプ役という一方の極点と、共同診断者というもう一方の極点との間で、補佐的な共同治療者の役割をとることが最適の選択肢であると我々は提案する。つまり、パイプ役またはブラックボックスという役割と共同診断者という役割の中間である補佐的な共同治療者が最適なのだ。この役割とは、治療的関係には臨床医と患者の結び付きが重要であると理解されていること、患者の気をそらす原因となる仲介者の存在を最小化することが含まれる。同時に、第三者の存在は、システム理論と文脈主義的理論、さらには臨床経験からのエビデンスが示しているように、常に臨床医の指示の下にありながらも、仲介者にセッションへの参加や、適切な介入を行う程度の自主性を認めることを含め、仲介者の存在を正式に承認することの重要性について提言している。このように仲介者の存在は受容され、臨床医が最も重要であると考える治療的関係を損なわないようにするという目標に従いつつ、仲介者は治療過程を通じてある程度のイニシアティブを得ることができる。たとえば、臨床医または患者が相手のメッセージを理解しなかったと仲介者が認識すれば、これを両者に自由に指摘できる。

多文化間仲介者の役割：郵便配達員ではなく、補佐的な共同治療者

　多文化間仲介者の存在は、必然的に治療の二者関係に影響を与える。臨床

第19章　多文化間の仲介：エルメスの再生

経験から、有能な仲介者は状況を効果的に読み取り、治療上の必要性に応じて参加の仕方を変える能力があるといえる。仲介者の役割は「固定」されておらず、患者と臨床医のコミュニケーションと治療的関係にかかわるサービスの提供者という概念化が最適であろう。これらはすべて、伝えられるメッセージが比較的単純である場合や、症状の説明が症状それ自体と異なる場合がある一般的な医療仲介の文脈において、程度の差はあるものの多文化間仲介者の機能の説明としては筋が通っている。メンタルヘルスにおいては、症状の説明それ自体が症状を示していることが多く、繊細かつ聡明な医療通訳が必要となる。しかし、そのような通訳は、文化的多様性の影響を受け症状の提示や説明は複雑化される。まさにこの理由から、言語的通訳および文化的通訳の両方の役割を持つことが、多文化間仲介者に求められるのである。

　メンタルヘルスにおける多文化間仲介者の代替モデルは、補佐的な共同治療者として三者関係心理学の文脈に作用するモデルであり、そこでは仲介者は単なるパイプ役もしくは不在の存在ではなく、積極的な参加者である。仲介者は主たる臨床医と決して混同されてはならない。患者の治療を指示し、これに責任を持つのは、引き続き心理学者または精神科医である。仲介者の貢献は、臨床医が計画した治療サービスの提供の際に見られる。これは、先にまとめられた基本的な役割と、特定の状況に必要に応じて対応することができる仲介者に対するニーズが保持されるという意味である。変化するのは態度である。仲介者は治療の三者関係において、積極的に参加する「実在する存在」として、治療プロセスの一部を構成する。

　要するに、仲介者が、一貫性のある治療行為から逸脱した行為とも言える「共同診断者」としての役割を担うのではなく、一種の受動的な代理人、すなわち、公に承認され治療にも組み込まれている、極めて補佐的な共同治療者としての役割を担うことが提案される。このように治療者は、仲介者の存在を利用し、治療を方向付ける。これは多様な形態をとる可能性があり、たとえば、今、この場に即した関係性の問題への取り組みや、患者の治療プロセスに関するロールプレイ、あるいは、関連のある実体験の共有などが挙げられる。Bot（2003）は、仲介者を患者の夢や空想を投影することができる「空白の画面」と考え、患者の転移を利用することを提案している。これは、まさに治療のプロセスにおいて患者の仲介者への投影を研究することで遂行

第4部　マネジメント、サービスおよび研修

できる。さらに、積極的な参加者としての役割を仲介者に与えることで、仲介者による観察結果と助言などをオープンに取り入れることも促進できる。しかし、いかなる場合もセッションを方向付けるのは臨床医であり、仲介者は補佐的な役割を担い、常に臨床医の指示に従うことが強調されなければならない。

以下は、我々の臨床経験から引用した2件の事例である。最初の事例では、患者が多かれ少なかれ効果的な対人関係の持ち方を感じ取れるように、一種の模範を提供するために臨床医が仲介者を利用した。

> アイシャは34歳のモロッコ人女性で、うつ病と心因性まひの疑いがあるとして診療所に紹介された。アイシャにとって一番の問題の1つが、臆病さであった。アイシャはしばしば、自分に友達がほとんどいないことを嘆き、とても孤独だと主張した。自分では、あまりに内気なので新しい人と接することができないと感じていた。そして、社会での居心地の悪さ、自分の人間関係にうまくいかない部分があることをますます意識するようになった。一方でアイシャは、兄（弟）が非常に社交的であることに気付いた。アイシャの人間関係についてさらに詳しく知るために、治療者はアイシャに対し、仲介者に関する見解を求めた。仲介者がしたことは何であったか？　仲介者は患者と臨床医の両方に、どのようにかかわっていたか？　仲介者の対人スタイルに関するアイシャの認識を探りつつ、臨床医は両者の違いに焦点を移し、そのプロセスにおいて、アイシャと仲介者の両方に対し、お互いの経験をよく観察することを求めた。その後の議論の中で、アイシャは仲介者と臨床医の両方から共感的なフィードバックを得、自分の対人関係の持ち方が、社会的にどのように支障を来していたかを感じ取ることができ、その後、他者とのかかわり方を変える方策を明らかにすることができた。

次の事例では、臨床医は患者に、父親との会話を練習する機会と体験する機会を提供したいと考えた。そのプロセスの間、臨床医が患者を観察できるということを仲介者の存在に期待した。さらに、患者と同じロールプレイを体験をした仲介者からのフィードバックは、臨床医とロールプレイをした場

第 19 章　多文化間の仲介：エルメスの再生

合と比べて、不自然さが少ないように思われた。

　　ジアは 26 歳のパキスタン人男性で、長い間、父親との会話を先延ばしにしてきたと感じていた。ジアは既にスペインに 4 年間滞在しており、ここでの生活が好きになってきた。またスペイン人女性との恋愛も楽しんでいた。しかし両親から、結婚について絶えず質問されるにつれ、ますます家での居心地の悪さを感じるようになった。母親は、既に結婚している同年齢のいとこや親類について頻繁に話してくる。また、花嫁候補についても話してくる。ジアは、次に実家を訪問するときを恐れていた。なぜなら、さまざまな花嫁候補とお茶を飲むように言われることがわかっているからだ。ジアにはそれには全く興味がなかった。そして両親に、特に父親に、自分はパキスタン人女性と結婚するつもりはないこと、実際、結婚を急いでいないこと、スペイン人女性と付き合っていることを話すのが不安だった。治療者はジアに、仲介者とロールプレイによる会話をするよう求め、仲介者は当然、すべてのやりとりをいつも通りに訳した。治療者はその後、修正体験と予想される父親の反応を患者に示すことを目的として、仲介者に自分の気持ちや反応、感情についてコメントするよう求めた。

　イスラム教徒の女性は婚外の性的関係について質問されることによって不快を覚えると考えた仲介者の例に戻るが、ここまで提案されてきた補佐的な共同治療者のモデルでは、仲介者は、イスラム文化ではそのようなテーマには細心の注意が必要となるか、あるいは、非常に不快感を与えるものとなる可能性があることを、公にコメントすることができる。そのような状況において仲介者は、両者の文化的視点、つまり、患者の文化の視点と「メンタルヘルス」文化の視点の両方に発言権を与え、この問題について、3 人の参加者すべてがそれぞれの見解を示す余地を切り開く。このようにして問題が検討され、程度の差はあれ、全員が状況を明確に理解することができる。患者が本当に不快な場合、これを表明することができ、介入を改善するために必要な情報が、臨床医に「公の場で」提供される。

　仲介者を治療セッションに取り込む方法は、治療者の想像力によってのみ

コントロールされ、当然のことながら、治療の全般性が常に優先される。

転移と逆転移

　臨床精神医学および心理学では、強い感情、異常な思考および困難な生活状況がたびたび扱われるが、これらは特にメンタルヘルスに関する特別な研修を受けていない者にとって、精神的に過酷なものとなりうる。治療の場で見られる民族間の相互作用を考えれば、仲介者は、複雑化する可能性のある転移反応にさらされている。参加者が3人いることを考えれば、標準的な二者間治療よりも、転移を伴う関係は指数関数的に多い。一方では仲介者も臨床医に対して反応し、もう一方では臨床医と患者の関係について、仲介者が憶測を抱く可能性がある。これが患者と臨床医のそれぞれの転移反応と組み合わされる場合、仲介者の参加により、無視できないほどの転移材料が存在することになる。仲介者は、各参加者と（いわゆる）仲介を受けずに接触する唯一の人物であるため、患者も臨床医も、仲介者が本当に語られている内容を伝えているのかと疑問に思う（そしておそらくは憶測を抱く）傾向がある。さらに、臨床医と患者は、仲介者とその相手との正確なやりとりに通じていないため、その関係性について憶測することがある。

　つまり、転移と逆転移は、効果的な治療を妨げる障害となる可能性がある。したがって、仲介者は患者の利益にならない介入や行動を避けるために、目の前の患者の状況に対する自分の感情反応をうまく処理する訓練を受けることが不可欠である。同時に、転移を伴う関係を治療に利用することもできる。

　患者が仲介者と自分を同一視し、臨床医よりも仲介者に親しみを感じることがある。それは自分と患者との間に何か、あるいは誰かが入ってくることに慣れていない臨床医の反応を引き起こす可能性もある。さらに、Bot (2005) は、臨床医は自分が治療しているのが患者の体験なのか、通訳者の体験なのかを、決して確信することができないという興味深い点を指摘している。

　標準的な多文化間仲介者の役割において、仲介者は絶えず臨床医と患者の間のかけひきを図っている。数多くの背景因子と個人因子に応じて、仲介者

はどちらか一方とより緊密な提携関係を結ぶことがある。これらの提携は主に転移の作用を伴い、潜めたまま存在し続け、治療のプロセスに目に見えない影響を与えることもある。

　未治療の転移は、治療のプロセスを著しく複雑化する可能性があり、三者間関係で対処すべき転移を伴う関係が指数関数的に多い場合、これは一層困難となる。しかし、パイプ役モデルにおける転移の治療は、このモデルが仲介者の積極的な存在を否定しているため、事実上つじつまが合わない。これが示唆しているのは、転移を効果的に治療するには、仲介者の存在が明白に認識されなければならないということである。

　治療のプロセスに責任を持つ臨床医は、転移に関するいかなる臨床調査についても、これをコントロールできる者でなければならない。臨床医と調整者の間の転移には、治療的関係への影響を最小限に抑えるために、患者がいないところで対処するのが最善であることは言うまでもない。

メンタルヘルスの治療と文化的差異

　移住者である患者の心理的治療および精神医学的治療を扱った多数の文献において、(もし改善するのなら) どのような改善が必要かという点については、かなり見解の相違がある (Comas-Diaz, 2003)。特に自我、因果関係、統制の所在 (帰属意識の所在) の概念の違いは、変化と治療のプロセスを理解する方法に計り知れない影響を及ぼす可能性がある。多文化対応能力はこのような違いに対処する手段として導入された (Qureshi *et al.*, 2008)。しかしそれは、仲介者の介入が、十分な研修を受けた臨床医の下で、必ずしも「単なる言語の変換を行う」にまで低下するということではない。治療プロセスの中で文化の差異に直面する中で、仲介者の持つ役割はかなり複雑である。なぜなら、文化によって異なるメンタルヘルス治療の特性そのものに直接かかわっていくからである。主にこの問題は、どの程度、またどのように治療を修正するべきか、という点を中心に展開している。絶対主義者の視点からすれば、すべての人間は同じものから作られていると見なすため、特に配慮すべきことや調整は必要ない。普遍主義者や引き出されたエティックの視点からすれば、すべての人間は生物学的な創造物であるが、同時に文化的でもあ

り、そのため、治療の目標、課題、そしておそらくはプロセスさえも、文化とその差異を考慮し、それに応じて改善されなければならない。最後に、相対主義者の視点からすれば、文化は人間の体験の中心を成しているので、文化特有の治療だけが効果的であり、いわゆる精神療法は、多くの非欧米人には適切ではない。

　ここで、臨床医と仲介者のそれぞれのビジョンを中心に展開される2つの問題について論じる。一方では、仲介者は臨床医よりも相対主義的視点に偏りがちといえるが、他方では、仲介者は臨床医よりも多文化対応能力が高いといえる。しかし、この2つが重複する可能性は間違いなくあり、相対主義的立場に立つ仲介者が、引き出されたエティックに基づくアプローチを採用する多文化対応能力の高い臨床医と、事実上衝突する可能性がある。また、臨床医が絶対主義的な視点に過度に依拠していると仲介者が感じるという状況も予想されるが、これは、バングラデシュ人の一家が、自分たちが息子の治療プロセスに参加することになるということを理解するとは考えなかった通訳者についての Messent（2003, p. 136）の報告によって十分に裏付けられた。通訳者は、臨床医が「彼の回復を助ける方法を見つけるまで、一緒に取り組みましょう」という言い回しにこめた意味について、自分が詳細を説明しなければならないと感じたのだ。ここで鍵となるのは、Messent の「両親が精神科医の診察に対して当初抱いていた期待は、医師が診断を下し、その後、医学的介入を行うことであると、通訳者は知っていた」（p. 136）という言葉である。ここで問題となるのは、誰が何に責任を負うのか、ということである。有能な臨床医であれば、移住者であれその国の者であれ、多くのサービス利用者がメンタルヘルスの治療に何が含まれるのかについて、最小限の知識しか持っていないことを認識しているであろう。したがって、治療のプロセスについて最初に説明し、適宜、協議しなければならない。Messent が示した事例が、優れた通訳者の実践をどの程度示しているのか、また、臨床医の無能をどの程度露呈しているのかは、議論の余地がある。さらに、患者の当初の期待を先験的に「知っている」という考えそのものが文化還元主義へと逸脱していくことなので、それ自体疑わしい。

　仲介者の補佐的な共同治療者という役割は、このような場合に都合がよい。なぜなら、繰り返し言うが、仲介者が文化的誤解の原因と考えられるこ

とと相対したとき、独自のイニシアティブをとるのではなく、すべての参加者が問題そのものに取り組むことができるからである。仲介者は患者に、臨床医が言ったことを通訳して、「彼の回復を助ける方法を見つけるまで、一緒に取り組みましょう。この意味がわかりますか？」と言うことができる。それから臨床医には、こう言うことができる。「多くのバングラデシュ人は精神療法になじみがありません。一緒に取り組むという考えが理解できるかどうか尋ねました」。これにより、治療のプロセスへの期待について会話を引き出すことが容易にでき、その会話の中で、次の段階や各参加者の役割について話し合うことができる。

多くのことを言わずにいることで生じる問題は、たとえ臨床医が「有能」であっても異なる視点を持つ場合、その視点が明確にされなければ、仲介者が臨床医の多文化対応能力の欠如と判断してしまうかもしれず、臨床医の代わりに自分が専門家として対応する義務を感じる可能性があるということだ。当然、この多くは、診察前の打ち合わせで戦略を練ることによって避けられる。しかし、すべてを予測することはできない可能性もあるが、少なくとも治療の方向性は明確に伝えられなければならない。これにより、改善に向けて問題全般が公に議論できるようになるであろう。仲介者は補佐的な共同治療者としての役割を通じて無理やり治療の場に問題を提起するのではなく、臨床医の責任の下、最善な方法で適切な問題を提起できるわけである。

多文化間仲介者との協力

多文化間仲介者が極めて有能であり、十分な研修を受けていても、その存在を最大限利用するには、専門家側がどのように治療を進めるかを改善する必要がある。本章では仲介者を補佐的な共同治療者と見なすことを提案してきたが、このためには、仲介者はメンタルヘルスに関する研修を十分に受けている必要があるが、それは常に可能とは限らない。別の言い方をすれば、多文化間仲介者の効果的な利用には、臨床医は仲介者に期待できることを確実に理解していること、仲介者に介入のための指標を示すこと、その後、それに基づいて面接を改善することに協力的でなければならない（メンタルヘルスにおける通訳者との協力の概要については、Tribe and Lane, 2009 を参照）。こ

の目的のために、臨床医と仲介者が患者との面接前に会合を持つことが不可欠である。基本的なルールと期待される成果をまとめるとともに、臨床医は仲介者に今回の面接の目的について助言しなければならず、また、予想されるあらゆる繊細かつ困難な問題について議論すべきである。それは両者に、この面接にどのように取り組むか、そして、面接を通じてお互いに何を期待できるかを明確にする機会となる。この打ち合わせのときに、戦略を明らかにし、治療者が仲介者に対し、自分が想定しているロールプレイなどの介入の種類と、精神療法における抑圧的な技術または表現の技術について事前に伝えることができる。さらにそれは、介入の際に問題となる文化的妥当性について、治療者に助言するチャンスを仲介者は得られるということである。仲介者は従来、臨床医と患者の声としての役割を果たすと理解されてきたが、一般に推奨されるのは、仲介者が一人称で語るということである。補佐的な共同治療者のモデルでは、不在の存在をよそおうことはなく、仲介者はより自由に、自分自身の言葉で語ることができる。一人称から二人称または三人称への切り替えは、臨床的意義があるといえる。その一方で仲介者は、抑えることができない感情を引き起こす刺激から距離をおく手段として、三人称へと切り替える場合がある。また一方では、患者が使用する特定の表現形式自体が治療に必要であり、それが一人称の使用を厳格に遵守することで「(その意味が)通訳によって失われてしまう」可能性がある。

　臨床医と患者が常にお互いの方を向くという「ルール」は、厳格ではなくなってきているが、この問題は、仲介者も含めた三者間にある、特異な相互作用が治療対話の中に組み込まれている可能性があるので見逃してはならない。これは、臨床医と患者が直接話し合うことが勧められないという意味ではない。なぜなら、この両者こそが主たる治療的関係を構成するからである。たとえば、患者が特定の問題について話をするときに仲介者を見て、それ以外の話をするときには臨床医を見る場合、それには臨床的な意義があり、したがって研究する価値があるといえる。

　メンタルヘルスケアの特性を考えれば、正確性、中立性および公平性という倫理原則は、効果的な治療へのアプローチの鍵となる。臨床医と仲介者は、快適かつ安全な精神療法環境を適切に作ることに対して協力しなければならない。これは、三者間のシステムにおいて治療的関係が発展することか

ら、仲介者に自己呈示を行うことを要求するものである。仲介者のスキルと態度は、患者が2人の専門家に与える信頼において中心的な役割を果たす。

仲介者は高い確率で継続的に通訳を行うが、仲介者が参加する際には、できるだけ専門用語と隠語を避けた、短く、より簡潔な言葉を使わなければならない。初めは面接がとぎれとぎれで、流れが失われていると感じるかもしれないが、通訳のために余計な時間が必要となることを考えれば、これは確かに正しい。仲介者を補佐的な共同治療者として、三者関係心理学を背景とした面接に積極的に組み込むことにより、仲介者の参加がより心地よく、かつ効果的になるといえる。これは仲介者が存在しないかのようにふるまうのではなく、仲介者の参加を認め、実際に肯定的に利用することを意味する。しかし明らかに、これには仲介者がこれらに対応するのための能力とノウハウを備えていること、そして、臨床医が目指していることを仲介者が理解していることが必要である。

仲介者の中立性と、コミュニケーションにおける正確性を促進するために、仲介者と臨床医とで報告会を開くことは極めて有効である。面接後の会合で、両者はあらゆる疑問、提案または洞察を再検討し、さらには臨床チームが治療にかかわるやりとりをどのように進めていったかについても話し合うことができる。

多文化間仲介の専門化：研修、信頼および福祉

補佐的な共同治療者という役割は、臨床医と仲介者がともに十分に準備ができている場合にのみ、受け入れられる。これは、従来はるかに制約の多かった仲介者の役割が、不在の存在から実在する存在へと変化していることが理由である。

多文化間仲介者が効果的であるためには、その特別な役割が何であれ、仲介者は意味を忠実に再生するだけではないこと、また、門番として機能するだけではないこと、そして、仲介者の存在と参加は治療のプロセスに何の損害ももたらさないことを、臨床医が信頼できることが不可欠である。文化間仲介、特に本論文で提案されているモデルの複雑性を考えれば、詳細な研修は極めて重要である。

米国では医療通訳の利用傾向が高まっているが、ベルギー、フランス、スイスおよびスペインなどの西欧諸国では、多文化間仲介の傾向が高まっている。本論文でも明らかにされていると思われるが、後者は医療通訳よりも、多文化コミュニケーションとヘルスケアをより重視している。たとえばスペインのカタロニアでは、CAIXA（ブラジル連邦貯蓄銀行）の基金から資金提供を受け、カタロニア保健省によって運営されている研修のイニシアティブは、医療人類学、コミュニティヘルス、多文化対応能力、倫理学、明白なヘルスケアの文脈における多文化間仲介、専門家のアイデンティティと文化間コミュニケーションなどの多様なモジュールによる約200時間の研修で構成されている。さらに研修生は、40時間のロールプレイ訓練と職場での集団指導および個人指導を受ける。この研修は、カタロニア保健医療研究所の介入により、専門化に向けた重要な一歩としてのモデルと認定された。

本論文全体を通じて指摘されてきたように、仲介者は相当なストレスと感情面へのプレッシャーにさらされる。そのため、個人指導や集団指導が利用できるようにしなければならない（Tribe and Lane, 2009; Verrept, 2008）。前述のプロジェクトの一環として、個人指導および集団指導が1年間の研修プログラムを通じて実施され、その後、すべての仲介者が集団指導を利用できるようになった。指導の目的は、多文化間仲介にかかわる感情的、技術的、概念的および組織的レベルでの複雑な問題と困難な状況を探り、これらを解決しようと試みる場を提供することである。指導は、精神療法におけるスーパービジョンの一般的な形式と理念に従い、一般に、臨床研修の最も有用な1つとして評価されている。三者関係における多文化交差の問題と役割の明確化および感情処理の困難が、最も頻繁に取り上げられる問題である。

おわりに

多文化間仲介者の存在がありながらも「二者」モデルが維持できるという考えは、実践的な理由からもシステム的な理由からも受け入れられない。一方で、仲介者が事実上、その声を臨床医と患者に貸す、不在の存在という理想像があるにもかかわらず、実際には、仲介者は自らの役割が明確にされていないことで、ときに「共同診断者」の役割を採用しており、その一部が臨

第 19 章　多文化間の仲介：エルメスの再生

床のプロセスに有害な影響を与える可能性がある。他方では、メンタルヘルスケアの文脈において、特に仲介者が言語的な流れを統制しているにもかかわらず、臨床の場への第三者の追加は何の影響もないという考えそのものが、システム理論および文脈主義と矛盾している。我々は、仲介者が一種の補佐的な共同治療者としての役割を担い、公に認められ、臨床のプロセスに組み込まれる「三者関係」モデルへの視点の転換を提案した。このようなモデルの採用により、役割の問題が明確化され、互いの習慣の境界化、つまり多文化交差が十分に解決される。さらにモデルの採用は、仲介者がメッセージを明確化し、文化的な問題を文脈化するよりどころとなる明白なガイドラインが提供されることとなり、臨床医が治療のプロセスをより円滑に統制できるようになり、臨床的に有効なさまざまなプロセスの介入が示される。

　多文化間のメンタルヘルスケアは非常に困難なものとなる可能性があり、そのため臨床医は、文化の異なる患者とのかかわりに、新たな情報と方法論と態度の変容を取り入れる必要がある。多文化間仲介が、広い意味においてコミュニケーションを促進するだけでなく、治療的関係も促進することを考えれば、それは素晴らしい提案である。

　ここで提案されているモデルは、メンタルヘルスケア分野のニーズに対応しているため、この分野において特に適切である。仲介者の参加は、言語的、文脈的および文化的通訳の質と、臨床医との治療的関係を向上させるが、これと併せて、臨床医が多文化間仲介者の役割とその最善の利用方法を確実に理解すれば、プロセス全体が極めて有益なものとなる。

　我々は、メンタルヘルスケアにおいては、柔軟性と透明性が極めて重要であると理解している。しかし、他の医療分野においては、患者の症状について議論する時間さえないことが多く、診察と治療における透明性は重要ではないため、プロセスのスピードを上げるために多文化間仲介者が犠牲にされている。また、補佐的な共同治療者という役割は、医療制度に対する患者の信頼や治療遵守を間接的に促進することができ、関係者全員の満足感を高めることにつながる。このように、仲介者だけが確かな研修を受けるのではなく、臨床医自身も多文化対応能力と多文化間仲介に関する研修を受けることが不可欠である。

【参考文献】

Beltran, M. (2001). *The Role of the Health Care Interpreter: An Evolving Dialogue*: The National Council on Interpretation in Health Care. Working Paper Series, Chicago, 15.

Bhui, K., Warfa, N., Edonya, P., McKenzie, K., Bhugra, D. (2007). Cultural competence in mental health care: a review of model evaluations. *BMC Health Service Research*, 7, 15.

Blue, H. C., Gonzalez, C. A. (1992). The meaning of ethnocultural difference: its impact on and use in the psychotherapeutic process. In D. Greenfeld, ed. *Treating Diverse Disorders with Psychotherapy. New Directions for Mental Health Services*, Vol. 55. New York: Jossey-Bass, 73–84.

Bolton, J. (2002). The third presence: a psychiatrist's experience of working with non-English speaking patients and interpreters. *Transcultural Psychiatry*, **39**(1), 97–114.

Bot, H. (2003). The myth of the uninvolved interpreter: interpreting in mental health and the development of a three person psychology. In L. Brunette, I. Bastin and H. Clarke, eds., *The Critical Link* 3. Amsterdam/Philadelphia: John Benjamins, 27–35.

Bot, H. (2005). *Dialogue Interpreting in Mental Health*. Amsterdam: Rodopi.

Bot, H., Wadensjö, C. (2004). The presence of a third party: a dialogical view on interpreterassisted treatment. In J. P. Wilson and B. Drozđek, eds. *Broken Spirits: The Treatment of Traumatized Asylum Seekers, Refugees, War and Torture Victims*. New York: Brunner Routledge.

Collazos, F., Qureshi, A., Casas, M. (2005). La mediación cultural en salud mental. *Monografías de Psiquiatría*, **4**, 18–23.

Comas-Diaz, L. (2003). Culture and psychotherapy: a guide to clinical practice. *Journal of Nervous and Mental Disease*, **191**(8), 556.

Davidson, B. (2000). The interpreter as institutional gatekeeper: the social–linguistic role of interpreters in Spanish–English medical discourse. *Journal of Sociolinguistics*, **4/3**, 379–405.

Drennan, G., Swartz, L. (2002). The paradoxical use of interpreting in psychiatry. *Social Science and Medicine*, **54**, 1836–66.

Dysart-Gale, D. (2005). Communication Models, professionalization, and the work of medical interpreters. *Health Communication*, **17**(1), 91–103.

Hsieh, E. (2007). Interpreters as codiagnosticians: overlapping roles and services between providers and interpreters. *Social Science and Medicine*, **64**, 924–37.

Hsieh, E. (2008). "I am not a robot!" Interpreters views of their roles in health care settings. *Qualitative Health Research*, **18**(10), 1367–1383.

Jacobs, L. (1992). Insights from psychoanalytic self psychology and intersubjectivity theory for gestalt therapists. *The Gestalt Journal*, **15**(2), 25–60.

Joe, G. W., Simpson, D. D., Dansereau, D. F., Rowan-Szal, G. F. (2001). Relationships between counseling rapport and drug abuse treatment outcomes. *Psychiatric Services*, **52**(9), 1223–9.

Martin, D. J., Garske, J. P., Davis, M. K. (2000). Relation of therapeutic alliance with outcome and other variables: a metaanalytic review. *Journal of Consulting and Clinical Psychology*, **68**(3), 438–50.

Messent, P. (2003). From postmen to makers of meaning: a model for collaborative work between clinicians and interpreters. In R. Tribe and H. Raval, eds. *Working with Interpreters in Mental Health*. Hove: Brunner-Routledge, 135–50.

Miller, K. E., Martell, Z. L., Pazdirek, L., Caruth, M., Lopez, D. (2005). The role of interpreters in psychotherapy with refugees: an exploratory study. *American Journal of Orthopsychiatry*, **75**(1), 27–39.

Norcross, J. C., ed. (2002). *Psychotherapy Relationships that Work: Therapist Contributions and Responsiveness to Patients*. Oxford: Oxford University Press.

Orange, D. M., Atwood, G. E., Stolorow, R. D. (2001). *Working Intersubjectively: Contextualism in Psychoanalytic Practice*. Hillsdale, NJ: The Analytic Press.

Paris, M. J., Añez, L. M., Bedregal, L. E., Andrés-Hyman, R. C., Davidson, L. (2005). Help seeking and satisfaction among Latinas: the roles of setting, ethnic identity, and therapeutic alliance. *Journal of Community Psychology*, **33**(3),299–312.

Qureshi, A. (2005). Dialogical relationship and cultural imagination: a hermeneutic approach to intercultural psychotherapy. *American Journal of Psychotherapy*, **59**(2), 119–35.

Qureshi, A., Collazos, F., Ramos, M., Casas, M. (2008). Cultural competency training in psychiatry. *European Psychiatry*, **23**(Suppl. 1), 49–58.

Raval, H., Smith, J. A. (2003). Therapists' experiences of working with language interpreters. *International Journal of Mental Health*, **32**(2), 6–31.

Razban, M. (2003). An interpreter's perspective. In R. Tribe and H. Raval, eds. *Working with Interpreters in Mental Health*. Hove, UK: Brunner-Routledge.

Tribe, R., Lane, P. (2009). Working with interpreters across language and culture in mental health. *Journal of Mental Health*, **18**(3), 233–41.

Tribe, R., Morrisey, J. (2004). Good practice issues in working with interpreters in mental health. *Intervention*, **2**(2), 129–42.

Verrept, H. (2008). Intercultural mediation: an answer to healthcare disparities? In C. Valero Garces and A. Martin, eds. *Crossing Borders in Community Interpreting: Definitions and Dilemmas*. London: John Benjamins, 187–201.

von Bertalanffy, L. (1968). *General System Theory: Foundations, Developments, Applications*. New York: Braziller.

第4部　マネジメント、サービスおよび研修

第20章

移住者とメンタルヘルス：
文化と言語の違いを超えた取り組み

レイチェル・トライブ（Rachel Tribe）

▌編者による本章の紹介

　移住者、黒人および少数民族（Black and Minority Ethnic: BME）集団、その他の少数派コミュニティの人々は、既存のメンタルヘルスサービスは利用しやすいとは言えない、もしくはほとんどのサービスは自分たちにとって不適切であると感じており、白人コミュニティと比べて利用の報告も少ない。メンタルヘルスサービスに対するニーズは極めて多様である。通訳者の利用にはメリット、デメリットの両方があるため、臨床医はその効果的な利用方法について認識しておくべきである。訓練を受けた通訳者は治療チームの重要な一員となり、適切なアセスメントや患者とのかかわりを可能とする。
　サービス利用者およびサービスを提供する側のコミュニティが共同開発したサービスは利用が多く、より適切かつ利用可能なサービスへとつながる。この取り組みはサービス全体の向上をもたらすというエビデンスも示唆されている。コミュニティのヘルス・トラスト（Health Trust）〔訳注：メンタルヘルス・トラストとは、英国において精神疾患を持つ人々に対し医療・ソーシャルケアを提供するNHS配下の組織である〕などとの協議や契約も、人口の変化に伴うニーズ、また、コミュニティ全体のニーズに基づいて、サービスのダイナミックな展開を可能にしている。これは多くの英国政府指令と一致している。ここでの鍵は、言語と文化の違いを乗り越えたコミュニケーションの問題であり、本論文ではさまざまな実践的な問題に結び付くガイドラインに注目する。

Migration and Mental Health, ed. Dinesh Bhugra & Susham Gupta. Published by Cambridge University Press. © Cambridge University Press 2011.

第 20 章　移住者とメンタルヘルス：文化と言語の違いを超えた取り組み

はじめに

　移住者という言葉は、「一時的にあるいは恒久的に、出生国ではない国に居住し、その国と何らかの重要な社会的絆を獲得した者」を意味すると理解できる。しかし、一部の国の政策では、その国で生まれた者でも移住者と見なされる可能性があることを考えれば、これはあまりに狭い定義である（UNESCO, 2009）。

　移住者の正確な定義は、論争の的となっているが（Migrant Clinicians Network, 2006; Office for National Statistics, 2009; UNESCO, 2009)、移住者は通常、国または地域の境界を越えて移住し、新たな居住国だけでなく、大抵の場合、祖国とも重要な絆を持つ者として認められる。より一般的に使用される言葉は、黒人および少数民族（BME）集団で、これは「移住者」という言葉よりも包括的な意味合いを持つと思われる。一方、他に使用される言葉には、黒人およびアジア系少数民族（Black Asian Minority Ethnic: BAMH）などがある（National Black Carers and Carers Workers Network, 2008)。人種差別は多くの移住者の生活に影響を与える可能性があり、差別されたという認識はメンタルヘルスに悪影響を与える可能性がある、と述べた文献が増えている（Fernando, 2007; Karlsen *et al.*, 2005; McKenzie, 2003）。英国へは、第二次世界大戦中も大戦後も、欧州をはじめさまざまな国から大規模な移住が常に繰り返されているため、移住者というレッテルは肌の色と結び付けるべきではない。図 20.1 は、移住者が英国内でどのように分類されているかを詳しく示している。

　過去数年間にわたる東欧諸国からの移住には、欧州の国境を越えて移動する多数の人々が含まれていた。これは、移住者コミュニティの構成員が時間とともに変化し、代々英国に住んでいる移住者集団もいれば、最近移住してきた集団もいるという現実を明示している。たとえば、2004 年にポーランドが欧州連合に加盟した後、ポーランド人の英国への大規模な移住が起こった（Drinkwater *et al.*, 2006）。その後、多くの人がポーランドに帰国したため、英国のポーランド人コミュニティの規模は縮小した。平等人権委員会が実践報告書で「多様性の価値の認識とともに、過去から現在にかけてコミュニティに共通することを見極めること」が重要であると指摘している。その一

第4部 マネジメント、サービスおよび研修

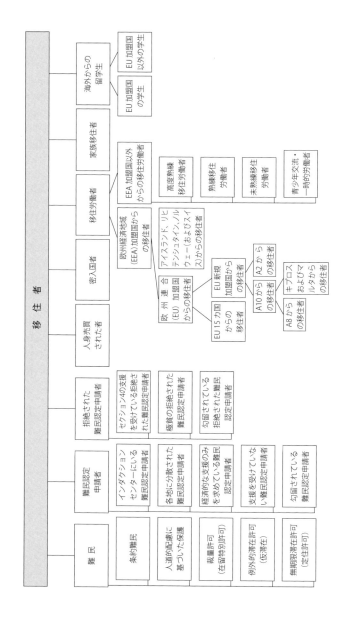

図 20.1 英国内で使用されている移住者分類システムの一例
(Yorkshire and Humber Regional Migration Partnership and partners のご厚意により転載)

A2：ブルガリア、ルーマニア
A8：チェコ、エストニア、ハンガリー、ラトビア、リトアニア、ポーランド、スロバキア、スロベニア
A10：キプロス、チェコ、エストニア、ハンガリー、ラトビア、リトアニア、マルタ、ポーランド、スロバキア、スロベニア

412

方で、保健医療コミッショナーおよびサービス提供者は、変わりゆく移住の性質と、すべての移住者コミュニティに対するメンタルヘルスサービスの利用しやすさとその妥当性を見守る必要があることを心に留め置かねばならない。これは国立医療技術評価機構（NICE, 2008）の『健康増進のためのコミュニティの関与（Community Engagement to Improve Health）』に関するガイダンスで強調されてきた。しかし、このガイダンスでは、多くのBME（黒人および少数民族）コミュニティがしばしば特有のニーズを持つことを認めながらも、これらの多様なコミュニティと協議する手法について具体的な助言はしていない。これはさまざまなアプローチが可能である（さらに詳しい内容は、Lane and Tribe, 2010 を参照）。

　精神科医が多様性の問題に効果的に取り組むつもりなら、患者の民族性、ジェンダー、宗教、年齢、性的指向またはその他の変数に基づく憶測を立てたり固定観念を作ったりするのではなく、患者の個性を考慮するべきである。欧米諸国で作成された文献では、多くの場合、他の文化を理解することの重要性は強調されてきたが、西洋の医者が、臨床診療における自分の立場の限界または文化相対主義を考慮する必要性があることは、あまり注目されてこなかった。Patel ら（2000）が言うように、「医者が治療中に患者との間に交わされた会話における患者の文化の影響を理解することは、賞賛に値する取り組みであるかもしれないが、医者としての役割、そこにある信念体系が文化に影響を受けていることに対して同様に精査することは、ほとんどしない」。移住者はしばしば2つの異なる集団に分けられるが、別のカテゴリー化も可能である。いかなる集団にも多数の下位集団がある。

　第一に、家族や経済の理由から移住した人々がおり、彼らは多くの場合、自発的な移住者と言われる。これらの移住者は、移住するという決定を、時間をかけて下すことができたため、この移動のために必要な実践的および心理的準備をある程度はすることができた。第二に、強制移住者（難民と難民認定申請者を含む）がおり、彼らは多くの場合、戦争、人権侵害、宗教、ジェンダーまたは民族性を理由とする迫害、災害のために、急きょ、出身国を離れることを余儀なくされた（McColl *et al.*, 2008; Tribe, 2002）。これらの移住者は、この移動のために必要な実践的および心理的準備をする時間がほとんどなかった。また、一時的移住者と恒久的移住者もいる。前者の集団には、た

とえば、いずれは出身国に戻るつもりで英国に勉強しに来たが、長年にわたり英国に居住している者も含まれる。

定義：難民と難民認定申請者 [1,2]

前述の強制移住者の集団には、難民と難民認定申請者が含まれる。以下の定義は、法的な区別に加えて、メンタルヘルスサービスを含む保健医療サービスおよび社会ケアサービスの利用資格に影響を与える両者の違いを明確にするものである。

難民認定申請者とは、出身国を離れ、難民認定を申請し、申請に関する決定を待っている者である。

難民の法的定義は、国連難民高等弁務官事務所（UNHCR）の1951年の条約に基づいており、以下の者であると定義されている。

> 人種、宗教、国籍もしくは特定の社会的集団の構成員であることまたは政治的意見を理由に迫害を受けるおそれがあるという十分に理由のある恐怖を有するために、国籍国の外にいる者であって、その国籍国の保護を受けることができない者またはそのような恐怖を有するためにその国籍国の保護を受けることを望まない者
>
> 　　　　　1951年　難民の地位に関する条約　第1条（A）(2)
> 　　　　　（http://www.unhcr.or.jp/html/treaty_1951.html）

つまり、難民とは庇護が認められた者であり、したがって、1954年に発効され英国が加盟している1951年の難民の地位に関する条約（UKTS 39 (1954) Cmd9171）によって保護されている者である。

---

[1] 英国王立精神科医学会（2007）の『難民と難民認定申請者のためのサービス改善：意見表明書（Improving Services for Refugees and Asylum Seekers: Position Statement）』に関する合意声明は https://www.racp.edu.au/docs/default-source/default-document-library/refugee-and-asylum-seeker-health-position-statement.pdf?sfvrsn=2. で入手可能。

[2] 難民と難民認定申請者のためのサービスの詳細は、http://ww1.refugeecouncil.org. で見つけられる。さらに、同サイトは多数の言語でダウンロード可能なさまざまな情報を提供している。

難民認定申請者は、日々不安を抱えて暮らしており、英国に滞在し続けることを許可されるのか、あるいは本国に送還されることになるのか、知らせが来るのを待っている。このように難民認定申請者が体験する困難は難民化のプロセスで体験する困難とは異なるわけである。この不安は心理面の健康にとって、よい兆候ではない（McColl *et al*., 2008; Tribe, 2002）。

人道的配慮に基づいた保護（2003年4月以降承認）

これは、難民認定を受ける資格はないが、政府によって人道的保護が与えられる場合に認められる。これは多年にわたり認められ、その後見直しを経て、更新されることもあれば、更新されないこともある。

国内避難民

国内避難民（Internally Displaced Person: IDP）は通常、多くは政治的または宗教的理由による内戦や迫害のために、自宅と自分が所属するコミュニティから逃げることを余儀なくされたが、他国に避難するのではなく、出身国内で避難した者である。さらにIDPは、保健医療へのアクセスが大幅にカットされていると感じる可能性がある。IDPは、限られた医療や緊急医療しか利用できない収容所に収容されることが多いため、メンタルヘルスを健全に保つことのできない状況にある（UNHCR, 1996）。Turnerら（2009, p. 9）はこう指摘する。「一時的収容所で生活している国内避難民は脆弱な集団であり、彼らは質を保証された医療を受けることができていないと報告されている。この集団に的を絞り、健康格差に対する特別な介入を行う必要がある」。

無国籍者

無国籍は、国が存在しなくなったとき、あるいは、継承国で市民権を得ることに失敗したとき、またはこれを拒絶されたときに発生する。無国籍は、政策にジェンダーによる区別が反映されている国、たとえば男系子孫にのみ国籍が継承される父権的制度を実施した結果、発生することもある。市民権を証明する身分証明書がなければ、無国籍者は参政権が得られず、旅行関係の書類を得たり、働いたり、行政の他のサービスを利用したりすることがで

きない（Goris et al., 2009）。欧州評議会（Council of Europe, 2006）は、EU 内におよそ 550 万人の非正規移住者が居住していると推定した。現在、世界の無国籍者の数は推定で 1100 〜 1500 万人である。Strang（2009）は既存の法的枠組みに注目し、EU は無国籍者に関する EU 全体の規制スキームを開拓する必要があると主張した。この集団は、医療サービスおよびその他の利用可能なサービスの活用手段を大幅に削減されるため、結果的に社会の片隅で暮らさなければならなくなってしまう。

　メンタルヘルスサービスは、BME（黒人および少数民族）およびその他の少数派コミュニティの人々によって、利用可能なサービスではなく、不適切であると見なされることが多く、白人コミュニティと比較して、これらの人々による利用が少ないことが報告されてきた（Patel et al., 2000）。移住者によるサービスの利用からは、メンタルヘルスケアが、時として移住者のニーズを満たしていないことが明らかになった（Fernando, 2007; Watters, 2002）。これには多くの理由が考えられる。これらの理由には、サービスの利用可能性に関する認識の欠如、あるいはサービスの有効性に関する認識の欠如、説明モデルの違い、メンタルヘルスの問題を持っていることに対するスティグマへの懸念、援助探索行動の違いなどが含まれる。また、精神障害の分類方法もマジョリティ集団で得られた疫学データから生み出されることが多い。そのため精神疾患は文化の違いを考慮し、適切に判断されるとは限らないため問題となりうる（MacLachlan, 2005）。さらに、一部の移住者は英語が流暢ではなく、メンタルヘルスサービスの利用を可能にするには通訳者のサービスが必要となる。

▍言語と文化の違いを超えた取り組み

　別の言語を知ることは、自分がともに育ってきた言語の強み（そして限界）を発見する、最善かつ最も刺激的な方法である。（中略）私は私の文章を翻訳する者を私にとっての最も賢明な読者として評価するようになった。彼らは正確な意味について突っ込んだ質問をし、編み込まれた言葉の長々としたリズムに耳を傾け、特定の言葉の訳語候補のリストを送ってくる。すべての訳語候補は、1 つのパラメーターに対して別の言

語のちょっとした意味を、こちらでは加え、あちらでは取り除いている。それらはすべて、訳語にはなりうるが、そのいずれも完璧な等価物ではない。（A. S. Byatt, *The Times*, 11 February 2006）

　言語と文化の違いを超えたコミュニケーションは、豊かで魅力的な体験となりうる。メンタルヘルスの診察が行われるときには、共通の言語がなければ効果的なコミュニケーションが困難となる可能性があるので、慎重に配慮すべきである。言語は精神医学において重要な手段となるので、これは深刻な問題である。言語の違いに加えて、精神科医、患者と、ときには通訳者が皆、メンタルヘルスに関する異なる説明モデルを持つ場合がある。これらはすべて、それぞれが独自の文化的パラダイムの中で身に付けたものであり、診察時に影響を及ぼすことがある（Bhui and Bhugra, 2002; Fernando, 2007）。Ivbijaro ら（2005）は、さまざまな人種・民族・文化が混合する社会では、異なる文化を持った人々が精神的苦悩をどのように説明するかを認識していなければならない、と述べる。さもなくば、家庭医（GP）はメンタルヘルスの問題を識別できず、あるいは、不適切な治療を提供し、その結果、一部の患者が二次医療や必要とする支援に紹介されなくなる可能性がある。この複雑な問題は、本書の他の部分でさらに詳しく論じられている。

　言語と文化の厳密な関係は複雑であり、今も議論が続いている。言語は、文化間で共有できない意味を創造する特有な方法に密接に関係している（Mudakiri, 2003）。社会構成主義者は、言語は現実を反映するものではなく、現実を構成（創造）するものであると主張するだろう（Anderson and Goolishian, 1992; Burr, 1995）。したがって、言語には広く文化の構成要素が反映されており、たとえば人種差別主義者と男女差別主義者の見解が含まれる場合がある。たとえば、黒色人種を表す言葉に「ニグロ」と「黒人」という言葉があるが、この2つは非常に異なる意味合いを持つ。このように、メンタルヘルスの記述に用いられる言葉、具体的には人種、文化、ジェンダーおよび年齢にかかわるその他のさまざまな事柄にも同じことが言える。Hoffman（1989）は、2つの言語の間で暮らした個人的な体験と、言葉と意味に関する固有の文化的構築について、次のように記している。

> すべての移住者と難民や難民認定申請者は、物事に絶対ということはないこと、物事に信頼をおくことが難しいという概念に囚われ続けている節がある。(中略) 私は文化的意味の相対性を肌で知ってしまったため、一連の意味を最終的なものとして捉えることは決してできない。
>
> (Eva Hoffman, 1989, p. 221)
> 〔エヴァ・ホフマン著／木村博江訳（1992）アメリカに生きる私――二つの言語、二つの文化の間で．新宿書房，p. 342〕

　メンタルヘルスの文脈における言語と文化の関係も、同様に複雑である。内戦時にスリランカで研究をし、メンタルヘルスアセスメントを実施したある研究者は、西洋の心理モデルと言語の関係について次のようにコメントしている。

> 彼らに典型的な質問をするとき、(中略) PTSD の基準なども含めて、何もかもが皆、誘導尋問になってしまい、これが別の問題を生じさせる。「侵入性記憶がありますか？」と質問するとき、1つ言えるのは、「侵入性記憶」を英語で言った方が簡単だということで、シンハリ語やタミール語に置き換えようとすると、おわかりだろうが、とても難しく、すべてを説明し終わる頃には、患者は肯定的な答えを求められていると考える。つまり、これらが欠点である。
>
> (Sivayogan, 1996　個人的な会話から)

　言語は常に変化し続けているダイナミックな媒体であり、新たな言葉が導入されたり、使用法が微妙に変化したりする。たとえば、英国では wicket〔訳注：邪悪な〕という言葉は、現在、一部の人々によって「とてもよい、素晴らしい、格好いい」を意味する形容詞や、「とても、本当に、極めて」を意味する副詞として使用されている（オンライン俗語辞典〈online slang dictionary〉, 2009）。言語の使用法が変化するので、辞書は定期的に更新される。また、言語は中立的な媒体ではない（Holder, 2002）。たとえば、イングランドで女性が使用する呼び名は、言語が文化的価値観とどのように相互作用するかを説明する例となる。ビクトリア朝時代またはそれ以前の時代に

第 20 章　移住者とメンタルヘルス：文化と言語の違いを超えた取り組み

は、呼び名は男性との結婚関係の有無に基づいて女性に与えられ、女性は男性の名字を名乗るものとされていた。これに対し男性は、多くの場合十代で、あるいは 18 歳に達すると、ミスターの呼び名を自動的に与えられ、女性との結婚関係に左右されるものではなかった。男女差別が激しかった時代には、女性は常に、ミスあるいはミセスとして知られていた。最近のミズという呼び名の使用は、女性に独自の呼び名と、男性との結婚関係によって名前やアイデンティティを決定しないという選択肢を与えるもので、時代の変化と、多くの英語圏文化における女性の法的地位および権利の変化を反映している。

言語はまた、歴史上さまざまな時代に正当な法的手続きの利用を制限するために使用されてきた。たとえば、南アフリカでは人種差別政策（apartheid）の下で、すべての法的手続きが英語またはアフリカーンス語で実施されていた。これにより、人口の過半数が法的手続きを行うことができなかったと思われる（Sacks, 2000）。患者は多数派の言語を話さないために無力感を覚えたり、危険にさらされていると感じたりし、「文字通り、自らの声を失い」、ときには自分自身で語ることができずに幼児扱いされるようになったり、恥ずかしい思いをさせられたりした。別の人物への依存は、蔑まされた体験の再現となる可能性があり、臨床医はこのことに留意するべきだろう。自分の感情と心配事を表すために別の人物に依存しなければならないということは、困難を引き起こす可能性がある（Tribe, 2007）。患者にとって極めて重要となるメンタルヘルス、法律または福祉の文脈において、主流の言語を話せないことで生じるジレンマは、結果的に悪化する可能性がある。これは、ジェンダー論争と、これに関連する問題を含むものの、不特定であり、かつさまざまな理由から、居住国の主流の言語を学ばないという選択をする人々がいると言っているわけではない。

McNamee と Gergen（1992）は、社会構成としての治療に関して、こう記している。「我々は、我々の見方を正当化する言葉だけではなく、何が見えたのかを記述し説明する語彙も持っている」（McNamee and Gergen, 1992, p. 1〔シーラ・マクナミー、ケネス・J・ガーゲン編／野口裕二・野村直樹訳（1997）ナラティヴ・セラピー——社会構成主義の実践. 金剛出版, p. 13〕）。

メンタルヘルスの問題を言語と文化の違いを超えて論じるときは、移住者

を含むコミュニティのすべての構成員に対する、平等で適切かつ利用可能なサービスの提供を保障するために、文化と言葉の違いに編み込まれている複雑性に特に注意を払わなければならない。欧米で活動しているほとんどの精神科医は欧米で研修を受けており、このことが彼らの世界観と、使用されるメンタルヘルスモデルに影響を与えてきた可能性が極めて高い。誰もが、自分の文化と自分が受けてきた研修の中で広く行き渡っている信念に基づき、説明モデルを育んでいく。この知識を得た体験から、説明モデルが不変的かつ固定的で、考えられる特定の文化のみならず世界全体に適用可能であると想定することはたやすい。文化的差異は、個人と個人の体験それ自体を構成する要素ではなく、追加要素または限定要素のように最小限に抑えられて見なされることがある（Patel and Newland, 2005）。文化相対主義のすべての問題と、欧米の精神医学によって生み出され、文化の違いを超えて適用されてきた概念の適用可能性について、一部の著者が異論を唱えている。たとえば、Summerfield（2002, p. 248）は、欧米の精神医学の大部分は、独自の自文化中心主義と欧米の世界観に基づく位置付けを十分に検討してこなかったと主張している。

> DSMおよびICDは、一部の人々が想像しているような、理論的基盤はないものの普遍的妥当性を備えている、純粋に記述的な疾病分類ではない。これらは欧米文化に基づく文書であり、現実の障害を構成する存在論的概念と、何を科学的エビデンスと見なすかに関する認識論的見解、およびどのように研究を実施するべきかに関する方法論的見解を伝えるものである。

通訳者との活動に関連したジレンマ

ほとんどの臨床医は、通訳者とともに活動することを初めて求められたとき、抵抗を感じたと報告している。彼らが挙げる理由には、自分たちに必要なスキルが欠けていると感じられること、言語的および文化的差異の問題に対する思い込み、治療が混乱することへの憂慮、転移の問題、そして、通訳を用いることが治療の場の力学を変えてしまうことへの一般的な危機感があ

る（Tribe and Thompson, 2009）。Gerrish ら（2004）は、保健医療専門家は通訳者との活動に抵抗があると指摘し、このためらいには、専門機関における責任者、管理者、個々の臨床医、研修提供者への注意事項が必要だといえる、と述べている。Wadensjo（2001）は、医学文献において通訳と通訳者はほとんど言及されていないこと、また、言及される場合は、役に立つ助っ人としてではなく、医療業務や研究における方法論の中で触れられることが多いと主張している。Wiener と Rivera（2004）は、医療提供者が通訳サービスの重要性を認識していること、通訳者を利用する技術を身に付けることが不可欠であると主張している。そして、言語が流暢でないことは「医師と患者の出会いへの低い満足度と、医学的指示の理解およびその遵守の低下を予測」するものであったと指摘した（p. 93）。Minas ら（1994）は、オーストラリアの精神科医に対する調査の後、メンタルヘルスサービスの提供にかかわるすべての側面において、言語が果たす極めて重要な役割が一般的に無視されていると主張し、これを緊急に注視することが必要だと論じた。これを受け Farooq と Fear（2003）は、英国における同様な状況について説明した。また数名の研究者が、臨床医／研究協力者は、当初、不安はあったが実際に通訳者と協力することで成功したこと、当初抱いていた不安感が薄れたこと、そして、この体験が役に立ち、かつ、多くの情報が得られたと考えていると報告していることを明らかにした（Miller *et al.*, 2005; Raval, 1996）。

通訳者との協力の利点

　コミュニティのすべての構成員にサービスを提供しようとするなら、英語が流暢ではない人々が、サービスが必要なときにサービスを容易に利用できるように、通訳者と協力する必要がある。これに加えて、通訳者と協力することのメリットに関する包括的なエビデンスがある。一度通訳者が導入されれば、多くは無意識で用いていた言語の使い方が明白となるなど、非常に有効な結果がもたらされることが多い（Raval, 1996）。Farooq ら（1997）は、経験豊富な通訳者の使用により、精神科診断に関する信頼のおけるデータが得られたことを見出した。Hillier ら（1994）および Kaufert と Koolage（1984）は、通訳者を利用した臨床医は、ラポールの構築と、複雑な専門用語や健康

に関する異なる説明モデルをうまく説明してもらえたこと、折り合いを付けることにつながったなど、役に立ったと述べていた。患者からは、より深く理解され、話を聞いてもらえたという気持ちになったことなど、多くの利点の報告があったことを論じている（Hillier et al., 1994; Kline et al., 1980; Mudarikri; 2003）。また、通訳者を使用している患者は、診断後の再受診率が高く、よりよい専門的な対応をしてもらえたと考えていたことも指摘された（Faust and Drickey, 1986）。通訳者はまた、安全な愛着対象としても機能することができる（Alexander et al., 2004）。さまざまな研究で、患者側が通訳者を利用できる場合の肯定的な体験が報告されており、その利点には、ケアの利用状況の改善とケアの質の向上が含まれている（Ziguras et al., 2003）。保健医療提供者とのやりとりとラポールにおける信頼の高まりも、治療遵守の向上とともに指摘されてきた（Manson, 1988; Ramirez, 2003）。医療の利用のしやすさと、通訳者の援助によるコミュニケーションの質との関係に関する他の研究でも、予約遵守の改善、緊急診察の減少、患者の満足度の向上と、健康増進法（人が生涯にわたって自らの健康状態を自覚するとともに健康の増進に努めなければならない事）の遵守の改善が報告されている（Lee et al., 2002; Morales et al., 1999; Riddick, 1998）。

まとめると、通訳者との協力は患者と臨床医に多くのメリットをもたらす。病歴をより詳しく聞き取ることができるようになり、よりよいラポールが構築され、英語が流暢ではない患者へのサービスの提供において、臨床医がより考え深くなった。メンタルヘルスにおける通訳者との協力に関するガイドラインは、地域のトラストや、Tribe および Raval（2003）の書きもので入手できる。保健省の資金提供により作成された、メンタルヘルスにおける通訳者との協力に関する10分間の短い研修用DVDは、注釈付きで、www.dh.gov.uk. からダウンロードできる。

研修の必要性

通訳者と臨床医の両方に研修が必要であること（Miller et al., 2005; Tribe and Raval, 2003; Verrept and Louckx, 1997）と、研修を受けた経験豊富な通訳者が患者にもたらすメリット（Farooq and Fear, 2003）については、メンタルヘルス

専門医らによってますます認識されつつある。Bischoff ら（2003）は、プライマリーケア担当医について書き留めた中で、現地語を話さないサービス利用者によって認識されるコミュニケーションの質が、プライマリーケア担当医が特別な研修を受けることによって改善できると主張している。さらなる研究が必要ではあるが、同じことは精神科医にも十分あてはまるであろう。

　精神医学または治療的性質を持つ多くの取り組みにおいて、優れた治療協働が必須なのは当然であると考えられば、通訳者とうまく協力することが極めて重要となりうる。また、これによって、英語に堪能ではない人々がサービスへの利用を拒絶しないようにすることも保障できる。さらに、通訳者が単に話し言葉を訳すだけでよいのか、あるいは、文化的問題を考慮すべきなのかという問題は重要である。Tribe（1988）は、以下の4つの通訳の型を提案した。Mudarikiri（2003）など他の著者らは、若干異なる説明をしている。

通訳モデル

1. 言語型。通訳者はできるだけ逐語訳を試み、中立的な、距離を置いた立場をとる。(Cushing, 2003; Tribe, 1998)
2. 精神療法型または解釈者型。言葉の持つ意味／感情が最も重要であり、通訳者は、逐語訳ではなく、伝えられる意味と文脈的項目に主として関心を持つ。(Raval, 2003; Tribe, 1998, 1999)
3. 権利擁護者型またはコミュニティ通訳者。通訳者は、個人的なレベル、または、広く集団レベルあるいはコミュニティレベルで、患者の権利を擁護する役割を果たし（英国では、リンク・ワーカーまたは健康支援者と呼ばれることがある）、言語の通訳という域を越えて、保健医療の現場における患者の利益を代表する。(Baylav, 2003; Drennan and Swartz, 1999; Razban, 2003)
4. 文化仲介者型／二文化橋渡し型ワーカー。通訳者は話し言葉だけでなく、関連のある文化的および文脈的項目も通訳する（Drennan and Swartz, 1999; Tribe, 1998）。ベルギーおよびスペインなど、一部の欧州諸国では、これは文化間調停者として知られている。(Qureshi *et al.*, 2010; Verrept and Louckx, 1997)

経験豊富な通訳者は、役割を使い分けることができる。つまり、どの役割にも必要性と文脈に応じて使う場所がある。

母国語と感情の関係

研究では、ある言語を他の言語で直接置き換えることはできないと示している。1つの言語はそれぞれ意味を持ち、この言葉は感情処理を経て内在化される。自分が普段用いている言語以外でこの作業ができるかといえばそうではない（Keefe, 2008）。また、母国語と感情の関係は、まだ文献が作成されている段階ではあるが、非常に複雑である。Amati-Mehler ら（1993）、Antinucci-Mark（1990）、Burck（2004）、Greenson（1950）、Perez-Foster（1998）、Tesone（1996）など、多数の著者が、マルチリンガルの患者の治療について研究してきた。ここで、その複雑性をすべて論じることはできないが、感情を表す言葉が母国語なのか第二言語なのか、そしてその意味も複雑であることは明らかで、臨床医は、このことに加え、第一言語および第二言語で表される感情や臨床的特徴の有用性に、どのように取り組むかを考慮する必要がある。さらなる研究の実施が必要である。

通訳者と協力する際の良好な実践への助言

英国心理学会の、保健医療現場における心理学者のためのガイドライン（British Psychological Society Guidelines on Working with an Interpreter, 2008）は、実践に向けて以下の助言を行っている（許可を得て修正）。これらはすべてのメンタルヘルス専門家に適用される。

- サービスの対象となっている集団の言語ニーズを分析し、このニーズを満たす最善の方法を検討する。
- 通訳者との協力に関する研修を受けていない場合は、研修を受ける。これが現実的に不可能な場合（突然、通訳者と協力することになるなど）、通訳者を伴う初めてのセッションに先立ち、ガイドラインを読み、自分よりも通訳者との協力経験が豊富な同僚とこの問題について

検討・議論する時間をとる。臨床医は、英国手話通訳者（British Sign Language Interpreter: BSLI）と活動する前に、国民保健サービス運営母体（NHSトラスト）が実施している、ろうに関する意識向上のための研修への参加を検討するべきである。

- 通訳者が資格を持っていることと、診察／話し合いに適していることを確認する。
- セッションの前に、診察／話し合いの目的について通訳者に簡単に説明し、また、通訳者からセッションに関係があると思われる文化的問題について聞くことができるように、10〜15分間時間をとる。たとえば、メンタルヘルスの査定は、家族療法のセッションとは目的や実施方法が異なり、かなり違った形となる。
- 小規模な言語コミュニティ（ろうコミュニティを含む）の出身者と活動する際には、患者が、個人的情報が広まることを心配したり、通訳者の専門性に不信を抱いたりする可能性があるので、守秘義務と信頼の問題に留意する。
- 臨床医だけが診察／話し合いの臨床的責任を負うということを、診察時に明確に述べる。
- 三者関係を構成する者がそれぞれ、何か不明確なことがあれば、明確にするよう求めること、また、チームの重要な構成員である通訳者は臨床医の仕事を可能にしてくれる存在であり、彼らに対して敬意を払うこと、それが伝わるような雰囲気で診察／話し合いが進むことが好ましい。
- 適宜、ジェンダーと年齢が患者と近い通訳者を用いる。親類は使わない。また、子どもは決して使わない。
- 通訳者の健康に気を配り、通訳者が患者の体験を通訳することによりトラウマを抱え苦しんでいる可能性に気を付ける。通訳者にどのような支援が提供できるかを検討する。
- セッションの最後に、通訳者からセッションについてのフィードバックを得るために10〜15分間時間をとり、適宜支援と指示を行う。
- 使用された翻訳文書はすべて、バックトランスレーションを行い、それらが目的に適合していることを確認しなければならない。

- 翻訳版心理測定検査の使用を検討する際には、細心の注意を払わなければならない。これらの問題に関する総合的なレビューは、テストが適切であるのか示されている国際的なテスト協会（International Test Commission）のガイドライン（2000）を参照。
- 機関の責任者は、英語を話さない者を含む、地域のコミュニティ構成員を支援する明確な経路を確保しなければならない。

まとめると、一部の集団が心理的サービスへの利用に対して拒否的な態度をとらないようにするには、通訳者との効果的な協力に関連したスキルを臨床医全員が持つべきである。この目的に向けてすべての臨床医は、専門研修の中核に通訳者との協力に関する研修を定め、これを受講しなければならない。臨床医が所属するボランティア団体や専門団体でこれが利用できない場合、継続専門教育の一環として実施されることが望ましい。研修課程は国内の多くの地域で利用できる。

【確認事項】

直接の引用は除き、本章で紹介された事例は、複数の患者の事例を合わせたものに基づいており、個人を特定できる情報はすべて、患者の守秘義務を守るために変更された。

【参考文献】

Alexander, C., Edwards, R., Temple, B. et al.(2004). *Access to Services with Interpreters,User View*s. York: Joseph Rowntree Foundation.

Amati-Mehler J., Argentieri, S., Canestri, J. (1993). *The Babel of the Unconscious, Mother Tongue and Foreign Languages in the Psychoanalytic Tradition*. Madison: International Universities Press.

Anderson, H., Goolishian, H. (1992). Client as expert. In S. Mcnamee and K. Gergen, eds.. *Therapy as a Social Construction*. London: Sage.

Antinucci-Mark, G. (1990). Speaking in tongues in the consulting room or the dialectic of foreignness. *British Journal of Psychotherapy*, **6**(4), 375–83.

Baylav, A. (2003). Issues of language provision in health care services. In R. Tribe and H. Raval *Undertaking Mental Health Work Using Interpreters*. London: Routledge.

Bhui, K., Bhugra, D. (2002). Explanatory models for mental distress: implications for clinical practice and research. *British

Journal of Psychiatry, **181**, 6–7.

Bischoff, A., Perneger, T. V., Bovier, P. A., Louton, L., Stalder, H. (2003). Improving communication between physicians and patients who speak a foreign language. *British Journal of General Practice*, **53**, 541–6.

British Psychological Society Guidelines on Working with an Interpreter (2008). www.bps.org.uk/publications/guidelines-for-practitioners/guidelines-for-practitioners.cfm (scroll down to the bottom of the page) (accessed 24 September 2009).

Burck, C. (2004). Living in several languages: implications for therapy. *Journal of Family Therapy*, **26**(4), 314–39.

Burr, V. (1995). *An Introduction to Social Constructionism*. London: Routledge.

Council of Europe(2006). Convention on the Avoidance of Statelessness http://conventions.coe.int/Treaty/EN/treaties/Html/200.htm (accessed 24 September 2009).

Cushing, A. (2003). Interpreters in medical consultations. In R. Tribe and H. Raval (eds) *Working with Interpreters in Mental Health*. London & New York: Routledge.

Delivering Race Equality (DRE) in mental health care: an action plan for reform inside and outside services. www.dh.gov.uk/en/Publicationsandstatistics/Publications/PublicationsPolicyAndGuidance/DH_4100773%20 (accessed 24 September 2009).

Drennan, G., Swartz, L. (1999). A concept overburdened: institutional roles for psychiatric interpreters in post-apartheid South Africa. *Interpreting*, **4**(2), 169–98.

Drinkwater, S., Eade, J., Garapich, M. (2006). *Poles Apart? EU Enlargement and the Labour Market Outcomes of Immigrants in the UK IZA Discussion Paper No. 2410*. Available at SSRN: http://ssrn.com/abstract=944475 (accessed 24 September 2009).

Farooq, S., Fear, C. (2003). Working through interpreters. *Advances in Psychiatric Treatment*, **9**, 104–9.

Farooq, S., Fear, C., Oyebode, F. (1997). An investigation of the adequacy of psychiatric interviews conducted through an interpreter. *Psychiatric Bulletin*, **21**, 209–13.

Fernando, S. (2007). Race and culture conference. British Psychological Society Conference. London.

Faust, S., Drickey, R. (1986). Working with interpreters. *Journal of Family Practice*, **22**(2), 134–8.

Gerrish, K., Chua, R., Sobowale, A., Birks, E. (2004). Bridging the language barrier: the use of interpreters in primary care nursing. Health, *Social Care in the Community*, **12**, 407–13.

Goris, I., Harrington, J., Köhn, S. (2009). Statelessness: what it is and why it matters. *Forced Migration Review*, **32**, 4–7.

Greenson, R. (1950). The mother tongue and the mother. *International Journal of Psychoanalysis*, **31**, 18–23.

Hillier, S., Huq, A., Loshak, R., Marks, F., Rahman, S. (1994). An evaluation of child psychiatric services for Bangladeshi parents. *Journal of Mental Health*, **3**, 332–7.

Hoffman, E. (1989). *Lost in Translation*. London: Minerva.

Holder, R. (2002). *The Impact of Mediated Communication on Psychological Therapy with Refugees and Asylum Seekers: Practitioners' Experiences*. Unpublished MSc dissertation, London: City University.

International Test Commission Guidelines on

Test Adaptation (2000). www.intestcom.org/Guidelines/test+adaptation.php (accessed 24 September 2009).

Ivbijaro, G. O., Kolkiewicz, L. A., Palazidou, E. (2005). Mental health in primary care: ways of working: the impact of culture. *Primary Care Mental Health*, **3**, 45.

Karlsen, S., Nazroo, J. Y., McKenzie, K. *et al.* (2005). Racism, psychosis and common mental disorder among ethnic minority groups in England. *Psychological Medicine*, **35**, 1795–803.

Kaufart, J. M., Koolage, W. W. (1984). Role conflict among 'cultural brokers', the experience of native Canadian medical interpreters. *Social Science & Medicine*, **18**, 283–6.

Keefe, A. (2008). *Absent Language: Mother–Child Communication in the Absence of a Common Mother-Tongue*. Westminster Postoral Foundation: Unpublished MA thesis.

Kline, F., Acosta, F. X., Austin, W., Johnson, R. G. (1980). The misunderstood Spanish-speaking patient. *American Journal of Psychiatry*, **137**(12), 1530–3.

Lane, P., Tribe, R. (2010). Following NICE 2008: a practical guide for health professionals: community engagement with local black and minority ethnic (BME) community groups. *Diversity, Health & Social Care*, **7**(2), 105–14.

Lee L. J., Batal, H. A., Masselli, J. H., Kutner, J. S. (2002). Effect of Spanish interpretation method on patient satisfaction in an urban walk-in clinic. *Journal of General Internal Medicine*, **17**, 641–6.

MacLachlan, M. (2005). *Culture and Health*, 2nd edn. Chichester: Wiley.

Manson, A. (1988). Language concordance as a determinant of patient compliance and emergency room use in patients with asthma. *Medical Care*, **26**, 1119–28.

McColl, H., McKenzie, K., Bhui, K. (2008). Mental healthcare of asylum-seekers and refugees. *Advances in Psychiatric Treatment*, **14**, 452–4.

McKenzie, K. (2003). Racism and health. *British Medical Journal*, **326**, 65–6.

McNamee S., Gergen, K. (1992)., eds. *Therapy as Social Construction*. London: Sage.

Migrant Clinicians Network (2006). www.migrantclinician.org/toolsource/resource/discussion-current-definition-migrantused-migrant-and-community-healthcenters (accessed 14 August 2009).

Miller, K., Martell, Z., Pazdinek, L., Carruth, M., Lopez, F. (2005). The role of interpreters in psychotherapy with refugees: an exploratory study. *American Journal of Orthopsychiatry*, **75**(1), 27–39.

Minas, I. H., Stuart, G. W., Klimidis, S. (1994). Language, culture and psychiatric services: a survey of Victorian clinical staff. *Australian and New Zealand Journal of Psychiatry*, **32**, 424–33.

Morales, L., Cunningham, W., Brown, J., Liu, H., Hays, R. (1999). Are Latinos less satisfied with communication by health care providers? *Journal of General Internal Medicine*, **14**, 409–17.

Mudakiri, M. M. (2003). Working with interpreters in adult mental health. In R. Tribe and H. Raval, eds. *Undertaking Mental Health Work Using Interpreters*. London: Routledge.

National Black Carers and Carers Workers Network (2008). Beyond We Care Too: Putting Black Carers in the Picture. www.www.afiya-trust.org (accessed 13 August 2009).

NICE (2008). *Community Engagement to Improve Health National Institute for Clinical Excellence*. http://www.nice.org.uk/

nicemedia/pdf/PH009Guidance.pdf (accessed March 2009).

Office for National Statistics (ONS) (2009). www.statistics.gov.uk/hub/index.html (accessed 24 September 2009).

Perez-Foster, R. (1998). *The Power of Language in the Clinical Process: Assessing and Treating the Bilingual Person*. New Jersey: Aronson.

Patel, N., Bennett, E., Dennis, M. *et al.*(2000). *Clinical Psychology, 'Race' and Culture: A Training Manual*. Leicester: BPS Books.

Patel, N., Newland, J. (2005). Professional and ethical practice in multicultural and multiethnic society. In R. Tribe and J. Morrissey, eds. *The Handbook of Professional and Ethical Practice for Psychologists, Psychotherapists & Counsellors*. London: Brunner-Routledge.

Qureshi, A., Revollo, H-W., Collazos, F. *et al.* (2010) Intercultural mediation: reconstructing Hermes: the messenger gets a Voice. In D. Bhugra and S. Gupta, eds. *Migrants and Mental Health*. Cambridge: Cambridge University Press.

Ramirez, A. G. (2003). Consumer–provider communication research with special populations. *Patient Education Counsel*, **50**, 51–4.

Raval, H. (1996). A systemic perspective on working with interpreters. *Clinical Child Psychology & Psychiatry*, **1**(1), 29–43.

Raval, H. (2003). An overview of the issues in the work with interpreters. In R. Tribe and H. Raval, eds. *Undertaking Mental Health Work Using Interpreters*. London: Routledge.

Razban, M. (2003). An interpreter's perspective. In R. Tribe and H. Raval, eds. *Undertaking Mental Health Work Using Interpreters*. London: Routledge.

Riddick, S. (1998). Improving access for limited English-speaking consumers: a review of strategies in health care settings. *Journal of Health Care for the Poor and Underserved*, **9** (Suppl.), S40–S61.

Sacks, V. (2000). Can law protect language? Law, language and human rights in the South African constitution. *International Journal of Discrimination and the Law*, 4, 343–68.

Strang, A. (2009). Towards an EU-wide regularisation scheme. Statelessness: what it is and why it matters. *Forced Migration Review*, **32**, 63–5.

Summerfield, D. (2002). Commentary on Tribe, R: mental health of refugees and asylumseekers. *Advances in Psychiatric Treatment*, **8**, 247.

Tesone, J-E. (1996). Multi-lingualism, word-presentations, thing-presentations and psychic reality. *International Journal of Psychoanalysis*, **77**, 871–81.

Tribe, R. (1998). A critical analysis of a support and clinical supervision group for interpreters working with refugees located in Britain. *Group Work Journal*, **10**(3), 196–214.

Tribe, R. (1999). Bridging the gap or damming the flow? Bicultural workers; some observations on using interpreters when working with refugee clients, many of whom have been tortured. *British Journal of Medical Psychology*, **72**, 567–76.

Tribe, R. (2002). Mental health and refugees. *Advances In Psychiatric Treatment*, **8**(4), 240–8.

Tribe, R. (2007). Working with interpreters. *The Psychologist*, **20**(3), 159–61.

Tribe, R., Raval, H. (2003)., eds. *Working with Interpreters in Mental Health*. London & New York: Brunner-Routledge.

Tribe, R., Thompson, K. (2009). Exploring the three way relationship in therapeutic work with interpreters. *International Journal of Migration, Health and Social Care*, **5**(2), 35–43.

Turner, A., Pathirana, S., Daley, A., Gill, P. S. (2009). Sri Lankan tsunami refugees: a cross sectional study of the relationships between housing conditions and self-reported health. *BMC International Health and Human Rights*, **9**, 16.

UNESCO (2009). http://portal.unesco.org/shs/en/ev.php-URL_ID=3020&URL_DO=DO_TOPIC&URL_SECTION=201.html (accessed 17 August 2009).

UNHCR (1951). *The 1951 Refugee Convention*. Geneva: UNHCR.

UNHCR (1996). *Refugee Emergencies. A Community-Based Approach*. Geneva: UNHCR.

Verrept, H., Louckx, F. (1997). Health advocates in Belgian health care. In A. Uggalle and G. Cardenas, eds. *Health and Social Services Among International Labor*. Austin: University of Texas Press, 67–87.

Wadensjo, C. (2001). Interpreting in crisis; the interpreter's position in therapeutic encounters. In L. Mason, ed. *Triadic Exchanges: Studies in Dialogue Interpreting*. Manchester: St. Jerome, 71–85.

Watters, C. (2002). Migration and mental health care in Europe: report of a preliminary mapping exercise. *Journal of Ethnic and Migration Studies*, **28**, 153–72.

Who areMigrants? www.nysp.org.uk/downloads/RIM_who_are_migrantsNov08v2.pdf?PHPSESSID=3831481a34af52ea3998ece954faa67f (accessed 12 September 2009).

Wiener, E. S., Rivera, M. I. (2004). Bridging language barriers: how to work with an interpreter. *Clinical Pediatric Emergency Medicine*, **5**(2), 93–101.

Ziguras, S., Klimidis, S., Lewis, J., Stuart, G. (2003). Ethnic matching of clients and clinicians and use of mental health services by ethnic minority clients. *Psychiatric Service*, **54**, 535–41.

第21章

移住者コミュニティに対する精神療法

スティーブン・ターナー（Stephen Turner）
ディネッシュ・ブグラ（Dinesh Bhugra）

▌編者による本章の紹介

　移住者は喪失を体験している可能性があり、頻度の高い精神障害に苦しんでいることもある。精神療法に関して言えば、すべてにおいて万能というものはない。母文化、教育、社会経済的地位と宗教的価値観によって、移住者の世界観が形成される。心理的介入の受容と拒絶は、提供される治療モデルに影響される。治療者と患者が、それぞれの人種・民族性に関心を示しているかが初期の関係を促進する。しかし、それぞれの世界観に関して十分な合意がない限り、治療が効果的に進められ、成功に至る可能性は低い。本章では筆者らが、文化の違いを超えて適用される精神療法の一般的な留意点を提示する。難民と難民認定申請者は、より多くのトラウマを抱えている可能性があり、特別な介入を必要としているといえる。しかし、自我に基づく精神療法は、他文化では容易に受け入れられないことがある。一部のタイプの行動療法がいくつかの文化で使用され、成功を収めているが、認知行動療法については、その基礎となる認知スキーマに照らした修正を確保することに、細心の注意を払わなければならない。夫婦や家族単位への介入は、それぞれが異なる文化変容レベルに達しているために、精神療法が一層難しくなる可能性がある。

Migration and Mental Health, ed. Dinesh Bhugra & Susham Gupta. Published by Cambridge University Press. © Cambridge University Press 2011.

はじめに

　移住者は、特別な課題に直面し精神療法サービスの援助を求める際、そのようなサービスは特に自分たちには適用されないのではないか、あるいは、役に立たないのではないかという考えを抱く。非常に多様な文化環境を離れ西欧にやってきたこと、そしておそらくは英語が第一言語ではないことが乗り越え難い壁として、治療者にも患者自身にも認識されるのであろう。しかしながら、それは考え違いというものであり移住者は精神的苦悩に対する精神療法から大いに利益を得られるのである。治療者は、文化的差異を繊細に受け止め、移住者コミュニティ出身患者に精神療法アプローチをとる際には、人種的・民族的・文化的に多数派の患者に使用されるアプローチの修正が必要となることを認識すべきである。

　我々は、特定の精神療法アプローチの文化的特異性を検討することから始めた。そして、西欧社会で受け入れられるアプローチが、非常に異なる文化を持つ他の社会で、妥当に適用できるかを論じる。このアプローチの理論的な基礎は論理的には受け入れ可能であるように思われるが、アプローチを提示するには修正が必要となる場合もあるだろう。このアプローチは理論的には妥当であるが、別の文化に効果的に適用できるスタイルへの「変換」が必要な事例をいくつか紹介する。また、期待される治療者の役割に文化が与える影響と、治療者が少数民族集団の人々に自己紹介し、ラポールを構築し、有効な治療協働を促す最善の方法も検討する。その後、治療者と患者の文化的、人種的および民族的差異が、個人に対する治療と夫婦に対する治療の両方にどのような影響を与える可能性があるかを検討する。そして、特にゲイおよびレズビアンの移住者、難民や難民認定申請者などのトラウマを抱えている集団に対応する際に生じる可能性のある特有な事例に注目し、特に配慮すべき問題に関する議論で締めくくる。

非西欧文化における精神療法

　西欧人が精神療法について語るとき、通常は、患者の精神的苦悩の軽減を最終目的とし、二者間の信頼と情動的かつ専門的な関係に基づいたアプロー

チを指す。しかし、この定義は暗に、治療は私的なことであり、治療の場で出会った2人の間で交わされる議論が患者によって歪曲され、患者の判断で現実世界の関係に用いられる可能性があることも想定している。人は多くの理由から治療を受けにやってくるが、頻繁に認められる一般的な動機は、内面と外面の解離感と疎外感である。自己の再統合（Jungは個性化と言った）は、精神分析の視点からすれば、考察、想像、現実離れした考えを含む個人的な内面のプロセスとして取り組まれる。この精神療法のスタイルで暗黙の了解とされているのは、患者が治療を通じて自己統合が促進されると、外面の現実世界との相互作用も必然的により機能的かつ流動的になり、適応が進むということである。このプロセスを通じて、患者の困難を生み出した解離感が克服でき、精神的苦悩が軽減する。

精神療法に含まれるプロセスに関する先に述べた単純な説明は、個人による自我の同一化（一個の人間となること、我が道を行くこと、自立すること）が、統合すべき社会で肯定的な性質と見なされる。つまりそれらは、個人的な満足感が、概して個人的な問題と考えられてしまう西欧の資本主義社会にマッチしているのである。

精神療法を「支援者との信頼に基づく感情のこもった関係、癒しの場、理論的解釈、概念スキーム、または神話、儀式を利用して、熱意の喪失に対抗する処置」と定義したFrank（1993）によって、精神療法における治療者と患者の出会いは別の定義が提供された。この定義は、精神療法によるアプローチをどのように修正するのが最善であるか、自己中心的と思われがちな文化的背景を持つ患者を援助するための議論において、より包括的・効果的である。BhugraとTantam（1998）は、「心の癒し」を単なる対話療法以上のものであると言っている。対話には、家族や社会的関係、さらには宗教的信念および認識などの個人の体験すべてが、治療プロセスの重要な部分として包含されている。そのため、個人の文化的背景の正確な理解が、有益な治療的関係をもたらすために不可欠な前提となる。

精神療法における治療者と患者の出会いを有益なものとするには、このアプローチの基盤にある哲学的思想が患者に受け入れられなければならない。VarmaとGupta（2008）が指摘するように、「精神分析は、個人主義と合理的指向、自由な表現、そして意見の相違に対する寛容を重視していたため、米

国で普及した」。2人はさらに続けて、政治的動機に基づく社会統制の形態（ソビエト連邦の「労働療法」など）は、当時の政治様式と共鳴したため普及した、と説明している。西欧型精神分析では、その発展過程全体を通じて、洞察において哲学的思想は普遍であると想定してきた。そして、患者がマンハッタンの繁華街出身であろうと、デリーの裏通り出身であろうと、精神分析モデルの論理は適用され、役立てられ、その唯一の違いは、提示方法と言語などの表面的な問題に関係していると思い込んでいた。Berne（1960）はこの見解を極限にまで発展させ、「精神療法の手法は、1つの文化から別の文化へと容易に移転することができる。コネチカット州やカリフォルニア州の若い女性の治療から学んだ原則は、南太平洋でも同様に効果的である」と述べている。しかし、この極端な考え方は、伝統を重んじる社会の人々が、しばしば精神的な問題（および、実のところすべての人生体験における状況の変化）を強力な呪術・宗教的観点から見るという現実を完全に無視している。このような信念体系に対して、父権主義的や合理的態度を用いれば患者が離れていく危険がある。さらに、文化によって自己の概念が異なる場合、この現実を無視することは、いかなる治療手段においても重大な欠陥となる。Hofstede（2001）が非常に説得力のある説明をしているように、文化は、集産主義的文化と個人主義的文化、または社会中心的文化と自己中心的文化、男性らしさの文化と女性らしさの文化、およびその文化における権力格差の程度によって分けられる。

　このように、先に述べた特徴は、治療を成功させたいと強く望むならば、いかなる治療者も心に留めておかなければならない。これは文化的差異とは異なる世界観に大いに関連した問題となる。患者が多数派文化に所属していようと、少数派文化に所属していようと、治療者が患者に会うときに、これらの困難な問題に留意することは有用性がある。Nekiら（1985）は、西欧の治療法の適用性に関するレビューの中で、「結局治療者は、患者から何かを得ることを期待できる段階に到達するまで、患者を引き付け、引き留めなければならない」と指摘するなど、わかりきったことを述べている。より有効なアプローチは、治療者が、患者（およびその家族、または介護者など、患者に重大な影響を与える可能性がある人々）の信念体系を自らの手法に合わせて修正するのではなく、自らの手法を彼らの信念体系に合わせて修正すること

を認めることである。患者の信念体系を修正することは、特定の信念体系という生涯を通じて親しんできたものを放棄させることになる。これは当然のことながら、とても要求できることではなく、かつ望むべきではない。さらに適応がよく、有効といえるのは、非常に効果的な治療者と患者の出会いをもたらすために、西欧の精神療法と患者自身の信念体系との間で特に関連の深い構成要素を取り入れ、治療へのアプローチを個々の患者に合わせて変えることである。Jung（1961）はこのアプローチを、以下のように述べてまとめている。「我々は、それぞれの患者に異なる言語を必要としている」。治療の原則は変わらないと考えてよいが、このアプローチは、それぞれの患者に合わせたものでなければならない。Koss（1987）は、地域のメンタルヘルスセンターの精神療法サービスを利用している者と、プエルトリコの降霊術治療を中心としたセンターに通っている者との、改善への期待と改善したという認識を比較した。すると、2つの集団で、降霊術師のセンターに通っている者の方が、改善への期待が高かったという優位な差があった。一方、異なる介入の結果、改善されたという実際の認識は両グループともに同様であったことが見出された。この結果は、アプローチの文化的受容性が、治療へのアプローチそれ自体の哲学的思想（それが合理的か非合理的かを問わない）と、少なくとも同様に重要であることを示唆している。治療遵守と治療協働を改善するのは、文化的受容性であるといえる。

　患者の文化的背景を考慮して治療スタイルを調整する必要があると認めることは、西欧の精神分析的アプローチが、すべてとは言えないものの普遍的な適用可能性があるということである。Moacanin（2003）は、ユングの精神分析技法と、チベット仏教の瞑想の実践を直接比較した結果を引用している。これにより Moacanin は、それぞれを生み出した文化の大きな差異にもかかわらず、これらのアプローチの類似点の方が相違点よりも多いことを明らかにしている。特に、「グル」または「精神的な指導者」（治療者に類似）の役割が重要であるが、弟子（または患者）に対する自己提示方法は全く異なっている。治療者と患者の出会いのプロセスと最終的な目的は類似しており、ほぼ間違いなく普遍的である。しかし、プロセスの実際のスタイルは、文化特有のものである。インドでは、Bose（1999）が精神分析の手法を Freud とは別に発展させ、これらについて Freud とやりとりをし、エディプスコンプ

レックスの別のモデルを採用した。合同家族（子どもたちは結婚後も家にとどまるスタイル）または拡大家族では、育児がさまざまな人格を持った人と年齢の人々によって行われる可能性があるので、伝統的なエディプスコンプレックスの概念の裏付けが難しい場合があるということは、注目に値する。

　精神分析的精神療法は、当然のことながら、1つのアプローチにすぎない。それは長期間にわたり、多大な時間と労力が注ぎ込まれ、根本的なレベルでの精神的苦悩の原因と根源に対処することを目的としている。治療に来るほとんどの患者は（移住者であるか否かを問わず）、別の形態の治療を選択する者とは異なる目標を持っていることがある。より短期間の介入の方が、患者が持ち込む特有な問題に取り組むための支援に効果的である可能性もある。しかし、繰り返して言うが、効果を上げるには、これらのアプローチもまた、文化的差異に対し繊細な感受性を持ったものでなければならない。

　我々は、認知行動療法（Cognitive Behavioral Therapy: CBT）と集団精神療法の2つを検討する。

認知行動療法

　CBTは、患者の思考と行動の特徴的なパターンを患者本人が検討するための支援と、より健康的で適応のよい認知スタイルの形成を目的とする。精神分析と異なり、個人の思考パターンが発達した理由にはあまり関心を持たず、それをどのように修正できるかにより多くの関心を示す。このため、症状に焦点を絞り、患者の個人的な話や病歴には関心を示さず、患者の現在および将来の気がかりに取り組むことを目的としている。

　このように短期間で具体的な問題に焦点を絞っていくために、CBTでは従来、初回のアセスメント以降は個人の発達歴を重視することはない。しかし、移住者コミュニティでは、最初のラポールを築くためにこのアプローチを見直す必要がある。移住者である患者が治療に持ち込む多くの問題は、人種差別、トラウマ、戦争体験や、経済的困難または強制的な居所の変更によって引き起こされたものである。初回のアセスメントの後、これらの気がかりを無視すれば、患者は自分の問題が深刻に受け止められていないと感じたり、自分の言うことを聞いてもらえていないと感じたりするかもしれない。患者側のそのような考え方は、特に治療の初期段階では治療がうまく

いく可能性を失うことになるかもしれない。患者に自分の否定的な体験と身の上話を愚痴る時間を与えること、これにかなりの時間を費やすことは、CBTのアプローチとしては珍しいが、それはラポールを育むために有効な時間となる可能性が高い。Rathodら（2009）は、アフリカ系カリブ人患者との取り組みに言及し、CBTで奴隷問題、人種差別および差別の問題を提起し、これについての議論を認めることが、ラポールを深めるために必要であったと述べている。

　患者の文化変容の程度も関連がある。患者が多数派文化の中で過ごした期間（つまり、患者が最初に到着してからの年数）を考慮する必要がある。さらに、文化変容のレベルは世代によっても異なる。自宅にいる者は仕事や学校に行く者よりも文化変容の速度が遅い。Rathodら（2009）はこうコメントしている。「世代が下るにつれて、個人的価値観は定住地に適応していく。多文化を背景としたこれらの患者に対するCBT治療者の最初の仕事は、文化変容の程度と、彼らの文化的信念が異文化間の領域においてどこに位置するのかを評価することである」。

　より一般的なある見解（個人療法のセクションで再び検討する）では、患者に対する治療者のアプローチと治療者に対する患者の期待には、文化的影響が及ぼされるという。たとえば、アジア系および中国人の患者は、専門家を権威のある存在と考え、治療者と患者の出会いが、自分の何が問題であり、何をどうしたらいいのかを教えてもらうプロセスとなることを期待する傾向が見られる。これらの患者と治療プロセスの初期段階でラポールを深めるためには、治療者は本来の性質に反して教訓的なスタイルをとり、患者に有能であると見なされるよう振る舞う必要があるだろう。治療者が注意すべき別の点は、問題となっている文化の認知スタイルを熟知することである。恥や「私らしさ」の概念、さらには前述の自己概念と同様、すべての人が罪について同じ概念を持つことはありえないだろう。したがって、文化に照らした個別のアセスメントが非常に重要となる。

集団精神療法

　集団精神療法は、さまざまな文化的集団出身の患者に重大な課題をもたらす。このエビデンスとして移住者の第一世代は、他の治療流派に比べて集団

精神療法への参加が非常に少ないという事実がある（Salvendy, 1999）。個人療法では会話についていくことができる患者が、流れの速い集団での会話には苦労することがあるため、集団精神療法においては言語の違いが特に問題となる。さらに、民族的に多様な集団では、集団の構成員が人種別の小グループに分裂したままになる可能性があり、そのような集団のファシリテーターを務める治療者は、このプロセスについてよく知っておく必要がある。自分自身の独自の視点から発言しているのではなく、民族集団を「代表している」と感じている構成員によって、民族的または人種的固定観念が促され、振り返ってそれが、多数派集団と少数派集団の構成員の力の不均衡をもたらすこともある。集団的なプロセスへの積極的な参加には、一定のレベルの自己開示が必要であり、見知らぬ相手に対する開示が文化的に禁止されている人々は参加が躊躇されることがある。

　治療の上では、多文化集団とした方が有効であるのか、あるいは、主として、または、特に単一の民族集団出身の構成員から成る集団とした方が有効なのかという問題は、集団精神療法で取り上げる文脈に依存する。ある個人が文化変容にかかわる問題に苦しんでいる場合、多文化集団という環境の方がより効果を及ぼす可能性が高い。単一文化集団での精神療法では、民族的な固定観念が強化され、下位文化規範が促進される可能性がある。しかしながら、これに対する例外として、集団の場における宗教的原理主義集団や政治的狂信者への取り組みが挙げられる。Silverstein（1995）は、「原理主義宗教集団と、政治的または民族主義に基づいた狂信者集団および一派の支持者は、均質な集団の中で扱う方がより効果的であろう」と記している。

　集団精神療法においてはこれらの課題が予想されるが、集団精神療法が精神的苦悩を持つ移住者の支援に効果的である可能性というエビデンスも示唆している。Jenkins（1990）は、「人種間および／あるいは民族間の集団療法は、少数派の構成員が治療者に彼らの社会文化的状況と個人的な状況を繊細に受け止められている、と満足できれば効果的になりうる」と述べている。それゆえ、多様な民族から成る集団の場では、治療者はこれらの課題が集団療法の成功を妨げないようにするべきである。

個人療法

　治療者と患者の出会いにおいては両者ともに、自己の人種的および民族的背景を治療の場に持ち込む。重要な問題は、文化的および民族的共感または不協和が、治療がうまくいく可能性に重大な影響を及ぼすかもしれないということである。患者と治療者の間の「治療協働」の構築が、実のあるセラピーを提供するためには不可欠である。治療者と患者の文化的差異がそのような同盟の構築に影響を与えることを理解し、相剰効果を引き下げる危険を避けるために、極めて重要である。

　これまで移住者コミュニティには、西欧では理解されている「心理学的知的素養」と、精神療法との有効なかかわりのための内観能力が欠けているのではないかという誤解があった。VarmaとGupta（2008）は、心理学的知的素養を「感情と行動、葛藤と困難を、感情面からではなく、前意識・無意識のレベルから理解する能力」と定義している。しかし、治療協働を築き、治療を進めるには、この理解力が言語表現に転換されるべきである。これには言語の使用が伴うが、治療における言語の役割の問題を過大評価していないだろうか。Klineら（1980）は、治療者と話をするために通訳者を使用したスペイン語を話す患者は、治療者と英語で話をしたバイリンガルなメキシコ系アメリカ人よりも好ましい関与を報告していたことを見出した。一方、他の研究（Ghassemzadeh, 2007; Hays, 1995）では、通訳者の使用は治療がうまくいく可能性にほとんど影響しないことが述べられている（第20章参照）。言語の壁があることで、患者の中でも少数民族の人々は精神療法サービスを受けることが少ないことが正当化されてきたが、先の研究ではこの説明が不適切であることが示されている。

　患者が精神療法に初めてアプローチするときには、治療者について、また、治療者への期待もだが、個人的な幻想を抱いている可能性が高い。この幻想は、少なくともある程度は文化の影響を受けており、期待される治療者の役割をどの程度満たすかが、最初のラポールの構築に影響を与える。伝統的な社会出身の患者は、治療者とのやりとりで従属的な役割をとる傾向が高い。治療開始の時点でこのような患者にきっぱりとした態度を示さない、つまりこの依存型のパターンへの対処ができない治療者は、最初のラポー

ルを確立し、望ましい治療協働をスタートできる可能性が低い。Varma と Gupta（2008）は「これまでの観察では、インド人の患者は、依存することに関して遠慮をしない」と述べているが、この経験は、西欧の治療者と患者にとっては異質と思われる可能性がある。それゆえ、従来型の社会出身の患者や患者集団への治療者のアプローチには、（少なくとも最初は）西欧の精神療法の性質に反する様式的なアプローチをとるべき場合がある。

　伝統的な東洋文化の背景を持つ患者は、治療者の役割を、グルまたは「精神的な指導者」の役割と似ていると認識している場合がある。これは西欧的な意味での単なる医師やヒーラーではなく、「人々を全人的な存在として理解し、支援することに身を捧げた者」である（Varma and Gupta, 2008; 指導者と弟子のパラダイムについては Neki, 1973 も参照）。チベットの仏教社会では、ラマすなわちグルが、言葉による質問に頼ることなく患者の問題を理解し、判断する特別な力を持つ（Clifford, 1991）。同様に、伝統的なアフリカ文化（特にナイジェリアの一部の地域）では、「最も強力なヒーラーは、その人の問題が何かを、当人が何か言う前にわかってしまうと信じられている。この見解によれば、病歴の聴取は治療協働を妨げる1つの要素となるかもしれない」（Bhugra and Tantam, 1998）。この場合、治療者と患者の出会いにおいて、断定的かつ教訓的な役割をとることが治療者に期待されていることを意識しつつも、治療を始める前に、治療者が患者に、人間の持つ能力に関する現実的な説明をする必要があるといえる。

　西欧において精神療法が文化的に受容されたことにより、西欧の患者は、心理学的観点から精神的苦悩を認識し、表現するようになった。治療者を求め、治療を受けることは、現在、西欧社会の一部の部門では、食事の場の話題となっており、以前、精神的苦悩と関連のあった社会的スティグマは消えつつある。しかし、より伝統的な文化出身の患者は、そのような苦悩を同じように表現することが少ない。これらの患者には、身体化や、メンタルヘルスの問題は憑依と関連しているという見方、または気候が要因ではないかといった見解が、より頻繁に認められる。逆説的ではあるが、このような見解は、家族や文化と切り離されているという感覚に基づいた表現であると考えられるので、彼らの文化が適切に理解されれば癒しのプロセスにおいて功をなす。前述のように、患者は多くの場合、自分自身からの、あるいは周囲の

人々からの「解離」感を理由に治療に来る。伝統的なヒーラーは、それゆえ、患者の家族と社会的関係を癒しの儀式に取り入れるが、そうすることで、患者が儀式への参加を通じて周囲と再結合できるよう支援する。逆に西欧では、呪術・宗教的観点または身体化の観点から症状の表現を解釈することができない治療者は、患者にとって重要な精神的苦悩の表現を見落とす危険がある。Devereux（1980）は、文化的に多様な背景を持つ患者に、貧困化、脱差異化および脱個人化に関連した症状の表現パターンを認めた。BhugraとTantam（1998）はこの研究に言及し、「その文化を理解している臨床医や治療者は、患者が示すパターンを予測できるので、文化的枠組みの中で患者の苦悩を理解し、適切な介入を計画することができる」と述べている。

文化の違いを超えた夫婦療法

多文化社会における夫婦の精神療法には、広く異なる文化的背景を持つ治療者と夫婦のそれぞれが参加する可能性がある。これが、夫婦療法という既に複雑な分野の状況をさらに複雑にする、いろいろな落とし穴に導く可能性がある。1つの「多数派」文化と複数の「少数派」文化があると定義した場合、以下の4つのシナリオが考えられる（Bhugra and De Silva, 2000）。

1. 治療者が多数派文化出身で、夫婦は少数派文化出身
2. 治療者が少数派文化出身で、夫婦は多数派文化出身
3. 治療者と夫婦の両方が同じ少数派文化の出身
4. 治療者がある少数派文化の出身で、夫婦がそれとは別の少数派文化の出身

想定されるこれらのシナリオのそれぞれが、西欧の精神療法ではますます一般的になりつつあるが、いずれの場合も、結果的に治療において特有の問題が発生する可能性があることを認識しておくべきである。治療者と患者のやりとりは、外部要因と内部要因の両方から影響を受ける。外部要因には、人種、社会的地位、教育水準、ジェンダーおよび言語などが含まれる。一方、内部要因には、複数の意味を持つことがある自己概念および自己アイデ

ンティティと、文化の影響を受ける価値観および宗教的信念が含まれる。さらに、治療者の一般的な体験、特に少数民族と活動した体験が、患者が過去に治療を受けた体験（もしあれば）や治療者と患者の出会いへの期待とともに、影響を及ぼす。

　治療者がいかに「客観的」になろうとしても、治療におけるやりとりのダイナミックスは、上記の4つのシナリオのどれが関係してくるかによって治療協働などは影響を受ける。参加する三者の特定の人種・民族性も、コミュニケーションにおける母国語喪失体験も、また、参加者が過去に人種差別を受けた経験も影響してくるであろう。参加者の文化的背景と多数派文化との不一致の状況も、夫婦それぞれの文化変容レベルと、1つの単位としての夫婦の文化変容レベルに影響を及ぼすであろう。治療者はその立場上、ホスト文化と同一化する可能性が患者よりもはるかに高いといえる。D'Ardenne（1991）はこれについて検討し、治療者に対し、「すべての治療者は、患者に対し何らかの力を持つが、少数派文化出身の患者と多数派文化出身の治療者という状況が、このパワーバランスをさらに悪化させる。患者による治療者の年齢、社会的地位、職歴と文化的スキルの認識も、治療者の地位と、患者がそれをどう見るかに影響を与える」と示唆している。これは、治療者に対して「患者が期待すること」と、期待される治療者の役割という問題を取り上げた前のセクションである程度議論されたことである。

　夫婦である2人が異なる文化的背景を持つという状況（異なる人種・民族出身の夫婦または異文化夫婦）では、特別な問題が生じる。この場合、一方または両方の親族による受容（あるいは受容の欠如）が、夫婦が治療を受けに来る原因と治療プロセスに大きく影響を及ぼす要因ともなりうる。苦悩のレベルは拒絶体験のレベルと関連していることから、一方または両方の親族が夫婦関係を認めないことは、精神的苦悩の重大な原因となりやすい。極端なケースでは、親族の希望に反して一緒になった場合、患者の1人または両方の命が脅かされる可能性がある。英国では、女性に対する男性家族による「名誉殺人」という現象が、つい最近メディアで取り上げられた（Bingham, 2009）。異文化夫婦の場合、家族が反対しても夫婦は一緒にいるという現状が、夫婦関係の固い絆の証だと願うことはたやすく、また魅力的であろう。しかし、情熱的な理想を抱いていた時期に結ばれたものの、後になって自分

たち夫婦を取り巻く現状が明るみに出て結果的に苦悩が生じる場合もある。だが、深刻なレベルの精神的苦悩は、夫婦の一方または両方、もしくは結婚そのものに対する、家族の拒絶や人種・民族性を理由とした拒絶によって引き起こされると考えるのが妥当である。

　夫婦関係における男女の役割に関するホスト文化の期待と夫婦の期待との対立も、軋轢を引き起こす可能性がある。いくつかの国では、夫婦関係において従属的な役割を果たすこと、そして、自宅以外では夫の許可なく誰ともかかわらないことを期待される。そのような社会で育った男性で、その後西欧文化圏へ移住した者は、妻（および女性一般）の役割と行動に対して、主流の西欧文化とは異なる期待を抱く可能性がある。逆に、夫婦関係において従属的な役割を果たす文化の中で結婚した女性で、その後夫とともに西欧文化圏に来た女性は、新たに見出された自由な生活を求めたいと考えるかもしれない。これは、夫婦の間で、また親族との間に、軋轢を引き起こす可能性がある。そのような異文化夫婦の治療では、治療者のジェンダーと文化的背景（先に述べた「外部要因」の2つ）が極めて重要となりうる。治療者はこれらの「外部の」理由のために、夫婦のいずれかと共謀して精神療法に取り組んでいると見られる可能性に十分配慮しなければならない。このような夫婦が治療にアプローチする様子からは、最初は夫婦間の文化的差異が症状の根底にある原因だということがわからない可能性がある。このような夫婦は、「性格の不一致」や「不当な仕打ちを受けている」など、一般的な言葉で不満を訴える場合がある。こうした状況では、治療者は夫婦関係には文化的差異が影響を期すという知識を持つ一方で、もう少し詳しく経過を見ていかなければならない。

　前述の問題があるにもかかわらず、異文化間の関係には、その関係を安定させる要因が含まれる場合がある。BhugraとDe Silva（2000）は、異文化夫婦の関係に関する主な賛否両論をまとめ、異文化夫婦の関係にプラスの影響を及ぼす事柄を、表21.1の項目のように分類した。

　少数民族夫婦の治療を実施する際には、治療者は人種・民族と文化の問題を認識していなければならない。見ているのに見ていないという問題、これは治療者が治療者と患者の文化的差異を見過ごすことである。その他の問題は表21.2に示されている。治療者がこれらの問題を認識することは、それ

表 21.1　異文化夫婦の関係：利点（Bhugra and De Silva, 2000）

1. 結婚に向けての、より徹底的な準備
2. より高い献身度
3. 学びと成長の機会の拡大
4. 子どもにとっての機会の拡大
5. より積極的な差異の受容
6. 自他について、以下を促進
a. 差異化
b. 寛容
c. 尊重
d. 受容

表 21.2　少数民族の治療において頻繁に見られる危険（Bhugra and De Silva, 2000）

人種意識：すべての問題は少数派としての地位に起因
文化的転移：治療者の人種・民族性に起因する患者の感情
文化的逆転移：患者の人種・民族性に起因する、患者に対する治療者の感情
文化的両面性：治療者は支援を望んでいるが、権力を保つために統制する必要がある。
過剰識別：少数派の治療者は、すべてを人種差別の観点から過剰識別し、問題を人種・民族性に基づくものとして定義する（人種意識と同じ）
権威者との同一化：少数派の治療者は、その権力を保つために、また、苦痛を理由に、自分の少数派としての地位を否定する

らが治療に影響を及ぼす可能性を軽減するために重要である。

特有な問題

　先の議論では、暗に異なる文化的背景を持ったカップルおよび少数民族集団出身の夫婦に関する問題と、治療プロセスに対する文化と家族の影響を中心に論じた。しかし、これまでとは異なる特別なアプローチを必要とする特有な集団が存在する。これらのうち、ここでは特に、ゲイとレズビアンの移住者および難民と難民認定申請者という、臨床医がアセスメントとマネジメ

ントの両方において配慮しなければならない特有な問題を持つ2つの集団を中心に論じる。

ゲイとレズビアンの移住者

近年の世界では、同性愛関係を違法としている国が93カ国あり、そのうち7カ国（イラン、サウジアラビア、イエメン、アラブ首長国連邦、スーダン、ナイジェリアおよびモーリタニア）は死刑を科している。英国政府は現在、ゲイであることを、個人が英国に亡命できる理由として認めている。この移住に関する改正では、ゲイとレズビアンの人々が自国で直面する可能性のある脅威的状況を認めているのである（第17章も参照）。

21世紀を迎え、三大一神教（キリスト教、イスラム教およびユダヤ教）の聖職者の権威筋は、ほとんどの点において合意に達していないが、同性愛に対する非難と、同性愛者の平等な市民権を与えることを拒絶しているという点では、おそらく彼らが皆、声を揃えて合意しているだろう。法律の改正により、同性愛関係の価値と正当性が認められた西欧諸国においてさえ、社会に根深い同性愛嫌悪が残存している。ゲイの人々は児童期・青年期ともに学校でいじめに遭い、家族や宗教に拒絶され、職場で差別を受けている。ゲイの人々に対する身体的批判は頻繁に見られ、その結果、死亡事件も発生し続けている。これらの事件を理由に、状況が許されれば移住に至るのである。

ゲイの人々は精神病罹患率が国の平均よりもはるかに高く、自殺率も高い（第17章参照）。ゲイの人々が通常体験する拒絶のレベルと激しさを考えれば、彼らが頻繁に支援を求めて治療者のもとを訪れるのも理解できる。ゲイとレズビアンの患者が少数民族出身者である場合、問題はさらに悪化する。先に述べたすべての問題に加えて、民族コミュニティからは、彼らは最悪の罪を犯したと見なされるであろう。彼らは孤立し、恐怖を抱き、深刻な精神的苦悩に苦しむことが推測される。

自国での同性愛嫌悪から逃れるために英国に来たゲイの患者は、ヘテロセクシャルが呈示する他の問題に直面する。特に、外国において新たな移住者は、彼らが所属する少数民族コミュニティにおいて通常、得ることができる社会的サポートが、民族コミュニティからの拒絶のために利用できない可能性がある。彼らは、少数民族集団の構成員の中でも、外国でただ1人支援

を受けられないという問題に直面する。英国におけるゲイサブカルチャーへの統合のレベルは、コミットするサブカルチャーの構成要素によって、安定することもあれば統合が困難となることもある。経済的な困難に直面している若い移住者にとって、性労働者になることの魅力は逆らい難いものであろうが、これはゲイであるかストレートであるかを問わず、すべての新たな移住者の若者にとって危険なことである。

　少数民族集団出身のゲイの人々との治療的関係の構築は、治療者に難問を突き付けるものにもなりかねない。治療者がゲイであることが治療に役立つかという問題は、表21.2と夫婦療法のセクションで説明されている問題に非常に緊密に関連しており、人種的／民族的／文化的差異を「ゲイ」と置き換えればよい。治療者がゲイであることを重要視する必要はないが、患者は自分と同じ性的関心を持つ治療者に会うことを好む傾向がある。これは、自分が理解され、受容される可能性が高いという感情を抱きやすいという点で、安心感をもたらす。ゲイの少数民族出身患者は拒絶体験によって、治療者の性的関心や民族性にかかわらず、信頼の獲得とラポールの構築がより困難になる可能性がある。患者は、生涯にわたる人間関係で拒絶体験が優勢であったために、自分が拒絶されるものと予想して治療にアプローチする場合がある。治療者は治療の最初の段階で、これらの問題に十分に配慮するべきである。

難民と難民認定申請者

　難民と難民認定申請者を取り巻く問題については、我々はトラウマを抱えた患者への最適な対応方法を模索するという点で効果的に取り組んでいる。21世紀になっても世界では内戦が継続しており、市民暴動、政治的暴力および戦争により、引き続き迫害を受けている人々の大規模な移住が起こっている。国際航空機での移動により、難民である患者が英国に来ることもあり、治療者が彼らのケアに関与することはますます一般的になってきている。

　患者の在留資格が確定されないことは、定住と将来についての計画に影響を与えるため、大きな不安の根元となるだろう。現在英国では、移民勾留センターに数百名の個人と家族が滞在し、申請結果を待っている。これらのセンターは、通常混乱しており、子どもの教育は中断され、家族関係に多大な

第 21 章　移住者コミュニティに対する精神療法

負担を強いている。これらの人々の多くは深刻なトラウマを体験しており、心的外傷後ストレス障害（PTSD）の症状が見られることがある（第 3 章参照）。

　これらの患者による治療者へのアプローチでは、治療者は権威のある存在と見なされ、患者は、治療者の支援により、自分がその国に在留することができるかもしれないと期待することがある。したがって、治療への最初のアプローチでは、患者に対し、治療者と患者の出会いの目的を説明し、何が無理なく達成できるのか、実現可能な目標を設定するとよい。治療者は、患者の難民認定申請が受理されなければ、おおむね突然、治療が中断される可能性があることを認識しておく必要がある。これらの患者への精神療法に取り組むにあたり、治療者は患者の文化的背景と彼らが体験したと考えられるトラウマを認識する必要がある。治療者の役割は、少なくとも最初は、ただ話を聞き、患者に自分の気持ちと体験を吐き出させることである。政治的暴力を体験した患者や、戦場にいたことのある患者は、自国の軍隊や警察との過去の体験から、権威ある存在と認識される個人に対して不信感を抱く可能性がある。最初の治療者と患者の出会いでは、治療者は受動的な役割をとり、患者が可能な限り最善の方法で自己表現し、何を自分の問題と考えるか、また、治療を通じて何を達成したいと願っているかを述べられるようにすべきである。治療者と患者が、優先事項と治療に期待される成果に合意すれば精神療法も効果的に働くであろう。このプロセスにより両者の期待をつまびらかにすることが、願望／期待が打ち砕かれる可能性を最小限にとどめることとなる。

　少数民族の患者が精神的苦悩を表現する方法は、西欧出身者に比べてあまり明確ではないといえる。一部の文化では、精神的苦悩が身体化によって、あるいは憑依や気候、さらには呪術・宗教的現象に症状の原因を求めることによって表現される。治療者が症状を解明し、精神科診断につなげるには、ある程度の機微と繊細さが必要といえる。精神的苦悩を外部の原因に求める患者はそのような診断に抵抗を示すことがあり、治療者は、患者に対する明確な診断の告知が、少なくとも最初の時点では治療的関係に悪影響を及ぼす可能性があることを認識しておくべきである。しかし、患者の意見を非難中傷しない限り、さまざまな信念や説明モデルを持つ患者とかかわることは可能である。

第4部　マネジメント、サービスおよび研修

おわりに

　少数民族の人々は、多くの場合、精神療法サービスから利益が得られにくい。その理由は、少数民族の患者が治療者との出会いにおいて効果的にコミットしてもらうためには、治療者の「心理学的知的素養」とコミュニケーションにおける潜在的ながらも偏見を伴った態度が影響を与えることを、治療者は認識する必要がある。我々は、特定の患者の文化的背景が、治療と治療者両方へのアプローチにどのような影響を与える可能性があるかについて述べてきた。そのような文化的差異に対する感受性を理解し、この力を育むことがラポールの構築を進め、有効な治療につながる可能性が高まると思われる。治療者が治療の場に臨む際にはこの力が不可欠となるであろう。治療者と患者両方の人種的・民族的および文化的背景の違いは、治療協働に微妙な影響を与える可能性があるため、治療者はこれらの影響を認識しておかなければならない。我々は、ますます多様化する多文化社会で生きており、少数民族の患者に精神療法を行う際に生じる特別な問題を考慮するために、精神療法家に対する研修プログラムを改善する必要があることを提言したい。

【参考文献】

Berne, E. (1960). The cultural problem: psychotherapy in Tahiti. *American Journal of Psychiatry*, **116**, 1076.

Bhugra, D., De Silva, P. (2000). Couple therapy across cultures. *Sexual and Relationship Therapy*, **15**(2), 184–92.

Bhugra, D., Tantam, D. (1998). Psychotherapy, culture and ethnicity. In D. Tantan, ed. *Clinical Topics in Psychotherapy*. London: Gaskell.

Bingham, J. (2009). Honour killing: father convicted of murder of Tulay Goren. *Daily Telegraph*, 17 Dec 2009.

Bose, G. (1999). The Genesis and adjustment of the Oedipus wish. In T.G. Vaidyanathan & J. J. Kripal, eds. *Vishnu on Freud's desk*. New Delhi: OUP pp 21–38.

Clifford, T. (1991). *Tibetan Buddhist Medicine and Psychiatry*. York Beach: Simon Weiser.

D'Ardenne, P. (1991). Transcultural issues in couple therapy. In D. Hooper and W. Dryden (eds) *Couple Therapy: A Handbook*. Milton Keynes: Open University Press.

Devereux, G. (1980). Normal and abnormal. In B. Gulati and G. Devereux, eds. *Basic Problems of Ethnopsychiatry*. Chicago: University of Chicago Press, 1–34.

Frank, J. D. (1993). The views of a therapist. In M. Shepherd and N. Sartorius, eds. *Non-specific Aspects of Treatment*. Bern: Huber.

Ghassemzadeh, H. (2007). The practice of cognitive-behaviour therapy in Roozbeh hospital: some cultural and clinical implications of psychological treatment in Iran. *American Journal of Psychotherapy*, **61**(1), 53–69.

Hays, A. (1995). Multicultural applications of cognitive behaviour therapy. *Professional Psychology*, **26**, 309–15.

Hofstede, G. (2001). *Culture's Consequences: Comparing Values, Behaviors, Institutions and Organizations Across Nations*, 2nd edn. Thousand Oaks, CA: Sage.

Jenkins, A. (1990). Dynamics of the relationship in clinical work with African-American clients. *Group*, **14**(1), 36–43.

Jung, C. J. (1961). *Memories, Dreams, Reflections*. New York: Vintage Books.

Kline, F., Acosta, F., Austin, W. *et al.*(1980). The misunderstood Spanish-speaking patient. *American Journal of Psychiatry*, **137**, 1530–3.

Koss, J. D. (1987). Expectation and outcome for patients given mental health care or spiritist healing in Puerto Rico. *American Journal of Psychiatry*, **144**, 56–61.

Moacanin, R. (2003). *The Essence of Jung's Psychology and Tibetan Buddhism*. USA: Wisdom Books.

Neki, J. S. (1973). Guru–chela relationship: the possibility of a therapeutic paradigm. *American Journal of Orthopsychiatry*, **43**, 755–66.

Neki, J. S., Joinet, B., Hogan, M. *et al.*(1985). The cultural perspective of therapeutic relationship – a viewpoint from Africa. *Acta Psychiatrica Scandinavica*, **71**, 543–50.

Rathod, S., Kingdon, D., Phiri, P., Gobbi, M. (2009). Developing culturally sensitive cognitive-behaviour therapy for psychosis for ethnic minority patients by exploration and incorporation of service users' and health professionals' views and opinions. Report to Department of Health Delivering Race Equality Project Group.

Salvendy, J. (1999). Ethnocultural considerations in group psychotherapy. *International Journal of Group Psychotherapy*, **49**(4), 429–64.

Silverstein, R. (1995). Bending the conventional rules when treating the ultra-orthodox in group setting. *International Journal of Group Psychotherapy*, **45**(2), 237–49.

Varma, V. K., Gupta, N. (2008). *Psychotherapy in a Traditional Society: Context, Concept and Practice*. New Delhi: Jaypee.

第4部 マネジメント、サービスおよび研修

第22章

民族精神薬理学

ノーマン・プール（Norman Poole）

編者による本章の紹介

　いかなる治療面談においても、薬物治療と心理学的介入が行われている。いかなる治療法であれ、それを受容するか守るかは、患者の説明モデルと、患者と臨床医のモデルの違いに左右される。文化はこれらのモデルにも、どの治療への期待にも影響しうる。文献では、一部の民族集団および文化的集団に対する多めの投薬量や、少量の投薬における副作用の出やすさなどのエビデンスがよく見られる。これらの反応はさまざまな要因によるものだが、それには薬理学的要因（薬力学および薬物動態など）と、非薬理学的要因（代替医療の使用や食事、喫煙、プラシーボ効果および宗教的タブーなど）が含まれる。本章ではPooleが、抗精神病薬および抗うつ薬の薬物動態と薬力学に関する文献をレビューする。Pooleは、薬物動態と薬力学にかかわる民族差が副作用に関係しているが、食事などの文化的および宗教的要因の影響も同様に重要であるとことを述べる。この相互作用の中核を成すのは、これまでと同様に医師と患者の関係であり、医師の対応方法が協調的であれ権威主義的であれ、関係性がうまく機能していることだと指摘する。それゆえ、臨床医は薬物療法による介入を行う前に、患者の文化的期待を認識していなければならない。

Migration and Mental Health, ed. Dinesh Bhugra & Susham Gupta. Published by Cambridge University Press. © Cambridge University Press 2011.

第22章 民族精神薬理学

はじめに

　民族精神薬理学（Ethno-psychopharmacology）ほど、科学と実践が一致していない精神医学分野はまれであろう。現在、薬物代謝と薬物反応が民族集団によって著しく異なることを示すエビデンスが増加しており、向精神薬の代謝が悪いとされる集団には、しばしば大量の多剤処方が行われている。

　人種差別における中核的信条とは、それぞれの「人種」が、多かれ少なかれ重要かつ明確な生物学的特徴を持つということであった。人種学の不名誉な歴史と、それを支持する者によって進められてきた政策とが、民族集団間の変動はすべて生物学ではなく文化によって説明できるという第二次世界大戦後のコンセンサスを促進させてきた（Tooby and Cosmides, 1992）。これが新興の民族精神薬理学に、時として重い影響を与えてきた一方で、自己定義による民族性は、遺伝的変異性と相関していることが明らかにされた（Sinha et al., 2006）。ただし、変異はヌクレオチドの約0.02％で発生しているだけで、民族性の遺伝的マーカーはこれまで1つも確認されていないことに留意しなければならない（Jones and Perlis, 2006）。民族精神薬理学の一系統には、向精神薬の薬物動態、薬力学および副作用における民族差の研究がある。別の系統では、文化と、食事などの文化的実践の影響を調査している。本章ではこれらを順に再検討していく。

薬物動態と民族性

　薬物動態とは、薬物の吸収、分布、代謝および排泄を指す。大部分の精神活性化合物に対する最も重要な薬物結合性血漿タンパク質は$α1$酸性糖タンパク質（AGP）で（Israili and Dayton, 2001）、その濃度に民族間で有意差があることが実証された（Zhou et al., 1990）。したがって、白人に比べてAGPのレベルが低いアフリカ系アメリカ人と中国人では、不活性な結合型薬物が減少する。通常、薬物の80～90％はタンパク質結合型なので、結合力のごくわずかな差でさえ、血漿中の遊離型薬物の量を劇的に変化させる。

　ウリジン二リン酸（UDP）-グルクロン酸転移酵素（UGT）は、多くの薬物の排泄に影響を与え、クロザピンとアミトリプチリンの排泄率を著しく変

化させる多型が発見されているが（Mori *et al*., 2005)、これらの多型の頻度が民族集団によって異なるかどうかは、まだ明らかではない。最も大きな個人間と民族間の薬物動態の変動は、主にシトクロム P450 酵素系（CYP）における代謝の多様性に関連している。

　CYP は 1 つの大きな酵素類で構成されており、そのうち向精神薬の分解に最も重要なのは、CYP2D6、CYP2C19、CYP1A2 および CYP3A4 である（Lambert and Norman , 2008; Poolsup *et al*., 2000)。これらの酵素、特に CYP2D6 と CYP2C19 には多数の遺伝的多型が認められており、これよりも頻繁に発見される、いわゆる「野生型（酵素）」と比べて、代謝活動が多いものと少ないものとがある。CYP におけるこのような変動が、個人を正常／高代謝群（EMs）、中代謝群（IMs）、低代謝群（PMs）および超迅速代謝群（UMs）に分類する基礎を成す。したがって、たとえば CYP2C19 の EMs は「野生型」の CYP2C19*1 を持ち、一方 PMs は、CYP2C19*2 または CYP2C19*3 を持つ。EM の表現型は、CYP2C19*1 がヘテロ接合型またはホモ接合型だが、PMs は、欠損対立遺伝子の 1 つはホモ接合型であるか、CYP2C19*2 と CYP2C19*3 はヘテロ接合型になっている。民族によって集団内の CYP アイソザイムの発現頻度が異なることは、繰り返し指摘されてきた。つまり、CYP2C19*2 は、アフリカ系アメリカ人と白人では約 15％に発現するのに対して、中国人被験者では 30％に認められ、CYP2C19*3 型は中国人では 5％の頻度であるが、アフリカ系アメリカ人では 0.4％、白人では 0.04％にすぎない（Zhou *et al*., 2009)。それゆえ、民族的に白人と言われる人々よりもアジア系の人々に多く見出される PMs では、CYP2C19 の大部分は *2 型で占められている。

　遺伝的多型に関する最も広範な研究は CYP2D6 に関するもので、現在 70 以上が認められているが、ほとんどの PMs は、少数の頻繁に見出される型が原因となっている（Ng *et al*., 2004)。白人における PMs の頻度は 5 〜 10％だが、アジア系の人々ではわずか 1 〜 2％である。しかし、活性が中レベルのアイソザイム CYP2D6*10 は、アジア系の人々では最高で 70％に発現している（Wang *et al*., 1993)。同様に、サハラ以南アフリカ人とアフリカ系アメリカ人では、完全に機能的な CYP2D6 対立遺伝子を持つ者は約半数にすぎない。そのため、これらの集団では、従来の抗精神病薬、三環系薬物およ

びベンラファキシンなど、この酵素によって代謝される多くの薬物の投薬量を少なくする必要がある。一方 UMs は、CYP2D6*1 の複数の遺伝子コピーを持ち、それが大量の酵素を生成するので、CYP2D6 によって分解される薬物の代謝が増進される。この酵素によって代謝される薬物の血漿濃度が低下し、UMs にとってこの薬物が不適合、または無反応という誤った判断を下されうる。CYP2D6 の UMs の頻度には、スウェーデン人集団における 1％からエチオピア人集団における 29％まで、民族によりかなり大きなばらつきがある（Lin et al., 2008）。

抗精神病薬の薬物動態

　Lin と Finder の明解な研究（1983）で、統合失調症のアジア系の人々（中国人／韓国人／日本人）は、臨床反応を得るために、白人の対照群に比べて少ないクロルプロマジン換算量でよいことが実証されて以来、民族による抗精神病薬の薬物動態の違いに関する多数の論文が出された。

　アミスルピリドは、CYP 系による酸化を経ることなく尿中に排泄される。さらに、アミスルピリドの血漿タンパク結合はほとんど発生しないため、民族による薬物動態の変動性は低いといえる（Lambert and Norman, 2008）。

　新規のドーパミン部分作動薬であるアリピプラゾールは、CYP2D6 と CYP3A4 によって代謝される（Zhou et al., 2009）。白人では血清中のアリピプラゾール濃度は、EMs よりも PMs の方が 1.7 倍高い。しかし、アリピプラゾールはパーシャル・アゴニスト（部分作動薬）なので、その主要な代謝物は薬理学上においては活性化しているため、他の抗精神病薬を使用した症例に比べて、血清濃度の上昇が錐体外路副作用を引き起こす傾向は少ないようだ。

　クロザピンは主として CYP1A2 によって、また、程度は低いが CYP2C19 によっても代謝される。クロザピンのレベルを上昇させる CYP1A2 の 2 つの欠損多型が確認されている（Melkersson et al., 2007）。CYP1A2 の PMs は、アフリカ系とアジア系の人々に多く、アジア系の人々に対しては、白人に比べて低用量のクロザピン投与で効果的な血漿濃度を達成できる（Ng et al., 2005）。1A2 酵素は、たばこや経口避妊薬などの外因性の要因によって高度に誘導されるが、カフェインによって抑制される。そのため、これらの物質

の使用における文化的差異は、民族性が薬物代謝に影響する薬物動態以外の経路をもたらす。

オランザピンはクロザピンと構造的に似ており、やはりCYP1A2によって代謝されるため、前述の考察が適用されるが、オランザピンの方が排泄されやすい水溶性型に容易に変化するため、その程度は同じではない。ウリジン二リン酸（UDP）- グルクロン酸転移酵素（UGT）がこのような生体内変化の原因となるが、この酵素系における個人間や民族性による変動は、今後大いに注目を集めることになるであろう。

CYP3A4は、小腸と肝臓に存在し、すべての処方薬の50％以上の代謝に関与しており、ほとんどすべてのクエチアピンの酸化の原因となる。この酵素の*1B多型は、民族集団によって不均一な分布を示し、白人では比較的一般的で（4～11％）、黒人集団では広く認められるが（53～69％）、アジア系の人々ではほとんど見られない（Zhou et al., 2009）。しかし、臨床的意義は小さいように思われ、CYP3A4の活性における最大の個人間変動は、環境要因が原因であると考えられる（Lambert and Norman, 2008）。この酵素は、特にカルバマゼピン、フェニトインおよびトピラマートによって高度に誘導され、一部の抗真菌剤によって著しく抑制され、フルオキセチン、フルボキサミンおよびセルトラリンによって適度に抑制される。処方者はこのような影響を考慮しながら投薬しなければならない。クエチアピンを抗けいれん薬誘導剤の1つと同時に処方する場合、その投与量を最高で5倍増やすことが提案されている（de Leon et al., 2005a）。

リスペリドンは、主にCYP2D6の基質であるが、CYP3A4によっても代謝される。前述のように、2D6には多数の多型があり、広く民族間でPMsとUMsの比率に差が見られる。CYP2D6のPMsの人々では、一般的な用量で副作用が発生するリスクがEMsの3倍多く、治療を中断する可能性が6倍高い（de Leon et al., 2005b）。アジア系の人々にIMsの割合が高いことは、リスペリドンの低用量投与（精神病の初回エピソードにおける平均投与量は1.5mg）が効果的である理由（Luo, 2004）と、錐体外路副作用の予防のために推奨される理由を裏付けるものである。

抗うつ薬の薬物動態

　主要な三環系抗うつ薬（TCA）（アミトリプチリン、クロミプラミン、デシプラミン、イミプラミンおよびノルトリプチリン）は皆、CYP2D6の基質であり、広く民族により代謝が異なる傾向がある（Poolsup *et al.*, 2000）。TCAの治療濃度域が狭いことを考えれば、これらの変動により、副作用、過敏症、中毒が起こる可能性や、UMsに無効となる可能性がある。実際多くの研究で、1回の投与後のTCA血清中濃度が、白人の被験者よりもCYP2D6*10中代謝群（IM）の比率がはるかに低いアジア系被験者で、高いことが実証されてきた（Allen *et al.*, 1977; Pi *et al.*, 1989）。アフリカ系アメリカ人の患者も、条件が異なることを認めざるをえない白人集団との比較ではあるが、アミトリプチリンとノルトリプチリンの血漿中濃度が高いことが明らかになった（Ziegler and Biggs, 1977）。興味深いことに、アジア系の人々はデシプラミンとイミプラミンの血清中濃度が低くても同じように良好に反応すると思われるが、この影響は薬力学的な民族性の変動によってもたらされている可能性があり、これについては以下の関連セクションで論じる。

　最近の論文では、オランダ人のCYP2D6のPMsについて、治療開始から6週間のうちにTCAから別の抗うつ薬へと置換する可能性（不良反応による変更を除く）は、EMsの5倍だと報告されている（Bijl *et al.*, 2008）。選択的セロトニン再取り込み阻害薬（SSRI）のPMsは、変更する可能性が低かったが、これはおそらく治療濃度域が広いことによるものであろう。新規の抗うつ薬でも、CYP2D6多型の影響を受けないということはない。CYP2D6*10の対立遺伝子がホモ接合型の日本人は、この酵素の「野生」型を持つ者よりも、ベンラファキシンの最高濃度が300%近く高かった（Fukuda *et al.*, 2000）。

　SSRIのフルオキセチン、セルトラリンおよびパロキセチンは、主にCYP2D6と2C19によって代謝される。セルトラリンもCYP3A4の基質であるが、その効果が白人系オーストラリア人、中国系オーストラリアおよび中国系マレーシア人の3つの民族集団で研究され（Hong Ng *et al.*, 2006）、中国系オーストラリア人と中国系マレーシア人の比較から、結果に混乱を与えうる環境要因の影響を評価することができた。アジア系集団の方が血漿中濃度が低いにもかかわらず、白人集団が同じ臨床効果を得るためには、高用量

の投薬が必要とされた。アジア系の人々の方が治療を中断することが多かったが、これは副作用に対する感受性が高いことを示している。

抗不安薬と気分安定剤の薬物動態

ベンゾジアゼピン、カルバマゼピンおよびラモトリギンは皆、CYP3A4によって代謝されるため、前述のクエチアピンと同様な考察が適用される。アルプラゾラムの1回投与後の血漿中濃度には民族による変動が認められ、アジア系の人々は白人よりも代謝が遅いと思われる（Lin et al., 1988）。ジアゼパムもCYP2C19によって代謝されるので、PM多型の影響を受ける可能性がある。アジア系の人々はこのような多型の比率が高く、同じ臨床効果を得るために低用量の投与で十分であることが明らかにされたが、これは体脂肪の違い（白人の方が多い）によって説明できるであろう（Poolsup et al., 2000）。

薬力学と民族性

CYPにおける個人間変動のキャパシティは、このシステムの非常に多くの基質が外因性であることから選択されるという説が示唆されてきた。個人間変動は、新規の外来性毒素が、人類の一部の者によって代謝される可能性を増すものである。一方、神経受容体の構造と機能の違いは、進化的に古く、リガンド〔訳注：特定の受容体（receptor: レセプター）に特異的に結合する物質のことである。リガンドが対象物質と結合する部位は決まっており、選択的または特異的に高い親和性を発揮する〕への安定した反応が必要とされるため、少ないと予想される。しかしアジア系の人々は、セルトラリン（Hong Ng et al., 2006）、TCAであるデシプラミンおよびイミプラミン（Hu et al., 1983）の低い血清中濃度に反応することが見出されており、これらの薬物の治療効果に対する高い感受性を示唆している。

多くの抗うつ薬が、セロトニントランスポーター5-HTTLPRを阻害し、細胞体樹状突起部分における5-HT濃度を上昇させ、シナプス前受容体とシナプス後受容体のダウンレギュレーションを引き起こす（Stahl, 2008）。5-HTTLPRの遺伝子は、長型対立遺伝子（l）か、短型対立遺伝子（s）のど

ちらかであり、l型は転写活性とセロトニンの取り込みの50%減少に関連していた (Heils et al., 1996)。長型対立遺伝子がホモ接合型 (l/l) の人々は、ヘテロ接合型の人々またはs/s型の人々に比べ、恐怖刺激に対する恐怖反応が少なく、扁桃体反応も希薄である (Hariri et al., 2002)。多数の研究で、l/l型およびl/s型のうつ病患者における抗うつ薬に対する高い反応が実証されており (Kirchheiner et al., 2004)、s対立遺伝子が副作用の発生に関連していた。民族精神薬理学に関係しているのは、さまざまな民族集団における対立遺伝子の頻度の大きなばらつきである。l対立遺伝子は、韓国人では14%に発現し、白人では57%に (Lesch et al., 1996)、サハラ以南アフリカの人々には最高70%に発現しており、この妥当性については解明が待たれる。一部の研究からは、s/s型のアジア系の人々における抗うつ薬に対する反応の好転が明らかになった (Kim et al., 2006)。一方で最近の文化横断的研究からは、白人にl/l型が高率であり、アジア系集団にs/l型とs/s型の増加が見られたが、遺伝子型群による症状のレベル、反応または副作用の違いは見られなかった (Ng et al., 2006)。

大うつ病性障害の検証型治療継続アルゴリズム (STAR*D) 研究の参加者を対象に実施された遺伝子関連研究では、第一段階の治療薬であるシタロプラムに対する反応と、5-HT$_{2A}$受容体の遺伝子コーディングの多型との関係が見出された (McMahon et al., 2006)。HTR$_{2A}$対立遺伝子多様体がホモ接合型の人々は、他の対立遺伝子がホモ接合型の人々に比べて、無反応の絶対リスクが18%低かった。さらに白人被験者では、高い反応に関連のある対立遺伝子が、アフリカ系アメリカ人の6倍発現していた。これは、アフリカ系アメリカ人におけるうつ病性障害の選択的セロトニン再取り込み阻害薬 (SSRI) による治療に対する低い反応率を示す過去の研究と一致している (Brown et al., 1999)。5-HT$_{2A}$受容体の2つの多型 (10-T/CおよびHis452Tyr) と、クロザピンに対する低い反応との関係も、メタ分析を通じて確認された (Arranz et al., 1998)。しかし、これらの多型の比率が民族集団によって異なるかどうかは、まだ明らかにされていない。

双極性気分障害のあるアジア系の人々のリチウム反応に関する初期の研究は、日本人 (Takahashi, 1979) と台湾人 (Yang, 1985) の患者には、投薬量を少なくして、血中リチウム濃度を低くする必要があることを示唆してい

た。これらの結果は、コーカサス系白人では、台湾人および中国人のアジア系対照群よりも血中濃度を高くする（0.98 対 0.71–0.73mEq/l）必要があることを実証した文化横断的研究によって裏付けられた。John Cade は、双極性障害に対するリチウム効果の発見で高く評価されているが、明らかにこの反応の違いに気づいていた。この明敏な臨床観察に基づき、精神薬理学の確立後ほどなくして民族精神薬理学の先駆けと言われるようになったと考えられる（Schweitzer, 2008）。1 回のリチウム投与だけでは薬物動態の民族差は認められないが、これを説明付けるのはやはり薬力学であろう。双極性気分障害のあるギリシャ人へのリチウムの予防的投与に関する最近の遺伝薬理学的研究からは、5-HTTLPR の s 型および l 型対立遺伝子がヘテロ接合型の人々に再発が有意に少ないことと、l/l 型集団において反応が低い傾向があることが明らかになった（Serretti *et al.*, 2004）。おそらく、アジア系の人々において s 型の頻度が高いことが、少なめの平均投薬量で十分であることの説明になろうが、これについては解明が待たれる。

副作用と民族性

　CYP 代謝の民族差を考慮しながら向精神薬を処方しなければ、投薬量に応じた副作用と治療の中断が予想よりも多くなるであろう。臨床医は治療において通常、多数派民族集団への効果的な投薬量範囲の知識を得ているので、少数派民族集団には不注意から過剰処方する可能性がある。その結果で生じる副作用が、患者が元々精神科に抱いていた疎外感と不可解さをこじらせることがある。多くの研究により、一部の民族集団が副作用を生じやすいことが既に実証されてきた。たとえば、ハロペリドールを固定用量投与する計画では、錐体外路副作用（EPSE）が白人に比べてアジア系の人々に有意に多く発現したが、臨床効果に照らして用量を設定すると減量することになり、白人患者と同等まで EPSE の発現率が下がった（Lin *et al.*, 1989）。同様に、ヒスパニック系の人々が治療効果を達成するには、三環系抗うつ薬の容量は半分でよいが、彼らは副作用にも感受性が高いと報告されている（Marcos and Cancro, 1982）。この結果が薬物動態や薬力学の違いを反映しているかどうかはわからない。

副作用の発現率の増加がすべて代謝要因で説明できるわけではないが、アフリカ系アメリカ人は、リチウム中毒を発症するリスクが高い。その理由は、遺伝的に決定されるメカニズムであるところの、細胞内のリチウムを細胞外のナトリウムと交換するリチウム・ナトリウム対抗輸送経路の有効性が低いからである（Strickland *et al.*, 1995）。赤血球細胞内のリチウム濃度は、双極性障害の黒人患者で60％高く、疲労感、めまい、自発性欠如と頻尿も認められた。したがって、赤血球細胞内のリチウム濃度は、従来使用されてきた血清中の濃度よりも、脳内および神経内のリチウム濃度と相関性があると考えられている。

　まれな重度なクロザピン誘発性無顆粒球症（CIA）は、特定のヒト白血球型抗原（HLA）に関係がある免疫反応と考えられている（Dettling *et al.*, 2007）。CYP系と同様に、HLAにおける高い遺伝的変異性は、新たな脅威においても生存できる可能性を最大限に高めるために備えられており、特定の対立遺伝子の頻度は民族性により異なる。B38、DR4およびDQw3 HLAハプロタイプは、ユダヤ人の10～12％に見出されるが、白人では0.4～0.8％しか保持しない。Liebermanら（1990）は、クロザピンを服用しているユダヤ人患者の無顆粒球症の発症率が20％であることから、通常の1％よりもはるかに高いことに気付いた。無顆粒球症を発症したユダヤ人患者5人全員が、B38、DR4、DQw3の組み合わせを保持していたが、これはCIA集団の中で大きな比率を占めていた。アイルランドと英国でクロザピンのモニタリングを受けている者を対象とした大規模研究では、他の民族と比べて、アジア系の人々のハザード比は2.4であることが確認された（Munro *et al.*, 1999）。著者らは、その高まったリスクが、CYPの民族差を原因とする代謝産物の毒性の違いを反映している可能性があると示唆した。これらにより、民族性を薬剤選択する際の検討要因とすべきであろう。

民族性と処方実践

　臨床における向精神薬の使用は、実証的医療（evidence-based medicine: EBM）と合理的な処方の原則に従わなければならない。しかしこの処方実践は、前述の薬物動態と薬力学の多くと一致していないことが多い。アフリカ

系アメリカ人の遅発性ジスキネジア発症リスクは、2倍であることが知られているが（Morgenstern and Glazer, 1993）、白人系アメリカ人に比べて統合失調症の若い黒人男性が、このリスクが少ない非定型抗精神病薬を投与される可能性は半分である（Herbeck et al., 2004）。したがって、遅発性ジスキネジアの高い発生率の原因は、遺伝的に決定される脆弱性よりも、黒人患者が受けている処方内容の方かもしれない。米国における研究からは、アフリカ系アメリカ人が地域と緊急医療現場で抗精神病薬の大量投与を受けており、多剤投与のリスクが高く、また、抗精神病薬のデポ剤を何度も投与されていることが、繰り返し示されてきた（Chaudhry et al., 2008）。ここで黒人の少数民族集団出身者の多くは、効率の高い CYP2D6 アイソザイムが少ないことが思い返される。しかし、定型抗精神病薬は第二世代薬剤（リスペリドンを除く）よりも 2D6 酵素ファミリーに対する親和性が高いので、第二世代薬剤の使用が差し控えられているのは悲しい皮肉である。この状況はクロザピンにもあてはまり（Kuno and Rothbard, 2002）、この抗精神病薬は遅発性ジスキネジアを引き起こす可能性が最も低いので、発症時の合理的な治療方法として推奨される。臨床医が黒人に対するクロザピンの処方に慎重な理由はおそらく、頻繁に見られる良性民族性好中球減少症（benign ethnic neutropenia）への懸念、あるいはメタボリック症候群誘発のリスクにためらうからであろう。

　しかし、処方における民族差は、抗精神病薬に限定されることではない。統合失調症患者の転帰研究チーム（PORT）による患者に対する調査からは、少数派の人々は、推奨される用量よりも高い用量の薬物を処方される可能性が高く、うつ状態のときに抗うつ薬を処方される傾向が少ないことが見出された（Lehman and Steinwachs, 1998）。自殺者のうち、自殺行為に至るまでの 1 年間に抗うつ薬を処方されていたのは、アフリカ系アメリカ人の場合、白人系アメリカ人の半数であった（Ray et al., 2007）。しかし、この処方格差は世界的に一般的なことではない。関連要因をコントロールした最近の英国の研究からは、ある（特定は避けられた）センターにおいて、黒人患者に対する多剤投与が他より頻繁に見られたことを除けば、処方実践と民族性の間には何も関係がないことが明らかになった（Connolly and Taylor, 2008）。

文化と精神薬理学

　これらの格差に関する説明は複雑であり、処方者側の「多文化対応能力」の低さだけにとどまらないが、これが影響を及ぼしているのは間違いない。ある民族集団では、西洋で通じているものとはかなり異なる健康と病気に関する一連の信念が育まれているのかもしれない。精神医学が、正常もしくは霊的な体験を病理学的に捉えるものと見なされることがある一方で、特定の文化が、精神疾患に対して過度にスティグマを強めていることもある。したがって、文化的信念は、問題とその解決方法に対する患者の考え方に影響し、家族と社会制度がこれを承認したり、異議を唱えたりする。漢方薬治療の根強い伝統がある民族集団は、精神薬理学の最新の治療実践とは対極の信念を持つ。すなわち、患者は自宅で漢方薬を準備し、用量は決まっており、迅速な苦痛の軽減が見込まれ、副作用は最小限で、新たな療法への変更がしやすいなどである（Westermeyer, 1989）。薬物治療でこれらの期待にそぐわなければ治療は中断され、その関連する疾患モデルは軽んじられるであろう。

　向精神薬の効能のかなりの部分はプラシーボ反応に起因し、その主な説明モデルは期待理論である。プラシーボ治療は、何らかの効果への期待を生み、その効果は期待それ自体が作り出している（Stewart-Williams and Podd, 2004）。プラシーボは以下のことにより効果を得ると考えられる。それは、不安を和らげ、ネガティブな認知を減らして、行動を健全に修正したり気付きをもたらす考え方を強化したり、特定の期待に関連のある生理学的経路に直接影響を与えることである。期待はプラシーボに関して与えられる情報に影響されるため、あるプラシーボが、その疑わしい効果に応じて鎮静状態や興奮状態を引き起こす可能性がある。研究は乏しいが、プラシーボ反応は非西洋民族集団において大きいというエビデンスがいくつかある（Ng and Klimidis, 2008）。これはおそらく、西洋の薬はより強力で効果的であると、彼らが期待しているからであろう。これと同様な高い期待は、抗うつ薬の臨床試験において、プラシーボと治療の反応率がともに、調査対象文献の出版年と正の相関関係にあるという興味深い発見（Walsh et al., 2002）を説明付けると考えられる。しかし、これまで民族性が果たす役割に関する調査は行われていない。

文化的態度も、たとえ民族性に基づく薬物動態や薬力学の違いが存在しなくても、副作用の解釈に影響を与える。リチウム使用の副作用プロフィールは普遍的であると考えられているが、ある種の副作用は文化的に重要な意味をもたらす（Lee, 1993）。長期間リチウムを服用している中国人患者には多飲症と多尿症の問題は見られなかったが、これは彼らが体内毒素をうまく除去できるからである。しかし、倦怠感は恐れおののかれられている。倦怠感はアジア文化において生命力の喪失を意味するためである（Sumathipala et al., 2004）。

　アドヒアランス（服薬遵守）は、医師と患者の治療関係に大きく左右されると言われている。しかし、慢性症状を患者と協力して管理する専門家としての臨床医は、現在の西欧では専門家団体と患者グループには好まれているが、他の文化における「良き」医師像（より高圧的なスタイルが尊敬される）とは相反しているのかもしれない。医師自身の文化背景も無視できない。患者と臨床医のそれぞれの文化的集団が、最近または歴史的に紛争状態にある場合、文化的転移と逆転移が発生し、服薬遵守が守られない可能性がある（Comas-Díaz and Jacobsen, 1991）。実際のところ、アフリカ系アメリカ人に認められる精神科治療しっかりと守れない理由は（Herbeck et al., 2004）は、ここに原因があるかもしれない。

　文化的実践も薬物動態に直接影響を与える。たとえば、CYP3A4 はグレープフルーツジュースによって抑制され、CYP1A2 はカフェインで抑制されるが、アブラナ科の野菜（キャベツ、ブロッコリーおよび芽キャベツ）と喫煙によって誘導される。たばこの煙の中に含まれる多環芳香族炭化水素（PAH）による、特に *1C および *1D 対立遺伝子を持つ CYP1A2 の誘導は、一般的に用いられる抗うつ薬と抗精神病薬の血漿中濃度を減少させる主な原因である（Arranz and Kapur, 2008）。喫煙率は民族集団によって著しく異なり、同じ民族集団の中でもジェンダーによってさらに異なる。たとえば、英国ではバングラデシュ人男性の 40％以上が喫煙者であるが、バングラデシュ人女性の喫煙者はごくわずかにすぎない（Health Survey for England, 1999, 2001）。乾式加熱により肉を焼くことでも PAH が生成されるため、CYP1A2 の誘導は、トルコ、米国および多くのアジア諸国など、この調理法が一般的な地域でも発生する。

補完医薬品はよく無害と見なされるため医師に申告されないが、重大な薬理学的相互作用が生じる可能性がある。選択的セロトニン再取り込み阻害薬（SSRI）と組み合わせることで、セント・ジョーンズ・ワート（セイヨウオトギリソウ）はセロトニン症候群を引き起こしうる。それはまた、CYP1A2、2C9 および 3A4 を誘導し、多くの一般的に使用される西洋薬の生物学的利用能力を低下させるとして知られている（Mills *et al.*, 2004）。伝統的な中国医学でよく使用される甘草は、三環系抗うつ薬の活性代謝産物の血漿濃度を上昇させ、副作用を増加させる可能性がある（Yu, 2008）。漢方薬が標準的な精神治療薬に対し、同様なメカニズムで作用する場合がある。舌切草の根のエキスは、ドーパミン D1 受容体には部分作動を、D2 受容体には遮断作用を示し、統合失調症入院患者の治療におけるペルフェナジンと同様の効力を持つことが明らかにされた（Yu, 2008）。アーユルベーダにも関連する古代ギリシャとアラブの医学を起源とするウナニ医学も、インド亜大陸でよく用いられる。Galen の四体液説に基づき、体液のバランスを回復させるために薬物が利用されるが、その多くは中毒を引き起こす可能性のある、金、銀、錫、銅、バリウム、鉛、水銀、亜鉛、アンチモンおよび鉄などの大量の重金属を含んでいる。補完医療を行う者は、併用される向精神薬の吸収と分布にかかわる薬物動態を変動させうる、一定期間の食事制限と飲水の増量を推奨する場合がある。また、ラマダーン（イスラム教徒の断食）の期間中、昼間は薬も含め何も摂取しないなどの宗教的なタブーも、処方薬の効能と忍容性を変動させうる。疾患のエピソードの期間中は、患者にとって霊的および宗教的信念と実践がより一層大きな意味を持つが、その多くは医師に打ち明けられることはない。

　臨床実践では、補完医薬品の使用、宗教的な遵守事項とタブー、食事および喫煙と飲酒について質問することが重要である。補完医薬品を用いている患者から向精神薬の治療について合意が得られれば、低用量から開始し、相互作用と副作用をモニタリングし、利用しうるエビデンスの範囲内でできる限り十分な情報を、患者に提供する必要がある。

おわりに

　民族精神薬理学は、グローバル化の著しい世界において、精神科医が無視することのできない分野となっている。民族精神薬理学の実践は、生物・心理・社会モデルの方向性をとりつつ、精神科医がいつでも利用できるようにしなければならない。患者から薬物、補完医薬品の併用があるか、症状の意味付けや支援組織の性質への考えをうまく引き出し、それらを処方と治療計画に必要な情報として活用しなければならない。よく用いられる向精神薬の主な CYP 経路と、治療対象である少数民族における IMs（中代謝群）、PMs（低代謝群）および UMs（超迅速代謝群）の頻度をすぐに調べられるようにして、治療決定に役立てるべきである。副作用が生じるか無反応の場合は、異なる経路で代謝される別の薬物を選択する。科学は日進月歩で発展しているため、精神科患者が最高の治療を受けられるようにするには、最新情報の収集が不可欠であろう。不適当な処方は、却って民族精神薬理学的考察が迅速に実現されることを求める一方、精神薬理遺伝学という台頭しつつある学問を垣間見る興味深い機会をも提示している。

【参考文献】

Allen, J. J., Rack, P. H., Vaddadi, K. S. (1977). Differences in the effects of clomipramine on English and Asian volunteers. Preliminary report on a pilot study. *Postgraduate Medical Journal*, **53**(4), 79–86.

Arranz, M. J., Kapur, S. (2008). Pharmacogenetics in psychiatry: are we ready for widespread clinical use? *Schizophrenia Bulletin,* **34**(6), 1130–44.

Arranz, M. J., Munro, J., Sham, P. *et al.*(1998). Meta-analysis of studies on genetic variation in 5-HT2A receptors and clozapine response. S*chizophrenia Research*, **32**, 93–9.

Bijl, M. J., Visser, L. E., Hofman, A. *et al.*(2008). Influence of the CYP2D6*4 polymorphism on dose, switching and discontinuation of antidepressants. *British Journal of Clinical Pharmacology*, **65**(4), 558–64.

Brown, C., Schulberg, H. C., Sacco, D., Perel, J. M., Houck, P. R. (1999). Effectiveness of treatments for major depression in primary medical care practice: a post hoc analysis of outcomes for African American and white patients. *Journal of Affective Disorders*, **53**, 185–92.

Chaudhry, I. B., Neelam, K., Duddu, V., Husain, N. (2008). Ethnicity and psychopharmacology. *Journal of Psychopharmacology*, **22**, 673–80.

Comas-Díaz, L., Jacobsen, F. M. (1991).

Ethnocultural transference and countertransference in the therapeutic dyad. *American Journal of Orthopsychiatry*, **61**(3), 392–402.

Connolly, A., Taylor, D. (2008). Ethnicity and quality of prescribing among in-patients in south London. *British Journal of Psychiatry*, **193**, 161–2.

de Leon, J., Armstrong, S. C., Cozza, K. L. (2005a). The dosing of atypical antipsychotics. *Psychosomatics*, **46**, 262–73.

de Leon, J., Susce, M. T., Pan, R. M. *et al.* (2005b). The CYP2D6 poor metabolizer phenotype may be associated with risperidone adverse drug reactions and discontinuation. *Journal of Clinical Psychiatry*, **66**, 15–27.

Dettling, M., Cascorbi, I., Opgen-Rhein, C., Schaub, R. (2007). Clozapine-induced agranulocytosis in schizophrenic Caucasians: confirming clues for associations with human leukocyte class I and II antigens. *The Pharmacogenomics Journal*, **7**, 325–32.

Fukuda, T., Nishida, Y., Zhou, Q. *et al.*(2000). The impact of the CYP2D6 and CYP2C19 genotypes on venlafaxine pharmacokinetics in a Japanese population. *European Journal of Clinical Pharmacology*, **56**(2), 175–80.

Hariri, A. R., Mattay, V. S., Tessitore, A. *et al.* (2002). Serotonin transporter genetic variations and the response of the human amygdala. *Science*, **297**(5580), 400–3.

Health Survey for England 1999 (2001). *The Health of Minority Ethnic Groups*, London: The Stationery Office.

Heils, A., Teufel, A., Petri, S. *et al.*(1996). Allelic variation of human serotonin transporter gene expression. *Journal of Neurochemistry*, **66**, 2621–4.

Herbeck, D. M., West, J. C., Ruditis, I. *et al.* (2004). Variations in use of secondgeneration antipsychotic medication by race among adult psychiatric patients. *Psychiatric Services*, **55**, 677–84.

Hong Ng, C., Norman, T. R., Naing, K. O. *et al.* (2006). A comparative study of sertraline dosages, plasma concentrations, efficacy and adverse reactions in Chinese versus Caucasian patients. *International Clinical Psychopharmacology*, **21**, 87–92.

Hu, W. H., Lee, C. F., Yang, Y. Y., Tseng, Y. T. (1983). Imipramine plasma levels and clinical response. *Bulletin of Chinese Social Neuroscience and Psychiatry*, **9**, 40–9.

Israili, Z. H., Dayton, P. G. (2001). Human alpha-1-glycoprotein and its interaction with drugs. *Drug Metabolism Reviews*, **33**(2), 161–235.

Jones, D. S., Perlis, R. H. (2006). Pharmacogenetics, race and psychiatry: prospects and challenges. *Harvard Review of Psychiatry*, **14**, 92–108.

Kim, H., Lim, S. W., Kim, S. *et al.*(2006). Monoamine transporter gene polymorphisms and antidepressant response in Koreans with late-life depression. *Journal of the American Medical Association*, **296**, 1609–18.

Kirchheiner, J., Nickchen, K., Bauer, M. *et al.* (2004). Pharmacogenetics of antidepressants and antipsychotics: the contribution of allelic variations to the phenotype of drug response. *Molecular Psychiatry*, **9**, 442–73.

Kuno, E., Rothbard, A. B. (2002). Racial disparities in antipsychotic prescribing prescription patterns for patients with schizophrenia. *American Journal of Psychiatry*, **159**, 567–72.

Lambert, T., Norman, T. R. (2008). Ethnic differences in psychotropic drug response and pharmacokinetics. In C. H. Ng, K-M. Lin, B. S. Singh and E. Chiu, eds. *Ethno-Psychopharmacology: Advances in Current Practice*. Cambridge: Cambridge University Press, 38–61.

Lee, S. (1993). Side effects of chronic lithium therapy in Hong Kong Chinese: an ethnopsychiatric perspective. *Culture Medicine and Psychiatry*, **17**(3), 301–20.

Lehman, A. F., Steinwachs, D. M. (1998). Patterns of usual care for schizophrenia: initial results from the schizophrenia patient outcomes research team (PORT) client survey. *Schizophrenia Bulletin*, **24**(1), 11–20.

Lesch, K. P., Bengel, D., Heils, A. *et al.*(1996). Association of anxiety-related traits with a polymorphism in the serotonin transporter gene regulatory region. *Science*, **274**, 1527–31.

Lieberman, J. A., Yunis, J., Egea, E. *et al.*(1990). Agranulocytosis in Jewish patients with schizophrenia. *Archives of General Psychiatry*, **47**, 945–8.

Lin, K. M., Finder, E. (1983). Neuroleptic dosages for Asians. *American Journal of Psychiatry*, **140**(4), 490–1.

Lin, K. M., Lau, J. K., Smith, R. *et al.*(1988). Comparison of alprazolam plasma levels in normal Asian and Caucasian male volunteers. *Psychopharmacology*, **96**, 365–9.

Lin, K. M., Poland, R. E., Nuccio, I. *et al.*(1989). A longitudinal assessment of haloperidol doses and serum concentrations in Asian and Caucasian schizophrenic patients. *American Journal of Psychiatry*, **146**(10), 1307–11.

Lin, K. M., Chen, C. H., Yu, S. H., Wang, S. C. (2008). Culture and ethnicity in psychopharmacotherapy. In C. H. Ng, K-M. Lin, B. S. Singh and E. Chiu, eds. *Ethno-Psychopharmacology: Advances in Current Practice*. Cambridge: Cambridge University Press, 27–37.

Luo, N. (2004). Drug utilization review of risperidone for outpatients in a tertiary referral hospital in Singapore. *Human Psychopharmacology*, **19**, 259–64.

Marcos, L. R., Cancro, R. C. (1982). Pharmacotherapy of Hispanic depressed patients: clinical observations. *American Journal of Psychotherapy*, **36**, 505–13.

McMahon, F. J., Buervenich, S., Charney, D. *et al.* (2006). Variation in the gene encoding the serotonin 2A receptor is associated with outcome of antidepressant treatment. *American Journal of Human Genetics*, **78**(5), 804–14.

Melkersson, K. I., Scordo, M, G., Gunes, A., Dahl, M. L. (2007). Impact of CYP1A2 and CYP2D6 polymorphisms on drug metabolism and on insulin and lipid elevations and insulin resistance in clozapine-treated patients. *Journal of Clinical Psychiatry*, **68**, 697–704.

Mills, E., Montori, V. M., Wu, P. *et al.*(2004). Interaction of St John's wort with conventional drugs: a systematic review of clinical trials. *British Medical Journal*, **329**(7456), 27–30.

Morgenstern, H., Glazer, W. M. (1993). Identifying risk factors for tardive dyskinesia among long-term outpatients maintained with neuroleptic medications. *Archives of General Psychiatry*, **50**(9), 723–33.

Mori, A., Maruo, Y., Iwai, M., Sato H., Takeuchi, Y. (2005). UDPglucuronosyltransferase 1A4 polymorphisms in a Japanese population and kinetics of clozapine glucuronidation. *Drug Metabolism and Disposition*, **33**, 672–5.

Munro, J., O'Sullivan, D., Andrews, C. et al. (1999). Active monitoring of 12760 clozapine recipients in the UK and Ireland: beyond pharmacovigilance. *British Journal of Psychiatry*, **175**, 576–80.

Ng, C. H., Klimidis, S. (2008). Cultural factors and the use of psychotropic medications. In C. H. Ng, K.-M. Lin, B. S. Singh and E. Chiu, eds. *Ethno-Psychopharmacology: Advances in Current Practice*. Cambridge: Cambridge University Press, Chapter 10.

Ng, C. H., Schweitzer, I., Norman, T., Easteal, S. (2004). The emerging role of pharmacogenetics: implications for clinical psychiatry. *Australian and New Zealand Journal of Psychiatry*, **38**(7), 483–9.

Ng, C. H., Chong, S. A., Lambert, T. et al. (2005). An inter-ethnic comparision study of clozapine dosage, clinical response and plasma levels. *International Clinical Psychopharmacology*, **20**(3), 163–8.

Ng, C. H., Easteal, S., Tan, S. et al. (2006). Serotonin transporter polymorphisms and clinical response to sertraline across ethnicities. *Progress in Neuro-Psychopharmacology and Biological Psychiatry*, **30**(5), 953–7.

Pi, E. H., Tran-Johnson, T. K., Walker, N. R. et al. (1989). Pharmacokinetics of desipramine in Asian and Caucasian volunteers. *Psychopharmacology Bulletin*, **25**, 483–7.

Poolsup, N., Li Wan Po, A., Knight, T. L. (2000). Pharmacogenetics and psychopharmacotherapy. *Journal of Clinical Pharmacy and Therapeutics*, **25**(3), 197–220.

Ray, W. A., Hall, K., Meador, K. G. (2007). Racial differences in antidepressant treatment preceding suicide in a Medicaid population. *Psychiatric Services*, **58**(10), 1317–23.

Schweitzer, I. (2008). Introduction. In C. H. Ng, K-M. Lin, B. S. Singh and E. Chiu, eds. *Ethno-Psychopharmacology: Advances in Current Practice*. Cambridge: Cambridge University Press, 1–4.

Serretti, A., Malitas, P. N. Mandelli, et al.(2004). Further evidence for a possible association between serotonin transporter gene and lithium prophylaxis for mood disorders. *The Pharmacogenomics Journal*, **4**, 267–73.

Sinha, M., Larkin, E. K., Elston, R. C., Redline, S. (2006). Self-reported race and genetic admixture. *New England Journal of Medicine*, **354**, 421–2.

Stahl, S. M. (2008). *Stahl's Essential Psychopharmacology: Neuroscientific Basis and Practical Applications*. Cambridge: Cambridge University Press.

Stewart-Williams, S., Podd, J. (2004). The placebo effect: dissolving the expectancy versus conditioning debate. *Psychological Bulletin*, **130**(2), 324–40.

Strickland, T., Lin, K., Fu, P., Anderson, D., Zheng, Y. (1995). Comparison of lithium ratio between African-American and Caucasian bipolar patients. *Biological Psychiatry*, **37**(5), 325–30.

Sumathipala, A., Siribaddana, S. H., Bhugra, D. (2004). Culture-bound syndromes: the story of dhat syndrome. *British Journal of Psychiatry*, **184**, 200–9.

Takahashi, R. (1979). Lithium treatment in affective disorders: therapeutic plasma level. *Psychopharmacology Bulletin*, **15**, 32–5.

Tooby, J., Cosmides, L. (1992). The psychological foundations of culture. In: J. H. Barkow, L. Cosmides and J. Tooby, eds. *The Adapted Mind: Evolutionary Psychology and the Generation of Culture*. Oxford: Oxford University Press. Chapter 1.

Walsh, B. T., Seidman, S. N., Sysko, R., Gould, M. (2002). Placebo response in studies of major depression: variable, substantial, and growing. *Journal of the American Medical Association*, **287**(14), 1840–7.

Wang, S. L., Huang, J.D., Lai, M.D., Liu, B.H., Lai. M.L. (1993). Molecular basis of genetic variation in debrisoquin hydroxylation in Chinese subjects: polymorphism in RFLP and DNA sequence of CYP2D6. *Clinical Pharmacology & Therapeutics*, **53**, 410–18.

Westermeyer, J. (1989). Somatotherapies. In J. H. Gold, ed. *Psychiatric Care of Migrants: A Clinical Guide*. Washington DC: American Psychiatric Press, 139–68.

Yang, Y. Y. (1985). Prophylactic efficacy of lithium and its effective plasma levels in Chinese bipolar patients. *Acta Psychiatrica Scandinavia*, **71**, 171–5.

Yu, X. (2008). Complementary medicines in mental disorders. In C. H. Ng, K.-M. Lin, B. S. Singh and E. Chiu, eds. *Ethno-Psychopharmacology: Advances in Current Practice*. Cambridge: Cambridg University Press, Chapter 9.

Zhou, H. H., Adedoyin, A., Wilkinson G. R. (1990). Differences in plasma binding of drugs between Caucasians and Chinese subjects. *Clinical Pharmacology and Therapeutics*, **48**(1), 10–17.

Zhou, S. F., Liu, J. P., Chowbay, B. (2009). Polymorphism of human cytochrome P450 enzymes and its clinical impact. *Drug Metabolism Reviews*, **41**(2), 89–295.

Ziegler, V. E., Biggs, J. T. (1977). Tricyclic plasma levels: effects of age, race, sex and smoking. *Journal of American Medical Association*, **238**, 2167–9.

第23章

移住と身体疾患

グルヴィンダー・カルラ（Gurvinder Kalra）
プリヤダルシニ・ナタラジャン（Priyadarshini Natarajan）
ディネッシュ・ブグラ（Dinesh Bhugra）

編者による本章の紹介

　身体の健康とメンタルヘルスは表裏一体であり、ある種の文化では心身二元論は受け入れられていない。身体疾患の有病率は民族性と文化によって異なる。しかし、文化間の移動により、ウイルスや有害な排出物など、これまで知られていなかった病原菌に個人が暴露される可能性が出てくる。これらに暴露されることで、移住者の免疫力に影響が出る可能性があり、また、移動回数が増加すれば、広範な地域に感染を広げる危険性が著しく高まる。臨床医は、身体疾患が移住者のメンタルヘルスに影響を与えること、また、逆にメンタルヘルスも身体疾患に影響を与えることを認識しておかなければならず、そのため、身体的要因にも精通していなければならない。移住者の身体面および精神面の健康に関する問題は複雑で、感染と器質的要因によって特徴付けられるといえる。本章で筆者らが強調しているように、ストレス要因としての移住と、長期的な身体変化につながる食生活とライフスタイルの変容という移住、この両方について、想定できる影響を認識すべきである。移住者の健康に関する考え方と疾病モデルは、文化と苦悩の慣用表現の影響を受け、隠喩の使用が臨床医には容易に気付かれないことがある。さらには、移住者の方が感染や労働災害に遭いやすいことを示すエビデンスがあるため、教育と予防が最も重要であると言われるようになった。また、医学的に説明の付かない症状（medically unexplained symptoms）が、ケアの負担を増

Migration and Mental Health, ed. Dinesh Bhugra & Susham Gupta. Published by Cambridge University Press. © Cambridge University Press 2011.

す場合がある。身体疾患における患者の訴えが一様でないことを認識することで、臨床医は誤診を避け、より適切かつ妥当な治療を提供することができる。これらの問題への取り組みは、病院資源の消費を低下させるといった新たな社会に利益をもたらすといえる。

はじめに

　身体面の健康とメンタルヘルスとの相互作用は複雑である。身体面の不健康はメンタルヘルスに影響を与え、その逆で精神的苦悩も身体面の健康に影響を及ぼす。しかし、援助探索行動を理解する鍵は、個人とその家族および文化が心身二元論をどのように考えているかにかかっている。西洋文化では、自分の症状を「身体化」する人々は、今でも精神的に劣っていると見られ、軽蔑されることが多い。しかし、心と身体の区別を明確にしない文化の場合、両者は相互に影響を与え合っているので、一方の機能不全が他方の機能不全を引き起こすことは理に適っている。たとえば「はらわたがちぎれた気がする」や「心が沈んでいく」は、どちらも気分の落ち込みや不安の表現である。したがって臨床医は、特定の文化で使用される、苦悩を表す特定の言葉と慣用表現を認識していなければならない。

　臨床医が患者の変化を精神病の病状と混同しないために、他の文化の常識について認識しておかなければならない。そこで重要となるのが、ライフサイクルとこれに関連した儀式およびタブーが果たす役割である。ライフサイクルの視点から、生理学的変化と結び付いた社会的変化とともに、文化の中核を成す価値観を詳しく理解すべきである。これらの価値観により、それぞれの文化で各移行期をどのように過ごすかが決まってくる。ライフコースの重要なステージは、妊娠と出産、乳幼児期、小児期、思春期（初潮）、成人期、老年への移行（引退、還暦、閉経）と死である。妊娠と出産は文化の影響を大いに受ける。妊娠中の食生活と食事制限および儀式は、胎児の大きさや成長だけでなく、妊娠中の合併症と分娩結果に影響を与える。すべての文化で分娩時に医療がかかわってくるわけではなく、時に訓練を受けていない、あるいは中途半端な訓練しか受けていない助産婦が出産を介助する文化もある。出産前のケアと、そのケアを受けるか受けないかも、多数の文化的

要因で変わってくる。母になることはさまざまな形で祝福され推奨されるが、産褥期の過ごし方も一様ではない。母親の社会復帰には、社会経済的要因が影響を及ぼす。産後の精神病とうつ病は、文化の違いを超えて発生するが、異なる治療法が使用され、受け入れられている。低・中所得国（Low and Middle income: LAMI）では乳幼児死亡率が高いため誕生の数日後には「身体的」な、数週間後、または数カ月後には「社会的な誕生」としての社会への受容を祝福する特別な儀式が執り行われる。乳幼児への食事の与え方は文化的規範の影響を強く受け、赤ん坊に初めて流動食を与える際に、特別な儀式を行う必要があるとしている文化圏もある。離乳食に関する文化的概念は、新たに母親になった者や家族にとって重要である。育児は年長の兄弟姉妹や、合同家族（子どもたちは結婚後も家にとどまるスタイル）または拡大家族の構成員に、早い段階で受け継がれることがある。同様に、子育てに対する態度や道徳観も文化によって異なる。ある文化では受け入れられている体罰の考え方が、別の文化では全く受け入れられず、実際に違法である場合もあり、これが移住者の子育てにおける葛藤につながることもある。女子の教育に対する期待と、ジェンダーの役割についてもやや異なる。移住者は、母文化と異文化との相互作用において、新たに複雑な概念を持つことになる。思春期から成人期への社会的変化は、個人と家族の両方に対する責任の追加を伴うが、移住先の新たな文化の下で臨床医がこれに気付かないことがある。特に、女子の初潮（およびその結果として認識されるみだらさ）が重要な段階となる文化もある。閉経は身体の分岐点の1つとして医療が介入することがあるが、ある文化では閉経は身体のみならず心や、人間関係においても緊張を伴うこともある。死とその結果として生じる死別は、臨床医にマネジメントとしての問題を提起する。正式な喪中期間が1年間に及ぶ文化もあるため、西洋の喪中期間を基準とした場合、異常な悲嘆反応について誤った臨床診断をしてしまう。死それ自体が医療の対象とされ、現代医学の失敗と解釈されることもあるが、その一方で、多くの文化において、死は人生で避けられないことであり、再生または解脱への一歩とされている。また、文化によって、遺体の処置と埋葬の意味と手順も異なる。

　移住者の身体的健康は、急性期、移行期、慢性的または長期的ケアなど、さまざまな段階で観察できる。新たに移住してきた者には、急性症状や感染

および外傷が見られる可能性がある。到着から3〜6年後の移行期の問題について1991〜1992年に移住してきた米国のクルド難民のケースを取り上げると、彼らは、自分たちはいつか帰国すると信じて疑わず、次の時代を支える勇敢な人に成長することが期待される子どもの健康が第一で、高齢者のケアは二番目であると考えていた。しかし年齢が高い人ほど最初の感染症の後、糖尿病や高血圧のような慢性疾患が発現し始める（Kemp and Rasbridge, 2004, p. 29）。10年以上経った後、定住期に続き、慢性の身体的および精神的問題が発現する場合がある。慢性的な不健康は、家族構成の崩壊、社会的孤立、疎外、認識されていない病状、あるいは未治療の病状の蓄積と、新たな医療制度やサービスへのアクセスを知らないことによって、さらに複雑化する可能性がある。世界の健康リスクには、栄養失調、腸内寄生虫、B型肝炎、結核、低い予防接種率、マラリア、虫歯、性感染症（HIVを含む）、下痢性疾患、リウマチ性心疾患、てんかんなどがある。KempとRasbridge（2004, p. 34）は、世界的なスクリーニングに関する勧告に、結核、腸内寄生虫、肝炎、HIV、性病（梅毒）、ハンセン病、その他の性感染症、全血球算定、マラリア、予防接種状況と栄養状態を含めることを、続けて指摘している。宗教が健康に与える影響と宗教上のタブーも、見過ごされてはならない。

移住者の健康

　移住には、定期的な移住も恒久的な移住もあるが、移住者の健康は、出身コミュニティ、移住の経由地および目的地を含む、あらゆるレベルで理解されるべきである。移住者が増加する中、彼らの健康リスクと健康にかかわる行動が、移住者によって異なっていることを留意しなければならない。そして、その健康上のニーズと保健医療サービスの利用を評価し、彼らへのサービスにおいて適切な政策を計画的に促進することが、かつてないほどに重要となっている。Reeskeら（2009）は、これらの差異が移住後の時間の経過とともに減少するものと仮定しており、移住を「健康の変化」と言っている。移動する人々は、移動経路にあるすべてのコミュニティの健康に対する概念や対処行動と相互に作用し、これらに影響を与え、また、新たな健康に

対する概念や対処行動を取り入れていく可能性がある。

　移動は、人または集団の物理的な居場所の変化だけでなく、個人が持つ文化、健康に関する考え方および疫学的要因の移動も暗に意味する。ホスト国における移住者の在住資格は、保健医療および社会サービスへのアクセスを決定付ける最も重要な要素の1つである。人身売買を含む、国の法律、政策および規則に基づいていない違法な移住の結果、移住者はホスト国で、さまざまな感染症や新しい生活習慣病の前駆症状を伴いながらも、身を隠し続ける可能性がある。移住や難民化の際には、文化的障壁、社会的地位の低下、罪の意識、社会参加に対する消極性および思想面での孤立が、アイデンティティの変化と自己コントロールの低下をもたらし、その結果、精神的苦悩と身体疾患に対する脆弱性が増す（Sundquist *et al*., 1995）。このトラウマは移住やストレス、および長期にわたる情緒面に負担がかかる状況が原因で起こるが、身体疾患を誘発する可能性がある（Gonalez *et al*., 1999）。その他の要因で重要なことは、通常の医療サービスへのアクセスが限られていること、保険が適用されないこと、高額な医療費と柔軟性のない診療時間により、結果的に医療サービスを求めず自己治療や低水準のケアを利用することになる（Hong *et al*., 2006）。インドの事例だが、初期の頃、季節労働を求めて行われた農村部から都市部への移住により、コレラなどの急性感染症が国内に広がることになったが、現在は状況は変わっている。今では、開発途上国から先進国への移住に伴い、生活習慣病も蔓延している。

　さらに研究が必要なのは、文化と民族性の影響に関する問題である。民族性は一部の身体疾患の原因を理解する上で重要な要因となる。人種は生物学的な構成概念であり、民族性は個人の自己帰属感である。しかし、人種と民族性の違いは、確かに一部の健康状態に関連がある。東欧出身のアシュケナージ系ユダヤ人には、成人の知的障害と無気力症を示すテイ・サックス病の発症率が高い。また鎌状赤血球症は、ある程度マラリアを予防することができるが、鎌状赤血球形質の遺伝的多様体は、サハラ以南アフリカの集団とアフリカ系カリブ人集団によく見られる。

入院と移住者

　医療へのアクセスには、プライマリーケアサービスへのアクセスと二次医療における簡単な外来治療へのアクセスから入院まで含まれるが、これらはいずれも移住者では異なる可能性がある。先行研究からは、成人移住者の低い入院率が明らかになったが、一部の特別な原因（特に男性のけが、感染症、出産および人工流産）による入院率は、地元民集団よりも移住者の方が高かった（Cacciani et al., 2006）。移住者はこのように、緊急事態や事故（劣悪な生活条件や労働条件が原因）の場合にのみ、あるいは、疾患に耐えられなくなったときのみ、医療機関にアクセスする。実際のところ、イタリアで実施された勤務中のけがに関する調査は、移住者の方がリスクが高いことを示唆していた（Capacci et al., 2005; INAIL Report, 2002）。同様に、移住労働者の方が地元の労働者よりも、労働災害に遭い、その結果障害を持つようになる率が高いことを示す報告もある（Egger et al., 2002）。デンマークの研究からは、地元民よりも外国人の方が入院期間が長い診断もあるが、短い治療期間もあることが明らかになった（Krasnik et al., 2002）。その一方で初期の研究者らは、移住者が、不利な立場にありオランダ人の疫学的調査結果と似た要素を持つことを示した（Uniken Venema et al., 1995）。オランダの別の研究からは、移住者による専門医療の利用が少ないことが報告されたが、これはおそらくアクセスの困難が理由であろう（Stronks et al., 2001）。

　最近ニューヨーク市に移住してきた者の健康状態と病院の利用を考察したMuenningとFans（2002）は、ニューヨークに住む外国生まれの人々は、米国生まれの集団よりも健康そうに見え、病院資源の消費が少ないと結論付けた。このように、医療サービスの利用が少ないのは、医療サービスへのアクセス困難または移住者の良好な健康状態のいずれかが理由であると考えられる。メタ分析（Gagnon et al., 2009）からは、レビュー対象となった研究の50％以上で、早産、低出生体重および健康増進行動にかかわる結果が、移住者とホスト国の女性とで同等もしくは移住者の方が良好であることが明らかになった。後者は、「健康で若い者が移住する」というシナリオ的な解釈もできるが、これは必ずしも真実ではないだろう。疾患の観点から考察した場合、移住者が感染症、特にHIVと結核で入院する頻度が高いこと

が、Caccian ら（2006）の研究から明らかになった。Parkin（1992）が言うところの「健康な移住者」の影響とは、最も健康で最も若い人々が、よりよい生活条件を求めて海外へ行くことを選ぶという意味である。しかし、この影響は、近年の強制移住および強制退去問題や、移住先での家族の呼び寄せを受けて、徐々に薄れていくだろう。ローマで実施されたある研究では、入院の理由として出産とけがが最も頻度が高いことが報告された（Arista and Marceca, 1998）。また、イタリアでは Lemma ら（1993）が、移住者に結核、トラウマおよび妊娠による入院が高率で認められることが見出されたが、他の分析からは、イタリア人と比較して移住者の入院率が低いことが報告されている（Barro et al., 1993; Pennazza et al., 2000）。

移住者の乳児死亡リスクは、一貫して高いわけではないが、難民、欧州への非欧州系移住者および米国における外国生まれの黒人に最も多いように思われる（Gissler et al., 2009）。これらの差異は身体的な問題、ストレス、またはその他の要因に関連している可能性があるが、これらについてはさらなる研究が必要である。

感染症と移住者

目的地への移動時間は、多くの場合、感染性病原体の潜伏期間よりも短い。これは特に、重症急性呼吸器症候群（SARS）と豚インフルエンザの流行によって明確に示された。集団移住と、過去に知られていなかった HIV や SARS などの疾患の発生、および結核やマラリアなど、これまで知られていた疾患の再発生との関係が、重要な健康問題としてますます認識されつつある。国家間の移動時間が短くなったため、検疫官が事実を把握する前に感染症が急速に蔓延し、パンデミックを引き起こす。移住者集団は、新たに手に入れた環境で、さまざまな感染症に罹患する危険があるといえる。これにもやはり、多数の要因がかかわっている。移住者集団の中には、感染病原体を既に持っている者もいれば、移住後、または移住の過程において、新たに得た者もいる。移住者は、出身国や経由／地域で有病率が高いために、結核などの感染症に対する高いリスクを伴う。結核は先進工業国で再発生しており、これは、主に結核の有病率が高い地理的地域から来る人々が増

えたことが関連しているといってもいい。世界的な結核マネジメント・サーベイランス制度では、移住の範囲とパターンが正しく評価されてこなかったが、このことが、多くの要因の中で移住と健康という分野が表面化する一因となった。移住者が感染病原体を持っているという視点は結核のような感染症を検討する上で重要なポイントとなる。結核は、イソニアジド（INH）感受性から多剤耐性（MDR）の症例へと移行し、現在では超多剤耐性（XDR）結核の症例がますます増加している。XDRの患者の多くは、結核の治療を一度も受けたことがない可能性があり、彼らがヒト結核菌のXDR型に一次感染したことを示している。XDR結核は、現在世界的な脅威となっており、公衆衛生分野では非常に注目されている。潜伏期間の多剤耐性（MDR）またはXDR結核の保菌者である移住者は、地元民集団を大いに脅かす。黄熱病のような感染症は、入国管理の場でワクチンを接種することにより容易に管理できるが、結核は保健医療提供者にそのような機会を与えてはくれない。とはいえ結核は容易に検出でき、発症しても世界中で入手できる安価な薬物によって治療できる、ホスト国に社会経済的利益をもたらす疾患の例である。

　超多剤耐性（XDR）結核、あるいは、これよりも単純な結核は、HIVエイズの患者に重大な影響を与える。HIVエイズは、最大の「パンデミック」となり、世界中の多数の人々に広まった。農村部から都市部へ、また開発国から先進国へ、あるいは先進国から開発国への人々の移住に伴い、性感染症であるHIVに罹患する可能性が増加した。これは移住者の匿名性という要因と、移住者が新たに自立を見出し、時として性的に「ハイ」な状態になることが理由である。

　重症急性呼吸器症候群（SARS）は、1つの国において局所的に発生し、5大陸の25を超える国々を結ぶ国際航空機の移動経路に沿って、数週間で広がってしまった最近の事例である。感染した移住者は、入国時に検疫官によって隔離される前に、即座に新たな国の全域に散らばっていき、多くの人々を感染させた。

　性的搾取のために人身売買された人々は、性的暴力、望まない安全ではない妊娠、性感染症（HIVを含む）、薬物乱用および肝炎や結核などの感染症のリスクなど、メンタルヘルスと性と生殖に関連した健康の重大な危機に直面

する。若い少年少女が性的人身売買に巻き込まれることで直面する性感染症関連のリスクは大きい。Cacciani ら（2006）は、イタリアの若い移住者に感染症と寄生虫疾患の割合が高いことを報告しており、オランダの Uniken Venema ら（1995）も、トルコ人とモロッコ人の移住者の間で、感染症の率と幼児死亡率が高いことを指摘した。

　うつ病は多くの感染症に合併する可能性があるが、感染症のみに注目する診察では診断されないことがある。それゆえ臨床医は、文化の違いによって異なるうつ病の症状だけでなく、移住者が使用する可能性がある苦悩の慣用表現についても認識しておく必要がある。

生活習慣病と移住者

　移住の問題に関しては、移住者の集団における重要な疾患群として、感染症だけではなく多くの国における西洋化に伴う生活習慣病が浮上してきた。糖尿病の有病率、その他の心血管の危険因子と心血管疾患の罹患率および死亡率は、欧米社会の移住者集団によって異なる。

　移住に起因する健康への影響について最も実証されている事例に、米国における日系人の西洋化された生活様式への文化変容に関する研究がある。米国のライフスタイルに文化変容した日系人と、出身国の伝統的なライフスタイルを維持している者とを比較すると、健康状態に違いが認められる。後者の被験者は、脂肪と動物性タンパク質および全体的なカロリー摂取量が少ない、より伝統的な食生活を好み、文化変容の少ないライフスタイルを維持していることから、インシュリン非依存性糖尿病（NIDDM）のリスクが低い（Huang et al., 1996; Leonetti et al., 1989; Tsunehara et al., 1990）。一方、NIDDM は、米国のライフスタイルに文化変容した人々の間で高いことが見出されており、米国のライフスタイルは、カロリーの過剰摂取、脂肪と動物性タンパク質に由来するカロリーの割合が高いこと、加齢と比例するリスクの増加、および身体活動の減少につながる椅子型の西洋風ライフスタイルで過ごすことが肥満症状につながるという根拠を示している（Huang et al., 1996; Tsunehara et al., 1990）。

　さらにある研究では、トルコ人とモロッコ人の移住者の糖尿病有病率が高

かった。また、トルコ人男性の喫煙者は多いが、モロッコ人女性の喫煙者は非常にまれで、これについては宗教的価値観に基づいて説明することができた（Uitewaal *et al.*, 2004）。

　急速なグローバリゼーションとライフスタイルの変化を受けて、もう１つの生活習慣病である心臓血管疾患（CVD）の疫学に変化が見られたことも忘れてはならない。CVDの全般的な負担は、低・中および高所得国で増加し続けている。低・中所得国（LAMI）におけるCVDの推定増加率は、まもなく先進国のほぼ２倍に近付くと推測されている（Gaziano, 2005）。また、インド人は若年性冠状動脈性心疾患（CHD）に罹患する傾向が高く、先進国と比較して少なくとも10年は早いのだが（Prabhakaran *et al.*, 2005）、これには別の要因がかかわっている可能性があると言われている。McKeigueら（1993）は、南アジア系男性の冠状動脈性心疾患早期発症に関する研究において、南アジア系の人々のインシュリン抵抗性が高いことが原因であろうということを示唆している。インドで現在起こっている急激な人口の変化は、国内の農村部から都市部に移住した地元民、頭脳流出現象などに影響を受けた人々双方に、これらの疾患の疫学的変化は貢献するであろう。農村部から都市部への移住とグアテマラ人の若年成人の心臓血管疾患の危険因子に関する長期的な追跡調査において、Torunら（2002）は、非移住者と比べて農村部から都市部への移住者に、移住によって誘発された、望ましくない食習慣、身体活動の低下、体脂肪率の増加と、あらゆる脂肪データの悪化が見られることを明らかにした。スウェーデンにおける心臓血管疾患による死亡率に出生国が与える影響に関する研究からは、スウェーデン生まれの地元民集団と比較して、フィンランドや東欧生まれの女性の冠状動脈性心疾患死亡率が有意に高いことが明らかにされた（Sundquist and Johansson, 1997）。インド系アジア人はヨーロッパ人よりも、狭心症を示す症状に対して医学的アドバイスを求める傾向が高いが、Chaturvediら（1997）は、アドバイスを求めても検査を受けるよう紹介される可能性は低い。さらには、心臓専門医の診察を受けるには時間がかかったり、血管造影検査を受けるためにさらなる時間を要する可能性があること、また、彼らはST上昇型心筋梗塞の血栓溶解療法を受けることが少ないことを実証した。南アジア系の人々は、英国のヨーロッパ人と比較して1.5倍、脳卒中のリスクが高い（Wild and McKeigue, 1997）。出生

国を民族性の要素の1つとして取り上げた有病率研究でも、南アジア系の人々の冠状動脈性心疾患有病率がヨーロッパ人に比べて高いことが報告された（Hughes et al., 1990; McKeigue et al., 1993; Palaniappan et al., 2004; Wild et al., 2007）。国内の状況に関しては、都市化の進んだ地域に住むインド人の方が、農村部のインド人よりも冠状動脈性心疾患有病率が高いことが実証された（Ahmad and Bhopal, 2005; Gupta and Gupta, 1996）。

多発性硬化症の場合、この疾患がよく見られる地域からまれな地域へと移動する移住者は、疾患の率が減少するのに対して、逆方向への移動は、出身地域の低いリスクを維持する傾向があることがわかった。だが、リスクの低い国から高い国への移住者の場合、低いリスクが維持されるが、その子どもが多発性硬化症にかかるリスクは、ホスト国におけるリスクへと近付いていく。移住者を対象とした研究は、多発性硬化症の遺伝学的理解にはほとんど役に立たず、環境因子の重要性を強調している（Gale and Martyn, 1995）。あるオーストラリアの研究は、多発性硬化症における環境因子のリスクが長い年月をかけて作用する可能性があり、これまで考えられていた小児期と成人期初期のみに限られないと示唆した（Hammond et al., 2000）。Patel ら（2006）は、英国におけるグジャラート人（インド人）とインドの出身村にいる同年齢の者とを比較し、移住に誘発された脂肪摂取量の増加と肥満への暴露が、英国におけるグジャラート人に広く認められ、既にある危険因子（高い BMI 値、多い食物エネルギー摂取量と脂肪摂取量の多さ、高血圧および高い空腹時血清総コレステロール）と新たな危険因子（アポリポタンパク質 B、トリグリセリド、非エステル化脂肪酸および C 反応性タンパク質の増加）がこの不思議な組み合わせの説明となりうると結論付けた。

移住者の生活習慣病の差異において重要と考えられる要因は、食事である（Landman and Cruickshank, 2001）。Darmon と Khlat（2001）は、フランスに住む地中海地域の成人の食事が、北アフリカ出身の男性移住者に認められる低い慢性疾患有病率と、高い成人平均余命の一部を説明するという仮説を唱えた。フランスの研究（Méjean et al., 2007）では、現在フランス南部に居住しているチュニジア人移住者は、フランス人の対照群に比べて健康状態がよいことが明らかになった。チュニジア人移住者は、非移住者のチュニジア人に比べて、栄養状態に左右される非伝染性疾患（NR-NCD）にかかりにくかっ

た。この研究からは、フランス人と比較しても移住者の方が、ナッツ類と豆類の消費が多く、バランスがとれた多様な食事をとっていることも明らかになった。過去のフランスにおける全国調査（Wanner et al., 1995）では、フランスにおける北アフリカ系移住者は、地元生まれのフランス人よりも野菜の消費量は多いが、果物の消費量は同程度であることがわかった。健康的な食習慣には飽和脂肪に対する一価不飽和脂肪の比率が高いオリーブ油の消費量も影響しており、チュニジア人移住者の方がフランス人よりもオリーブ油の消費が多いことも含まれている。

医学的に説明が付かない症状と移住者

医学的に説明が付かない症状（Medically Unexplained Symptoms: MUS）は、医療現場において最も頻繁に示される困難の1つである。これらは、治療にあたる臨床医が具体的な病因を見つけられない、あるいは正しい説明ができない症状で、そのために的確な科学的診断ができない症状である。このような患者は、すべてのプライマリーケア診療の 15 〜 30% 見られる（Fink et al., 1999; Kirmayer and Robbins, 1991）。臨床医は多くの場合、これらの症状に対して精神的な原因を想定し、患者は精神科に紹介されることになるが、このような紹介にはスティグマが伴う可能性があることを理由に、精神科の受診を完全に拒否する患者もいる。臨床医でさえも、これらの患者は苛立たしく、また、支配的であると考えてしまうことがある（Page and Wessely, 2003）。臨床医は患者のあらゆる症状の説明に対し、患者を安心させたり、患者の症状を元の状態に回復させることもあれば、訴えに対して何もしないこともある（Dowrick et al., 2004）。

移住者の場合、精神的苦悩が MUS を引き起こすことがあるが、これだけが要因ではない。これは、プライマリーケアにおいて、MUS を提示する患者は、うつ病や不安障害など頻度の高い精神障害も持っている可能性があることが理由である。移住者は、精神機能不全および身体機能不全の率が高いといえる。また、臨床医にとって、移住者が自分の症状について話すために使用する用語の理解が難しいことも見逃せない。「低血圧」などの MUS は、インド人の女性患者によって示されることが多いが、これは彼女らの中では

衰弱が原因となって引き起こされると考えられている。しかし、そのような診断を検証することはできない（Robbins et al., 1982）。その他の MUS には、説明の付かない慢性的な痛み、慢性的な頭痛、過敏性腸症候群（IBS）、慢性疲労症候群などがある。IBS は最も頻繁に示される医学的に説明が付かない症状（MUS）の1つである（Page and Wessely, 2003）。分野横断的研究からは、ドイツにおけるトルコ人移住者の第一世代で、慢性頭痛の有病率が高いことと、適切な医療の利用が非常に少ないことが明らかになった（Kavuk et al., 2006）。Page と Wessely（2003）は、患者を MUS と分類することによって、精神疾患のスティグマが軽減されるとともに、機能不全が「患者の思い込み」と見なされないようになり、患者の正当性がいかに認められるかについて論じている。このような疾患の分類は、一連の特定の信念と態度に関係していると考えられる。

　治療にあたる臨床医は、MUS の問題が現実のものであり、身体化であることを理解しなければならず、不必要に検査や外科的処置を指示してはならない。ストレス、うつ、および不安は、このような症状の重要な部分であり、投薬が有効となる場合がある（Smith et al., 2003）。このようなうつ病や不安障害との合併は、患者が報告する説明の付かない症状の数とともに増加する可能性がある（Kroenke, 2003; Kroenke and Rosmalen, 2006）。

がんと移住者

　移住者集団は、社会文化的および物理的環境の変化を経験してきたが、これに伴い、さまざまながんのリスクに変化が生じる（Parkin and Khlat, 1996）。がんのリスクが移住後急激に変化するのは、ライフスタイルや環境要因が、これらのがんの病因において最も重要であることを暗示している（McCredie, 1998）。米国への日本人移住者の第一世代および第二世代を対象とした研究では、さまざまながんのリスクが移住後に変化を見せ、中には高い発症率を示したがんもあることが実証された（Haenszel, 1961; Haenszel et al., 1973）。同様に、子宮頸がんの発症率には、国家間で非常に明確な差異が認められる（Parkin et al., 1992）。このがんには、ヒトパピローマウイルスを含むいくつかの危険因子が関連しているとされている（Bosch et al., 1992）。たとえばある

研究によれば、スペインのさまざまな地域出身の移住者において、子宮頸がんの症例が、より進行した段階で診断され、予後も不良であった（Borràs et al., 1995）。米国のスペイン系の人々は、乳がん、肺がん、前立腺がんおよび大腸がんの発症率が、非スペイン系の人々に比べて一貫して低かった（Trapido et al., 1995）。

フランスではモロッコ出身の移住者が、また、オーストラリアでは中近東出身の移住者がホスト国の人々に比べて、あらゆるがんの死亡率が低かった。フランスのモロッコ人は、地元生まれの人々よりも肺がんのリスクがはるかに低い。しかし、鼻咽頭がん（イタリア人と中近東人）、肝臓がん（中近東の男性）、そして、おそらくは子宮頸がん（モロッコ人）など、ウイルスが原因となっている一部のがんのリスクは比較的高い（Khlat, 1995）。

ニュージーランドからイングランドおよびウェールズに移住した者は、大腸がんと前立腺がんのリスクが、ニュージーランドの人々と同程度か、それよりも高かった。ニュージーランドへ移住したイングランド人とウェールズ人では、男女両方の膀胱がんのリスクと、男性の陰嚢がんと陰茎がんおよび胸膜がんのリスクは、イングランドとウェールズの人々のリスクに近く、一方、子宮頸がんのリスクはニュージーランドの人々のリスクに近く、胃がん、肺がんおよび卵巣がんのリスクは両者の中間であった（Swerdlow et al., 1995）。

重要な問題

健康とは、疾患がないことや虚弱でないことのみならず、身体的、精神的および社会的に健康な状態を指す。移住者がホスト社会に統合する能力は、一体となった精神的、身体的、文化的および社会的な健康に基づいている。ホスト社会への統合は、移住を成功させるための重要な条件であり、この考え方が、WHOによる健康の定義に即して「移住者の健康」を総合的に解釈する際に用いられることとなった。

移住者集団におけるメンタルヘルスへの認識の高まりとともに、身体疾患と共通の関係基盤を強調することはできなくなってきている。移住のアップ、移住者の数が増加し続けているため、彼らが新たな国や地域の保健医療

制度にもたらす影響を、心理社会的・経済的・文化的領域の観点とは別に評価することが、一層重要となってきた。このように、移住者の疫学的プロフィールを研究し、その精神面および身体面の医療ニーズを理解し、医療サービスの利用しやすさを改善し、医療の利用を妨げると思われるもの、もしくは実際に妨げているものを取り除くことが重要である。移住者は、出身国の社会状況、儀式、疫学的危険因子および医学的背景を持ち込むが、これらはホストコミュニティとは異なる、未知のものである可能性が高い。グローバリゼーションは、特別な保健医療政策による介入を必要とする新たなリスク集団を生み出した。おびただしい数の移住者は、合法的な在留許可を持っていない。この集団はおそらく、個人単位でさまざまな保健医療のニーズを持っていると思われ（Caritas Roma, 2003）、移住者集団内で、社会経済的小集団とは別に、新たに小さなリスク集団が発生する。在留資格を持つ人々でさえ、利用可能な保健医療サービスについて知らなければ、また、それらについて理解していなければ、あるいは、提供されるサービスが彼らの文化的および／あるいは宗教的信念とは「異なる」場合、これを使用しないことがある。移住者ゆえに、遺伝的、社会的、経済的および文化的要素を包括する複雑な仕組みを通じて、健康に影響を与えることができる（Bollini and Siem, 1995）。「不法滞在者」とは、人身売買された人や密入国者、経済移民、季節労働者の特定の下位集団、移住労働者および難民認定申請者などで不法な立場にある移住者を意味するが、これらの人々は、さまざまな健康リスクへの暴露が高いことが推察される。これらの「不法滞在者」または「非正規」グループは隠れた集団であり、ゆえに彼らの健康関連のデータ収集は困難である。この結果、潜伏期間が長い感染症と、公衆衛生の利益にかかわる非感染性の疾患が検出されにくくなる。

　このように、身体疾患は移住者の健康全体の重要な部分を構成し、男性の場合はけがが、女性の場合は人工流産が、移住者の健康の最も重要な領域となっており、これらの領域において、公衆衛生にかかわる介入が促進できるものと思われる（Baglio et al., 2010）。

おわりに

　移住者の健康への取り組みは、ホスト社会に一定の利益をもたらす。移住者を保健医療プログラムに参加させることで、コミュニティ内での移住者の統合が促進され、これにより、将来の経済的、社会的および政治的費用が節約できる。健康な移住者は、新たな社会に一層貢献し、重要な労働力となる可能性がある。これに対し、移住者の不健康は、新たな社会が移住者を感染症のキャリアとして、また、コミュニティの非生産的な構成員として認識するため、差別の増加につながることがある。移住者は、あらゆる身体疾患に起因するストレスから精神的不調を来すことがあるが、利用可能な、あるいは、あまり実際利用できない保健医療サービスに手が届きにくいことで、さまざまな精神面の問題まで発展する可能性がある。これらをメンタルヘルスの専門家は認識しておく必要がある。移住前の健康評価は、集団移動と公衆衛生の懸念に対処する1つの方法である。このような健康評価で、移住者が罹患している可能性のある伝染性疾患と非伝染性疾患を検出し、治療することができる。また、このような健康評価により、国家間の越境と移住における検疫の必要性を減らすことができる。出国前に公衆衛生の問題にかかわる健康状態（たとえば結核）についての検査が行われ、治療が施される。移住者は、その健康状態がもはや公衆衛生に対する脅威とはならないと評価されれば、新たな国への移住を許可されるが、倫理的な問題は残るだろう。健康評価では、結核、寄生虫疾患および性感染症などの感染性または伝染性疾患に焦点が絞られる。感染性疾患のマネジメントについて、さまざまな国を取り締まる WHO の国際保健規則と各国の保健規則が、重要な側面を成してくるだろう。

【参考文献】

Ahmad, N., Bhopal, R. (2005). Is coronary heart disease rising in India? A systematic review based on ECG defined coronary heart disease. *Heart*, **91**, 719–25.

Arista, A. A., Marceca, M. (1998). [Request of health services by foreign patients in a Roman hospital: a 6 years survey (1990–1995)]. *Annali di Igiene*, **10**, 181–8 (Italian).

Baglio, G., Saunders, C., Spinelli, A., Osborn, J. (2010). Utilisation of hospital services in Italy: a comparative analysis of immigrant and Italian citizens. *Journal of Immigrant and Minority Health*, Feb 6 [Epub ahead of print].

Barro, G., Cislaghi, C., Costa, G., Lemma, P., Bandera, L. (1993). [Health problems of foreigners immigrated to Italy: the answer of institutions]. *Epidemiologica E Prevenzione*, **17**, 239–43 (Italian).

Bollini, P., Siem, H. (1995). No real progress towards equity: health of migrants and ethnic minorities on the eve of the year 2000. *Social Science and Medicine*, **41**, 819–28.

Borràs, J. M., Sánchez, V., Moreno, V., Izquierdo, A., Viladiu, P. (1995). Cervical cancer: incidence and survival in migrants within Spain. *Journal of Epidemiology & Community Health*, **49**(2), 153–7.

Bosch, F. X., Munoz, N., Shah, K. V., Meheus, A. (1992). Second international workshop on the epidemiology of cervical cancer and human papilloma virus. *International Journal of Cancer*, **52**, 171–3.

Cacciani, L., Baglio, G., Rossi, L. *et al.*(2006). Hospitalization among immigrants in Italy. *Emerging Themes in Epidemiology*, **3**, 4.

Capacci, F., Carnevale, F., Gazzano, N. (2005). The health of foreign workers in Italy. *International Journal of Occupational & Environmental Health*, **11**(1), 64–9.

Caritas Roma (2003). Contemporary immigration in Italy. *Current Trends and Future Prospects*. Roma: Nuova Anterem.

Chaturvedi, N., Rai, H., Ben-Shlomo, Y. (1997). Lay diagnosis and health-care-seeking behaviour for chest pain in South Asians and Europeans. *Lancet*, **350**, 1578–83.

Darmon, N., Khlat, M. (2001). An overview of the health status of migrants in France, in relation to their dietary practices. *Public Health Nutrition*, **4**(2), 163–72.

Dowrick, C. F., Ring, A., Humphris, G. M.,

Salmon, P. (2004). Normalisation of unexplained symptoms by general practitioners: a functional typology. *British Journal of General Practice*, **54**, 165–70.

Egger, M., Minder, C. E., Smith, G. D. (1990). Health inequalities and migrant workers in Switzerland. *Lancet*, **336**, 816.

Fink, P., Sorensen, L., Engberg, M., Holm, M., Munk-Jorgensen, P. (1999). Somatization in primary care: prevalence, health care utilization, and general practitioner recognition. *Psychosomatics*, **40**, 330–8.

Gagnon, A. J., Zimbeck, M., Zeitlin, J. *et al.* (2009). Migration to western industrialised countries and perinatal health: a systematic review. *Social Science and Medicine*, **69**(6), 934–46.

Gale, C. R., Martyn, C. N. (1995). Migrant studies in multiple sclerosis. *Progress in Neurobiology*, **47**(4–5), 425–48.

Gaziano, T. A. (2005). Cardiovascular disease in the developing world and its costeffective management. *Circulation*, **112**, 3547–53.

Gissler, M., Alexander, S., MacFarlane, A. *et al.* (2009). Stillbirths and infant deaths among migrants in industrialized countries. *Acta Obstetricia et Gynecologica Scandinavica*, **88**(2), 134–48.

Gonzalez, E. A., Natale, R. A., Pimentel, C., Lane, R. C. (1999). The narcissistic injury and psychopathology of migration: the case of a Nicaraguan man. *Journal of Contemporary Psychotherapy*, **29**(3), 185–94.

Gupta, R., Gupta, V. P. (1996). Meta-analysis of coronary heart disease prevalence in India. *Indian Heart Journal*, **48**, 241–5.

Haenszel, W. (1961). Cancer mortality among the foreign born in the United States. *Journal of the National Cancer Institute*,

26, 37–132.

Haenszel, W., Berg, J. W., Segi, M. et al.(1973). Large bowel cancer in Hawaiian Japanese. *Journal of the National Cancer Institute*, **51**, 1765–79.

Hammond, S. R., English, D. R., McLeod, J. G. (2000). The age-range of risk of developing multiple sclerosis: evidence from a migrant population in Australia. *Brain*, **123**(Pt5), 968–74.

Hong, Y., Li, X., Stanton, B. et al.(2006). Too costly to be ill: healthcare access and healthseeking behaviours among rural-to-urban migrants in China. *World Health Population*, **8**(2), 22–34.

Huang, B., Rodriguez, B. L., Burchfiel, C. M. et al. (1996). Acculturation and prevalence of diabetes among Japanese-American men. *American Journal of Epidemiology*, **144**, 674–81.

Hughes, K., Lun, K. C., Yeo, P. P. B. (1990). Cardiovascular disease in Chinese, Malays, and Indians in Singapore. Differences in mortality. *Journal of Epidemiology & Community Health*, **44**, 24–8.

Istituto Nazionale per l'Assicurazione degli Infortuni sul Lavoro (INAIL): Rapporto INAIL (2002). Rome 2003.

Kavuk, I., Weimar, C., Kim, B. T. et al.(2006). One-year prevalence and socio-cultural aspects of chronic headache in Turkish immigrants and German natives. *Cephalalgia*, **26**(10), 1177–81.

Kemp, C., Rasbridge, L. (2004). *Refugee and Immigrant Health*. Cambridge: Cambridge University Press.

Khlat, M. (1995). Cancer in Mediterranean migrants-based on studies in France and Australia. *Cancer Causes Control*, **6**(6), 525–31.

Kirmayer, L. J., Robbins, J. M. (1991). Three forms of somatization in primary care: prevalence, co-occurrence and sociodemographic characteristics. *Journal of Nervous & Mental Disease*, **179**, 647–55.

Krasnik, A., Norredam, M., Sorensen, T. M. et al. (2002). Effect of ethnic background on Danish hospital utilization patterns. *Social Science and Medicine*, **55**, 1207–11.

Kroenke, K. (2003). Patients presenting with somatic complaints: epidemiology, psychiatric co-morbidity and management. *International Journal of Methods in Psychiatric Research*, **12**(1), 34–43.

Kroenke, K., Rosmalen, J. G. (2006). Symptoms, syndromes, and the value of psychiatric diagnostics in patients who have functional somatic disorders. *Medical Clinics of North America*, **90**(4), 603–26.

Landman, J., Cruickshank, J. K. (2001). A review of ethnicity, health and nutrition-related diseases in relation to migration in the United Kingdom. *Public Health Nutrition*, **4**(2B), 647–57.

Lemma, P., Gogliani, F., Rossignoli, F., Triassi, M., Costa, G. (1993). [The health of the foreigners immigrated to Turin in the current informative system]. *Epidemiologia E Prevenzione*, **17**, 259–66 (Italian).

Leonetti, D. L., Fujimoto, W. Y., Wahl, P. W. (1989). Early-life background and the development of non-insulin dependent diabetes mellitus. *American Journal of Physical Anthropology*, **79**, 345–55.

McCredie, M. (1998). Cancer epidemiology in migrant populations. *Recent Results Cancer Research*, **154**, 298–305.

McKeigue, P. M., Ferrie, J. E., Pierpoint, T., Marmot, M. G. (1993). Association of earlyonset coronary heart disease in South Asian men with glucose intolerance and hyperinsulinemia. *Circulation*, **87**, 152–61.

Méjean, C., Traissac, P., Eymard-Duvernay, S. et al.(2007). Diet quality of North African migrants in France partly explains their lower prevalence of diet-related chronic conditions relative to their native French peers. *Journal of Nutrition*, **137**(9), 2106–13.

Muennig, P., Fans, M. C. (2002). Health status and hospital utilization of recent immigrants to New York City. *Preventive Medicine*, **35**, 225–231.

Page, L. A., Wessely, S. (2003). Medically unexplained symptoms: exacerbating factors in the doctor-patient encounter. *Journal of the Royal Society of Medicine*, **96**(5), 223–7.

Palaniappan, L., Wang, Y., Fortmann, S. P. (2004). Coronary heart disease mortality for six ethnic groups in California, 1990–2000. *Annals of Epidemiology*, **14**, 499–506.

Parkin, D. M. (1992). Studies of cancer in migrant populations: methods and interpretation. *Revue d'Epidemiologie et de Sante Publique*, **40**, 410–24.

Parkin, D. M., Khlat, M. (1996). Studies of cancer in migrants: rationale and methodology. *European Journal of Cancer*, **32**A(5), 761–71.

Parkin, D. M., Muir, C., Whelan, S. et al., eds. (1992). *Cancer Incidence in Five Continents*, vol. VI. Lyon: International Agency for Research on Cancer.

Patel, J. V., Vyas, A., Cruickshank, J. K. et al. (2006). Impact of migration on coronary heart disease risk factors: Comparison of Gujaratis in Britain and their contemporaries in villages of origins in India. *Atherosclerosis*, **185**, 297–306.

Pennazza, F., Boldrini, R., Fortino, A. (2000). *Rapporto Statistico il Ricovero Ospedaliero Degli Stranieri in Italia Nell'anno 2000*. Roma: Ministero della Salute, D.G. Sistema Informativo e Statistico e degli Investimenti Strutturali e Tecnologici Ufficio di Statistica.

Prabhakaran, D., Yusuf, S., Mehta, S. et al. (2005). Two-year outcomes in patients admitted with non-ST elevation acute coronary syndrome: results of the OASIS registry 1 and 2. *Indian Heart Journal*, **57**(3), 217–25.

Reeske, A., Spallek, J., Razum, O. (2009). Changes in smoking prevalence among first- and second-generation Turkish migrants in Germany – an analysis of the 2005 microcensus. *International Journal for Equity in Health*, **20**(8), 26.

Robbins, J. M., Korda, H., Shapiro, M. F. (1982). Treatment for a nondisease: the case of low blood pressure. *Social Science and Medicine*, **16**, 27–33.

Smith, R. C., Lein, C., Collins, C. et al.(2003). Treating patients with medically unexplained symptoms in primary care. *Journal of General Internal Medicine*, **18**(6), 478–89.

Stronks, K., Ravelli, A. C. J., Reijneveld, S. A. (2001). Immigrants in the Netherlands: equal access for equal needs? *Journal of Epidemiology and Community Health*, **55**, 701–7.

Sundquist, J., Johansson, S. E. (1997). The influence of country of birth on mortality from all causes and cardiovascular disease in Sweden 1979–1993. *International Journal of Epidemiology*, **26**, 279–87.

Sundquist, J., Iglesias, E., Isacsson, A. (1995). Migration and health: a study of Latin American refugees, their exile in Sweden and repatriation. *Scandinavian Journal of Primary Health Care*, **13**(2), 135–40.

Swerdlow, A. J., Cooke, K. R., Skegg, D. C.,

Wilkinson, J. (1995). Cancer incidence in England and Wales and New Zealand and in migrants between the two countries. *British Journal of Cancer*, 72(1), 236–43.

Torun, B., Stein, A. D., Schcoeder, D. *et al.* (2002). Rural-to-urban migration and cardiovascular disease risk factors in young Guatemalan adults. *International Journal of Epidemiology*, 31(1), 218–26.

Trapido, E. J., Burciaga Valdez, R., Obeso, J. L. *et al.*(1995). Epidemiology of cancer among Hispanics in the United States. *Journal of the National Cancer Institute Monographs*, 18, 17–28.

Tsunehara, C. H., Leonetti, D. L., Fujimoto, W. Y. (1990). Diet of second-generation Japanese-American men with and without non-insulin-dependent diabetes. *American Journal of Clinical Nutrition*, 52, 731S8.

Uitewaal, P. J., Manna, D. R., Bruijnzeels, M. A., Hoes, A. W., Thomas, S. (2004). Prevalence of type 2 diabetes mellitus, other cardiovascular risk factors, and cardiovascular disease in Turkish and Moroccan immigrants in North West Europe: a systematic review. *Preventive Medicine*, 39(6), 1068–76.

Uniken Venema, H. P., Garretsen, H. F., van der Maas, P. J. (1995). Health of migrants and migrant health policy, The Netherlands as an example. *Social Science and Medicine*, 41(6), 809–18.

Wanner, P., Khlat, M., Bouchardy, C. (1995). Life style and health behavior of southern European and North African immigrants in France. *Revue d'Epidemiol et de Sante Publique*, 43, 548–59.

Wild, S., McKeigue, P. (1997). Cross sectional analysis of mortality by country of birth in England and Wales, 1970–92. *British Medical Journal*, 314, 705–10.

Wild, S. H., Fischbacher, C., Brock, A., Griffiths, C., Bhopal, R. (2007). Mortality from all causes and circulatory disease by country of birth in England and Wales 2001–2003. *Journal of Public Health*, 29, 191–8.

第5部　世界の事例

第24章

中国――主なき地？――における移住者のメンタルヘルス

呉 文建（ロジャー・マン・キン・エング／Roger Man Kin Ng）

編者による本章の紹介

　同一国内での移住には、農村地域から散財して広がった大都市圏へ、またはその逆方向の、都市部から農村社会へと発生する可能性がある。この移動のタイプ、つまりそれぞれの移住の方向に関連した問題がある。具体的には家族構成の変化やそれに関連のある社会的サポートの変化は、さらなる疎外と、薬物乱用やメンタルヘルスの問題の増加をもたらす可能性を示唆する。香港と中国の事例をもとに、Ng は移住のストレスが移住者に与える影響を説明した。ベトナムから香港への移住、そしてフィリピン人家政婦の移住、続いて起こった中国大陸からの移住は、異なる適応パターンを生み出した。移住間もない、移住者の3分の1近くにうつが認められた。しかし、移住者の子どもは自尊心が高い傾向が強く、ひきこもり型の対処行動はほとんど見受けられなかった。一方中国大陸内での移住は、粗末な住宅、劣悪な労働条件の下での長時間労働、低い賃金のために、疎外感と欲求不満の増加をもたらした。これらの要因は、不十分な社会的サポートと機能主義と相まって、さらなる疎外をもたらしてきた。Ng は、移住の悪影響が、家族の他の構成員と若い世代に対し、さらなる連鎖反応を引き起こす可能性があると結論付けた。

Migration and Mental Health, ed. Dinesh Bhugra & Susham Gupta. Published by Cambridge University Press. © Cambridge University Press 2011.

はじめに

　中国は世界の総人口の5分の1を占め、多様な民族で構成されている。1980年代の門戸開放政策採用以来、中国では著しい経済発展が見られた。沿岸都市における好景気とともに、農村部から沿岸都市へと移住者が大量に流入している。香港でも過去30年にわたり経済発展が続いているが、これが魅力となり、開発途上国から何万人もの外国人家事労働者が香港に働きに来ている。1997年に香港の主権が中国に返還されてからは、国境を越えた経済的および社会的活動が増加したが、これもまた、中国大陸出身の多くの移住者が、結婚や血縁関係を理由に香港に定住することへの追い風となった。過去100年間に及ぶ中国大陸からの香港への分離は、本章におけるさまざまな議論の根拠となる、独自の移住パターンと社会文化的格差をもたらした。

中国の特別行政区である香港：「一国二制度」

　香港は常に移住者にとっての避難場所であった。1842年に英国の植民地支配の下におかれたとき、香港は小さな漁村であった。香港が英国政府の直轄植民地となって以来、中国大陸におけるさまざまな内戦と政治的混乱の時期に、大陸からの難民の流入が目撃されてきた。1949～1950年に中国共産党政権による解放後に多くの難民が中国を離れ、結果、大陸からの大規模な移住者の流入が発生した。以来、中国大陸からの大規模な移住の波が数回訪れたが、それらは主として、1950年代と1960年代の多様な政治運動に関連していた。香港市民のほとんどが、彼ら自身が移住者であるか、過去100年以上にわたって移住してきた者の子孫であると言い切ってもさしつかえないだろう。

避難港としての香港：
1970年代～1980年代の香港へのベトナム難民の流入

　1970年代のベトナム戦争の勃発は、ベトナムから近隣アジア諸国への大量の政治難民の流出を引き起こした。国際的な圧力の下、長きにわたり植民

地下におかれていた香港は、これらの政治難民の「第一次庇護国」の1つとして宣言した。民主主義を唱える各国政府がこれらの難民を政治難民として受け入れるためのスクリーニングプロセスに時間がかかったため、次第に香港にベトナム難民がたまっていった。多くのベトナム人が民主主義国家での、より恵まれた経済的機会を求めてベトナムを離れ始めると状況が悪化した。彼らは政治的迫害から逃れている「難民」とは見なされず、難民であることが証明されるまでは、植民地政府によって「ベトナム人ボートピープル」と分類された。彼らは民主主義国家で政治亡命を求める際に、さらに多くの困難に直面した。1984年8月1日時点で、1万2806人の「ベトナム人ボートピープル」が香港の難民収容所に保護されていた（Security Branch of Hong Kong Government Secretariat, 1984）。このうち、6309人が2つの開放型センター（カイタック・センターとジュビリー・トランジット・センター）に収容されていたが、そこで難民は、事実上制約を受けることなく出入りし、自由に就労することもできた。残りの人々は閉鎖型のセンターに勾留され、外部の仕事に携わることは許されず矯正局職員による厳しい監視下におかれた。1980年代のこれらの閉鎖型センターの開設は、難民が香港を庇護先として選ぶことをやめさせるための政府による試みであった（Chan and Loveridge, 1987）。これらの閉鎖型センターのベトナム人は、香港地域内での移動の自由を認められず、民主主義国家で政治難民として認められるまで勾留された。香港におけるこれらのベトナム人勾留者の心理的適応を詳しく調査した研究は驚くほど少ない（Chan and Loveridge, 1987; Knudsen, 1983）。さらに、これらは主に定性的研究であり、先に述べた香港の一時収容所におけるストレスから逃れようとする自発的な行動の低下や不透明な未来に対する閉塞感に加えて、疎外感と、対立している政策集団（民族的出自に関して、中国系が圧倒的多数を占める北ベトナム人対ベトナム系が圧倒的多数を占める南ベトナム人）と勾留当局に対する被害妄想の詳細な調査報告である。実際、収容所内のベトナム人のさまざまな政策集団間での、または勾留者と矯正局職員との間での、抗議と暴力の勃発が散発的に報告された。しかし、1980年代、香港における、この社会的に孤立した少数民族集団の精神障害有障害率を調査した系統的な疫学研究はない。これはおそらく、対象群の欠如と、この不利な立場にある集団への研究を目的としたアクセスが拒まれたのであろう。英国と

オーストラリアで実施された、これらの国に定住したアジア系難民に関する研究では、精神障害の高い有障害率とともに、母国や一時収容所における移住前のトラウマと勾留体験による精神病罹患率との関係にも、間接的に光があたってきた（Mollica et al., 1998; Steel et al., 2002）。

香港の主権が中国に返還される前は、政治難民と認められず、民主主義国家に再定住できないベトナム人ボートピープルが、まだかなり存在した。返還前にこの行き詰まった状況を解決するために、最終的には、残されていたボートピープルに、香港における法的在留資格が香港政府から与えられた。これらの「移住者」は、この圧倒的に中国系の社会における適応に関する重大な問題である文化と言語、そして長期間の施設収容による弊害という困難な状況に直面せざるをえなかった。しかし、香港におけるこの「新たな移住者」から成る独特な集団の心理的適応を特に研究した系統的なコホート研究は、全く認められなかった。

1980年代～1990年代の香港における好景気：
主要な労働力としての外国人家事労働者の採用

香港にベトナム難民が流入した時期には、香港へ到来する外国人家事労働者も増加した。1970年代以降の香港における経済繁栄の増進とともに、香港では女性がますます重要な労働力となってきた。女性労働者を家事から解放するために、香港政府は近隣アジア諸国からの外国人家事労働者（FDWs）を導入する政策を開始した（AMC, 2004; Gibson et al.2001）。FDWs は女性労働者として各家庭のために働くことを許可されている。2000年には、主にフィリピン、インドネシアおよびスリランカ出身の FDWs が20万人を超えたが（Census and Statistics Department, 2008）、これは、これらの国々の社会経済状況が近隣アジア諸国と比較して劣悪であることを反映している。FDWs は圧倒的に女性労働者が多いが、裕福な家族のために運転手として働いている男性もわずかにいる。彼らは、母国では家庭経済に重大な貢献を果たした英雄として称えられることが多いが、香港での家内労働のために、自分自身の家族と社会的ネットワークに加えて、母国でもともと就いていた比較的高度な仕事を捨てなければならなかった（Gibson et al., 2001）。彼らは、中国社会と極めて異なる文化、宗教および言語を持つため、FDWs が非常に

異なる文化を持つ雇用主と生活することで遭遇するカルチャーショックは言うまでもなく、文化変容の問題に直面することは必須であった（Gibson et al., 2001）。さらに、多くの家事労働者は、香港で働くために自分自身の家族をおいてくるため、母国で夫婦間の問題や家族内の問題が発生してしまう（Lau et al., 2009）。香港で実施された数少ない研究では、香港における独特かつ重要な集団であるFDWsのメンタルヘルスについて調査が行われた（Chen et al., 2008; French and Lam, 1988; Holroyd et al., 2001; Lau et al., 2009）。概してこれらの研究を総括すると、FDWsはコミュニケーション、社会的関係、生活面および心理的適応の問題を体験しているという根拠に基づいた見解が示された。香港における3つの地域病院の精神科初回入院のすべての事例を対象とした、レトロスペクティブなカルテ調査では、Lauら（2009）が、ストレス関連の急性精神病の高い発症率（FDWsのすべての精神科初回入院の60％）を見出したが、これは、クウェートで実施された同様な研究における発症率（90％が深刻なストレスへの反応と急性一過性精神病を含むストレス関連の精神障害が原因）と大差ない（Zahid et al., 2004）。FDWsはメンタルヘルスの問題が発覚して契約を解除されることを恐れ、早期介入の希求を避けている可能性があるため、このような病院ベースの研究では、FDWs人口全体の精神病罹患率の程度が過小評価されているとも考えられる。さらに、これまで実施されてきたコミュニティベースの研究は、通常、便宜的抽出法によって採用された対象者に限られていたため、これらの結果の般化の可能性を明言することはできない。しかし、香港の全人口のかなりの割合をFDWsが占めていること（香港の全人口の3％と、全労働人口の6％）を考慮し、医療負担の程度とさらなる医療資源の必要性を評価するために、FDWsの精神障害有障害率に関する地域全体の疫学調査が緊急に必要とされている。

1997年以降：出入国管理の緩和

1997年に香港の主権が中国に返還されて以来、中国における経済繁栄のレベル上昇とともに、香港と中国の間で二国間貿易と労働力の移動が頻繁に見られるようになった。多くの香港人が、就労の機会を求めて中国沿岸都市に定住する一方で、香港市民と結婚した香港近隣の大陸都市出身者も多い。香港の繁栄と信用を維持するために中央政府が採用した「一国二制度」政

策によれば、中国大陸の居住者が香港に永住するには、片道入境許可証を申請する必要がある。過去20年間に片道入境許可制度の下で大陸から新たに入境した者は、香港における人口増加の54.9％を占め、2004年には、人口692万人の11.7％に相当した（Chou, 2009）。前述のように、国境を越えた結婚が増加した結果、片道入境許可証制度の目的は、香港永住者による中国大陸に住む配偶者と子どもの呼び寄せの促進となった。それにより新たな移住者のほとんどは、香港居住者の子ども（同制度申請者の30％）と妻（これも、同制度申請者の30％）となった。これらの移住者も、同じ中国文化を持つ漢民族であるが、香港到着後、心理的適応が悪い者が多かった。移住して6カ月未満の者に関するごく代表的な調査では、Chou（2009）は、回答者の約30％がうつ状態であることを見出した。さらに、うつ状態は、移住前の準備不足からであると考えられ、また、移住後の社会的サポートの改善と楽観主義的な人生観によって軽減された。回答者のおよそ20％は、香港への移住の準備（香港での滞在先を事前に手配するなど）をしていなかったと報告したが、Chou（2009）はこれを、香港政府による申請者に対する片道入境許可証発行までの待機期間が長いことに起因するとした。しかし、香港に長く定住した後にうつ状態が自然に消えるかどうかは明らかではなく、これは、この中国大陸出身の移住者集団に関するさらなるコホート研究でのみ答えを得られるといえる。とはいえ、便宜的抽出法よるコントロール群（香港の中学生の集団）と比較した別の興味深い研究では、新たな移住者の子どもの方がコントロール群と比べて、自尊心が高く、ひきこもり型の対処行動はほとんど見受けられなかった（Tam and Lam, 2005）。さらに驚くことには、香港に幼少期に移住し、より文化変容を受けていると思われる子どもは、地元で生まれた子どもと似通った特性を持っており、新たに移住してきた子どもと比べて、自尊心が低く、非行行動が多いことが明らかになった。つまり、新たに移住してきた若者がチャンスに恵まれずに幻滅し、欲求不満を抱くという仮説が見出され、これを裏付けるため、あるいは反論するためには、さらなるコホート研究が期待される。とはいうものの、香港の人口過密な生活環境と変転著しいライフスタイルは、香港に到着したばかりの新たな移住者に、やはり多くのストレスをもたらす可能性がある。したがって、移住者個人がどの程度楽観的であるか、また、積極的なサポートがどれだけ得られるか

が、そのようなストレスに対する重要な緩衝剤となると考えられる（Bhugra, 2003）。香港は、新たな若い移住者の適応を促進するサポートプログラムに資金を提供してきたが（Rao and Yuen, 2001）、効果的なプログラムにとって重要な要素を正確に知るには、質の高い現地調査による解明が期待される。過去10年間の香港における極端に低い出生率を考えれば、大陸から新たに来る人々が、香港における人口増加に重要かつ、唯一の源となるであろう。これは、この新たな集団を対象とした日常生活圏で通常必要とされる医療の確保の観点からも、また、移住者のメンタルヘルスにかかわるさまざまな移住の危険因子（民族性と文化が類似しているにもかかわらず、認められる言語とライフスタイルの違い）を取り除くための研究の観点からも、重要な研究分野である。

中国大陸

農村部から都市地域への移住労働者：
移住者にとって呪いか、祝福か？

　中国の過去30年間における門戸開放政策の採用とともに、都市の好景気に引き付けられた無数の移住者が、チャンスを求めて都市に向かっている。過去20年間にわたり、1億2000万～1億5000万人もの移住労働者が中国の主要都市に移り住み、2010年にはその数が3億人に達するとされている（Lague, 2003）。これらの移住労働者の大半は、比較的貧しい西部および中部の内陸地域出身で、東部および沿岸部の都市に、よりよい仕事と経済的チャンスを求めて移動してきた。彼らは中国の文献では「農民労働者（農民工）」として知られている。1950年代の中央政府による、農村地域から都市部への移住者の大量流入をせき止める政策のために、農村部から都市部への移住者には、都市居住者が享有する住宅や医療の恩恵を受ける資格が与えられなかった（Bai, 2007）。この世帯登録制度（戸口制度）の導入は、事実上、移住労働者と地元住民が受ける恩恵の格差（上海の労働者を対象とした調査では、健康保険制度を利用しているのは移住労働者のわずか14％、年金制度を利用しているのはわずか10％であるのに対して、都市部に住む者では、それぞれ79％と91％がこれらの恩恵を受けていた）をもたらしている（Feng *et al.*, 2002）。このよう

第24章　中国——主なき地？——における移住者のメンタルヘルス

な政策は今も中国大陸の多くの都市で実施されているため、都市部の多くの移住労働者にとって、高額な民間医療費が、身体および精神医療サービスへのアクセスを阻む主な要因となっている。さらに、雇用主による搾取と、生産費削減の推進も原因となり、移住労働者が得ることができる賃金は通常、都市居住者よりも低い（Wong et al., 2007）。また移住労働者は教育水準が比較的低いことから、よりよい仕事をめぐる都市居住者との競争に負けてしまい、「田舎者（土包子）」という否定的な呼び名を付けられることが多い。多くの移住者は、都市居住者が見下す、長時間労働と劣悪な労働環境を伴う肉体労働に就いている（Tan, 2000）。劣悪な生活環境と労働環境、低い賃金、長い労働時間は、移住労働者の多大な不満を引き起こす（Bai, 2007）。ある疫学研究の代表的な報告の一部を使用した定性的研究からは、移住労働者が都市居住者に差別されていると不満を訴えていることが明らかになった（Jia and Wu, 2008）。回答者は都市環境の中で、取り残され、疎外されていると感じていた。この結果を取り巻く問題についての研究で挙げられた理由には、農村文化と都市文化の対立、自分たちのネガティブな感情をコントロールするための余暇の時間や都市文化との交流のなさに加え、都市居住者の差別的態度がある。多くの移住労働者は、自分たちを都市部の「客（過客）」と考えており、働いて十分なお金を貯めたら、故郷の農村に帰ると話している（Bai, 2007）。さまざまな省（東北三省、河南省、広東省および浙江省）で同じ手法（症状チェックリスト-90: SCL-90-R）を用いて実施され、功績を収めたいくつかの大規模な疫学研究からは、移住労働者は都市居住者と比較して、うつ、不安および被害妄想が多いことがわかった（Jia and Wu, 2008; Luo et al., 2006; Qian et al., 2008; Sun, 2007）。移住労働者の心理的不適応の有病率は、5.4％（Luo et al., 2006）から約39％（Sun, 2007）まで幅があり、一部の研究では男性回答者の方が女性回答者よりも心理的適応が悪く（Jia and Wu, 2008; Luo et al., 2006; Wong et al., 2007）、女性回答者の方に神経症が多かった（Qian et al., 2008; Sun, 2007）。これらと同様に低い心理的適応を示した報告は、山東省威海市における、ケスラーによるK-10評価尺度（Kessler Psychological Distress Scale）を用いた別の研究でも見出され、精神的苦悩の有病率は19％であった（He et al., 2008）。上海で実施された、簡易倦怠感尺度（Belief Fatigue Inventory）を用いた別の研究は他の研究を独自に裏付けるものであり、

移住労働者における心理的な問題の高い有病率（男性労働者では25％、女性労働者では9％）を見出した。男性労働者における精神的苦悩の高い有病率は、男性労働者に対するより大きな社会的および文化的圧力、つまり仕事で手腕を発揮し、家族を養わなければならないということに加えて、男性労働者と女性労働者の移住目的の違いに関連しているという仮説が提唱された（Wong *et al.*, 2007）。女性労働者は移住を、農村での主婦としての制約の多い役割から逃亡する機会として見ているが、男性労働者は、農村にいる家族のために富を生み出し、家族の「顔」を立てるという大きな重荷を背負っているといえる（Tan, 2000）。

　また、移住労働者は、客観的にも主観的にも社会的サポートのレベルが低いこと、他者からの社会的サポートを求める意欲が低いことも見出された（Qian *et al.*, 2008）。この社会的サポートの欠如は、移住労働者が通常、農村地域に家族を残して単身で移住していること、都市に仕事の機会を求めてやってきたことを考えれば理解できる（Qian *et al.*, 2008; Wong *et al.*, 2007）。都市居住者からの差別の実体験と拒絶に対する恐れが相まって、都市住民に対する被害妄想と、都市住民へ援助とサポートを求めようとしないことにつながっていることも理解できる（Jia and Wu, 2008）。このような、社会から取り残されているという気持ちと疎外感も、建設現場や工場における暴力団の結成につながり、同じような地域の出身で、同じような方言を話す移住者が、自己防衛と権利を求めて闘うために連合したのである（Bai, 2007）。工場や建設現場での対立している集団間の闘争が、新聞でたびたび報道されている。研究からは、社会的サポートの欠如以外に、都市部における娯楽資源の活用が限られていることや、適切な心理的サポートへのアクセスが限られていることを含め、移住労働者がネガティブな感情をコントロールするスキルが乏しいことも報告されている（Bai, 2007; Qian *et al.*, 2008）。実際、研究では、移住労働者の中でも、特に商業的性風俗産業に従事しているうつ状態の女性の、アルコールおよび薬物乱用の有病率が高いことが報告された（Chen *et al.*, 2008）。薬物乱用は、マッサージ店やナイトクラブなどの性関連産業の仕事のストレスとの関係や、低い自尊心によって引き起こされ、継続するうつ症状への不適応な対処と考えられる。また、月単位での喫煙率、アルコール依存率、および薬物およびアルコール乱用の生涯有病率はすべて、農村か

ら都市へと移住した、あらゆる職種のすべての労働者において全国データと比較して高い。このように薬物およびアルコール乱用が、すべての移住労働者の重要な公衆衛生上の問題であることを示唆している点には注目する価値がある。

家族移住者の子どもの移住のストレスの連鎖反応

　家族を伴って都市に移住する労働者が増加しているため、農村部から都市地域への移住の悪影響は、移住労働者にとどまらず、その子どもにまで及んでいる。1997年の北京移住者調査（the Beijing Migrant Census）では、移住者の32％が家族と移住していることが明らかになった（*China Daily*, 2003）。世帯登録制度（戸口制度）の導入により、移住者の子どもは、省政府が都市居住者に提供する9年間の無償教育を受ける資格がない。安価な民間教育機関は、通常、教育施設が貧弱で、教師の質も低い。さらに、これらの子どもたちは、強い訛りと流行遅れの服装を理由に同級生や教師から差別を受け、その結果、学校での社会的孤立を強め社会から取り残されてしまう（Xie and Pan, 2007）。上海における最近の疫学研究では、家族移住者の子どもに、都市部に住む家族の子どもと比べて、うつと不安が多く認められることが見出された（Wong et al., 2009）。メンタルヘルス悪化の予測因子としては、親子の対立、教師による制裁および学校での差別が考えられる。しかし、この調査の分野横断的性質を考えれば、これらの予測因子を移住者の子どものメンタルヘルス悪化の有力な原因とすることは、時期尚早である。しかし、同様に、メンタルヘルスの悪化が学業成績の低下と学校での問題行動につながり、その結果、さらなる親子の対立、教師による制裁処分と、同級生からの社会的拒絶が生じる可能性もある。2005年の時点では、2000万人の学齢期の子どもが親とともに移住し、都市部に再定住していた（Xinhua News Agency, 2005）。これらの予測因子と家族移住者の子どものメンタルヘルスとの関係を明確化するために、より厳密な研究の実施が最優先事項となるだろう。移住者の子どものメンタルヘルスは公衆衛生上の重要な問題であり、長期的研究結果からも明らかなように、メンタルヘルスが悪化している子どもは、その後の心理社会的機能の低下と成人期におけるメンタルヘルスの悪化が予測されており、長きにわたり社会生活に影響が見られる（レビューにつ

いては Ingram *et al.*, 2002 を参照)。

中央政府の指示による移住：
退去させられた人々はどこに再定住するべきか？

　住民を別の地域に再定住させることは、中国では新しい政策ではない。1950 年代の大躍進政策の時期に、多くの知識人がその技能と知識をもって農村居住者の教育水準と生活水準の向上に貢献するため、農村地域に再定住するよう促された。しかし、一部の知識人によって書かれた個人的な報告としての小説を除けば、農村地域に移住したこれらの知識人の心理的適応を調査した系統的な研究はない。このような知識人の再定住は、1976 年の文化大革命の終焉により、完全に終了した。

　さらに最近では、政府の指示による大規模な移住の取り組みが、揚子江（長江）の三峡ダムの建設とともに実施された。ダムの建設計画を理由に、川の上流の堤防近くの住民が 2 つの方法で再定住させられた。近隣の海抜の高い村に再定住した住民（「後靠移民」）もいれば、別の省に再定住した住民（「外遷移民」）もいた。このとき、移住者の方が地元の住民よりもメンタルヘルスが悪化していることを裏付ける症例対照研究がいくつか実施され、それらは成果を上げている（Jiang *et al.*, 2009; Liu *et al.*, 2009; Wang *et al.*, 2009b）。メンタルヘルス悪化の予測因子には、移住者の社会的ネットワークの崩壊、不十分な準備状況および逆境的なライフイベントがあった（Jiang *et al.*, 2009; Wang *et al.*, 2009b）。さらに、関連研究からも、他省に再定住した移住者（「外遷移民」）の方が、近隣の村に再定住した者（「後靠移民」）よりも、心理的な問題が多かったことが明らかになった（Wang *et al.*, 2009a）。近隣に再定住した者の方がメンタルヘルスの状態がよい理由として挙げられたのは、再定住地域における似たような地域文化、近隣地域に村全体がまとまって再定住し、移住者の社会的ネットワークが維持されたこと。また、農地の再支給と、再定住後も以前と同じ農民の仕事を続けていたことなどが挙げられる（Wang *et al.*, 2009a）。一部の研究では、別の省へ移住した後、メンタルヘルスが悪化したという自覚の報告があったが（Jiang *et al.*, 2009; Wang *et al.*, 2009b）、このような強制移住後のメンタルヘルスの変化を調査した、十分に計画されたコホート研究は見られない。

第 24 章 中国──主なき地?──における移住者のメンタルヘルス

おわりに:次は何が起こるのか?

　中国国内での移住と、中国への越境のどちらも新たな移住者に多大なストレスを与え、移住者のメンタルヘルスが、軽視することのできない公衆衛生上の問題を引き起こす可能性を示唆しているのは明白である。移住に関連した悪影響も、移住労働者の次の世代に波及し、定住先の都市と広く国全体に、長期にわたるメンタルヘルスの問題をもたらす。日常生活圏で通常必要とされる医療の確保のためには、的確に実施された疫学研究から得られた医療負担に関するデータが最も重要である。本章で論じられたような、新たな移住者と外国人労働者に関するこのような質の高い疫学研究は、香港には事実上存在しない。中国のさまざまな主要都市における移住労働者や、三峡ダム計画の移住者に関する大規模な疫学研究はわずかにあるが、これまで明らかにされてきた危険因子は、症例対照研究と分野横断的な調査から得られたものである。したがって、中国におけるこの重要な医療問題を検討する、さらなるコホート研究と介入研究が緊急に必要とされている。無作為化比較試験を目的とした移住労働者への介入には、再定住の初期段階に多文化対応能力に優れたサポートワーカーを相談員として提供することや、移住労働者に対する差別と敵意を軽減するための一般の人々と職場を対象とした反差別キャンペーン、さらには、ネガティブな感情をうまく処理するための、移住者が使いやすい娯楽施設の提供が含まれる。アウトリーチサービスという形での、特に移住者のためを考えた薬物介入プログラムも、リスクの高い職業に就いている移住者を支援するために、利用できるようにしなければならない。当然、移住者の子どもに対する無償教育や、家族移住者に対する手頃な価格の住宅の提供など、一部の公共政策も、回顧的コホートデザイン研究や、さらに言えば、クラスター無作為化比較試験によって評価されるであろう。他の医療関連の課題のために資源を節約しようと、西洋で実施されたアジア系集団を対象とした同様の研究の結果からの予想、あるいは、このような研究結果の借用を望む者もいるかもしれない。だが、移住が重大な政治的および文化的基盤を伴う極めて独特な社会的プロセスであり、地域ごとに全く異なる移住関連の防御因子と危険因子があることに留意しなければならないのは間違いない(Bhugra, 2004)。

【謝 辞】

中国大陸の移住労働者に関する最新の研究の参考資料の一部を提供して下さった、首都医科大学の Li Zhangjiang 精神医学教授に、心から感謝の意を表したい。

【参考文献】

AMC (Asian Migration Centre) (2004). *Economic Contribution of Foreign Domestic Workers in Hong Kong*. Hong Kong: Asian Migration Centre.

Bai, Y. (2007). An overview of research on psychological status of migrant workers in cities. *Rural Economy & Technology*, June 2007 (in Chinese). 34, 59–60.

Bhugra, D. (2003). Migration and depression. *Acta Psychiatrica Scandinavia*, **108**, 67–72.

Bhugra, D. (2004). Migration and mental health. *Acta Psychiatrica Scandinavia*, **109**, 243–58.

Census and Statistics Department (2008). *Hong Kong Annual Digest of Statistics*. Hong Kong: Government Logistics Department.

Chan, K. B., Loveridge, D. (1987). Refugees 'in transit': Vietnamese in a refugee camp in Hong Kong. *International Migration Review*, **21**, 745–59.

Chen, X., Stanton, B., Li X., Fang, X., Lin, D. (2008). Substance use among rural-tourban migrants in China: a moderation effect model analysis. *Substance Use & Misuse*, **43**, 105–24.

China Daily (2003). China makes schooling for migrant children easier. 9 December 2003.

Chou, K. L. (2009). Pre-migration planning and depression among new migrants to Hong Kong: the moderating role of social support. *Journal of Affective Disorders*, **114**, 85–93.

Feng, W., Zuo, X. J., Ruan, D. C. (2002). Rural migrants in Shanghai: living under the shadow of socialism. *International Migration Review*, **36**, 520–45.

French, C., Lam, Y. M. (1988). Migration and job satisfaction: a logistic regression analysis of satisfaction of Filipina domestic workers in Hong Kong. *Social Indicators Research*, **20**, 79–90.

Gibson, K., Law, L., McKay, D. (2001). Beyond heros and victims: Filipina contract migrants, economic activism and class transformations. *International Feminist Journal of Politics*, **3**, 365–86.

He, J., Xu, L., Sun, H. et al.(2008). Mental health status and its influencing factors among peasant workers of Weihai City. *Chinese Journal of Public Health*, **24**, 942–44 (in Chinese).

Holroyd, E. A., Molassiotis, A., Taylor-Piliae, R. E. (2001). Filipino domestic workers in Hong Kong: health-related behaviors, health locus of control and social support. *Women Health*, **33**, 181–205.

Ingram, R. E., Price, J. M., Ingram, R., Price, J. (2002). *Vulnerability to Psychopathology: Risks across the Lifespan*. New York: Guilford Press.

Jia, F., Wu, Y. (2008). A study on mental health of rural-to-urban young peasants in Suzhou city and its influencing factors. *Medical Journal of Chinese People's Health*, **20**, 2823–6 (in Chinese).

Jiang, L., Guo, J., Zhuang, L. et al.(2009). Effect of social support on mental health in Three Gorges immigrants. *Chinese Journal of Public Health*, **25**, 257–8 (in Chinese).

Knudsen, J. C. (1983). Boat people in transit: Vietnamese in refugee camps in the Philippines, Hong Kong and Japan. *Bergen Occasional Papers in Social Anthropology*, **31**. University of Bergen: Department of Social Anthropology.

Lague, D. (2003). The human tide sweeps into cities. *Far East Economic Review*, 9 January 2003.

Lau, P. W. L., Cheng, J. G. Y. Chow, D. L. Y., Ungvari, G. S., Leung, C. M. (2009). Acute psychiatric disorders in foreign domestic workers in Hong Kong: a pilot study. *International Journal of Social Psychiatry*, **55**, 569–76.

Liu, Q., Wang, Y., Wang, H. *et al.*(2009). Mental health and related factors in migrants resettled nearby the Three Gorges Reservoir area. *Chinese Mental Health Journal*, **23**, 48–51 (in Chinese).

Luo, H., Huang, F., Zhang, X. (2006). The psychological evaluation of the peasant workers in the city. *Medical Journal of Chinese People's Health*, **18**, 504–5 (in Chinese).

Mollica, R. F., McInnes, K., Poole, C., Tor, S. (1998). Dose-effect relationships of trauma to symptoms of depression and posttraumatic stress disorder among Cambodian survivors of mass violence. *British Journal of Psychiatry*, **173**, 482–8.

Qian, S., Wang, W., Wang, Y. (2008). The mental health status of 232 Henan migrant workers and its influencing factors. *Chinese Journal of Health Psychology*, **16**, 459–60 (in Chinese).

Rao, N., Yuen, M. T. (2001). Accommodations for assimilation: supporting newly arrived children from the Chinese mainland to Hong Kong. *Childhood Education*, **77**, 313–18.

Security Branch of Hong Kong Government Secretariat (1984). *Fact Sheet: Vietnamese Boat People in the Refugee Camps in Hong Kong*. Hong Kong: Hong Kong Government Secretariat Press.

Steel, Z., Silove, D., Phan, T., Bauman, A. (2002). Long term effect of psychological trauma on the mental health of Vietnamese refugees resettled in Australia: a population-based study. *Lancet*, **360**, 1056–62.

Sun C. (2007). Investigation and analysis of mental health status of Northeast peasant workers. *Chinese Journal of Health Psychology*, **15**, 460–2 (in Chinese).

Tam, V. C., Lam, R. S. (2005). Stress and coping among migrant and local-born adolescents in Hong Kong. *Youth & Society*, **36**, 312–32.

Tan, S. (2000). The relationship between foreign enterprises, local governments, and women migrant workers in the Pearl River Delta. In L.A West, Y. H. Zhao, eds. *Rural Labour Flows in China*. University of California, Berkeley: Institute of East Asian Studies.

Wang, L., Cong, J., Wang, Y. *et al.*(2009a). Influences of different resettlements on mental health of immigrants. *Chinese Journal of Public Health*, **25**, 259–61 (in Chinese).

Wang, Q., Wang Y., Li, Q., Huang, B. (2009b). Study for the correlation between psychological well-being and psychological stress of external resettlement in migrants from Three Gorges Reservoir Area. *Journal of Chongqing Medical University*, **34**, 221–3 (in Chinese).

Wong, D. F. K., He, X., Leung, G., Lau, Y., Chang, Y. (2007). Mental health of migrant workers in China: prevalence and correlates. *Social Psychiatry & Psychiatric*

Epidemiology, **43**, 483–9.

Wong, D. F. K., Chang, Y. L., He, X. S. (2009). Correlates of psychological well-being of children of migrant workers in Shanghai, China. *Social Psychiatry & Psychiatric Epidemiology*, **44**, 815–24.

Xie, Z. Q., Pan, J. (2007). Children of migrant workers on the move between city and countryside. *People's Tribune*, **16**, 34–7.

Xinhua News Agency (2005). Foundation to fund education of migrant workers, 14 January 2005.

Zahid, M. A., Fido, A. A., Razik, M. A., Mohsen, M. A., El-Sayed, A. A. (2004). Psychiatric morbidity among housemaids in Kuwait. *Medical Principles and Practice*, **13**, 249–54.

第25章

カナダの移住者と難民のメンタルヘルス：教訓と今後の見通し

ローラ・シミッチ（Laura Simich）
モートン・バイザー（Morton Beiser）

編者による本章の紹介

　さまざまな国で異なる状況下での移住が発生しており、その人数も違う。各国の移住の問題への対処法は多種多様であり、その主旨は英国の多文化主義から、米国の人種のるつぼ、そしてカナダの多文化主義政策（rainbow nation）まで幅がある。移住者の受け入れ許可は、社会政策と政治的イデオロギーに左右される。精神科医は、移住者とその他の民族集団および文化的集団に、適切かつ利用可能なサービスを十分に提供できるように、新たな文化の社会政策と政治的見解の両方を認識していなければならない。これらのサービスは、各国の医療制度で利用可能な資源によって決まる。本章ではSimichとBeiserが、メンタルヘルスの問題の割合、リスクを抱えているハイリスク集団、リスクとレジリエンス（回復力）の社会的決定要因を説明するために、カナダの移住者と難民の体験を浮き彫りにする。カナダにおける移住者と難民の定住プログラム、多文化主義および社会政策の展開は、移住者・難民に対して好意的と思われる。しかし、地元労働市場の拡大は、新参者を不利な立場におくことになるだろう。筆者らは、再定住にかかわるメンタルヘルスの危険因子、特に失業について実証したデータを解説し、再検討する。障害率は、社会的格差と健康格差の増加に伴い変化する。SimichとBeiserは、これらに対しては特別な介入が有効であり、必要とされていると締めくくる。

Migration and Mental Health, ed. Dinesh Bhugra & Susham Gupta. Published by Cambridge University Press. © Cambridge University Press 2011.

はじめに

　移住者はカナダに到着した時点では、おおむね地元生まれのカナダ人よりもメンタルヘルスの状態がよい（Ng et al., 2008）。本章では、20年間にわたるカナダ人移住者のメンタルヘルス研究を主に取り上げる。これらの研究の中には、当初は良好であったメンタルヘルスを危うくする個人的要因と社会的要因の研究をテーマとしているものもあれば、良好なメンタルヘルスの維持に寄与する要因を説明しているものもあった。一部の移住者は、カナダの一般の人々と同様、明白な精神障害を発症している。このハイリスク集団を対象としたメンタルヘルスサービスの利用可能性と効果が、本章で再検討されるもう1つの主要な研究動向である。本章では、まずカナダにおける移住、人口動態および社会動向の説明がなされ、メンタルヘルスに関する考察の背景が示される。その後、『ドアが開いた後（After the Door Has Been Opened）』（Canadian Task Force on Mental Health Issues Affecting Immigrants and Refugees, 1998）のレビューでは、過去20年間にわたるカナダの移住者と難民のメンタルヘルスに関する画期的な報告の進展を評価するための文脈が提供される。これに続き本章では、メンタルヘルスの問題の程度と、移住者と難民という特別なリスクを抱えているハイリスク集団、そしてリスクとレジリエンス（回復力）の社会的決定因子を浮き彫りにするために、移住者のメンタルヘルスに関する主要な研究の結果が再検討される。新たに発生した問題に関する手身近な議論と、今後の研究に向けた提案、サービスと政策に関する勧告で、本章は締めくくられる。

カナダにおける移住、人口動態および社会動向

　カナダの最初の移住者は、16世紀に現地との貿易をはじめ、定住するようになったイギリス人、フランス人およびその他のヨーロッパ人といった入植者であった。移住者の受け入れ人数は20世紀の最初の10年間にピークを迎え、大恐慌の時期と第二次世界大戦後に減少し、その後、20世紀後半になって再び回復した。21世紀の最初の10年間が終わる頃には、カナダは地球上で最も文化的に多様な地域の1つとなっていた。この国の多文化主

義政策(Kymlicka, 1995)と難民再定住プログラムは、欧州における問題の多い統合のシナリオや、米国の「自分のことは自分で何とかするというアプローチ」よりも勝っていた(Van Selm, 2003)。ここで論じられる動向の一部は、本章の対象範囲外である北米における移住の歴史の比較分析についても触れる必要がある。そこから移住者の統合とメンタルヘルスの社会的決定因子、さらにはカナダにおける移住者のメンタルヘルス研究を理解するための背景の理解に近付くことができる。

　カナダと米国における移住者の統合の比較は、カナダの特定の政策の強みを示唆しているが、懸念をもたらす政策もある。カナダの移住者は概して、最終的にカナダ国民となる傾向が米国への移住者よりもはるかに高く、また、市民権の取得もはるかに早い(Bloemraad, 2002)。メンタルヘルスと市民権取得との潜在的な関係に取り組んだ研究はないが、新規定住者によるこの行為は、帰属感と組織へ組み込まれた感覚の指標となるであろう。しかし、後に説明するように、これは定住と統合の成功を示す指標の1つにすぎない。人口動態の変化と経済的な成果も、移住者の精神面の健康に影響を与える可能性があるからである。

　20世紀後半は、カナダの移住が根底から変化した時代であった。1960年までは、あからさまな差別的入国政策により、移住者は圧倒的に北欧の白人が多かった。1976年の移民法で、政府が定義した人的資本の特徴に基づくポイントである、労働力のニーズに応える教育、言語の流暢さ、職業スキルなどの、人種差別をしないための制度が導入されすべてが変わった。現在、カナダの年間移住者目標を達成するために移住を許可される25万人(Citizenship and Immigration Canada, 2009)のうちの多くが、いわゆる「伝統的な」移住者出身国以外の地域の出身者である。2007年には、移住を許可された者の半数以上(52％)が、伝統的な移住者出身国10カ国(中国、インド、フィリピン、米国、パキスタン、英国、イラン、韓国、フランスおよびコロンビア)の出身であった。

　カナダに住んでいる人々のおよそ5人に1人は国外で生まれた。しかし、最近カナダに移住してきた者の大多数(70％)は国内の大都市に定住しており、農村地域よりもトロント、モントリオールおよびバンクーバーなどの地域において、移住者の存在がより多いように感じられる(Statistics Canada,

2008)。トロントの人口の過半数は国外生まれで、カナダの2つの公用語である英語やフランス語以外の母国語を持つ。

　国益のために公然と推進された移住者受け入れとは異なり、カナダの難民受け入れは、人道主義と、国連難民条約への自発的な参加に基づいている。1980年から2001年までに、カナダはさまざまな国から合計53万5131人の難民を受け入れた。年間受け入れ人数は、多いときは1980年の4万人（カナダ史上最大の難民受け入れのきっかけとなった出来事である、東南アジアの「ボートピープル」危機が最高潮に達していたとき）、少ないときは1983年の1万5000人と幅があった（DeVoretz *et al.*, 2005）。1999年から2009年までは、難民の入国数は年間およそ2万5000人で安定していたが、これはすべての移住者受け入れ数の約10％に相当していた（CIC *Facts and Figures*, 2009）。カナダの難民受け入れ人数のおよそ半数は、海外の難民キャンプ出身者で占められており、残りの半数は、自力でカナダまでたどり着き、国際協定に従って難民申請を行い、難民資格の取得に成功した者である。カナダが難民の再定住の実践で広く高い評価を受けているのは、東南アジアの難民の受け入れ体験に由来し、これを称えて国連はカナダに対し、ナンセン難民賞（Nansen Refugee Award）を授与した。国民1人当たりの受け入れ人数では、カナダは他のどの国よりも多くの難民を受け入れ、永住権を付与し続けている。

　移住者がカナダに受け入れられた後、その医療に関する責任は州の自治体が担うことになる。カナダは「国民皆保険」に価値をおいているが、移住者を対象としたサービスは一様ではなく、州の政策に左右される。たとえば一部の州では、移住者が保険サービス加入資格を得る前に90日間の待機期間を課している。カナダ市民権・移民省は、暫定的連邦保健プログラムの下で、難民と難民申請者に対し、緊急かつ必要不可欠な医療サービスをカバーする、制限付きの直接的な医療（メンタルヘルスに関する短期の相談を含む）を提供しているが、資格と対象範囲には多くの格差が認められる。

　移住者と難民のための十分に確立された定住プログラム、多文化主義政策と、市民権獲得の優れた実績により、カナダは、表面的にはほぼ理想的な再定住国の様相を示している。しかし表面下には、ますます競争が激化している国内労働市場があり、最近の新参者を一層不利な立場に追いやっている

（Badets and Howatson-Leo, 2000; Kunz et al., 2002; Li, 2000; Reitz, 1998; Smith and Jackson, 2002）。労働市場の問題が原因で、新たにカナダ人となった者の貧困とそれに付随するメンタルヘルスのリスクは、かつてないレベルに達している（Kazemipur and Halli, 2001）。2004年には、労働年齢の新規移住者で貧しい暮らしをしている者が5人に1人を超えていたのに対し、他のカナダ人では10人に1人未満であった（Fleury, 2007）。

また、カナダへの移住者は、賃金が低く、能力以下の仕事に就いている傾向がある。出身国を問わず、25〜54歳の新規移住者は、カナダ生まれの人々よりも労働市場で多くの困難に直面する（Gilmore, 2009）。2006年には、カナダ生まれの人々の失業率は4.4％であったのに対して、新規移住者の失業率は11％であった。2008年には、移住労働者の平均時間給は、カナダで生まれた労働年齢（25〜54歳）の被雇用者の90％であった。カナダ在留期間が5年未満の移住者の場合、この数字は80％であった。カナダの選考方針により、ほとんどの移住者は高学歴である。しかし、教育面での強みが労働力として役立つわけではない。2008年には、移住者の42％が能力以下の仕事に従事していた。つまり、教育水準から期待されるレベルよりも低いレベルの仕事に就いていたのである（Gilmore, 2009）。この問題をもたらした2つの重要な原因は、移住者の学歴に対する認識の欠如と労働市場における差別である。ビジブルマイノリティ（見ただけでわかる少数民族集団）は、白人系カナダ人よりも低賃金の仕事に就く傾向が強く、少数民族集団の中でも多数派と同等の職に就いたとしても、安い給料を受け取る可能性が高い（Pendakur and Pendakur, 2007）。野望をくじかれ、期待が叶わず、移住者は精神的な痛手を被る（Beiser et al., 1981; Simich et al., 2006a）。

文化の保持を支持しながら、同時に統合の成功を促進する政策である多文化主義政策（Berry, 1984）は、カナダにおける移住者のメンタルヘルスに好ましい影響を与えたようである。しかし、1970年代のそれほど差別的ではない移住者受け入れ基準の実施は、受け入れ後の公正な対応を保証するものではなかった。再定住のストレスの問題は継続しており、移住と保健医療に関する政策と実践の食い違いも続いている。2002年には、移住者・難民保護法により、深刻な健康上の問題を持つ難民にカナダの門戸が開かれた。この称賛に値する人道主義的行為には、医療資源の追加が明らかに必要であっ

たが、何も提供されなかった。

カナダ移住者と難民のメンタルヘルスに関するタスクフォース

　移住者と難民のメンタルヘルスは、1986年、カナダの移住者と難民に影響を与える精神面の問題に取り組む国家タスクフォースの設立とともに、一気に全国で注目されるようになり、これに続いて、タスクフォースの報告書『ドアが開いた後』が1988年に発表された。タスクフォースは、カナダ連邦政府の2つの省、国務省多文化主義局と保健福祉省によって設置された。政府の措置は、全国の多くのコミュニティ、サービス団体および権利擁護団体によって提起された懸念に対する回答であった。タスクフォースの12人のメンバーには、精神科医、心理学者、看護師、ソーシャルワーカーおよび学者に加えて、全国から選ばれた第一線に立つ労働者が含まれていた。

　広範な文献レビューと、300を超える組織からの書面と口頭による情報提供に基づき、タスクフォースは中心となる論点について合意に達した。

　メンタルヘルスを危うくするのは、移住体験そのものではない。移住がメンタルヘルスのリスクを生み出すか、もしくは、個人的かつ経済的充足のための新しい機会を生み出すのかを決めるのは、移住と再定住を取り巻く不確定さである。

　『ドアが開いた後』では、再定住関連のメンタルヘルスの危険因子を明らかにし、これらの中でも、失業と能力以下の仕事に就いていること、家族との別離、英語やフランス語を話せないこと、移住者全般、特に少数民族集団の特有の文化に対する、世間の否定的な態度が及ぼす悪影響について強調している。報告ではさらに、同胞民族コミュニティからの支援による貢献にも注目するよう呼びかけた。特別なニーズがあるため、あるいは、研究者や政策立案者およびサービス提供者に忘れられてきたために、特別な配慮を必要としている集団には、子どもや思春期・青年期、女性、高齢者および拷問その他の悲惨なストレス要因の犠牲者が含まれていた。報告では27の勧告がなされた。これらには、孤独や親子の分離、家族の崩壊を予防するための家族再構築のプロセスの促進、語学研修へのアクセスの確保、移住研究と専門家養成を専門とするセンターを最低3件作ることなど、幅広い政策課題が

含まれていた。さらに勧告には、専門的な通訳者養成と、再定住のプロセスと不平および失望などを取り上げ、その対処法について提言した、新たな移住者向けの資料の作成など、具体的な予防と介入の戦略も含まれていた。

カナダにおける 20 年間にわたる移住者のメンタルヘルス研究

1980 年代以降、カナダにおける移住者のメンタルヘルスにかかわる分野は、深みの点でも幅広さの点でも拡大し続けており、学際的で政策志向の研究アプローチの効果が上がっている。狭量な生物医学的視点を超越し、定量的方法と定性的方法の両方を採用することにより、カナダの研究者は移住者のメンタルヘルスにかかわる社会的・文化的決定因子を調査してきた。1980 年代のタスクフォースによる主導権を再現するために、新たなカナダ多様性タスクグループ・メンタルヘルス委員会は、2009 年現在の移住者と民族人種的集団（Ethnoracial）のメンタルヘルスに関するカナダの研究文献のレビューを行った。『ドアが開いた後』の勧告のうち、実施されたものがあるとすれば、それはどの勧告だったのかも調査した。タスクグループは、完全に実施されたのはわずか 6 件の勧告にすぎなかったと報告した。しかし、『ドアが開いた後』以降の 20 年間にわたる 50 件を超える研究において、カナダの民族人種的集団のメンタルヘルスとメンタルヘルスの問題が調査された（Mental Health Commission Task Group on Diversity, 2009）。これらの研究の大半は、精神疾患の発症率、移住者と難民を対象とした医療、メンタルヘルスの危険因子と予防因子に焦点を絞っている。

研究は、移住のプロセスと移住者自身が本質的に不健康なわけではないこと、むしろ、移住者のメンタルヘルスは、再定住先の社会における移住後の状況に大きく左右されることを明確に示している。移住者そのものは若く、移住することを自分から選択し、入国時の健康診査に合格しているので、カナダへの新参者は一般に到着時は健康である。このように当初移住者は健康上有利であったと認識することは重要だが、それゆえ、たかをくくっていいというものではない。

精神疾患の発症率と時間の経過に伴う変化

いわゆる「健康な移住者の影響」に鑑みて実施された研究によれば、移住者は時間の経過とともに、その健康上の有利性を失っていく傾向がある。非欧州諸国出身の移住者は、欧州出身の移住者よりも、慢性的な健康上の問題を発症するリスクが高いと思われる（Ng *et al.*, 2005）（図25.1参照）。

メンタルヘルスに関するデータはそれほど明確ではない。カナダ地域健康調査の結果では、移住者の不安障害、うつ病およびアルコール依存症の率は、カナダ生まれの住民よりも優位に低い。そして長期間在留している移住者よりも、新規移住者にこの影響が強いことを示唆している。この所見から一部の研究者は、「健康な移住者の影響」がメンタルヘルスにもあてはまると結論付けるに至った（Ali, 2002）。しかし、カナダ地域健康調査で用いられた分野横断的研究方法は、移住者集団の不均一性や地域格差、あるいは、時間の変化に伴う社会的・文化的要因の複雑な相互作用と変化には配慮していない（Beiser, 2005）。女性や難民などの特定のハイリスク集団は、一層脆弱で、特別なストレスを体験する可能性がある（Ahmad *et al.*, 2004; Rousseau *et al.*, 2001）。

カナダの全国調査にも、移住者のメンタルヘルスに関連したデータが一部含まれているが、膨大な人口データでは、さまざまな問題のきめ細かい、あるいは掘り下げた研究は必ずしも可能ではない。特定の移住者、難民または

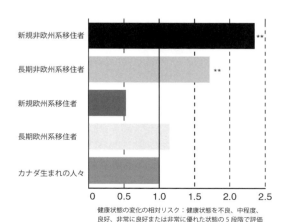

図25.1 非欧州諸国出身の移住者は、カナダ生まれの人々よりも、健康の悪化を報告する傾向が強い（Ng *et al.*, 2005）

民族集団に関する地域研究は、メンタルヘルスサービス開発に向けた、より有意義かつ具体的な情報を提供すると考えられる（Mental Health Commission Task Group on Diversity, 2009）。全国調査は、移住者全般を非移住者と比較し、多様な移住者集団をひとくくりにする傾向がある。そのデータでは、移住の種類、出身地域、年齢あるいはジェンダーなどによる重要な差異を明らかにすることはできない。たとえば、子どものための全国計画を開発するというカナダ政府の公約の一環として、政府は全国児童青年長期調査（National Longitudinal Survey of Children and Youth: NLSCY）を開始した。これは3万5000人を超えるカナダの子どもたちの出生から成人期初期までの発達と健康に関する長期的な調査である。現在も進行中のこの調査は、子どもの社会面、情緒面および行動面の発達に影響を与える要素に関する貴重な情報を生み出している。しかし、このNLSCYから得られた洞察は、対象者としての移住者と難民の子どもが非常に少ないため、彼らについてごく一部を語っているにすぎない。

NLSCYのデータに基づく驚くべき発見を伴ったある論文では、移住者と難民の十分な標本に基づくデータの重要性を示している（Beiser et al., 2002）。そこでは子どものメンタルヘルスを危険にさらす、すべての要因のうち、貧困が最も有力な要因の1つであると報告されている。最近、越境した家族移住者が貧困生活を送っている可能性は、非移住者の2倍を超えている。主要な仮説としては、移住者の子どもには高い割合で苦悩や不安定さが認められるだろうというものであった。しかし、調査結果は正反対であった。外国生まれの子どもの方が地元で生まれた子どもよりも、情緒面および行動面の問題が少なかったのである。この疫学的矛盾のさらに厳密な調査からは、移住者の家族が果たすレジリエンス（回復力）の源としての役割が浮き彫りにされた。貧しい移住者の家庭は貧しいカナダ人家庭よりも、家庭崩壊に至る可能性がはるかに低く、貧しい移住者の親は、親としての役割を有効に果たせなかったり、機能不全に陥ったりする傾向が少なかった。

サービスの利用

移住者は、カナダ生まれの住民よりも、メンタルヘルスサービスを利用することが少ない（Kirmayer et al., 2007）。移住者のメンタルヘルスに影響を与

える社会状況には、カナダの既存のメンタルヘルス制度や専門診療に対する認識が含まれ、移住者がメンタルヘルスサービスを利用しようとしない理由には、医師が患者の話に耳を傾ける時間が少ないことや、治療における服薬への過剰依存など、現在の診療に対する否定的な見方が含まれる（Simich *et al.*, 2009a; Whitley *et al.*, 2006）。その他の研究では、満たされていないメンタルヘルスサービスのニーズとサービス利用を妨げるものに焦点が絞られたが、これには、新規定住者が支援を得られる場所に関する知識を持っていないことと、スティグマに関する懸念が含まれていた（Hsu and Alden, 2008; Li and Browne, 2000）。

リスク、レジリエンス（回復力）とメンタルヘルス

　研究、政策および実践において、移住者のメンタルヘルスに関するリスクとレジリエンス（回復力）の両方の要因を含む双方向的なパラダイムは不可欠である。図25.2の再定住のストレスとレジリエンス（回復力）のモデルは、バンクーバーとブリティッシュコロンビア州の東南アジア系難民、トロントのタミール人難民、カナダ全土の移住者と難民の子どもを対象とした疫学研究と、カナダ、エチオピアおよびイスラエルの国際比較研究の指針となった。

　特に難民の移住前ストレス要因に関連のあるメンタルヘルスの特徴は、直観と理論によってかなり予測できる。しかし、研究によれば、移住前の精神面への影響は、永住実現後、ほどなく消滅する傾向にあり、数年後に再び現れることがあることが実証されている（Beiser, 2009）。難民が過去のトラウマによるメンタルヘルスのリスクへ対処するには、少なくとも再定住の初期および中期においては、記憶の抑制が役立つであろう（Beiser and Hyman, 1997）。このように、抑制は病的な防衛機能の1つと考えられることが多いが、むしろメンタルヘルスの維持に役立つ対処方法であるといえる。しかし、高齢化に伴い、つらい記憶も楽しい記憶も思い出さずにはいられなくなるだろう。報告からは（Beiser and Wickrama, 2004）、そのような回想はうつ病のリスクとなるが、安定した職歴と安定した人間関係は、それぞれメンタルヘルスの防衛因子として作用することが実証されている。

　移住者のメンタルヘルスを促進するには、脆弱性を突き止めることと併せ

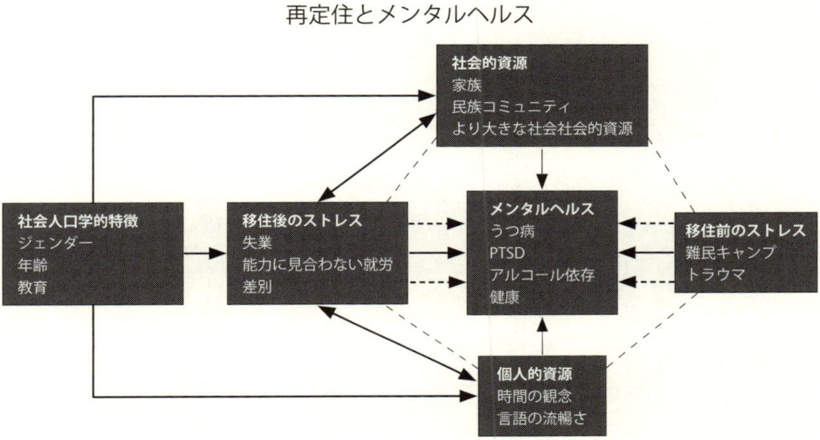

再定住とメンタルヘルス

図 25.2　再定住とメンタルヘルス
Beiser, M.（1999）*Strangers at the Gate: The Boat People's First Ten Years in Canada*. Toronto; University of Toronto Press より引用。

て、防衛因子を明らかににすることも重要である。ときには、ある特定の要因が、危険因子にも防衛因子にもなる可能性がある。たとえば失業は、一般の人にとってうつ病の危険因子であるが、移住者にとっても同様である（Beiser *et al.*, 1993; Wickrama *et al.*, 2002）。一方、安定した雇用は、難民のつらい記憶の回想によって引き起こされるメンタルヘルスのリスクを軽減する（Beiser and Wickrama, 2004）。社会的サポートと社会的ネットワークは、アフリカ系難民とアジア系移住者集団の孤立を減少させることが明らかにされている（Beiser, 1999; Stewart *et al.*, 2008）。自殺などの一部のメンタルヘルスの問題は、カナダの移住者の場合、一般に非移住者集団の半分の割合であると報告されており、彼らの出身国で報告されている割合に近い。高齢の移住者ではこの割合が増加するが、モントリオール、トロントおよびバンクーバーなどの大都市に住む移住者の場合は減少しており、おそらくは、文化的な絆とコミュニティの絆による予防効果が理由と考えられる（Malenfant, 2004）。

　一方、移住者は自分と同じ民族のコミュニティに守られるようになることで、受け入れ先の社会の言語を学習する確率の低下、民族コミュニティ外との社会的接触の減少、昇進する見込みがほとんどない雇用の道に入り込んで

しまう危険の高まりなど、極めて長期間にわたり悪影響を受ける可能性があることも報告されている（Beiser, 1999, 2009）。これまで資金援助プログラムや受け入れプログラムによる、移住者・難民へのメンタルヘルスサポートの潜在的な影響は、研究者からあまり注目されることはなかった。カナダの移民法では、民間の難民に対する資金提供が許可されている。カナダ政府は1979～1981年の東南アジアのボートピープル危機に対応する政策の1つとして、一般市民に民間スポンサーとなることを奨励した。再定住1年目の難民に対する経済的責任およびその他の責任を一般市民に引き受けてもらうことを条件に、政府の資金援助の下で難民受け入れを行った。報告では（Beiser, 1999, 2009）、スポンサーと難民間の資金援助関係から生じる誤解が、メンタルヘルスに大きく影響を及ぼしたと示唆している。肯定的な面としては、資金援助関係が、長期的な言語の習得、雇用、およびより大きなコミュニティとの接触を促進するように見えたと述べている（Beiser and Johnson, 2003）。また理論上では、強固な民族意識の保持が自尊心の向上と社会的帰属感の促進をもたらすとされている。しかし、研究結果は複雑な相互作用を示しており、より大きな社会への参加を可能にするための言語などのツールの獲得において、強固な民族意識は、困難を体験する移住者と難民を保護する役目を果たす可能性もあるが、一方でそれは、差別を受けたという認識を増幅させる可能性もある（Beiser and Hou, 2006）。

　雇用を阻む壁を生み出すとも言える差別は、メンタルヘルスの問題に間接的に寄与する以外に、移住者のメンタルヘルスに直接的な影響も与える（Beiser et al., 2002; Dion, 2001; Noh et al., 1999）。カナダ民族多様性調査（Canada's Ethnic Diversity Survey）によれば（Badets et al., 2003; Statistics Canada, 2003）、20％の人々が、聞き取り調査前の5年間に「ときおり、または、頻繁に」差別を体験したと報告していた。カナダの黒人の約3分の1（32％）が差別を体験していたのに対して、南アジア系の人々の場合は21％、中国人の場合は18％であった。調査からは、差別を受けたという認識は、時間の経過とともに減少することはなく、また、移住者の第二世代でも減少していないことも見出された。

　カナダ全国児童青年長期調査（NLSCY）に含まれる、移住者の子どもといった特定の集団を対象としたメンタルヘルス研究は、多数の興味深い重要

な疑問を提起した。たとえば、メンタルヘルスに関するポジティブな結果は、すべての子ども、難民および移住者に同様にあてはまったか？ ビジブルマイノリティの子どもと、そうではない子どもには？ また、移住の状況やカナダ国内で再定住する地域などの環境要因は、メンタルヘルスに影響を与えたか？ NLSCY における移住者の子どもの群は小さすぎて、必要な分析を行うことはできなかった。このような疑問に答えるために、カナダ全域の 10 大学（そのほとんどは全国主要都市移住研究の最高拠点に所属）の研究者が、民族文化的コミュニティおよび少数民族集団への支援団体と協力して、カナダ全域の 6 都市に住む 4000 人の移住者と難民の子どもとその家族の長期的な健康・発達調査である新カナダ児童青年調査（NCCYS）を作成した。

NCCYS を基にしたある出版物は（Beiser et al., 2010）、移住者の子どものメンタルヘルスが、一般の子どものメンタルヘルスに影響を与えるさまざまな要因と同じものの影響を受けていることを実証している。移住者の少年の方が移住者の少女よりも、また、年少の子どもの方が年長の子どもよりも、周囲に対して攻撃性を示す傾向が強い。一般の子どもと同様に、母親がうつ状態である移住者の子どもは情緒面の問題を持つ確率が高い。しかし、移住者の体験に少なからず特有の要因が、子どものメンタルヘルスや普遍的なリスクや、防衛因子のネットに影響を与える。移住者の子どもで、親が英語やフランス語をほとんど話さない、あるいは全く話さない場合、親の言語能力が高い子どもよりも苦悩が多く、親が多大な再定住のストレスに苦しんでいる場合、また、差別を体験している場合、移住者の子どもの情緒的な問題と周囲への攻撃性といった行動のリスクが高まる。さらに、カナダにおける再定住地域では、移住者の子どものメンタルヘルスにおいて顕著な特徴が認められる。トロントとモントリオールに住む子どもには、ウィニペグ、カルガリー、エドモントンまたはバンクーバーに住む子どもよりも、メンタルヘルスと行動面の問題が多く見られた。これらの地域差にはさまざまな理由があった。モントリオールに住んでいる移住者である親は、他の地域に住む者と比べて、その地域社会で多数派の言語に流暢ではなく、これが、モントリオールが相対的にネガティブな結果を示した理由であった。一方トロントでは、サービス機関と学校などの連携そして対応に問題があったことに加えて、周囲が新規移住者をあまり歓迎しなかったようである（Beiser, 未公表データ）。

その他の貢献としては、『ドアが開いた後』が、移住者を協議と研究に参加させる必要性を予示したことが挙げられる。30年後、参加型アクションリサーチは、カナダの移住者集団を移住者のメンタルヘルス研究の計画、実施および結果のフィードバックに関与させることで、効果的なエンパワメントを引き出すことにつながった。たとえば、最近完了した、「地域と大学の研究同盟によるコミュニティメンタルヘルスにおける文化の重視（*Taking Culture Seriously in Community Mental Health*）」調査研究は、40を超える地域、大学、サービス機関および連携包括機関が1つにまとめられ行われた（Maiter *et al.*, 2008; Simich *et al.*, 2009a, b;Westhues *et al.*, 2008）。これはカナダで最も人口の多い州であるオンタリオ州の5つの民族文化的コミュニティを対象とした、コミュニティメンタルヘルスに関する先駆的な研究であり、開発および試験的実施でもあった。このような定性的調査研究は、満たされていないニーズや文化的価値観およびコミュニティベースの解決策の理解に有意義である。移住者に定住プロセスで見られるメンタルヘルスの問題について、主観的に体験を説明してもらうことにより、移住者のメンタルヘルスに対する理解を「肉付け」することができた。革新的な参加型リサーチプロジェクトもまた、大学以外の現場である地域保健センターや、移住者と難民にサービスを提供しているその他の地域機関などから生まれた。コミュニティベースの研究方法も、研究者とサービス提供者の連携を築く上で有効であった。トロントに定住している世界最大のタミール人移住者集団を対象としたメンタルヘルス調査が、これは「苦悩するコミュニティ（*A Community in Distress*）」と名付けられたものであるが、2001年から2004年まで実施された（Beiser *et al.*, 2003）。プロジェクトの基本的な構成要素であるコミュニティの専門家と学者による研究協力は、研究それ自体よりも長く続いた。コミュニティが触媒となって根なし草集団のタミール人の精神的苦悩と無力感に取り組むことで、次のような波及効果をもたらすことができた。2004年12月にアジアで発生した津波に関するニュースに日々直面していたスリランカの家族と友人が被った壊滅的な被害に対し、コミュニティが支援を促すことができたのである（Simich *et al.*, 2008）。まとめると、大学とコミュニティによる研究協力は、これまで以上に十分な情報に基づいた独創性のある移住者のメンタルヘルスケアに生かされていくと考えられる。

第 25 章　カナダの移住者と難民のメンタルヘルス：教訓と今後の見通し

カナダの移住者のメンタルヘルスにおける新たな問題

　既に指摘されたように、1988 年の移住者のメンタルヘルスに関する国家タスクフォースは画期的な議論を生み出した。これにより移住には多くのストレスが伴う可能性があるが、移住後のストレスが、個人的な能力を上回る、また利用できる社会資源が十分あれば必ずしもメンタルヘルスを脅かすわけではないと結論付けた。精神障害の発生率と有障害率に関するデータは、今なお、カナダの限られた少数民族集団または難民集団のデータに特化しているが、そこからは精神的苦悩は移住後の偶発的な出来事に関連し生じているという一貫したエビデンスが得られている。たとえばトロントにおけるエチオピア人のうつ病有病率は 28％で、本国のエチオピア人よりもはるかに高い。これは、移住の際のエチオピア人の移住の高いリスクと経済的問題が組み合わさった結果であると強く示唆している（Fenta et al., 2004）。「健康な移住者」が移住後、精神疾患に罹患する割合および要因は、難民にもあてはまることが推測できる。しかしながら、「ボートピープル」危機（1979 〜 1981）の時期にカナダに来た東南アジア系の難民は、地元生まれのカナダ人よりもうつ病の率が低かった（Beiser, 1999）。この結果から言えることは移住者とその本国の人々のメンタルヘルスの比較に加えて、移住者と受け入れ社会で生まれた住民のメンタルヘルスとを比較する必要がある。そして、この結果を掘り下げるためには、既存の研究方法に多文化対応能力を加味したアプローチ法を用いた方法が必要である。

　メンタルヘルスのニーズとサービスの利用可能性の一致も、さらに調査研究が必要な、もう 1 つの重要な分野である。メンタルヘルスケアシステムは一般に、移住に起因するメンタルヘルスケアの課題に対応するための、多文化対応能力と言語能力および自己意志が欠けている（Bhui et al., 2007; de Jong and Van Ommeren, 2005; Ingleby and Watters, 2005）。カナダと米国の両方において、少数派コミュニティ特異な民族言語を使うコミュニティは十分なサービスを受けられずにいる（James and Prilleltensky, 2003; Kirmayer et al., 2007; United States Department of Health and Human Services, 2002）。カナダの国民は皆、保険システムを活用することができるが、移住者と難民を対象とした質の高いメンタルヘルスケアが、一般人同様に利用しやすいかというとそ

うではない（Canadian Task Force on Mental Health Issues Affecting Immigrants and Refugees, 1988; Gagnon, 2002; Standing Senate Committee on Social Affairs, Science and Technology, 2006）。たとえば、トロントはタミール人移住者集団にとって世界最大の故郷であるが、メンタルヘルスに関する調査からは、トロントのタミール人難民の12％が心的外傷後ストレス障害（PTSD）に罹患している（他の難民集団と同程度）のに対して、何らかの治療を受けているのは、PTSDと診断された者のうち、10人に1人にすぎないことがわかった（Beiser et al., 2003）。研究からは、言語の障壁と、移住者とカナダのメンタルヘルス制度の評価や援助探索方法、そしてニーズの不一致、が明らかになった（Sadavoy et al., 2004; Wang et al., 2008）。受け入れ社会にある医療制度と移住者がどのように互いに影響を与えているかについては、さらに批判的な分析が必要である。最後に、違法な移住者や密入国者のメンタルヘルスと、カナダにおける保健医療サービスへのアクセスの欠如に関する調査研究は、まだ始まったばかりであるが（Simich, 2006b; Simich et al., 2007）、この調査結果によっては、困難な社会的および経済的文脈を持つ移住者に対する、人道的対応が促進される可能性がある。

教訓と展望のまとめ

　カナダは移住者と難民の受け入れ国として高く評価されている。その評価を維持するためには、移住者のメンタルヘルスにさらに注意を払わなければならない。1980年代と1990年代に、カナダの移住者のメンタルヘルスに関する調査研究で、最も不利な立場にある移住者でも、好ましい定住条件の下で長い時間をかければ、良好な健康と社会的統合を達成できることが実証された。多文化主義は批判されることもあるが、おそらく、移住者のメンタルヘルスに有益な影響を及ぼしてきたものと考えられる。同国人による民族コミュニティサポートは、定住の初期段階で特に重要である。そのためにも十分に計画された友好的な資金提供プログラムの成功は、長期にわたる統合を支援し、メンタルヘルスの予防に重大な役割を果たすことができるだろう。
　カナダにおける社会的格差と医療格差は、残念ながら拡大しつつある。最近の調査研究からは、差別と経済的統合の遅れが移住者に悪影響を与えてい

るが、移住後の生活における失望と精神的苦悩が避けられないわけではないことが明らかになった。過去20年間の難民再定住プロジェクトおよびその他の研究から得られた教訓を考えれば、移住者のメンタルヘルスが人的資本の重要な側面であると認識し（Beiser, 2009）、これに従って、文化的に適切なサービス、疾患の予防策、コミュニティのメンタルヘルスの促進に投資するときが来たといえる（Mental Health Commission Task Group on Diversity, 2009）。

　いくつかの具体的なイニシアティブが有効であろう。たとえば、現在、言語通訳サービスは、裁判所では義務付けられているが、カナダの保健医療制度では義務付けられていない。質の高いメンタルヘルスサービスの提供と言語との関連を考慮すれば、これは改められなければならない。国の移住政策が州の保健医療サービスの支給とほとんど合致していないため、移住者のメンタルヘルスケアはおざなりにされがちである。この問題は、難民メンタルヘルス実践研究などの最近の調査研究と、定住局による試験的なプログラムを通じて、徐々に対処されつつある。連邦機関と州機関が検討しているメンタルヘルスに関するリテラシーキャンペーンと反スティグマキャンペーンも、十分な資金援助の下に実施されれば、移住者のメンタルヘルスに見られる医療格差と社会的格差の解消に役立てられるであろう。

　カナダにおける移住者のメンタルヘルスに関する調査研究の深遠さと幅広さは、学術的環境においてのみ拡大したわけではなく、移住者のコミュニティと組織の連携も増加し、さらには政策立案者の関心も高まることとなった。過去の調査研究は、移住者のメンタルヘルスにおける長期的な混合研究法を追求すること、また、ジェンダーと法的地位などの重要な特徴を考慮した調査研究を行うことの重要性を示唆している。近年ではトラウマとそこからの回復の複雑性に加えて、メンタルヘルスの社会的決定因子を調査する研究が、ますます一般的になってきている。カナダにおける移住者の大部分は、メンタルヘルスの問題を抱えるとは限らないが、今後は、移住者の精神面の健康を保っているのは何かを調査し、この知識を政策と実践の改善へと転換する機会を提供する視点も必要である。

【参考文献】

Ahmad, F., Shik, A., Vanza, R., Cheung, A. M. U. G., Stewart, D. (2004). Voices of South Asian women: immigration and mental health. *Women's Health*, **40**, 113–30.

Ali, J. (2002). Mental health of Canada's immigrants. In *Supplement to Health Reports Statistics Canada*, vol. **13**, 1–11.

Badets, J., Howatson-Leo, L. (2000). Recent immigrants in the workforce. *Canadian Social Trends*, **3**, 15–21.

Badets, J., Chard, J., Levett, A. (2003). Ethnic Diversity Survey: Portrait of a Multicultural Society Catalogue no: 89–593–XIE.

Beiser, M. (1999). *Strangers At The Gate: The 'Boat People's' First Ten Years in Canada*. Toronto: University of Toronto Press.

Beiser, M. (2005). The health of immigrants and refugees in Canada. *Canadian Journal of Public Health*, **96**, 30–45.

Beiser, M. (2009). Resettling refugees and safeguarding their mental health: lessons learned from the refugee resettlement project. *Transcultural Psychiatry*, **46**, 539–83.

Beiser, M., Hou, F. (2006). Ethnic identity, resettlement stress and depressive affect among Southeast Asian refugees in Canada. *Social Science and Medicine*, **63**, 137–50.

Beiser, M., Hyman, I. (1997). Refugees' time perspective and mental health. *The American Journal of Psychiatry*, **154**(7), 996–1002.

Beiser, M., Johnson, P. (2003). Sponsorship and resettlement success. *Journal of International Migration and Integration*, **4**(2), 203–16.

Beiser M., Wickrama K. A. S. (2004). Trauma, time and mental health: a study of temporal reintegration and depressive disorder among Southeast Asian refugees. *Psychological Medicine*, **34**(5), 899–910.

Beiser, M., Collomb, H., Reval, J. L. (1981). Mastering change: epidemiological and case studies. *American Journal of Psychiatry*, **138**(4), 455–9.

Beiser, M., Johnson, P. J., Turner, R. J. (1993). Unemployment, underemployment and depressive affect among Southeast Asian refugees. *Psychological Medicine*, **23**, 731–43.

Beiser, M., Hou, F., Hyman, I., Tousignant, M. (2002). Poverty and mental health among immigrant and non-immigrant children. *American Journal of Public Health*, **92**(2), 220–7.

Beiser, M., Simich, L., Pandalangat, N. (2003). Community in distress: mental heath needs and help-seeking in the Tamil community in Toronto. *International Migration*, **41**(5), 233–45.

Beiser, M., Hamilton, H., Rummens, J. A. *et al.* (2010). Predictors of emotional problems and physical aggression among children of Hong Kong Chinese, mainland Chinese and Filipino immigrants to Canada. *Social Psychiatry and Psychiatric Epidemiology*, **45**(10), 1011–21.

Berry, J. W. (1984). Multicultural policy in Canada: a social psychological analysis. *Canadian Journal of Behavioural Science*, **16**, 353–70.

Bhui, K., Warfa, N., Edonya, P., McKenzie, K., Bhugra, D. (2007). Cultural competence in mental health care: a review of model evaluations. *BMC Health Services Research*, 7: 15 doi: 10.1186/1472–6963–7–15.

Bloemraad, I. (2002). The North American naturalizationgap: an institutional approach to citizenship acquisition in the

United States and Canada. *International Migration Review*, **36**(1), 193–228.

Canadian Task Force on Mental Health Issues Affecting Immigrants and Refugees (1988). *After the Door Has Been Opened: Mental Health Issues Affecting Immigrants and Refugees in Canada*. Ottawa: Ministry of Supply and Services Canada.

CIC (Citizenship and Immigration Canada) (2009). *Facts and Figures 2008 – Immigration overview: Permanent and Temporary Residents*. http://www.cic.gc.ca/english/resources/statistics/facts2008/permanent/01.asp (accessed 27 April 2009).

de Jong, J., Van Ommeren, M. (2005). Mental health services in a multicultural society: interculturalization and its quality surveillance. *Transcultural Psychiatry*, **42**(3), 437–56.

DeVoretz, D., Beiser, M., Pivenako, S. (2005). The economic experiences of refugees in Canada. In P. Waxman and V. Colic-Peiskes, eds. *Homeland Wanted: Interdisciplinary Perspectives on Refugee Resettlement*. New York: Nova Science Publishers, 1–21.

Dion, K. L. (2001). The social psychology of perceived prejudice and discrimination. *Canadian Psychology*, **43**, 1–10.

Fleury, D. (2007). *A Study of Poverty and Working Poverty Among Recent Immigrants to Canada: Final Report*. Ottawa: Human Resources and Skills Development Canada.

Fenta, H., Hyman, I., Noh, S. (2004). Determinants of depression among Ethiopian immigrants and refugees in Toronto. *Journal of Nervous and Mental Disease*, **192**, 363–72.

Gagnon, A. (2002). *Responsiveness of the Canadian Health Care System Towards Newcomers: Discussion Paper No. 40*. http://www.hc-sc.gc.ca/english/pdf/romanow/pdfs/40_Gagnon_E.pdf (accessed 8 October 2009).

Gilmore, J. (2009). The 2008 Canadian immigrant labour market: analysis of quality of employment. *The Immigrant Labour Force Analysis Series*. Ottawa: Statistics Canada.

Hsu, L., Alden, L. E. (2008). Cultural influences on willingness to seek treatment for social anxiety in Chinese and European-heritage students. *Cultural Diversity and Ethnic Minority Psychology*, **14**, 215–23.

Ingleby, D., Watters, C. (2005). Mental health and social care for asylum seekers and refugees: a comparative study. In I. David (ed.) *Forced Migration and Mental Health: Rethinking the Care of Refugees and Displaced Persons*. New York: Springer Publishing Co, 193–212.

James, S., Prilleltensky, I. (2003). Cultural diversity and mental health: towards integrative practice. *Clinical Psychology Review*, **22**, 1133–54.

Kazemipur, A., Halli, S. (2001). Immigrants and 'New Poverty:' The case of Canada. *International Migration Review*, **35**(4), 1128–56.

Kirmayer, L. J., Weinfeld, M., Burgos, G. *et al.* (2007). Use of health care services for psychological distress by immigrant in an urban multicultural milieu. *Canadian Journal of Psychiatry*, **52**, 295–304.

Kunz, J. L., Milan, A., Schetagne, S. (2002). *Unequal Access: A Canadian Profile of Racial Differences in Education, Employment and Income*. Toronto: Canadian Race Relations Foundation.

Kymlicka, W. (1995). *Multicultural Citizenship: A Liberal Theory of Minority Rights*. Oxford: Clarendon Press.

Li, H. Z., Browne, A. J. (2000). Defining mental illness and accessing mental health services: perspectives of Asian Canadians. *Canadian Journal of Community Mental Health*, **19**, 143–59.

Li, P. (2000). Earning disparities between immigrants and native-born Canadians. *Canadian Review of Sociology and Anthropology*, **37**(3), 289–311.

Maiter, S., Simich, L., Jacobson, N., Wise, J. (2008). Reciprocity: an ethic for community-based participatory action research. *Action Research*, **6**(3), 305–25.

Malenfant, É. C. (2004). Suicide in Canada's immigrant population. *Health Reports*, **15**(2), 9–17.

Mental Health Commission Task Group on Diversity (2009). Understanding the issues, best practice and options for service development to meet the needs of ethnocultural groups, immigrants, refugees, and racialized groups. Calgary, AB: Mental Health Commission of Canada.

Ng, E., Wilkins, R., Gendron, F., Bethelot, J-M. (2005). Healthy today, health tomorrow? Findings from the National Population Health Survey. *Dynamics of Immigrants' Health in Canada: Evidence from the National Population Health Survey, Statistics Canada*. Ottawa: Ministry of Industry. http://www.statcan.gc.ca/pub/82-618-m/82-618-m2005002-eng.htm.

Noh, S., Beiser, M., Kaspar, V. H. F., Rummens, J. (1999). Perceived racial discrimination, depression, and coping: a study of Southeast Asian refugees in Canada. *Journal of Health and Social Behavior*, **40**, 193–207.

Pendakur K., Pendakur, R. (2007). Minority earnings disparity across the distribution. *Canadian Public Policy/Analyse de Politiques*, **33**(1), 41–61.

Reitz, J. G. (1998). *Warmth of the Welcome: The Social Causes of Economic Success for Immigrants in Different Nations and Cities*. Boulder, CO: Westover Press.

Rousseau, C., Medkki-Berrada, A., Moreau, S. (2001). Trauma and extended separation from family among Latin American and African refugees in Montreal. *Psychiatry*, **64**(1), 40–59.

Sadavoy, J., Meier, R., Ong, A. (2004). Barriers to access to mental health services for ethnic seniors: the Toronto study. *Canadian Journal of Psychiatry*, **49**, 192–9.

Simich, L. (2006). Hidden meanings of health security: migration experiences and systemic barriers to mental wellbeing among non-status migrants. *International Journal of Migration, Health and Social Care*, **2**(3/4), 16–27.

Simich, L., Hamilton, H., Baya, B. K. (2006). Mental distress, economic hardship and expectations of life in Canada among Sudanese newcomers. *Transcultural Psychiatry*, **43**(3), 418–44.

Simich, L., Wu, F., Nerad, S. (2007). Status and health security: an exploratory study among irregular immigrants in Toronto. *Canadian Journal of Public Health*, **98**(5), 369–73.

Simich, L., Andermann, L., Rummens, J. A., Lo, T. (2008). Post-disaster mental distress relief: health promotion and knowledge exchange in partnership with a refugee diaspora community. *Refuge*, **25**(1), 44–54.

Simich, L., Maiter, S., Moorlag, E., Ochocka, J. (2009a). Ethnocultural community perspectives on mental health. *Psychiatric Rehabilitation Journal*, **32**(3), 208–14.

Simich, L. Maiter, S., Ochocka, J. (2009b). From social liminality to cultural negotiation: transformative processes in immigrant mental wellbeing. *Anthropology & Medicine*, **16**(3), 253–66.

Smith, E., Jackson, A. (2002). *Does a Rising*

Tide Lift all Boats? The Labour Market Experiences and Incomes of Recent Immigrants, 1995–1998. Ottawa: Canadian Council on Social Development.

Standing Senate Committee on Social Affairs, Science and Technology (2006). *Out of the Shadows at Last: Transforming Mental Health*. Ottawa: Mental Illness and Addiction Services in Canada.

Statistics Canada (2003). *Canada's Ethnocultural Mosaic, 2006 Census: Findings*. http://www12.statcan.ca/census-recensement/2006/as-sa/97-562/index-eng.cfm?CFID=3632529&CFTOKEN=11121264 (accessed 13 July 2010).

Statistics Canada (2008). *Canada's Ethnocultural Mosaic, 2006 Census*. Ottawa: Minister of Industry. http://www.statcan.gc.ca/cgi-bin/af-fdr.cgi?l=eng&t=Canada's%20Ethnocultural%20Mosaic,%202006%20Census&loc.=http://www12.statcan.ca/english/census06/analysis/ethnicorigin/pdf/97-562-XIE2006001.pdf. (accessed 2 April 2008).

Stewart, M., Anderson, J., Beiser, M. *et al.* (2008). Multicultural meanings of social support among immigrants and refugees. *International Migration*, **46**(3), 123–59.

United States Department of Health and Human Services (2002). Mental health: culture, race, and ethnicity – a supplement to mental health: a report of the Surgeon General. Rockville, MD: US Department of Health and Human Services, Substance Abuse and Mental Health Services Administration, Center for Mental Health Services.

Van Selm, J. (2003). Public–private partnerships in refugee settlement: Europe and the US. *Journal of International Migration and Integration*, **4**(2), 157–76.

Wang, L., Rosenberg, M., Lo, L. (2008). Ethnicity, accessibility, and utilization of family physicians – a case study of mainland Chinese immigrants in Toronto. Canada *Social Science and Medicine*, **67**(9), 1410–22.

Westhues, A., Ochocka, J., Jacobson, N. *et al.* (2008). Developing theory from complexity: reflections on a collaborative mixed method participatory action research study. *Qualitative Health Research*, **18**(5), 701.

Whitley, R., Kirmayer, L. J., Groleau, D. (2006). Understanding immigrants' reluctance to use mental health services: a qualitative study from Montreal. *Canadian Journal of Psychiatry*, **51**, 205–9.

Wickrama, K. A. S., Beiser, B., Kaspar, V. (2002). Trajectories of economic integration and depression of Southeast Asian refugees: an application of growth curve strategy in psychiatric research. *International Journal of Methods in Psychiatric Research*, **11**(4), 161–75.

第26章

結論

ディネッシュ・ブグラ（Dinesh Bhugra）
スシャム・グプタ（Susham Gupta）

　移住者が新たな社会に定着し、適応する能力は、その身体面と精神面の健康に影響を与える。脆弱性の要因には、移住前から存在し、個人の移住を促すものもあるが、政治的あるいは経済的要因など、それ以外の要因は、押し出し要因あるいは「プッシュ（押し出し）」要因として作用する。また、経済的要因と教育的要因が「プル（引き入れ）」要因として作用する場合もある。移住体験は均一ではなく、多数の要因に左右される。必然的に、移住関連のストレスには、多数の戦略を用いてさまざまな方法で対処することになる。宗教、年齢、ジェンダーあるいは性的アイデンティティのいずれに関連した集団であるかにかかわらず、さまざまな集団がさまざまな形で移住のプロセスを体験する。文化的、社会的および性的アイデンティティは重複することがある。政策立案者と政治家は、移住者が直面する問題を認識することが不可欠であり、また、非常に多くの移住者が新たな国の経済に貢献し、一般には人気がないと思われる仕事に従事している事実を、十分に理解する必要がある。新たな国の多文化主義の価値観や、虹の国家、あるいは人種のるつぼというアイデンティティに関連した政策も、個人と、個人がどのように歓迎され、認識され、受容されるかで影響を与える。

　移住者は、単身での移住か集団移住か、家族を伴うか伴わないかにかかわらず、多数の要因によって決定される一定のストレスを体験する。

　本書では、さまざまな国における、さまざまな移住者集団の、さまざまな疾病率を検討してきた。一部の精神障害が、ある移住者集団により多く見ら

Migration and Mental Health, ed. Dinesh Bhugra & Susham Gupta. Published by Cambridge University Press. © Cambridge University Press 2011.

第26章 結論

れるが、他の集団ではそうではないことを示す一連の共通の見解が、わずかではあるが浮かび上がってきた。一部の移住者集団の対処戦略とレジリエンス（回復力）は、関心とさらなる研究に値する。それぞれの移住者と移住者の故郷社会および移住社会との相互作用は、相反した感情を生むことがあり、それが移住後の適応と文化変容に影響を与えていく。

　移住とは、社会的変化のプロセスである。その中で、個人が一定の変化に直面し、その変化のプロセスの根底にある目的に応じて、希望とその達成にかかわる適応が続けて発生する。移住は多面的で、同一国内で農村部から都市部へ、あるいは都市部から農村部へと行われる場合もある。国境と文化の境界を越えた移住のプロセスにはストレス要因が伴う。すべての移住者がストレスを体験し、精神疾患を発症するわけではない。そのような移動のプロセスはいずれも社会的変化を生み、個人が文化、家庭、家族（拡大家族もしくは合同家族）、社会的ネットワーク、親族、同僚と友人を残して去ることになり、割合としてはごく少ないが、これが文化的死別を引き起こす場合がある。新たな文化を刺激的な冒険と考える解釈と努力によって、移住者はより迅速に、うまく適応することができる。新たな社会における一連の要因が、人格のスタイルや要素と結び付き、適応と文化変容に影響を与える。これらの社会的要因には、新たな社会における政策、受容的な態度、人種差別と、社会的サポートおよび社会的ネットワークの利用可能性が含まれる。そして、これらの適応と認識に対する個人の対応が、移住者がどのようにうまくやっていくかに影響を与える。国外移住は、社会的、政治的、経済的または教育的理由によるものが多い。国内移住もこれらの要因に影響される場合があるが、教育的または経済的要因による方が多い。文化的アイデンティティと新たな言語の習得またはこれへの対処、事前の準備と期待はすべて、移住者が定着できるような役割を果たす。移住のプロセスや移住で体験するストレスが人によって異なることは、年齢やジェンダー、移住の目的と準備によって適応能力が異なるとともに、臨床医が認識しておかなければならない重要な要因である。

　政策立案者は、移住者、難民および難民認定申請者の人権を考慮した明確な方針に基づいて主導していかなければならない。また、移住者集団と彼らの出身国の医療ニーズについても認識しておかなければならない。移住者を

対象としたサービスは、区別する必要はないが、ときには区別されることもある。ただし、それらは文化に十分配慮した、情緒的にも地理的にも利用しやすいものでなければならず、それには研修と支援のための十分な資金と資源が必要となる。住宅、司法、教育および保健医療などにかかわる政府内のさまざまな省庁が緊密に協力し、連携して取り組む必要がある。サービスへのアクセスについては、明確に説明し、広く情報提供しなければならない。いかなるサービスの提供においても、公衆精神保健の構成要素が明確に示されなければならない。移住者に的を絞り、適切な言語と利用しやすい手段によるコミュニケーション様式を採用すれば、メッセージをより効果的に伝えることができる。地元の機関と一次医療および二次医療のサービス機関に関する認識を、広く普及させなければならない。

　サービス提供者は、関係者に地域のサービスと予測される壁に関する情報を提供できるようにならなければならない。これらの壁には、政治的要因と政策要因、援助探索を阻む組織的障壁と、さまざまな疾患モデルに関連のある情緒的障壁が含まれる。サービス計画者および提供者は、臨床医とともに、移住者のニーズが何か、前述の壁を克服することによって、それらのニーズをどのように満たすことができるかを認識しておかなければならない。サービス提供者は、多文化対応能力の研修と、文化仲介者などのモデルを提供しなければならない。地域のニーズの疫学的評価は、文化的文脈を理解し、精神病理をモニタリングするために、定性的研究によって補完されなければならない。サービス提供者と臨床医の両方にとって、定期的な監査は必須であり、監査ではあらゆる種類の治療的介入の調査が行われなければならない。

　臨床医は、研修と多文化対応能力向上のための十分な資源へのアクセスを持たなければならない。また、自分自身が情報を得るために利用できる資源を認識しておく必要がある。さらに、文化的意識に関する研修（優れた臨床診療の一部だが）の義務付けと、定期的な更新がなされなければならない。通訳者を適切に採用し、適切な言語的および文化的ニーズに基づくサービスが利用できるようにしなければならない。サービス提供のモデルは、文化を基本とするモデル、ジェンダーを基本とするモデル、あるいは診断を基本とするモデルが考えられる。それに答えるための文化の越境を可能とするコ

ミュニケーションは必須であり、何が起きているのかをチームの構成員が認識できるようにしなければならない。研修では、難民、難民認定申請者と移住者の身体疾患、精神疾患および苦悩への対処をカリキュラムの一部とし、すべての研修生が文化的意識の構成要素を認識しなければならない。また、分野横断的な研修が奨励される。この最善策（Good Practice）は、家族とコミュニティリーダーの参加を得ることを意味し、患者の宗教的・文化的な好みを考慮し、患者にその社会的／文化的義務を果たすよう促すものでなければならない。移住は、精神疾患の病因における文化的要因の役割や、これらの要因が原因なのか防御なのかという問題だけでなく、これらの要因が非移住者集団についても同様に理解されるのかという問題も教えてくれる有効な機会となる。これらの要因を理解することにより、レジリエンス（回復力）と対処の役割を理解できるはずであり、次にそれを、患者をその文化にかかわらずマネジメントすることに利用できる。文化的適合性と、文化的対立の役割を検討することで、精神的・情緒的苦悩の生態学的モデルの考察が可能となるのである。

監訳者あとがき

　本書に触れる前に少し、なぜ原著、*Migration and Mental Health* が日本で出版されるに至ったかの経緯に触れたい。原著は 2011 年に出版されているが、翻訳者の 1 人、李創鎬がいち早くこの本を見つけ、この本に感銘し、これを日本に紹介する意義を強く感じた。この本を日本で出版できないだろうかという相談を監訳者の私が受けたのが 2012 年頃だったと思う。私も早速その年イギリスで行われた国際学会の際、購入し読んでみた。なるほど李が薦めるだけの本であると納得し、日本での出版社を探しに入った。最近では翻訳でかつ多文化間精神医学という日本ではニッチな分野にある本の翻訳出版を引き受けてくれる出版社は少なく、交渉は難航した。たまたま 2013 年頃、私は明石書店で『多文化共生論』（加賀美常美代編著）という分担執筆の本に取り組んでいた。その本の編集主幹の大江道雅氏にこの本がこれからの日本の時代に合った本であり、その出版は重要であることを説明し、明石書店からの上梓をお願いした。数週後に大江氏はこの翻訳を明石書店として引き受けると言ってくれ、翻訳プロジェクトは開始された。大江氏と明石書店には感謝に堪えない。下訳を石川ミカさんにお願いし、私と李創鎬、鵜川晃、大塚公一郎の 4 人で翻訳を行った。その上で私が監訳作業をした。その後、2014 年の春、日本精神神経学会総会の特別講演に訪れたディネッシュ・ブグラ先生に直接お会いし、日本語版への翻訳の承諾を乞い、「すばらしい提案に感謝します」という快諾を得た。立ち上がりから出版まで 3 年以上の時間を要したのは監訳者の私が途中で病気となり監訳が進まなかった理由による。その間、3 人の訳者には随分とサポートしてもらった。3 人には深謝したい。

　本書は、2011 年に英国 Cambridge University Press 社が刊行した *Migration and Mental Health* の全訳である。世界中で急増する移住者・難民へのメンタルヘルスケアの時代的ニーズに応えるべく、世界精神医学会のマリオ・マイ前会長を中心にして企画され、現会長であるディネッシュ・ブグラ教

授（Institute of Psychiatry, King's College London）、スシャム・グプタ先生（East London National Health Service Foundation Trust）を中心に編集された学術書である。本書の要点は、世界精神医学会雑誌 World Psychiatry に「移住者のメンタルヘルスとそのケアに関するガイダンス」(1) という論文形式でまとめられている。インターネットでも無料で閲覧できるようになっている。

本書の構成は序文、巻頭序言に始まり、第1部「疫学と格差」、第2部「移住の影響」、第3部「特別な集団」、第4部「マネジメント、サービスおよび研修」、第5部「世界の事例」の全5部（26章）にて論じられている。各章の執筆者は欧米、アジア諸国での信頼性の高い専門家が結集しており、延べ1330にのぼる文献が網羅されている。中でも研究デザインやマネジメント手法、精神病発病要因の疫学調査、注意すべき薬物療法の生物学的知見、多文化対応能力を重視した外来診察方法の項などは、刮目に値する力作揃いである。本書は移住者・難民のメンタルヘルスに関する著書の中において、ランドマーク的な専門書としての評価を得ている。この書は、多文化間精神医学の研究を深めたい人、移住者・難民などの「移動する人」のメンタルヘルスを知りたい人、日本にも増えつつある少数民族集団への支援方法を学びたい人たちにとっては大変役に立つものであることを信じて疑わない。

この本の主たる監修者、ブグラ教授は、北インド地域の出身であり、英国において社会精神医学と多文化間精神医学界における重鎮であり、代表的な教科書（Principles of Social Psychiatry, second edition, John Wiley & Sons, Ltd., Publication, 2010 と Textbook of Cultural Psychiatry, Cambridge University Press, 2007）を編集している。これまで著者、共著者として180以上の学術論文と90章を担当し、著者、共著者、編集者、共編者として30以上の著書に携わり、加えて海外主要メディア紙から医学的コメントを求められるなど、社会的認知度が高い精神科医である。

太古より人は国境、山河を越境し、幾多の文明を創造した歴史を重ね続けてきた。交通伝達手段が進化した現代においては、さらなる速さで融合と調和、あるいは衝突と対立を繰り返している。本書は「移動する人（Migrants）のメンタルヘルス」という普遍的な主題を掘り下げているが、トラウマを抱える難民や脆弱な背景を抱える少数派集団にも焦点を当てている。1900年初頭から、世界のこのテーマ、つまりマジョリティがマイノリティとどう共

生していくかについては Melting Pot, Diversity, Multiculturalism などと概念が変遷してきている。現代の多文化混交の時代にはさらにどのようなパラダイムが求められるのか。これをブグラ教授らは「今、ここで」の問題として捉えているように思う。

監訳者らが所属する多文化間精神医学会では、日本国内に在住する移住者、難民、難民認定申請者、外国人労働者などへの個別な支援活動、診察、研究活動を行っている。国内での移住者への大規模調査が多くはない現状において、本書における移住者に関する膨大な研究知見と考察を目の当たりにすることで、この課題にかかわることへの新たな力と示唆を得ることができた。

現時点での日本在住する外国人の割合は全体人口の2%未満であるが、外国人労働者、国際結婚家族、難民・難民認定申請者、日本国籍を取得した人、日本生まれの二世以降の人々など、多文化家族は日に日に増加している。この人たちを対象としたメンタルヘルスの問題は必ず近い将来、精神科医、看護師、心理士、ソーシャルワーカー、介護福祉士、政策立案者、ケアギバー、ボランティアの人々にとって喫緊の問題になる。同様に海外に雄飛する日本人にとっても、「移動する人のメンタルヘルス」の問題は重要である。そうした方々に本書を役立ててもらえれば翻訳者一同としては嬉しい限りである。

最後にこの本の出版に力を貸してくださった多くの人々に感謝したい。とりわけ、この本が陽の目を見る機会をくださった大江道雅明石書店社長とやっかいな編集をてきぱきこなしてくださった伊得陽子氏には特別な謝意を表したい。

平成29年3月

翻訳者を代表して
野田 文隆

【参考文献】

(1) Bhugra D., Gupta S., Bhui K. *et al.* (2011). WPA guidance on mental health and mental health care in migrants. *World Psychiatry*, **10**(1), 2–10.

索 引

注：イタリック体のページ番号は、図表の掲載ページを示している。

あ

愛、LGBT の人々　354–355
愛着対象　228
アイデンティティ　208
　外部の世界に向けたアイデンティティ　107
　個人のアイデンティティ　107
　多元的アイデンティティ　107
　南アジア系女性　216–217
アイデンティティの発達　112
　思春期の若者　112
アジア、女性の家事労働者　330–332
アフリカ系カリブ人　24, 26, 49–51
　うつ病の率　24, 49
　精神病　24, 50–51
　　率　50–51
　第二世代　50
　大麻の使用　26–27
アジア系コミュニティ
　精神病　51–52
　第二世代　52
　文化的アイデンティティ／伝統　27
アミスルピリド　453
アミトリプチリン　455
アメリカ
　自殺率　260–263
　プエルトリコ系移住者（US）
　　薬物使用／乱用　264
　メキシコ系アメリカ人
　　自殺率　260–263, 260
　　薬物使用／乱用　263–264
アリピプラゾール　453
アルコール乱用
　移住前段階の危険因子　166
α1酸性糖タンパク質（AGP）　451

い

ELFEP 研究　51–52, 61
家との絆　240
医学的に説明のつかない症状（MUS）　480
育児
　子どもへの影響　184–186
　相互作用のメカニズム　186–187
移住
　経済的要因　312–313
　女性化　327–328
　体験の一般化　310–311
　タイプ　311–313
　段階　20, 108
　定義　19–20, 103–104
　動機　104
　　移住前段階の危険因子　169
　農村部から都市部　255
　パターン　235
　不十分な準備　169
　プロセス　85, 104, 311–313
　　ストレス　62
　分類　412

移住関連の政治　109–110
移住後　19–21, 85–86
　　喪失　226–227
移住後因子
　　危険因子　169–172
　　防御因子　173
移住後の要因　20–21
　　精神病　62–63
　　頻度の高い精神障害　69–71
　　メンタルヘルスに影響を与える要因　20–21
移住時年齢　169
移住者
　　一次移住者　30–31, 327
　　強制移住者　413
　　集団　411–413
　　定義　19–20, 412
　　二次移住者　327
移住者と少数民族集団（MEMs）　361–381
移住者の健康　472–473
移住者の第二世代（精神病発症率）　50–51
移住体験と精神病　62–63, 473
移住前　20–21, 108, 119–131, 165
移住前因子
　　危険因子　168–169
　　文化的因子　119
　　防御因子　172–173
移住前の要因　21
　　メンタルヘルスに影響を与える要因　20
移住労働者の搾取　108
イスラエル人　53
イスラムコミュニティ、南アジア　143–145
AESOP 研究　48, 50, 61, 178–179, 184
一般診療、高齢者ケアの要因　280–282
遺伝的変異性、民族性　142–143, 451
遺伝と環境の相互作用
　　子どもの逆境環境　184–186

精神病　67, 87
移動（移住者に対する健康の影響）　472
異文化間の関係　444
　　夫婦療法　441–444
　　利点　444
イミプラミン　455
医療（→「ヘルスケア」も参照）
　　アクセス　474
　　カナダ　507–508, 520–521
　　サービスの利用　95
　　精神病のケアを受けるまでの経路　67–68
　　制度的人種差別　62
　　提供　107
　　難民　34
医療多元主義論　370
『インサイド・アウトサイド・レポート』　287–288

う

うつ病　26, 68–70, 72
　　医学的に説明のつかない症状との関係　480
　　カナダの移住者　512,515,519
　　感染症との関連　477
　　産後の精神病とうつ病　471
　　診断　377
　　難民　33, 90
　　　　子ども　33, 90
　　難民の大うつ病　33
　　低い自尊心　21
　　罠　21

え

英国（移住者の分類）　412
疫学　44–74, 84–96
　　アセスメント　86
　　一般の移住者　90–92
　　研究デザイン　86–87

国内移住　93
自殺／自殺関連行動　72–73
政策勧告　73–74
精神病　84, 87–89
精神病性障害　46–68
調査時期　86–87
難民　89–90
難民認定申請者　89
頻度の高い精神障害　68–72
方法論　86–87
HIV 感染　476
Ødergaard　59–60, 87
LGBT（レズビアン、ゲイ、両性愛者および
　トランスジェンダー）　343–356
愛　354–355
新たな社会の態度　351–355
移住者　445–446
移住者の人数　344–345
カミングアウト　346
カミングアウトの段階　346–349
黒人コミュニティ、ゲイ　348
個人的態度　345–346
ジェンダー・アイデンティティ
　348–349
情動　354–355
性的アイデンティティ　345, 348
性的魅力　354
段階　165
適応　344
バイ・ネガティヴィティ　343, 352–353
否定的態度、LGBT への　344
プロセス　165
文化変容　344
ヘテロセクシズム　343, 350–351
暴力、LGBT に対する　355
ホモフォビア　351–352
問題　345
援助探索行動　37, 95, 123, 180, 221, 334–
　335, 360, 369

メンタルヘルスサービス　369
EMPIRIC 研究　68, 70, 139–140, 145, 148,
　151

お

欧州連合（EU）
　移住　255, *256*, 411
　拡大　69
　ポーランド人移住者　411
親
　子どもとの分離　314–315
　子どもへの懸念　322–323
オランザピン　454

か

外国人家事労働者（FDWs）
　アジア　330–333
　期待に対する失望　332
　搾取　331
　入院率　330
　文化的アイデンティティの弱体化
　　332
　文化的孤立　331–332
　香港　493–494
　メンタルヘルス悪化の決定因子
　　332–333, *333*
解釈者型通訳　423
開発途上国における農村部から都市部への
　移住　69, 93, 491
解離への精神療法の利用　441
カウント・ミー・イン調査　284–286
学習された無力感　245
家事労働者、アジアにおける　330–332
家族　31–32
　移住の影響　313–314
　機能不全　313–314
　構成　112
　高齢者のケア　279–280
　力関係の逆転　313–314

適応　313–314
　　　文化的問題　313–314
　　　レジリエンス（回復力）　514
学校
　　　子ども　320–321
　　　青少年のためのプログラム　338
学校教育
　　　中国人移住者の子ども　499
カテコール - O - メチルトランスフォーゼ（COMT）遺伝子（バリン対立遺伝子）　66
カナダ
　　　移住　505–521
　　　移住後の状況　519
　　　移住者に対する医療に関する責任　508
　　　移住者のうつ病　512,515,519
　　　移住者のストレス　509–510,515
　　　移住者の統合　507,520
　　　移住者のメンタルヘルス　505–521
　　　　　新たな問題　519–520
　　　　　移住後の状況　519
　　　　　調査研究　518–512
　　　　　リスク　512, 514
　　　　　レジリエンス（回復力）　514
　　　移住前の影響　514
　　　家族が果たすレジリエンス（回復力）　513
　　　健康な移住者の影響　512
　　　子ども　510,513
　　　雇用問題　509,516
　　　サービスの利用　513–514
　　　差別　507, 516
　　　差別的な移住政策　507
　　　参加型アクションリサーチ　518
　　　社会動向　506–509
　　　人口動態　506–509
　　　多文化主義　508–509
　　　定住プログラム　507
　　　防御因子　515

　　　ボートピープル　508,516
　　　難民　505–521
　　　民族コミュニティ　510,515
　　　メンタルヘルスサービス　505–521
　　　労働市場　509
カナダ移住者と難民のメンタルヘルスに関するタスクフォース　510
過敏性腸症候群（IBS）　481
鎌状赤血球症　473
カリブ系黒人
　　　うつ病の率　140
　　　精神病
　　　　　移住のストレス　142
　　　　　治療データの利用　149–151
　　　　　率　136–141
　　　　　統合失調症の率　138–139
カルチャーショック　224–225, 230, 233, *235*
　　　移住後段階の危険因子　171
　　　ジェンダー　230
　　　文化的適合性　234
カルバマゼピン　456
がん　481–482
環境要因　28
感情（→「苦悩」も参照）
　　　母国語との関係　424
冠状動脈性心疾患　478
感情表出
　　　文化的の対立　231
感染症　475–477
　　　うつ病との関連　477
　　　入院　474
寛容、ホスト社会における　259

き

帰還移住者　92–93
儀式（ライフサイクル）　479–471
寄生虫疾患　477
偽装結婚　354

期待、外国人家事労働者の失望　332
気分安定薬　456
気分障害率　49
逆転移（多文化間仲介者）　400
強制移住者　129
強制的制裁措置　109
強制入院　379
　　　統合失調症　377–378
　　　メンタルヘルスサービス　367–369
居住権　319–320
拒絶　232, 258
近親結婚（孤立集団）　28

く

クエチアピン　454
グッドプラクティス　36–37
苦悩
　　　慣用表現　215, 378
　　　会話的　30
　　　精神療法　447
　　　中国農村部からの移住労働者　497
　　　表現　447
クロザピン　453–454, 457
　　　アフリカ系アメリカ人への処方実践　460
　　　副作用　459
グローバリゼーション　46, 255
　　　社会学的理論　109–113
　　　社会的影響　103
　　　政治的影響　103
　　　精神障害の有障害率　115–116
　　　農村部から都市部への移住　102
　　　文化変容ストレス　255
クロミプラミン　455

け

ケアを受けるまでの経路
　　　高齢者　279–286
　　　　　改善　282–283

精神病　67–68
経済移民　45, 85, 105
経済（的）格差／所得格差　23, 104, 135–137
　　　カリブ系黒人における精神病　136
経済的窮乏　108
啓発キャンペーン　296–297
結核　475
幻覚　204
　　　有病率　*202*
言語
　　　危険因子　169
　　　言語と文化の違いを超えたコミュニケーション　416–420
　　　子どもによる習得　313–314, 321–322
　　　集団精神療法　437–438
　　　精神療法　438
　　　ダイナミックな媒体　418
　　　文化との関係　416–420
　　　母国語と感情の関係　424
　　　メンタルヘルスサービスの提供における役割　421
　　　メンタルヘルスサービスを阻む障壁　371
言語型通訳　423
言語的通訳
　　　多文化間仲介者　387–389
健康な移住者効果　328
健康な移住者の影響
　　　カナダ　512
健康リテラシー（メンタルヘルスサービス）　360, 372–373
権利擁護者型通訳　423

こ

行為障害（難民の子ども）　33
抗うつ薬
　　　少数派への処方　460
　　　薬物動態　455–456
　　　薬力学　456–457

抗精神病薬
　　アフリカ系アメリカ人への処方　459–460
　　薬物動態　453–454
向精神薬、プラシーボ効果　461–462
後成的プロセスと精神病　66–67
行動療法　436–437
抗不安薬　456
拷問の犠牲者　35
　　性的暴力　35
交絡因子　47–48, 50, 63, 70, 72, 87
勾留　71
　　子ども　319, 320
　　難民　446
　　難民認定申請者　71, 446
　　香港のベトナム難民　491–493
高齢期（ライフサイクルにおける儀式／タブー）　471（→「高齢者」も参照）
高齢者　30–31, 107–108, 272–298
　　アセスメント方法　291–293
　　一般診療に関する要因　280–282
　　うつ病　273–275, 277–278
　　疫学　273–278
　　カウント・ミー・イン調査　284–286
　　家族要因　279–280
　　患者要因　279–280
　　ケアを受けるまでの経路　279–286
　　ケアの改善　282–283
　　啓発キャンペーン　296–297
　　コミュニケーション方法（通訳）　291–293
　　サービス開発　290–291
　　サービス提供　289–290
　　サービスへのアクセス　289–297
　　自殺／自殺関連行動　275–278
　　　　方法　275–276
　　　　自殺率　276–278
　　人口学的変化、移住者　273
　　人材育成　291

診断手法　293–295
スクリーニング　293–295
政策状況　286–289
精神医療サービス（OAPSs）　277–283, 289–290, 298
精神科ケアへの入院率　284–286
精神障害　273–275
調査研究　295–296
統合失調症　274–275
二次医療　282
入院率　284–286
認知症　273–275, 278
病床利用率　284–286
メンタルヘルスに関する全国サービス機構　286–287
国外移住　527
国際研究
　　精神病性症状に関して　197–198
国際連合　32
　　難民の定義　414
黒人コミュニティ、ゲイ　348
個人セクター　38
国家認知症戦略（イングランド）　288–289
国内移住　85, 93–94
　　中国　496–499
国立医療技術評価機構（NICE）認知症ガイダンス　288
個人的な要因（移住前）　21
子ども　28–29, 307–324
　　悪化要因　322
　　育児の質　185–187
　　移住体験の一般化　310–311
　　移住の定義　308
　　移住プロセス　311–313
　　遺伝子と環境
　　　　逆境環境における相互作用　185–186
　　親の懸念　322–323
　　家族とともに　307

索引

家族との再会　315
学校　320–321
虐待　316–317
逆境　313
居住権　319–320
研究結果　315–319
言語能力　313–314, 321–322
勾留　319–320, 322
再会　315
差別　321–322
社会経済的不利　321
社会的孤立　183
社会的ネットワーク／サポート
　　320–321
社会的不利　321
人身売買　307
身体的虐待　184–185
相互作用のメカニズム　186–188
精神障害
　　脆弱性　108
体験する問題　323
代理の介助者　314–315
定義、子どもの移住　308
定着　320–321
適応　29, 309, 313–314
同伴者なしの　307, 317–318
トラウマ　309, 317–318
内面化の問題　317
難民／難民認定申請者　33, 317–319,
　　322–323
二文化併存主義　112, 114
発達段階　309
不安　316
不安障害　29
分離　309, 314–315, 321
　　異常な分離　184
偏見　321–322
メンタルヘルス
　　概念化　310

関連要因　309
危険因子　168
コミュニケーション
　　異文化コミュニケーション　386–387
　　言語の違いを超えたコミュニケーション
　　　417
　　高齢者　293–295
　　困難　417
　　促進　385
　　通訳者の利用　387
　　文脈　386–387
　　レベル　387
コミュニティ　240
　　開発　419–420
　　自己中心型　233–234
　　社会中心型　233–234
　　集団的　248
　　集団的トラウマ　241–243
　　提供　373–375
　　メンタルヘルスサービス　413
コミュニティ通訳者　423
孤立
　　到着直後　109
　　農村部　320
孤立集団　28

さ

サービス提供者　528
サービス利用者（メンタルヘルスサービス
　　の開発）　410
罪悪感、喪失／喪　226
在留資格とメンタルヘルスサービスの格差
　　368
搾取
　　外国人家事労働者　331
差別
　　移住後段階の危険因子　171–172
　　移住後段階の防御因子　173
　　カナダ　507, 516

541

子ども　321–322, 499
人種差別　24–25
　　精神病　25
制度的差別　380
中国の農村部からの移住者　499
三環系抗うつ薬（TCA）　455
三峡ダムの建設（中国）　500
産後うつ病　335–336
産後の精神病とうつ病　471

し

死（ライフサイクルにおける儀式／タブー）　471
CMD（頻度の高い精神障害）　26, 68–71
　　移住後の要因　71
　　黒人および少数民族　68–70
　　難民認定者　71–72
　　PTSD　71
ジェンダー　327–328
　　社会的格差　104
　　男性らしさ／女性らしさの項目　349
　　南アジア系　209–210, 215–217
　　役割／女子　471
ジェンダー・アイデンティティ、LGBTの人々　348–349
自我に基づく精神療法　431
資源、限られたアクセス　182–183
自己　213–215
　　概念　110
　　再統合　433
自己選択仮説　128
自己の再統合（精神療法の利用）　433
自殺／自殺関連行動　26–27, 72–73, 94–95
　　アメリカ人の自殺率　260–263
　　高齢者　275–278
　　高齢者の自殺手法　275–276
　　文化変容　27, 260–263
　　南アジア系女性　334
　　メキシコ系アメリカ人　260–263,
　　　262–263
　　自殺率（国別）　260
思春期（ライフサイクルにおける儀式／タブー）　470
思春期の若者　108, 112
　　アイデンティティの発達　112
　　サービス　338
自傷行為　26
システム理論（文化間調停）　394–396
自尊心（自己評価）
　　移住後段階の危険因子　170
　　香港への移住者の子ども　495
シタロプラム　457
疾患　365–367
　　概念　366–367
　　体験　365
失文化　232
シトクロムP450酵素系（CYP）　452
自発的移住者　129
死別
　　期間　471
　　儀式／タブー　471
　　疎外　234–235
　　文化的死別　22
自民族密度
　　移住後段階の危険因子　170
　　精神病の防御　183
　　精神病予防　63, 67, 87–88
　　自殺のリスク　72–73
社会
　　自己中心型　233–234
　　社会中心型　233–234
　　集産主義型　233–234
社会化　113
社会経済的地位
　　移住後段階の危険因子　169–172
　　移住前段階の危険因子　168–169
　　経済的格差　23–24, 135–157
　　　カリブ系黒人の精神病　136–138

索引

　　子ども　321
　　精神病　61–62
社会構造　113
社会資本　182–183
社会セクター　38
社会的格差　23–24, 104, 135–157
　　カリブ系黒人の精神病　136–138
　　ジェンダー　104
社会的挫折
　　統合失調症リスク　121, 195
社会的サポート
　　移住後段階の危険因子　171
　　移住後段階の防御因子　173
　　中国農村部からの移住労働者　498
社会的ストレス（自殺／自殺関連行動）　27
社会的ネットワーク／サポート、子どものための　320–321
社会的排除　108
社会的不利、子どもの　321
社会的分裂（social fragmentation）と精神病　181–182
社会的変化　506–509
社会的連帯
　　自殺のリスク　72
　　精神病　181–182
　　予防　63
宗教上のタブー　472
宗教的なタブー　463
重症急性呼吸器症候群（SARS）　475
集団的アイデンティティ　242
集団的トラウマ　239–251
　　依存　245
　　介入　248–251
　　学習された無力感　245
　　家族　241–243, 247–248
　　家族療法　248–249
　　共同体の喪失　248
　　結果　244–248
　　原因　243–244

高齢者　247
コミュニティ指導者　247
災害　242–243
社会化　250
社会の残虐化　245
証言　250
証人　250
正義の提唱　250
対処戦略　244
深い疑念と不信　244–245
文化的死別　242
有害な人格発達　246–248
リラクゼーション方法　249–250, *251*
レジリエンス（回復力）　246
集団精神療法　437–438
　　多文化集団・単一の民族集団（集団精神療法）　438
周辺化　258–259
　　健康に関する考え方　370
収容
　　移住後段階　171
出産（ライフサイクルにおける儀式／タブー）　470–471
　　育児　471
　　分娩結果　470
出身地域、移住前段階の危険因子　168
ジュネーブ条約（1951年）　32
情動
　　LGBTの人々　354–355
小児期の因子、精神病の危険　183–186
小児期の要因（精神病のリスク）
　　カナダ　513, 517
　　教育問題　499
　　中国人移住者　499
　　香港への移住　494–495
食習慣　478, 480
食生活　107
植民地社会　109
女性　326–339

543

アジアにおける家事労働者　330–332
アセスメント　336–337
　医療提供者　336–337
　介入　337–328
　カルチャーショック　230
　ケアを阻む障壁　335–337, 339
　産後うつ病　335–336
　ジェンダー役割　326–327, 330
　社会的格差　104
　同化　328
　統合　328
　ドメスティックバイオレンス　337
　文化変容　328
　南アジア系
　　　自殺／自殺関連行動　334
　　　自殺率　144–145
　　　文化的疎外　333–334
　　メンタルヘルスへの決定因子
　　　328–330
　　メンタルヘルス予防サービス
　　　337–338
　　理解　336–337
処方実践、民族性　459–460
人格障害　123–128
人口学的変化、移住者　273
人材育成、高齢者のため　291
心疾患　472
人種
　定義　257
　　　精神疾患　138–141
人種差別（レイシズム）　182, 417, 451
　精神病　24–25
　統合失調症リスク　196
　難民認定申請者　319
　ホスト社会における　259
人種差別に基づく社会の関係　25
人種的に不利な立場　24–26
　　社会的格差　23–24
心身二元論　470

人身売買　476
　子ども　307
　少年少女　477
　性的搾取　476
身体化症状／身体的愁訴
　苦悩　215–217
　症状　*218*
　南アジア系女性　211, 215–217
　　　マネジメント　219–220
　　メキシコ系アメリカ人　217
身体疾患　21, 469–488
　感染症　475–477
　寄生虫疾患　477
　生活習慣病
　　　蔓延　473
　入院　474–475
　文化　473
　民族性　479
　メンタルヘルスとの関係　469
　リスク　482–483
身体的愁訴／身体化
　精神療法の利用　440
　症状　481
診断
　異文化コミュニケーションの困難
　　　386–387
　うつ病 377
　人種的偏見　378–379
　統合失調症　377–378
　メンタルヘルスサービス　377
診断手法、高齢者　293–295
診断の妥当性　377
心的外傷後ストレス障害（PTSD）　27
　文化的死別　225–226
　難民／難民認定申請者　33–34, 71,
　　　85–90, 240
　難民における併存疾患　71
人道的配慮に基づいた保護　415

索引

す

ストレス
　医学的に説明のつかない症状との関係
　　（MUS）　480
　移住過程　62–63
　移住のプロセス　142
　概念化　265
　カナダの移住者　509–510,515
　希望が叶うか叶わないかのずれ　23
　生物学的　21–22
　多文化間仲介者　405
　中国人移住者の子ども　499
『すべての人の問題』　287

せ

生活習慣病
　蔓延　473
成果と期待との格差（achievement–expectation gap）
　精神病の危険　188
性感染症　476–477
政策立案　526
脆弱性モデル　235
精神医学
　多文化間精神医学　377
精神科医と多様性の問題　413
精神科入院患者、カウント・ミー・イン調査　284–286
成人期（ライフサイクルにおける儀式／タブー）　470
精神疾患の概念　366–367
精神障害　23
　高齢者　273–275
　難民　33–34
　認識の変化　106–109
　有障害率　115–116
　有病率　166–167
精神的苦悩

医学的に説明のつかない症状（MUS）
　480
身体化　470, 481
精神病　25
　アジア系集団　51–52
　アフリカ系カリブ人　24, 50–51
　移住後の要因　62–63
　移住者の第二世代　88
　移住体験　62
　移住のストレス　141–142
　移住の素因　59–60
　イスラエル　53
　遺伝的素因　65–66, 87
　遺伝と環境の相互作用　66–67, 87
　疫学　44–45, 84, 87–88
　過剰診断の問題　48
　仮説　59–67, 84
　ケアを受けるまでの経路　67–68
　後成的プロセス　66
　黒人および少数民族　63
　　誤診　61–62
　自民族密度　67, 87
　社会人口学的格差　61
　社会的連帯　63
　出生前ビタミンD欠乏症　63–64
　小児期の因子　183–186
　小児期のライフイベント　64
　神経発達的要因　63–64
　人種差別　24–25
　心理学的仮説　65
　成果と期待との格差　188
　政策提言　73–74
　精神病理　194–205
　相互作用のメカニズム　186–188
　大麻の使用　26, 64
　治療データの使用　149–151
　米国　53, 59
　民族性 145, 177–188
　民族的出自 138–141

545

薬物誤用　26, 64
リスク　50–53, 87–88
率　46–47, 136–141
　　出身国　60–61
　　方法論の進歩　47–48
精神病的障害　46–67
精神病の遺伝的素因　66, 88
精神病の心理学的仮説　65
精神病理、移住の影響　194–205
精神薬理学、文化　461–463
精神療法（→「認知行動療法（CBT）」も参照）
　　解離　441
　　患者の依存性　439–440
　　患者の信念体系　434–444
　　グルとしての治療者　435
　　言語の障壁　439
　　個人療法　439–441
　　自我に基づく精神療法　431
　　集団精神療法　437–438
　　少数民族集団の治療における配慮　444
　　身体化　440
　　心理学的知的素養　439
　　西欧の精神分析的アプローチ　435
　　精神的苦悩　445
　　短期間の介入　436
　　治療協働　435
　　治療者に対する患者の認識　438
　　通訳者の利用　439
　　定義　432–433
　　難民　34, 446–447
　　難民認定申請者　446–447
　　非西洋文化　431–436
　　夫婦療法　441–444
　　プロセス　440
　　文化的差異　432
　　文化的タイプ　213–215
　　文化的特異性　432

　　文化の仲介者の利用　371–372
　　南アジア系女性　208–221
　　レズビアン、ゲイ、両性愛者およびトランスジェンダー（LGBT）の人々　445
精神療法における治療者と患者の出会い　433
精神療法のための心理学的知的素養　439
性的アイデンティティ
　　LGBT の人々　345, 347–348
　　男性らしさ／女性らしさの項目　*349*
性的空想、LGBT の人々　346
性的暴力
　　拷問の犠牲者　35
　　難民　35
性的魅力、LGBT の人々　354
制度的差別　365–366
制度的人種差別　153–154, 378
世界精神医学会移住に関するタスクフォース　44–74
摂食障害　27, 107
セルトラリン　455
セロトニン症候群　463
全国児童精神長期調査（NLSCY）　512, 517
先住民　94
先進的な都市工業社会　109
戦争、子どものトラウマ　317
戦争犯罪　243
選択仮説　59–60
選択的セロトニン再取り込み阻害薬（SSRIs）　455–457
　　セント・ジョーンズ・ワートとの相互作用　463
セント・ジョーンズ・ワート　463

そ

相互結合性　102
喪失

546

精神分析理論　228
体験　225–227
　　　遅延型反応　226
　　文化的死別　225–227
　　Bowlby のモデル　227–228
疎外　232–235
　　脆弱性モデル　*235*
　　精神療法の利用　433
　　文化的対立を複合した　234

た

大うつ病（難民）　33
大学、青少年のためのプログラム　338
代替医学　37
大麻の使用　26–27
　　精神病　26
対話療法
　　難民　34
多元主義、ホスト社会　259
多発性硬化症　479
タブー（ライフサイクル）　470
多文化間精神医学　377
多文化間仲介者
　　意味を変更する　393
　　患者の感情表現　393–394
　　逆転移　400–401
　　共同診断者としての役割　392–394
　　協力　403–405
　　言語的通訳　387–389
　　声　391
　　システム理論　391
　　ストレス　405
　　精神療法　390–391
　　専門化　403
　　相対主義的視点　402
　　多文化交差　392
　　中立性　404–405
　　治療的関係における役割　390–391
　　転移　400–401

パイプ役モデル　391
不在の存在　391
文化的還元主義　402
文化的差異　401–403
文化の明確化　388–389
文脈主義的理論　391
報告会　405
補佐的な共同治療者としての役割　396–399
間違った解釈の回避　389
メッセージの明確化／変換　387
メンタルヘルス　403
臨床医の期待　392
臨床医の信頼　405
倫理原則　404
多文化間仲介者が患者から受ける感情表現　387–390
多文化間仲介者の共同診断者としての役割　392–394
多文化間仲介者の倫理原則　404
多文化集団・単一の民族集団（集団精神療法）　438
多文化主義政策　508–509
多文化対応能力　37, 265–266, 371, 387
　　医療専門家の研修と教育　154–155
　　研修　384, 401
　　文化間調停者　401
　　メンタルヘルスサービス　371
　　メンタルヘルスの治療　401–402
男性らしさ／女性らしさの項目　*349*

ち

遅発性ジスキネジア　459–460
チベット仏教　435
　　グルとしての治療者　435
チャット（麻薬）の使用　27
中国（→「香港」も参照）
　　経済発展　490
　　国内移住　496–497

再定住　493
　　三峡ダムの建設　500
　　世帯登録制度(戸口制度)　496
　　中央政府の指示　494
　　農村部から都市部への移住　496
　　農村部からの移住労働者　496–499
　　門戸開放政策　496
治療
　　文化的差異　401–403
治療的関係
　　外部要因　441
　　精神療法　447
　　促進　390–391
　　多文化間仲介者の役割　392–394
　　内部要因　441

つ

通訳
　　メンタルヘルスサービス　371–372
通訳者の利用　36, 420–423（→「多文化間仲介」も参照）
　　医療通訳者　387
　　研修の必要性　422–423
　　研修用DVD　422
　　ジレンマ　420
　　治療協働　423
　　転移　420
　　メンタルヘルスサービス　421
　　利点　421–422
通訳モデル　391, 423

て

DSM–IV　47
テイ・サックス病　473
適応　22
　　LGBTの人々　344
　　家族　313–314
　　子ども　313
デシプラミン　455

転移
　　多文化間仲介者　400–401
　　通訳者の利用　420–421

と

『ドアが開いた後』(カナダタスクフォース)　510
東欧からの移住者　69
同化　111, 232, 258
　　健康に関する考え方　370
　　女性　328
統合　232, 258
　　健康に関する考え方　370
　　女性　328
統合失調症　121, 195–196
　　移住者の第二世代　50–51
　　移住の影響　194–205
　　一級症状　*203*, 205
　　疫学　45
　　強制入院　379
　　緊張型　194, 199, *200*, 204
　　幻覚　*202*, 204
　　現象　196–197
　　高齢者　274–275
　　サブタイプ　199, *200*, 204–205
　　地元民と移住者の比較　198–205
　　社会的挫折仮説　25
　　症状比較　196–197
　　診断　378
　　伝統的国家　198–205
　　発症リスク　195–197
　　偏見　378
　　ポストモダン／近代国家　198–205
　　妄想型　194, 199, *200*, 204
　　妄想内容　*201*, 204
　　有病率　195–196
　　率　46–47, 177–179
　　　　出身国　60
統合失調症およびその他の精神病の原因と

民族性（AESOP）研究　178–179
　　都市の特性　179–182
同性愛関係（→「レズビアン、ゲイ、両性愛者およびトランスジェンダー〈LGBT〉の人々」も参照）
　　違法性　445
　　宗教的権威による非難　445
到着と孤立　109
糖尿病　477
ドーパミン経路
　　中脳辺縁系　196
特有な問題
　　移住者のコミュニティにおける孤立　445
　　精神病罹患率　445
　　精神療法　446–447
　　治療的関係　446
都市化　255
都市の特性　179–182
　　うつ病　179
　　精神病　179–180
都市密度と精神病　179
ドメスティックバイオレンス、南アジア系女性　337
トラウマ
　　移住前の危険因子　168
　　家族体験　241
　　子ども　309, 317–318
　　戦争　317
　　難民　89–90

な

内面化された問題（子どもの）　317
難民　32–35, 45, 85
　　医療へのアクセス　34
　　うつ病　90
　　疫学　89–90
　　カナダ　505–521
　　記憶の抑制　514

帰還　92–93
　　子ども　33, 90
　　心的外傷後ストレス障害（PTSD）　71, 85, 90
　　　　併存疾患　71
　　脆弱性　32–33
　　精神療法　34, 446–447
　　性的暴力　33
　　定義　414
　　トラウマ　89
　　難民勾留　446
　　不安／不安障害　33–34, 90
　　　　子ども　33
難民／難民認定申請者
　　勾留　319–320
　　子ども　317–319, 322–323
　　健康状態　240
　　人種差別　319
　　申請先上位国　256
　　心的外傷後ストレス障害　240
　　精神療法　446–447
難民認定申請者　32–34, 84–85, 89
　　疫学　89–90
　　勾留（収容）　71–72, 89, 446
　　心的外傷後ストレス障害（PTSD）　85, 90
　　地位　414
　　頻度の高い精神障害　71–72
　　レズビアン、ゲイ、両性愛者およびトランスジェンダー（LGBT）の人々　445
難民の記憶の抑制　514
難民を対象としたカウンセリング　34

に

二文化併合主義　112, 114
　　子ども　114
乳児死亡率　471, 475
人間関係、移住後段階の危険因子　170

認知行動療法　436–437
　　南アジア系女性の身体化症状
　　　219–220
認知症
　　高齢者　273–275, 278
　　NICE ガイダンス　288

の

農村部から都市部への移住　93
　　グローバリゼーション　102
　　中国　496, 499
ノルトリプチリン　455

は

バイ・ネガティヴィティ　343, 352–353

ひ

BME（黒人および少数民族集団）　45, 48, 61–64, 67–70, 72–74, 273, 275, 284–285, 287, 289–290, 293, 296–297, 410–411, 416
　　自殺のリスク　72
　　自民族密度　67
　　精神病
　　　　誤診　61
　　　　リスク　61–62
　　頻度の高い精神障害　68, 70
被差別
　　　　統合失調症のリスク　196
ビタミン D 欠乏症　63
悲嘆
　　死別　471
　　段階　227–228
　　認知モデル　229
　　文化的死別　225–228
肥満　477, 479
病床利用率、高齢者　284–286
病前性格　118
　　特徴　23

貧困
　　カナダへの移住者　509, 513
　　グローバリゼーション　103
　　米国へのメキシコ系移民　91

ふ

不安神経症／不安障害　26
　　子ども　29
　　　　難民　34
　　難民　34
　　　　子ども　33
不安／不安障害
　　医学的に説明のつかない症状との関係
　　　（MUS）　480
　　子ども　316
　　喪失／喪　228–229
夫婦療法　441–444
　　異文化間　443
　　異なる文化的背景　441–444
　　多数派文化　442
　　民族性　444
プエルトリコ系移住者（US）
　　薬物使用／乱用　264
プッシュ要因　6, 19–20, 31, 104, 210, 526
プル要因　6, 19–20, 104, 210, 526
不法な移住　169
プラシーボ反応、期待理論　461–462
文化　207–208
　　家族体験　313–314
　　言語との関係　416–420
　　言語と文化の違いを超えたコミュニ
　　　ケーション　416–420
　　自己中心型　233–234
　　社会中心型　233–234
　　精神薬理学　461–463
　　精神療法　213–215
　　双方向性　266
　　定義　209, 257
　　ホスト文化との相互作用　257–259

索引

メンタルヘルスサービスへのアクセス　373–375
文化化　113
文化間の溝を埋める　390
文化仲介者／二文化併存型ワーカー　423
文化的愛着　228
文化的アイデンティティ　22–23, 114–115, 119–120, 208
　　弱体化　332
文化的意識に関する研修　528
文化的因子　166
文化適応　111–112, 119–120
　　移住後段階の危険因子　171
文化的解釈　384
文化的還元主義（多文化間仲介者）　402
文化的死別　22, 119, 224–229, 234, 236
　　症状　225–226
　　心的外傷後ストレス障害　225–226
　　喪失体験　226–227
　　喪失と喪に関する精神分析理論　228
　　認知モデル　229
　　悲嘆　225–228
　　　　Bowlbyの愛着理論　227–228
文化的疎外
　　外国系家事労働者　332–333
　　南アジア系女性　333–334
文化的対立　224–225, 230–231
　　高い感情表出　231
文化的適合性　233–236
文化的配慮のあるサービス提供　338
文化的分離　111
文化の変化　113
文化の明確化　389–390
　　多文化間仲介者　389–390
文化変容　22, 109, 111–113, 232–233, *235*
　　LGBTの人々　344
　　各段階　258
　　自殺／自殺関連行動　26–27, 260–263
　　小児期の虐待　186–187

女性　328
ストレス　111–112
定義　113
認知行動療法（CBT）における文化変容の程度　436–437
　　文化的アイデンティティ　208, 232–233
　　薬物使用／乱用　263–265
文化変容ストレス　196, *235*, 254–267
　　グローバリゼーション　255
　　人口学的変数　259
　　臨床的意義　265–266
　　レベル　258–259
分離　257
　　健康に関する考え方　370
　　子ども　309, 314–315, 321

へ

米国
　　一般の移住者に関する研究　90–92
　　精神病　59
　　日系人　477
　　　　がんのリスク　481–482
　　　　文化変容　477
　　メキシコ系移住者　91
　　　　帰還　91
米国の日系人
　　がんのリスク　481–482
　　文化変容　477
米国へのメキシコ系移住者　91–92
　　帰還　92
ヘテロセクシズム　350–352
　　心理的な　350–351
ベトナム難民
　　香港への移住　491–493
Berry　112–114, 127, 232, 258, 328, 370
ヘルスケア
　　高齢者におけるアクセス、サービスの改善　289–297

高齢者における改善　282–283
高齢者への二次医療　282
サービス開発　290–291
サービス提供　289–290
女性における障壁　336–337
女性への医療提供　336–337
民族・人種的偏見　266
偏見
　子ども　321–322
ベンゾジアゼピン　456

ほ

防御因子　172–173
　移住後段階　173
　移住前段階　172
　移住中段階　172–173
暴力
　LGBT の人々に対する　355
　ドメスティックバイオレンス、
　　南アジア系女性　337
Bowlby の喪失モデル、愛着理論
　227–228
放浪（漂流）仮説　128
ポストモダン／近代国家　26
ホモフォビア、LGBT の人々の体験
　350–353
香港　491–496
　移住パターン　490
　外国人家内労働者の流入　493–494
　片道入境許可制度　495
　出入国管理の緩和　494–495
　ベトナム難民の移住　491–493

ま

慢性的な痛み　481
慢性疲労症候群　481

み

南アジア系移住者

移住の経緯　208–210
うつ病の率　143
ジェンダーの役割／不利　210,
　215–217
女性　210
　アイデンティティ　208, 216–217
　苦悩の慣用表現　211, 215–217
　自己　213–215
　自殺／自殺関連行動　334
　自殺率　210
　自傷　210, 231
　症例研究　211–213, 219–220
　身体化症状／身体的愁訴　211,
　　215–217, *218*
　　認知行動療法　219–220
　精神療法　208–221
　摂食障害　231
　伝統的慣習　217
　ドメスティックバイオレンス
　　337
　文化　209–210
　文化的疎外　333–334
　文献　210–213
　抑うつ　231
　文化的対立　230–231
民族集団の相対リスク　*51*
民族性（エスニシティ）　119, 135–157
　移住　141–142
　遺伝的因子　140–141
　格差　141–148
　身体疾患　473
　精神疾患　138–141
　精神障害有病率　166 – 167
　精神病　177–188
　治療データの使用　149–151
　定義　257
　文化的因子　141–143
　メンタルヘルスサービス　152–155
民族精神薬理学　450–464

アドヒアランス（服薬遵守）　462
処方実践　459–460
副作用　458–459
　　　文化的態度　462
文化　461–463
補完医薬品　463
薬物動態　451–453
　　　気分安定薬　456
　　　抗うつ薬　455–456
　　　抗精神病薬　453–454
　　　抗不安薬　456
　　　文化的要素　462–463
薬力学　456–458
民俗セクター　38
民族的
　　集団精神療法　438
　　夫婦療法　442–443

む

無力感　108
無国籍者　415–416

め

メキシコ系アメリカ人
　　自殺　260–263, *262–263*
　　身体的愁訴　217
　　　　薬物使用／乱用　263–264
メッセージの明確化／変換　387
『メンタルヘルスケアにおける人種平等の表明』　288–289
メンタルヘルスサービス
　　アクセシビリティ　368
　　アクセスにおける文化的問題　368
　　移住者による利用　95
　　援助探索行動　369
　　改善　361
　　　　戦略　154–155
　　開発　365–366
　　格差　367

カナダ　505–521
カナダにおける利用　519–520
患者との関係　365
強制入院　379
ケアを受け始める段階　368
健康リテラシー　372
言語との関係　416–420
言語と文化の違いを超えたコミュニケーション　416–420
言語の障壁　371
コミュニティおよびサービス利用者　373
コミュニティによるメンタルヘルスサービス　374–375
サービス提供者　373–374
質
　　低水準の理由　376
　　評価　375–376
主観的尺度　376
女性のための予防　337–338
診断　368
成果尺度　376
制度的人種差別　153–154
積極的な参加　364–365
多文化対応能力　371
治療
　　適切性　379–380
治療データの使用　149–151
通訳者の利用　420–423
通訳の利用　371
提供　35, 361
適切なメンタルヘルスサービス　363–364
手続き評価　376
必要性　361
否定的な経験　153
批判　152–155
文化的配慮のある提供　338
文化変容　368

民族的因子　152–155
　　利用資格　368
　　利用不足　368
　　連携　380
メンタルヘルスサービスにおける文化の仲介者　371–372
メンタルヘルスに関する全国サービス機構（NSF）　286–287
メンタルヘルスの治療における文化的差異　401

も

喪
　　精神分析理論　228
妄想／妄想性障害
　　内容　201–204
　　有病率　*201*

や

薬剤の副作用
　　文化的態度　462
　　民族性　458–459
薬物使用／乱用　27
　　精神病　26, 64
　　中国農村部からの移住労働者　498
　　文化変容　263–264
　　メキシコ系アメリカ人　263–264
薬物代謝　451
薬物動態
　　喫煙　462
　　気分安定薬　456
　　抗うつ薬　456–457
　　抗精神病薬　453–454
　　抗不安薬　456
　　シトクロム P450 酵素系（CYP）　452
　　　　文化的実践　462–463
　　民族性　451–453
薬力学、民族性　456–458

ゆ

誘発因子　117–118
ユング派精神分析　435

よ

抑うつ（うつ病）
　　高齢者　278
　　　　産後　335–336
　　喪失／喪　228
　　認知モデル　229
予防サービス、女性　337–338

ら

ライフイベント　64–65
ライフサイクル（文化）　470
ラモトリギン　456

り

リスペリドン　454
リチウム　457–459
　　リチウム中毒　459
離乳食　471
両性愛者の人々　352–353
リラクゼーション方法
　　集団的トラウマ　249–250, *251*
臨床医が多文化間仲介者へ依存　392
臨床医の研修のための資源　528

れ

レジリエンス（回復力）　72

ろ

労働災害　474

わ

『私を忘れないで』（監査委員会）　287
罠　21

【編　者】

ディネッシュ・ブグラ（Dinesh Bhugra）
英国、ロンドン
ロンドンキングスカレッジ精神医学研究所
公共医療・人口調査部
精神保健・文化的多様性名誉教授

スシャム・グプタ（Susham Gupta）
英国、ロンドン
東ロンドンNHS基金　精神科専門医

【執筆者】

モハメッド・アグーブ（Mohamed Agoub）
モロッコ、カサブランカ
Ibnルシッド大学精神科センター　精神科
精神科教授

ミゲル・カサス（Miguel Casas）
スペイン、バルセロナ
バルセロナ自治大学
ヴァルデブロン大学病院　精神科
主任教授

モートン・バイザー（Morton Beiser）
カナダ、トロント
トロント大学　文化多様性／健康学部
名誉教授
ライアソン大学　心理学部
特別教授（Professor of Distinction）

プラバ・S・チャンドラ（Prabha S. Chandra）
インド、バンガロール
国立精神保健・神経科学研究所
精神科教授

ディネッシュ・ブグラ（Dinesh Bhugra）
英国、ロンドン
ロンドンキングスカレッジ精神医学研究所
精神保健・文化多様性名誉教授

鄭　泰安、ジュン・タイ・アン
（Andrew T. A. Cheng）
台湾、台北
アカデミア・シニカ
生物医学研究所
特別研究員・教授

カマルディープ・ブイ（Kamaldeep Bhui）
英国、ロンドン
ロンドンクイーンメリー大学
バーツ・ロンドン医科歯科学部
ウォルフソン予防医学研究所
文化精神医学・疫学教授

フランシスコ・コラゾス（Francisco Collazos）
スペイン、バルセロナ
バルセロナ自治大学
ヴァルデブロン大学病院　精神科
多文化間精神医学プログラム
精神科医コーディネーター

タムシン・ブラック（Tamsin Black）
英国、ロンドン
東ロンドン基金
マイルエンド病院　精神療法部
専門臨床心理士

トム・K・J・クレイグ（Tom K. J. Craig）
英国、ロンドン
ロンドンキングスカレッジ精神医学研究所
社会精神医学教授

ニシャ・ドグラ（Nisha Dogra）
英国、ライセスター
ライセスター大学
こども保健研究所
グリーンウッド研究所　児童・思春期精神科
上級講師・名誉専門医

アレキサンダー・フリードマン
(Alexander Friedmann)
オーストリア、ウィーン
ウィーン大学精神科クリニック
助教授、医師

スシャム・グプタ（Susham Gupta）
英国、ロンドン
東ロンドン NHS 基金
積極的アウトリーチチーム−シティ・ハックニー
精神科専門医

ジャネット・エル・ハラック
(Jannat el Harrak)
スペイン、バルセロナ
ヴァルデブロン大学病院　精神科
多文化間精神医学プログラム
文化間調停者

デイビッド・ホルザー（David Holzer）
オーストリア、ウィーン
ウィーン大学精神科クリニック
医師

カレン・イリー（Karen Iley）
英国、マンチェスター
マンチェスター大学　看護学部
看護学講師

デイビッド・イングルビー
(David Ingleby)
オランダ、ユトレヒト
ユトレヒト大学　学際的社会科学学部
多文化心理学教授

ピーター・B・ジョーンズ
(Peter B. Jones)
英国、ケンブリッジ
ケンブリッジ大学　精神科
脳・心理科学ハーシェルスミスビルディング
精神科教授

グルヴィンダー・カルラ
(Gurvinder Kalra)
インド、ムンバイ
LTMGH & LTMM 大学　精神科
助教授

カリッド・カリム（Khalid Karim）
英国、ライセスター
ライセスター大学　こども保健研究所
グリーンウッド研究所　児童・思春期精神科
上級講師・名誉専門医

ジェームズ・B・カークブライド
(James B. Kirkbride)
英国、ケンブリッジ
ケンブリッジ大学精神科
脳・心理科学ハーシェルスミスビルディング
ヘンリー卿特遇研究フェロー

劉　宜釗、リュウ・イー・ジェン
(I-chao Liu)
台湾、台北郡
輔仁大學、天主教耕莘病院医学部
精神科助教授

キャロル・マギー（Carol Maggi）
パラグアイ、アスンシオン
アスンシオン国立大学　医学部
精神科助教授

マリア・デル・マル・ラモス
(María del Mar Ramos)
スペイン、バルセロナ
ヴァルデブロン大学病院　精神科
精神科医

ドリス・ムサウイ（Driss Moussaoui）
モロッコ、カサブランカ
Ibn ルシッド大学精神科センター
精神科主任教授

プリヤダルシニ・ナタラジャン
(Priyadarshini Natarajan)
英国、ロンドン
南ロンドン・モーズレイ NHS 基金
CT3　研修生

ジェームズ・ナズルー（James Nazroo）
英国、マンチェスター
マンチェスター大学　社会科学学部
社会学教授

呉　文建（ロジャー・マン・キン・エング）
(Roger Man Kin Ng)
香港
九龍病院　精神科
精神科専門医

ノーマン・プール（Norman Poole）
英国、ロンドン
聖バーソロミュー病院　精神科
リエゾン科補充専門医

アディル・クレシ（Adil Qureshi）
スペイン、バルセロナ
ヴァルデブロン大学病院　精神科
多文化間精神医学プログラム
コーディネーター
心理療法臨床心理士

ヒルダ　ワラ・レヴォロ
(Hilda-Wara Revollo)
スペイン、バルセロナ
バルセロナ自治大学
ヴァルデブロン大学病院　精神科
多文化間精神医学プログラム
博士前課程インターン
臨床心理士

パブロ・ロンゾニ（Pablo Ronzoni）
英国、ライセスター
ライセスター大学
精神科臨床研究員

ペドロ・ルイズ（Pedro Ruiz）
アメリカ、フロリダ州マイアミ
マイアミ大学　ミラー医学部
精神医学・行動科学科
教授、副学長

アジット・シャー（Ajit Shah）
英国、プレストン
中央ランカシャー大学
地域・人権・包摂国際学部
加齢・民族性・メンタルヘルス教授

ローラ・シミッチ（Laura Simich）
カナダ、トロント
嗜癖・メンタルヘルスセンター
トロント大学
精神医学・人類学部助教授

ダヤ・ソマスンダラム
(Daya Somasundaram)
オーストラリア、グレンサイド、SA
精神科教授
アデレード大学　グレンサイドキャンパス
臨床提携者

トーマス・ストンプ（Thomas Stompe）
オーストリア、ウィーン
ウィーン大学　精神科クリニック
教授、医師

レイチェル・トライブ（Rachel Tribe）
英国、ロンドン
東ロンドン大学
心理学部教授

スティーブン・ターナー
(Stephen Turner)
英国、ロンドン
ロンドンキングスカレッジ精神医学研究所
精神科臨床研究員

クリスティナ・ヴィジエア
(Cristina Visiers)
スペイン、バルセロナ
ヴァルデブロン大学病院　精神科
多文化間精神医学プログラム
文化仲介トレーナー

ヴォイテック・ヴォイチック
(Wojteck Wojcik)
英国、ロンドン
ロンドンキングスカレッジ精神医学研究所
心理医学部
臨床研究員

アナ・ユシム（Anna Yusim）
アメリカ、ニューヨーク州、ニューヨーク
ニューヨーク大学医学部
精神科上級レジデント

【監訳者】

野田　文隆（のだ　ふみたか）

　宮崎県生まれ。東京大学文学部、千葉大学医学部修了。高知大学にて博士号を修得（医学）。ブリティッシュコロンビア大学精神科でレジデントを行った後、東京武蔵野病院精神科勤務を経て、大正大学人間学部教授。

　2014年退任の後、めじろそらクリニック（多文化クリニック）院長として現在に至る。元多文化間精神医学会理事長。元環太平洋精神科医会議理事長、元世界精神医学会多文化間精神医学セクション副会長。

　現在、法務省入国管理局で収容中の外国人、難民の診察も行っている。専門は多文化間精神医学。
［主な著書］『マイノリティの精神医学』（単著、大正大学出版会、2009）、『間違いだらけのメンタルヘルス』（単著、大正大学出版会、2004）、『あなたにもできる外国人へのこころの支援』（共著、岩崎学術出版社、2016）『精神医学の思想』（共著、中山書店、2012）、『学生のための精神医学』（共著、医歯薬出版、2002）、『異文化接触の心理学』（共著、川島書店、1995）他
＊翻訳担章：第1〜4章

【訳　者】

李　創鎬（り　ちゃんほ）

　神奈川県生まれ、山形大学医学部修了。東邦大学医学部精神神経医学講座に入局、博士号を修得（医学）。延世医科大学校精神科教室の脱北者（北朝鮮難民）メンタルヘルス研究チームに客員研究員として韓国留学。帰国後、日本在住脱北者の診療と研究支援活動を行う。

　東邦大学医療センター大森病院助教、東京武蔵野病院精神科医長を経て、現在は福島県泉保養院副院長、四谷ゆいクリニック多文化外来にて勤務中。2012年度多文化間精神医学会学会賞受賞。延世医科大学校精神科外来副教授に委嘱。
＊翻訳担章：第9〜17、22章

大塚　公一郎（おおつか　こういちろう）

　仙台市生まれ。埼玉県で生育。東北大学医学部修了。自治医科大学附属病院精神科で研修を行った後、同大学にて博士号を修得（医学）。1993〜95年ハイデルベルク大学精神科に留学。自治医科大学精神医学講座、小山富士見台病院勤務などを経て、自治医科大学看護学部教授として現在に至る。多文化間精神医学会学会誌「こころと文化」編集委員。

　1995年より同大学附属病院精神科にて医療通訳とともにラテンアメリカ人外来を続けている。専門は、多文化間精神医学、精神病理学。
［主な著書］『レジリアンス・文化・創造』（共著、金原出版、2012）、『新世紀の精神科治療(7)語りと聴取』（共著、中山書店、2003）他
＊翻訳担章：第5〜8章

鵜川　晃（うかわ　こう）
　兵庫教育大学大学院 学校教育研究科 学校 教育専攻 教育臨床心理コース修士（博士前期）課程修了。その後、大正大学人間学研究科にて人間学博士号を修得。神戸市看護大学・助手、財団法人アジア教育福祉財団 難民事業本部・心理士、法務省東日本入国管理センター・心理士を経て大正大学人間学部　准教授として現在に至る。多文化間精神医学会理事。
［主な著書］『あなたにもできる外国人へのこころの支援』（共著、岩崎学術出版社、2016）、『滞日外国人支援の実践事例から学ぶ多文化ソーシャルワーク』（共著、中央法規出版、2012）他
＊翻訳担章：第 18 ～ 21、23 ～ 26 章

【翻訳協力】

石川　ミカ（いしかわ　みか）
　国際基督教大学教養学部人文科学科卒業。外資系銀行勤務を経て、2002 年より、公益財団法人日本障害者リハビリテーション協会等の依頼を受け、障害・福祉・リハビリテーション分野の翻訳に従事。
［主な訳書］『アスペルガー症候群の人の就労・職場定着ガイドブック』（バーバラ・ビソネット著、明石書店、2016）、『大人の ADHD のアセスメントと治療プログラム』（スーザン・ヤング、ジェシカ・ブランハム著、明石書店、2015）、『世界障害報告書』（アラナ・オフィサー、アレクサンドラ・ポサラック編、明石書店、2013）、『玄天　第一巻　白虎』（カイリー・チャン著、バベルプレス、2012）、マルチメディア DAISY 図書『賢者の贈りもの』（オー・ヘンリー著、公益財団法人日本障害者リハビリテーション協会、2007）他

移住者と難民のメンタルヘルス
——移動する人の文化精神医学

2017年4月10日　初版第1刷発行

編　者　　　　　　ディネッシュ・ブグラ
　　　　　　　　　スシャム・グプタ
監訳者　　　　野　田　文　隆
訳　者　　　李 創鎬・大塚 公一郎・鵜川 晃
発行者　　　　石　井　昭　男
発行所　　　　　　株式会社　明石書店
　　　　〒101-0021　東京都千代田区外神田6-9-5
　　　　　　　　　電話　03（5818）1171
　　　　　　　　　FAX　03（5818）1174
　　　　　　　　　振替　00100-7-24505
　　　　　　　　http://www.akashi.co.jp
　　　　装丁・組版　　明石書店デザイン室
　　　　印　刷　　　モリモト印刷株式会社
　　　　製　本　　　モリモト印刷株式会社

（定価はカバーに表示してあります）　　　　ISBN978-4-7503-4497-3

新版 児童青年精神医学
マイケル・ラター、ドロシー・ビショップほか編
長尾圭造、氏家武、小野善郎、吉田敬子監訳
●40000円

子どものうつ病 その診断・治療・予防
長尾圭造
●3000円

福祉現場で役立つ 子どもと親の精神科
金井剛
●2400円

乳幼児と親のメンタルヘルス
本間博彰
乳幼児精神医学から子育て支援を考える
●2400円

子どもの社会的ひきこもりとシャイネスの発達心理学
ケネス・H・ルビン、ロバート・J・コプラン編著　小野善郎訳
●5800円

子ども家庭相談に役立つ児童青年精神医学の基礎知識
小野善郎
●2200円

児童青年の地域精神保健ハンドブック
米国におけるシステム・オブ・ケアの理論と実践
アンドレス・J・プマリエガ、ナンシー・C・ウィンターズ編
小野善郎監訳
●8000円

サイコパシー・ハンドブック
クリストファー・J・パトリック編
田中康雄監修　松井由佳、片山剛一、藪盛子、和田明希訳
●20000円

メンタルヘルスと仕事:誤解と真実
〈OECDメンタルヘルスと仕事プロジェクト〉
OECD編著　岡部史信、田中香織訳
労働市場は心の病気にどう向き合うべきか
●4600円

図表でみるメンタルヘルスと仕事
OECD編著　岡部史信、田中香織訳
疾病、障害、仕事の障壁を打ち破る
●3600円

精神障害者施設におけるコンフリクト・マネジメントの手法と実践
地域住民との合意形成に向けて
野村恭代
●4000円

ソーシャルワークによる精神障害者の就労支援
参加と協働の地域生活支援
御前由美子
●3300円

精神障がい者の家族への暴力というSOS
家族・支援者のためのガイドブック
蔭山正子編著
●2500円

当事者が語る精神障害とのつきあい方
佐野卓志、森実恵、松永典子、安藤荘一、北川剛、下村幸男、ウテナ
[アットラック・統合失調症と言おう]
●1800円

苦しい?楽しい!精神病
森実恵
もしも、精神病の生きづらさを喜びに変える魔法のランプがあれば……
●1800円

精神鑑定とは何か
高岡健
責任能力論を超えて
●1800円

〈価格は本体価格です〉

上段（右から左）

医療・保健・福祉・心理専門職のためのアセスメント技術を高めるハンドブック[第2版]
ケースレポートの方法からケース検討会議の技術まで
近藤直司
●2000円

医療・保健・福祉・心理専門職のためのアセスメント技術を深めるハンドブック
精神力動的な視点を実践に活かすために
近藤直司
●2000円

世界自殺統計 研究・臨床・施策の国際比較
マシュー・K・ノック、ギリェルメ・ボルヘス、大野 裕編
坂本律訳 大野裕解説
●16000円

自殺で遺された人たちのサポートガイド
苦しみを分かち合う癒やしの方法
アン・スモーリン、ジョン・ガイナン著
高橋祥友監修 柳沢圭子訳
●2400円

自殺危機にある人への初期介入の実際
自殺予防の「ゲートキーパー」のスキルと養成
福島喜代子
●2400円

ダニーディン 子どもの健康と発達に関する長期追跡研究
ニュージーランドの1000人、20年にわたる調査から
フィル・A・シルバ、ウォレン・R・スタントン編著
酒井 厚訳
●7800円

子どもと家族にやさしい社会 フィンランド
未来へのいのちを育む
トゥーラ・タンミネン
渡辺久子、髙橋睦子編著
●1500円

日本とフィンランドにおける子どものウェルビーイングへの多面的アプローチ
子どもの幸福を考える
松本真理子編著
●5800円

下段（右から左）

うつと不安のマインドフルネス・セルフヘルプブック
人生を積極的に生きるためのDBT(弁証法的行動療法)入門
トーマス・マーラ著
永田利彦監訳 坂本律訳
●2800円

不安・恐れ・心配から自由になるマインドフルネス・ワークブック
豊かな人生を築くためのアクセプタンス&コミットメント・セラピー(ACT)
ジョン・P・フォーサイス、ゲオルグ・H・アイファート著
●3000円

生きづらさから自由になる気持ちのキセキ
トラウマから恢復するためのPTSDワークブック
メアリー・ベス・ウィリアムズ、ソイリ・ポイユラ著
グループウィズネス訳
●2800円

心とからだと魂の癒し
箱崎幸恵文 せきあやこ絵
●1200円

アタッチメント 子ども虐待・トラウマ・対象喪失・社会的養護をめぐって
庄司順一、奥山眞紀子、久保田まり編著
●2800円

解離する子どもたち
大切な存在であるあなたへ
リンダ・シラー著 郭 麗月監訳 岡田章月 ハリス・淳子訳
●3000円

DV・虐待にさらされた子どものトラウマを癒す
お母さんと支援者のためのガイド
ランディ・バンクロフト著 白川美也子、山崎知克監訳 阿部尚美、白倉三紀子訳
●2800円

DV・虐待 加害者の実体を知る
あなた自身の人生を取り戻すためのガイド
ランディ・バンクロフト著 髙橋睦子、中島幸子、山口のり子監訳
●2800円

〈価格は本体価格です〉

別れる？ それとも やり直す？ カップル関係に悩む女性のためのガイド うまくいかない関係に潜む"支配の罠"を見抜く
ランディ・バンクロフト、ジャック・パトリッシ 著
髙橋睦子、中島幸子、栄田千春、岡田仁子 監訳
阿部尚美 訳
●2800円

新版 虐待とDVのなかにいる子どもたちへ ひとりぼっちじゃないよ
チャイルドレン・ソサエティ 著 堤かなめ 監修
アジア女性センター 本多須美子 訳
●1200円

多文化共生論 多様性理解のためのヒントとレッスン
加賀美常美代 編著
●2400円

多文化社会の偏見・差別 形成のメカニズムと低減のための教育
加賀美常美代、横田雅弘、坪井健、工藤和宏 編著
●2000円

多文化ソーシャルワークの理論と実践 外国人支援者に求められるスキルと役割
異文化間教育学会企画
石河久美子
●2600円

思春期ニューカマーの学校適応と多文化共生教育 実用化教育支援モデルの構築に向けて
潘英峰
●5200円

日本人女性の国際結婚と海外移住 多文化社会オーストラリアの変容する日系コミュニティ
濱野健
●4600円

異文化間を移動する子どもたち 帰国生の特性とキャリア意識
岡村郁子
●5200円

異文化間に学ぶ「ひと」の教育
異文化間教育学会企画 異文化間教育学大系1
小島勝、白土悟、齋藤ひろみ 編
●3000円

文化接触における場としてのダイナミズム
異文化間教育学会企画 異文化間教育学大系2
加賀美常美代、徳井厚子、松尾知明 編
●3000円

異文化間教育のとらえ直し
異文化間教育学会企画 異文化間教育学大系3
山本雅代、馬渕仁、塘利枝子 編
●3000円

異文化間教育のフロンティア
異文化間教育学会企画 異文化間教育学大系4
佐藤郡衛、横田雅弘、坪井健 編
●3000円

難民を知るための基礎知識 政治と人権の葛藤を越えて
滝澤三郎、山田満 編著
●2500円

ヨーロッパにおける移民第二世代の学校適応 スーパー・ダイバーシティへの教育人類学的アプローチ
山本須美子 編著
●3600円

現代ヨーロッパと移民問題の原点 1970、80年代、開かれたシティズンシップの生成と試練
宮島喬
●3200円

移民社会学研究 実態分析と政策提言1987-2016
駒井洋
●9200円

〈価格は本体価格です〉